BERICHT ÜBER DIE
FÜNFZIGSTE ZUSAMMENKUNFT
DER DEUTSCHEN OPHTHALMOLOGISCHEN GESELLSCHAFT
IN HEIDELBERG 1934

REDIGIERT DURCH DEN SCHRIFTFÜHRER DER
DEUTSCHEN OPHTHALMOLOGISCHEN GESELLSCHAFT

A. WAGENMANN
IN HEIDELBERG

MIT 168 ABBILDUNGEN UND
21 TABELLEN IM TEXT

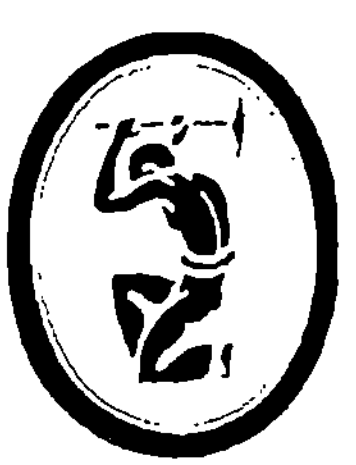

MÜNCHEN

VERLAG VON J. F. BERGMANN

1934

ISBN-13:978-3-642-89048-2   e-ISBN-13:978-3-642-90904-7
DOI: 10.1007/978-3-642-90904-7

Inhaltsverzeichnis.

Erste wissenschaftliche Sitzung.

Montag, den 6. August 1934, vormittags 8¹/₂ Uhr.

Zweite wissenschaftliche Sitzung.

Dienstag, den 7. August 1934, vormittags 8¹/₂ Uhr.

Dritte wissenschaftliche Sitzung.

Dienstag, den 7. August 1934, nachmittags 3 Uhr.

Vierte wissenschaftliche Sitzung.

Mittwoch, den 8. August 1934, vormittags 8½ Uhr.

Demonstrations-Sitzung.

Montag, den 6. August 1934, nachmittags 3 Uhr.

Erste wissenschaftliche Sitzung.

Montag, den 6. August 1934, vormittags $8^1/_2$ Uhr.

Der Vorsitzende des Vorstandes, Herr Wagenmann (Heidelberg), hielt zur Eröffnung der 50. Zusammenkunft der Deutschen Ophthalmologischen Gesellschaft folgende Rede:

Meine Damen und Herren!

Im Namen des Vorstandes unserer Gesellschaft eröffne ich die diesjährige Tagung.

Unser Vaterland ist in tiefste Trauer versetzt durch das Hinscheiden unseres hochverehrten und geliebten Reichspräsidenten, des Generalfeldmarschalls von Hindenburg, der sich im Kriege und im Frieden um Deutschland die allergrössten Verdienste erworben hat und der uns allen ein leuchtendes Vorbild treuester Pflichterfüllung und Vaterlandsliebe war. Bis ins höchste Alter hat er, der getreue Eckehard unserer Nation, seine ganze Kraft eingesetzt, unserem Volk in schwerster Zeit zu dienen und der Welt den Frieden zu erhalten. In tiefster Ergriffenheit beklagen wir den schweren Verlust, der uns getroffen hat. Wenn auch seine irdische Hülle morgen zur ewigen Ruhe gebracht wird, Hindenburg wird weiterleben im Herzen des deutschen Volkes. Sie haben sich erhoben zu seinen Ehren und wir widmen ihm in voller Ehrfurcht ein stilles Gedenken.

M. D. u. H.! Mit besonderer Genugtuung begrüsse ich es, dass Sie so zahlreich von fern und nah hierher geeilt sind. Ich danke Ihnen für Ihr Erscheinen und heisse Sie in unserem alten lieben Heidelberg herzlichst willkommen.

Als wir vor 2 Jahren in Leipzig zusammenkamen, befand sich unser Vaterland in tiefster Not. Ein schwerer Druck lag auf uns. Aber wir wollten doch einen Arbeitskongress abhalten, wie in der Eröffnungsansprache betont wurde, zur Förderung unserer Wissenschaft und zum Nutzen unserer Kranken. Wir ahnten nicht, wie tief unser Vaterland gesunken war und wie unsere Verhältnisse einem jähen Abgrund entgegengingen, der ein Chaos heraufbeschworen und unsere Kultur vernichtet hätte. Da kam in letzter Stunde die Rettung. Wir können unserem Geschick nicht dankbar genug sein, dass es unserem Vaterland unseren grossen Führer

Adolf Hitler sandte, der von unserem unvergesslichen Reichspräsidenten von Hindenburg zum Reichs- und Volkskanzler berufen, das Steuer ergriff, herumwarf und uns vom Abgrund hinweg und schnell bergauf führte. Wie ein reinigendes Gewitter brauste es dann über unser Vaterland hin, und die kraftvolle Bewegung brachte einen vollkommenen Umschwung aller Verhältnisse.

Wir hatten ja schon vor einem Jahr eine Versammlung in Aussicht genommen, es schien aber notwendig, sie auf dieses Jahr zu verschieben, bis sich die noch in voller Umgestaltung begriffenen Verhältnisse geklärt hätten. Und jetzt ist Ruhe eingetreten, die Revolution ist in Evolution übergegangen. Die neue Bewegung hat auch der Wissenschaft neue Richtungen gebracht, neue Probleme sind aufgetaucht, einzelne wenig allgemein gepflegte Zweige, wie Rassenkunde und Rassenhygiene, sind in den Vordergrund getreten. Kraftvoll haben wichtige ältere Forderungen Gesetzeskraft erhalten, wie vor allem die Verhütung des erbkranken Nachwuchses. Auch unser Gebiet ist davon betroffen, da vererbte Blindheit und Missbildungen eingeschränkt und verhütet werden müssen. Aufgabe der rein wissenschaftlichen Gesellschaften, wozu wir gehören, ist es, mitzuarbeiten, die Probleme zu behandeln und bereit zu stehen, wenn wichtige ärztliche Volksgemeinschaftsfragen auftreten. Unsere Gesellschaften müssen treu hinter dem Führer stehen, die Aufgaben der Zeit erfassen und mitarbeiten zum Nutzen der leidenden Volksgenossen und zur Verwirklichung der neuen Ideen.

Um auch äusserlich die Eingliederung unserer Gesellschaft in die Wege zu leiten, habe ich Fühlung genommen mit dem Reichsministerium des Inneren, dem das Gesundheitswesen und auch die wissenschaftlichen medizinischen Gesellschaften unterstehen. Ich habe persönlich am 12. März d. J. in Berlin mit dem vom Reichsminister des Inneren zu der Besprechung bestimmten Sachbearbeiter, Herrn Ministerialrat Dr. Bartels, dem damaligen Leiter der Reichszentrale für Gesundheitsförderung, verhandelt und ihm über unsere Gesellschaft Bericht erstattet. Um den Einfluss des Reichsministeriums des Inneren zu gewährleisten, haben wir vereinbart, dass in der nächsten Mitgliederversammlung von mir die Zustimmung zu der Satzungsänderung eingeholt wird, dass in § 3 unserer Satzungen der Zusatz aufgenommen wird: „Die Wahl des Vorsitzenden und des stellvertretenden Vorsitzenden bedarf der Bestätigung des Reichsministers des Inneren." Im übrigen hatte der Vertreter des Reichsministeriums des Inneren an unseren Satzungen nichts zu beanstanden, betonte, dass der bisherige Vorstand im Amt verbleiben könne und nicht zurücktreten müsse, legte Wert auf die unserer Tradition entsprechende Mitarbeit von Fachgenossen anderer Länder und begrüsste es, dass so zahlreiche ausländische Kollegen Mitglieder unserer Gesellschaft sind, und dass wir zwei so hervorragende nichtreichsdeutsche Herren im Vorstand haben. Ich möchte auch an dieser Stelle wiederholen, was ich dem Leiter der Reichszentrale für Gesundheitsförderung zum Ausdruck gebracht habe. Wir deutschen Ophthalmologen stehen hinter unserem Führer und bekennen uns zu den Idealen, die er unserem deutschen Vaterland neu geschenkt hat. Wir haben den festen Glauben an den Wiederaufstieg unserer teuren Heimat. Wir geloben, treu zu den Grundsätzen der Männer zu stehen, die die Geschicke kraftvoll in die Hand genommen und schon so unendlich viel erreicht haben.

Unsere diesjährige Tagung hat noch besondere Bedeutung, da sie die 50. seit Begründung unserer Gesellschaft ist, und wir 1933 auf das 70jährige Bestehen der Gesellschaft zurückblicken konnten.

Unsere Gesellschaft ging hervor aus einer Reihe zwangloser Zusammenkünfte, zu denen sich auf Anregung Albrecht von Graefes seine Freunde und Schüler alljährlich Anfang September hier in Heidelberg zum Austausch wissenschaftlicher und praktischer Erfahrungen und zum gemütlichen geselligen Zusammensein eingefunden hatten. Zum ersten Male hatte Albrecht von Graefe 1857 zu dem Zusammentreffen aufgefordert. Die Zusammenkünfte wurden von Jahr zu Jahr stärker besucht, und die Zahl der behandelten wissenschaftlichen Probleme nahm ständig zu. Horner veröffentlichte unter dem Titel: „Verhandlungen der vom 3.—6. September 1859 in Heidelberg versammelten Augenärzte" ein Schriftchen, in dem er die 1859 gehaltenen Vorträge referierte und auch die 1857 und 1858 besprochenen Themata der Erinnerung nach anführte. Donders, Arlt, Bowman waren regelmäßige Besucher, auch Helmholtz nahm teil. Die wachsende Zahl der Teilnehmer und der Inhaltsreichtum der Verhandlungen führte dazu, dass 1863 der Vorschlag gemacht wurde, die formlosen Vereinigungen in regelmäßige Zusammenkünfte einer förmlich zu begründenden ophthalmologischen Gesellschaft umzuwandeln. Der Beschluss dazu wurde am 5. September 1863 gefasst und die von Albrecht von Graefe entworfenen Satzungen ohne Debatte durch Akklamation angenommen. Sie bilden auch heute noch den Grundstock unserer jetzt gültigen Satzungen, die im Laufe der Jahre einige Zusätze und Änderungen erhalten mussten, zumal wir

1903 uns als Verein bei dem Amtsgericht Heidelberg eintragen liessen, um die Rechtsfähigkeit zu erlangen.

Es wurde damals (1863) ein Ausschuss gewählt, der sowohl während der Dauer der Versammlung als in der Zwischenzeit für die Interessen der Gesellschaft zu sorgen hatte. Der erste durch Cooptation ergänzte Ausschuss bestand aus folgenden Mitgliedern: Arlt, Critchett, Donders, von Graefe, W. Hess, Horner, Ruete, Zehender. Das erste 1864 aufgestellte Mitgliederverzeichnis enthält 81 Mitglieder, darunter 26 Ausländer; 1864 wurden in vier Sitzungen 28 Vorträge gehalten. Bei unserer letzten Versammlung 1932 betrug die Zahl unserer Mitglieder 780, davon 550 aus dem deutschen Reich, 230 Nichtreichsdeutsche aus den Ländern aller fünf Erdteile. Gehalten wurden bei der letzten Versammlung im ganzen 65 Vorträge und 35 Demonstrationen.

Die Protokolle der Sitzungen wurden in der ersten Zeit durch einen Redaktionsausschuss in den Klin. Mbl. Augenheilk. veröffentlicht. Der erste Redaktionsausschuss bestand aus Albrecht von Graefe, Wilhelm Hess, Wilhelm Zehender. Später wurden die Vorträge in extenso als besonderer Bericht gedruckt und zwar viele Jahre als Beilageheft der Klin. Mbl. Augenheilk. Seit 1896 erscheint unser Bericht bei dem Verlag von J. F. Bergmann als selbständiger Band, der allen Mitgliedern zugestellt wird und auch im Buchhandel käuflich ist. Die Geschäfte eines Sekretärs der Gesellschaft übernahm Wilhelm Hess, und da er sich seit 1896 aus Gesundheitsrücksichten immer mehr zurückziehen musste, so trat ich ein und verrichtete seine Arbeit, bis ich nach dem Rücktritt von W. Hess 1903 auf Grund unserer neuen Satzungen das Schriftführeramt übernahm. Seit 1896 beteiligte ich mich an der Herausgabe des Berichtes, seit 1903 redigiere ich die Berichte allein. Unsere Gesellschaft hat also in den 71 Jahren ihres Bestehens nur zwei Geschäftsführer gehabt.

Da ein rechtsfähiger Verein einen Vorsitzenden haben muss, so haben wir seit 1903 einen Vorsitzenden und einen stellvertretenden Vorsitzenden des Vorstandes, die vom Vorstand gewählt werden. Ich gedenke dankbarst der Männer, die vor mir den Vorsitz innehatten, Th. Leber, Uhthoff, Axenfeld. Sie haben grosse Verdienste um unsere Wissenschaft und unsere Gesellschaft gehabt.

Die Zahl der Teilnehmer an unseren Versammlungen wuchs stetig. Neben unseren Mitgliedern, von denen viele ständig unsere Versammlungen besuchen, nehmen auch zahlreiche Gäste an den Sitzungen teil. Unser Versammlungsort war fast ausnahmslos

Heidelberg, nur zweimal haben wir seit dem Weltkriege an anderen
Orten getagt, um auch unseren östlichen Mitgliedern die Teilnahme
zu erleichtern, 1922 in Jena und 1932 in Leipzig. Unsere Satzungen
besagen, dass wir in der Regel in Heidelberg tagen sollen. Unsere
Gesellschaft ist mit Heidelberg verwachsen, und viele hängen an
unserer Perle im Neckartal. Wir führten ja auch anfangs den
Namen: „Ophthalmologische Gesellschaft Heidelberg". Erst unter
der Wirkung des Weltkrieges nannten wir uns „Deutsche Ophthalmologische Gesellschaft", wobei aber betont wurde, dass sich
an unseren Traditionen nichts ändern sollte.

Unsere Gesellschaft ist die erste, nur der Förderung der Augenheilkunde gewidmete wissenschaftliche Gesellschaft und in Deutschland die erste nur für ein Fach der Medizin bestimmte Vereinigung.
Im Laufe der Jahre sind in allen zivilisierten Ländern ophthalmologische Gesellschaften gegründet und wetteifern in dem Bestreben,
die Ophthalmologie zu fördern und damit der leidenden Menschheit
zu dienen. Dabei hat das Aufblühen der nationalen Gesellschaften
nicht gehindert, dass unsere ausländischen Fachgenossen an unseren
Versammlungen regen Anteil nahmen und durch Mitteilung ihrer
Forschungsergebnisse die wissenschaftliche Bedeutung unserer Versammlungen hoben. Wir können mit Stolz auf das Ergebnis unserer
bisherigen Tagungen zurückblicken und mit Befriedigung feststellen,
dass auf dem Gebiete der Augenheilkunde Hervorragendes geleistet
worden ist, und dass wir uns unseren Stiftern gegenüber nicht zu
schämen brauchen. Und gerade der Umstand hat den Wert unserer
Versammlungen auf der Höhe gehalten, dass wir treu der von
Graefeschen Tradition meist nur neue Ergebnisse der Forschung
in Einzelvorträgen und Demonstrationen bringen und meist auf
Referate verzichtet haben, die natürlich, falls es gewünscht wird,
jederzeit eingeführt werden können.

Blicken wir in die Zukunft, so ist Haupterfordernis für ein
Weiterblühen unserer Gesellschaft, dass sie, wie wiederholt betont
wurde, an der Grundlage ihres bisherigen Gedeihens festhält: an
den innigen Beziehungen zu den Naturwissenschaften und an dem
festen Zusammenhang mit der allgemeinen Medizin, dass sie sich
nicht in den engen Grenzen der Spezialität verliert, sondern dass
sie ihren Blick auf die weiten Ziele der Medizin richtet. Möge der
Geist Albrecht von Graefes in unserer Gesellschaft, die er gegründet hat, fortwirken, und mögen unsere Versammlungen wie
bisher unter den fachwissenschaftlichen Tagungen mit in erster
Reihe stehen.

Noch einer wissenschaftlichen Grosstat, die 50 Jahre zurückliegt und zu unserer Gesellschaft in inniger Beziehung steht, müssen wir heute dankbarst gedenken. Vor 50 Jahren wurde bei der XVI. Versammlung unserer Gesellschaft hier zu Heidelberg am ersten Sitzungstage, dem 15. September 1884, die erste vorläufige Mitteilung von Koller über lokale Anästhesierung am Auge bekannt gegeben. Die schon bekannte Tatsache, dass das Alkaloid Cocain die Eigenschaft hat, die Mund- und Rachenschleimhaut anästhetisch zu machen, hatte Koller damals in Wien veranlasst, dieses Mittel bezüglich seiner Wirkung auf das Auge zu prüfen. Die Mitteilung, die von Brettauer vorgetragen wurde, berichtete über Versuche mit 2%iger Cocainlösung auf das Tier- und Menschenauge. Koller konnte auf Grund der Ergebnisse die Hoffnung aussprechen, dass das Cocain als Anästhetikum bei Entfernung von Fremdkörpern aus der Cornea oder bei grösseren Operationen oder als Narkotikum bei Hornhaut- und Konjunktivalerkrankungen mit Erfolg würde angewendet werden können. Dieser vorläufigen Mitteilung hier in Heidelberg folgte bald die erste ausführliche Mitteilung in der Wiener Medizinischen Gesellschaft. Koller ist durch die Einführung des Cocains in die Augenheilkunde zum Begründer der Lokalanästhesie geworden. Wir können stolz darauf sein, dass die so wichtige Lokalanästhesie von der Augenheilkunde ausging und dass hier in Heidelberg die erste Mitteilung, deren grosse Bedeutung für die Augenoperationen in der Diskussion hervorgehoben wurde, erfolgt ist. Die jetzigen Augenärzte können sich gar nicht mehr vorstellen, welche segensreiche Wirkung die Einführung des Cocains für Patienten und für den Arzt gehabt hat. Koller ist dadurch zum Wohltäter der Menschheit geworden, und wir haben allen Grund, seiner dankbarst zu gedenken und ihm unsere aufrichtige Anerkennung zum Ausdruck zu bringen. Koller ist seit 1888 Mitglied unserer Gesellschaft und ist ihr stets treu geblieben.

Und nun zum Schluss gedenken wir noch in Dankbarkeit und Verehrung eines um die Ophthalmologie verdienten Mannes, dessen 100jähriger Geburtstag sich am 25. August d. J. jährt. Am 25. August 1834 wurde Ewald Hering geboren. Wir gedenken dankbar dieses Forschers, der durch tiefeindringende Gedankenarbeit der Sinnesphysiologie eine neue Richtung gegeben und dadurch auch die Ophthalmologie in hervorragender Weise gefördert hat. Unsere Gesellschaft hat seine Verdienste um unser Fach dadurch anerkannt und geehrt, dass sie ihm die Graefe-Medaille verliehen hat. Sie wurde ihm in der Festsitzung am 6. August 1906, also heute vor

28 Jahren, unter Würdigung seiner Verdienste um die Sinnesphysiologie und unter Eingehen auf seine Lehre von der Sinnesempfindung, von den Bewegungen des Auges, von dem Raumsinn und von dem Licht- und Farbensinn von Th. Leber überreicht.

Und nun frischauf an die Arbeit!

Doch ehe wir unsere wissenschaftliche Arbeit beginnen, muss ich einige Bemerkungen über unsere Geschäftsordnung und anderes vorausschicken.

Der Vorstand bittet die Vortragenden, sich streng an die gewohnten Regeln unserer Geschäftsordnung zu halten.

Die Dauer eines Vortrages einschließlich Demonstration darf 15 Minuten Zeit nicht überschreiten. Für eine Diskussionsbemerkung stehen höchstens 5 Minuten Zeit zur Verfügung.

Ferner bittet der Vorstand, dass — wie bisher — in der Diskussion nur allgemeine Gesichtspunkte vorgebracht werden und auf die Wiedergabe von Kasuistik verzichtet wird.

In der Demonstrationssitzung findet keine Diskussion statt, höchstens kann zur Richtigstellung oder bei persönlichen Angriffen für eine kurze Bemerkung das Wort erteilt werden.

Dem Herkommen unserer Gesellschaft widerspricht es, Vorträge zu halten, deren Inhalt bereits publiziert ist. Auch ist nach unseren Gepflogenheiten allein freier Vortrag zuzulassen; nur bei Nichtbeherrschung der deutschen Sprache ist Ablesen gestattet.

Es wird ferner gebeten, dass die Vortragenden laut und deutlich, vor allem bei Demonstrationen, nicht gegen den Demonstrationsschirm, sondern in den Saal hinein sprechen.

In dem sogenannten Künstlerzimmer am Ende des Balkons ist Gelegenheit gegeben, die Diskussionsbemerkungen einem Fräulein in die Maschine zu diktieren. Die Originaldiskussionszettel für den Bericht sind beim Schriftführer abzugeben. Wir bitten, sofort auch Durchschläge für die Herren der Fachpresse machen zu lassen, sie können durch mich weitergegeben werden. Auch werden die Vortragenden gebeten, ihre Eigenberichte für die Fachpresse spätestens nach Schluss des Vortrages am Pressetisch abzugeben.

Als Sitzungsvorsitzende schlägt der Vorstand vor: Herrn Schieck für die erste, Herrn Arruga für die zweite, Herrn Lindner für die dritte, Herrn Brons (als Ersatzmann Herrn Oloff) für die vierte, Herrn Fleischer für die fünfte wissenschaftliche Sitzung und für die Demonstrationssitzung Herrn Meesmann. Ich nehme an, dass Sie diesem Vorschlag zustimmen.

Ich bitte die im Umlauf befindlichen Listen möglichst schnell weiterzugeben und die Namen deutlich zu schreiben.

Wer für ein Essen seine Teilnahme zugesagt hat, muss erscheinen. Reden werden in diesem Jahr mit Rücksicht auf unsere Trauer nicht gehalten.

Wegen der Trauerfeier im Reichstag werden wir die Sitzung heute um $11^3/_4$ Uhr schliessen und morgen wegen der Trauerfeier die Sitzung um $10^3/_4$ Uhr abbrechen. Wir werden einen Rundfunkapparat im Saale aufstellen, so dass wir gemeinsam an der Trauerfeier teilnehmen können. Die Mitgliederversammlung wird nach Schluss der Trauerfeier abgehalten.

Bei den Filialen der Deutschen Bank und Disconto-Gesellschaft (früher Rheinische Creditbank) am Universitätsplatz oder an den Anlagen können die Jahresbeiträge eingezahlt werden. Die Bank bittet um genaue Angabe des Namens, des Vornamens und der Adresse. Unser Rechnungsführer, Herr Buhmann, wird ausserdem selbst hier im Schreibmaschinenzimmer heute Montag nachmittag von 3—5 Uhr und am Dienstag von 9—10 Uhr bereit sein, die Jahresbeiträge in Empfang zu nehmen.

Zum Frühstücken ist im Restaurant der Stadthalle Gelegenheit gegeben.

Adressenänderungen sind dem Schriftführer schriftlich mitzuteilen. Die Manuskripte der Vorträge und der Diskussionsbemerkungen, sowie etwaige einfache Vorlagen für Abbildungen sind vor Schluss der Versammlung an den Schriftführer abzugeben.

Auf eine Anregung hin hat sich der Direktor der Universitätsbibliothek, Herr Professor Dr. Sillib, in freundlicher Weise bereit erklärt, am Mittwoch, den 8. August, zwischen 12 und 1 Uhr eine Ausstellung von den wertvollsten Sachen unserer Bibliothek, darunter die Manessische Handschrift, den Mitgliedern unserer Gesellschaft und ihren Damen zugänglich zu machen. Er selbst wird um diese Zeit gern die Führung übernehmen. Die Ausstellung findet statt im Handschriftenzimmer der Universitätsbibliothek, eine Treppe hoch.

Ich bitte nunmehr Herrn Schieck, den Vorsitz zu übernehmen.

Herr Schieck übernimmt den Vorsitz und bittet, ihn durch strenges Einhalten der Geschäftsordnung zu unterstützen.

I.

Über Vererbung des Netzhautglioms; Bemerkungen zu den Mendelschen Regeln.

Von

F. Best (Dresden).

Die Erforschung der Vererbung des Netzhautglioms stellt uns vor schwierige Aufgaben. Es gibt da Probleme, die nicht gelöst sind, und über die im Schrifttum im allgemeinen hinweggegangen wird.

Betrachten wir die Frage unter dem Gesichtspunkt der Mendelschen Regeln, so finden wir, dass von bekannteren Vererbungsforschern Fleischer für dominante, Franceschetti für recessive Vererbung eintritt. Ich weiss nicht, womit die eine oder die andere Möglichkeit begründet werden könnte, denn die Gliomkinder sterben doch, ehe sie ins zeugungsfähige Alter eintreten — die durch die Fortschritte der Augenheilkunde im letzten Jahrhundert eingetretene Möglichkeit direkter Vererbung können wir vorläufig unberücksichtigt lassen. — Trotz des Vorkommens von Gliom bei Neugeborenen und bei Geschwistern, das einen Einfluss der Umwelt fast ausschliessen lässt, ist ein Zweifel berechtigt, ob überhaupt eine Krankheit vorliegt, die unter Vererbungsgesetze fällt.

In die gleiche Richtung drängt eine andere Überlegung. Es fällt auf, dass im allgemeinen das Gliom einseitig ist. Die Hundertsätze werden für Doppelseitigkeit auf 14,6 (Berrisford) bis 23 (Ewing) angegeben, und wenn man von den seltenen familiären Fällen absieht, so kann man sagen, dass wenig mehr als in jedem zehnten Fall das Gliom beide Augen befällt. Nun stehen aber doch die beiden Augen eines Einzelmenschen unter dem gleichen Erblichkeitseinfluss (abgesehen vom Symmetriefaktor), es sind genetisch sicher eineiige Zwillinge, deren Entwicklung aus einem Ei im Gegensatz zu Zwillingsgeburten nicht erst bewiesen zu werden braucht. Diese Diskordanz zwischen beiden Augen bestärkt den Zweifel an der Bedeutung der Vererbungsregeln für das Gliom.

Nun hat 1931 Hemmes aus Weves Klinik eine Untersuchung über 48 Gliomfälle veröffentlicht, unter denen in keinem einzigen Fall unter Verwandten eine weitere Gliomerkrankung nachgewiesen werden konnte. Ja es waren sogar neun Kinder von 4 einseitig wegen Gliom enukleierten Kranken nicht befallen. Ferner waren nur drei der Erkrankten aus Verwandtenehen; würde Gliom eine recessive Erbkrankheit sein, so müssten Verwandtenehen eine viel grössere Rolle spielen, wie wir es von andern Augenkrankheiten (Pigmentdegeneration z. B.) wissen.

Und trotzdem wäre es voreilig, wenn wir das Netzhautgliom für keine Erbkrankheit hielten. Denn wie vereinen sich die bisher aufgezählten Beobachtungen mit den sogenannten familiären, wo in einer Familie zahlreiche, ja zuweilen alle Kinder erkranken? Solche familiäre Erkrankung ist ausgesprochen selten, z. B. hat Davenport unter 27 Gliomen keine familiäre gehabt, Hemmes unter seinen 48 keine. Aber wenn es sich um familiäres Gliom handelt, dann sind die bei sporadischem Gliom angeführten Bedenken nicht vorhanden. In der weit überwiegenden Zahl erkranken beide Augen, wie wir es bei einwandfreier Feststellung von Erblichkeit verlangen müssen, wenn auch zuweilen in einem Abstand von höchstens 4 Jahren. Die Zahl der Befallenen zu der der Gesunden verhält sich wie 63:77 nach Franceschetti, also rund die Hälfte der Kinder einer solchen Familie ist gliomkrank. Im Gegensatz zu dem Eindruck, den die Mitteilung von Hemmes hervorrufen muss, scheint die direkte Vererbung, also die Zahl der gliomkranken Kinder von Eltern, denen ein Auge wegen der gleichen Erkrankung herausgenommen wurde, zuzunehmen. Direkte Vererbung von einem der Eltern konnte 1905 Owen nur einen Fall berichten, Leber 1916 schon drei, Franceschetti 1929 zwölf und jetzt sind es weit mehr. So haben bei der Tagung der mitteldeutschen Augenärzte Clausen und Fleischer, ebenso ich selbst, von derart unglücklichen Familien berichtet, Fleischer sogar in der dritten Generation. Ob sich die Erkrankung dabei dominant oder recessiv verhält, ist vielleicht familienweise verschieden. Nach Analogie mit Versuchen von Maud Slye über Mäusekrebs könnte man eher an recessiv denken.

Es erwächst uns nun die schwere Aufgabe, die Erblichkeitsverhältnisse bei sporadischen Fällen mit scheinbar fehlender Erblichkeit mit denen bei familiärem Gliom irgendwie zu gemeinsamer Regel zu verbinden. Folgt man der üblichen Auffassung, so ist das Gliom eine Mutation im de Vriesschen Sinn. Warum diese im einen Fall aber spontan isoliert, im andern familiär gehäuft auftritt, ist unerklärt. Man könnte vielleicht an irgendeine Kopplung mit etwas Unbekanntem denken; in diesem Zusammenhang ist aber zu erwähnen, dass Geschwülste andrer Organe in Familien Gliomkranker nicht vermehrt beobachtet werden, auch fehlen andere Missbildungen des Auges und anderer Körperteile. Die Gliomkinder, die ich gesehen habe, waren in sonstiger körperlicher und geistiger Ausbildung durchaus normal. Ferner sind einzelne Begriffe des „höheren Mendelismus" (den ich grösstenteils ablehne), wie Hemmungs- und Förderungsfaktoren, Letalfaktoren, Tschermaks hybridogene Genasthenie und ähnliches für solche schwierigen Lagen geschaffen worden — aber sie geben keine befriedigende Erklärung. Auch die Deutung der Einseitigkeit, die doch die Regel ist, als einseitige Dominanzstörung ist Notbehelf. Die Auffassung des Glioms als Mutation könnte man anerkennen, wenn man zugibt, dass eine Mutation nicht erblich zu sein braucht.

Einen Schritt weiter kommen wir aber, wenn wir die Vererbung normaler Eigenschaften, andrerseits diejenige von Bildungsfehlern und Missbildungen am Auge mit der des Glioms vergleichen. Dabei bediene ich mich der Zwillingsmethode, und zwar des Vergleichs beider Augen, denn kaum anderes kann uns Augenärzte der Vergleich von Zwillingsgeburten lehren.

Halten wir uns, weil wohl bekannt, erst einmal an die Vererbung normaler Körperform, also etwa der Hornhautbrechung, oder der Irisfarbe, so sind wir im unbedingten Geltungsbereich der Mendelschen Regeln. Der genetische Einfluss ist so stark, dass die Modifikationsbreite sehr gering ist. Eineiige Zwillinge haben dieselbe Augenfarbe, angeborene nicht krankhafte Heterochromie der Augen desselben Menschen ist ebenfalls sehr selten. Die Hornhautbrechung ist nach Waardenburg, Wibaut u. a. sehr manifestationsstabil. Sie ist selbst bei Vorliegen von Augenmissbildungen, sogar von einseitigen, auf beiden Augen gleich. Auch wenn die Augen ganz ungleiche Brechkraft haben, ist die Modifikationsbreite nur 1,4 D höchstens; bei eineiigen Zwillingen beträgt sie bis zu 1,9 D (Waardenburg) oder 1,5 D (Huber). Zweieiige Zwillinge zeigten schon Unterschiede von 6,6 D, und die allgemeine Variation überhaupt ist 10 D.

Grösser wird die Modifikationsbreite und die Manifestationsschwankung, wenn wir die Gesamtbrechkraft beider Einzelaugen oder bei eineiigen Zwillingen aufzeichnen (Halbertsma und Jablonski u. a.).

Aber noch viel grösser sind die Schwankungen, wenn wir uns den Missbildungen zuwenden. Es ist Ihnen allen bekannt, dass ein Iris- oder Aderhautkolobom sehr häufig nur in einem der beiden Augen des Betroffenen zu finden ist. Ich habe einige Fälle einseitiger angeborener Katarakt eines der Eltern in Beobachtung, wo bei den Kindern doppelseitige angeborene Katarakt ererbt wurde.

Man kann es als Regel aufstellen: Je mehr eine angeborene Verbildung der Augen vom Normalen abweicht, um so grösser sind die „Manifestationsschwankungen", auch „polyphäne Manifestation", im Verhältnis der beiden Augen eines Individuums zueinander. Je mehr aber eine Eigenschaft in den gesunden Bereich gehört, um so strenger ist sie auf beiden Augen eines Individuums oder bei eineiigen Zwillingen gleich. Denn der Einfluss der Vererbung, soweit wir ihn in Mendelschen Regeln fassen können, ist auf beiden Augen gleich, wenn man vom Symmetriefaktor (Vererbung der Anisometropie, spiegelbildliche Diskordanz an Zwillingen) absieht.

Andrerseits ist in den einleitenden Worten schon festgestellt, dass wir beim Gliom nicht mit Mendelschen Regeln, nicht mit dominantem oder recessivem Verhalten operieren können, dass es teils nicht erblich, teils erblich auftritt. Also ist der Schluss berechtigt, dass bei Gliom nicht starre Gene im Sinne Mendels wirken, und dass irgendeine unbekannte, aber erblich fixierbare Störung hinzutritt, die sich gegenüber der normalen Entwicklung durchsetzen kann. Der allgemeine Standpunkt, dass auch krankhafte Veränderungen unbedingt den für Vererbung normaler Eigenschaften gültigen Regeln gehorchen, bedarf für einige Krankheitsbilder, zu denen ich das Gliom, auch z. B. die familiäre amaurotische Idiotie zähle, der Revision.

Um aber nicht missverstanden zu werden: An den praktischen Schlussfolgerungen bezüglich der Sterilisation ändert sich im Falle des Glioms nichts. Hemmes hat aus seinen Beobachtungen gefolgert, dass man sporadische Gliomfälle nicht an der Fortpflanzung hindern solle. Ich bin nicht der Ansicht. Wenn wir Kinder mit einseitigem Gliom durch Enukleation künstlich erhalten, dann züchten wir doch im Laufe der Zeit Stämme mit erbfestem Gliom heran.

Der Fall, der den Anlass gab zu meinen Ausführungen, war als einziges von sieben Kindern ohne Bestehen von Verwandtenehen an Gliom erkrankt, und im Alter von $^3/_4$ Jahren wurde ihm das befallene rechte Auge entfernt. Er heiratete eine nichtverwandte Frau und von seinen Kindern war das erste normal. Das zweite, ein Junge, starb nach vergeblicher Bestrahlung an doppelseitigem Gliom im Alter von 4 Jahren. Das dritte Kind, ein Mädchen, hatte ebenfalls doppelseitiges Gliom; ein Auge wurde enukleiert, mikroskopisches Gliom nachgewiesen, das andere, linke, mit zwei sehr kleinen Gliomknötchen, die noch nicht viel über Papillengrösse hatten, bestrahlt. In diesem Auge wurde das Gliom geheilt, seit etwa 1 Jahr ist nichts im Augenhintergrund nachzuweisen.

Dass diese Fälle sterilisiert werden müssen, ist klar. Aber der Ausgang war doch ein sporadisches Auftreten, und somit muss man die Sterilisationsforderung auf alle geheilten Gliomfälle ausdehnen. Darin wird mir jeder zustimmen, der einmal das Unglück gesehen hat, das über solch eine Gliomfamilie hereinbricht.

II.

Über familiäre Aderhautentartung mit ataktischen Störungen.

Von

W. Kapuściński sen. (Posen).

Mit 4 Abbildungen im Text.

Von den Entartungskrankheiten der weichen Augenhäute im hinteren Augenabschnitt ist die farbstoffhaltige Netzhautentartung (Degeneratio retinae pigmentosa) die wohl am häufigsten anzutreffende Form.

Ausser dieser Erkrankung gibt es noch Entartungskrankheiten der genannten Häute, die des öfteren als atypische Degeneratio retinae pigmentosa zusammengefasst werden. Indessen ist die sogenannte atypische Form als einheitlicher Krankheitstypus wohl kaum vorhanden. Es werden als atypische Form der Retinitis pigmentosa Fälle beschrieben, die unter einander ganz erheblich differieren und schliesslich mit der typischen Erkrankung nicht viel Gemeinsames haben. Es erhebt sich die Frage, ob man nicht die bis jetzt als atypische Form der Retinitis pigmentosa zusammengefassten Krankheitsgruppen unter gewissen Gesichtspunkten sichten könnte. Für den Krankheitsbegriff der atypischen Retinitis pigmentosa würden vielleicht nur diejenigen Fälle vorzubehalten sein, bei denen die Hauptmerkmale der Erkrankung nur in unbedeutenden Einzelheiten von der Grundkrankheit abweichen. Es wären dieser Form Fälle zuzurechnen, wie die Retinitis pigmentosa sine pigmento; dann diejenigen Formen, die klinische Abweichungen von der typischen Form aufweisen. Das wären Abweichungen, die das Gesichtsfeld und die Hemeralopie betreffen. Alle übrigen Formen würden dann als selbständige Krankheitsbegriffe aufzufassen sein, bei welchen die Netzhautentartung ein mehr oder weniger wichtiges oder zufälliges Merkmal bildet. Das wären alle als Systemerkrankungen bekannten Krankheitsformen. (Laurence-Biedlsche Krankheit, Spielmayer-Vogtsche Erkrankung, evtl. Tay Sachssche und alle Abarten dieser Krankheiten, die sporadisch vorkommen und hin und wieder publiziert werden).

Eine besondere Art würden dann wieder die Fälle bilden, die Fuchs (und Cutler) seinerzeit als Atrophia gyrata chorioideae et retinae zusammengefasst haben. Bei diesen Erkrankungen dominiert der chorioideal degenerative Einschlag. Bekanntlich beruht diese Erkrankung auf einem lappenförmigen Schwund oder besser Entartung der Aderhaut und Pigmentepithel der Netzhaut mit meistens hoher Myopie, Herabsetzung der Sehschärfe, Gesichtsfeldeinschränkung und Hemeralopie.

Es sind noch von verschiedenen Autoren ähnliche Befunde erhoben worden, wie von Bednarski, Wernicke, Pöllot, Böhm, Komoto, Werckle, Zorn, Lyle, Volovič u. a. Nicht alle jedoch sind der von Fuchs beschriebenen Form zuzurechnen oder wenigstens nicht alle zeigen genau dieselben Veränderungen, wie sie Fuchs für seine Form verlangt. Die verschiedenen Autoren benutzen auch verschiedene Bezeichnungen für ihre Publikationen. So z. B. spricht Cuperus von Atrophia alba chorioideae. Zorn beschreibt eine atypische Pimentdegeneration der Netzhaut, die er auch Aderhautatrophie bezeichnet. Itoh Yaoji beschreibt eine peripapilläre Chorioidealatrophie. Parker und Fralik kehren zu der Bezeichnung von Mauthner: Chorioideremie zurück. Solcher Publikationen gibt es noch mehr und man bleibt sich im Unklaren, ob sie eine einheitliche Krankheitsgruppe bilden oder selbständige, zufällige Äusserungen einer jedesmal anderen Noxe darstellen. Jedenfalls sehen sie der typischen Pigmentdegeneration der Netzhaut ophthalmoskopisch nur wenig ähnlich. Jedoch kann man wohl mit ziemlicher Sicherheit annehmen, dass bei allen diesen den Fuchsschen Formen nahestehenden Erkrankungen, hauptsächlich und wahrscheinlich auch primär, die Gefässhaut erkrankt, was bei der typischen Retinitis pigmentosa nicht anzunehmen ist. Das hat schon früher Werckle betont. Man kann es namentlich gut beobachten auf der schönen Abbildung, die Zorn geliefert hat. Man sieht, dass die Papille anscheinend normal ist und die Netzhautgefässe auch von normaler Füllung sind. Die Sehkraft war nahezu normal, das

Gesichtsfeld nur wenig eingeschränkt, es bestand Hemeralopie und Blendung. Es erhellt, dass in diesem Falle die Störung auch auf der Degeneration des Pigmentepithels beruht, bei Erhaltenbleiben des Neuroepithels. Genauen Einblick in diese Verhältnisse würden erst anatomische Untersuchungen ergeben, die zur Zeit noch nicht vorliegen.

Die ganze oben erwähnte Krankheitsgruppe, die man vielleicht in Anlehnung an Leber tapeto-chorioideale Entartung bezeichnen könnte, und die sich an die Fuchssche Form der lappenförmigen Netzhaut-Aderhautentartung anlehnt, hat noch das gemeinsam, dass sie ohne wesentliche anderweitige Störungen von seiten des Zentralnervensystems oder des Stoffwechsels abläuft, also doch wesentlich verschieden ist von den Syndromkrankheiten mit Netzhautdegeneration. Dass es aber hier bei der Chorioidealdegeneration gleichfalls ganz wesentliche und markante Systemerkrankungen geben kann, dafür mögen folgende drei Fälle, die ich mir erlaube Ihnen vorzuführen, den Beweis liefern.

Es handelt sich um drei Geschwister einer Familie von dreizehn Kindern, von denen ausser den drei zu erwähnenden, nur ein Bruder am Leben ist, der vollkommen gesund sein soll. Eine Schwester, 24jährig, ist von mir voriges Jahr in der Augenklinik untersucht worden und auch in der neurologischen Klinik von Professor Borowiecki. Ich habe damals eine Schwellung des Sehnervenkopfes festgestellt, die ich als Stauungspapille deutete. Die Untersuchung in der Nervenklinik ergab nichts Wesentliches. Die Patientin starb $^1/_4$ Jahr später an Lungenschwindsucht. Möglicherweise war die Stauungspapille durch einen Gehirntuberkel hervorgerufen.

Die drei Geschwister waren eine 30jährige, ein 17jähriger und eine 14jährige. (Abb. 1.) Anna Adamczak, Marjan Adamczak, Helene Adamczak. Bei der ältesten sind die sexuellen Geschlechtsmerkmale nicht ausgebildet, sie hat niemals menstruiert. Beim Knaben besteht Kryptorchismus. Die neurologischen Untersuchungen ergaben bei allen dreien ataktische Störungen, vom Typus, der sich an die Friedreichsche hereditäre Ataxie anlehnt. Ausserdem aber waren hauptsächlich beim Knaben choreoatetotische Bewegungen zu bemerken mit unwillkürlichen Bewegungen der Gesichtsmuskulatur und der oberen Extremitäten. Es bestand psychische Minderwertigkeit bei allen dreien. Es waren alle drei in der geistigen Entwickelung zurückgeblieben, jedoch ohne dementen Einschlag, so dass sie zur Schule gehen konnten, zwar ohne wesentlichen Erfolg.

Genaue Beschreibung vom neurologischen Standpunkt, den ich hier nur andeutungsweise erwähnen kann, wird ausführlich erfolgen durch Prof. Borowiecki. Die Familienanamnese wird nur sehr unvollständig von den Eltern angegeben; die Eltern sind nicht blutverwandt, in der Ascendenz angeblich keine Krankheiten von heredodegenerativem Charakter. Keine Anzeichen von Lues, Wassermann bei Eltern sowie bei Kindern in Blut und Liquor negativ. Die Krankheit äusserte sich bei allen dreien seit frühester Jugend, ungefähr vom 6. Lebensjahr an, in Störung des Nacht-

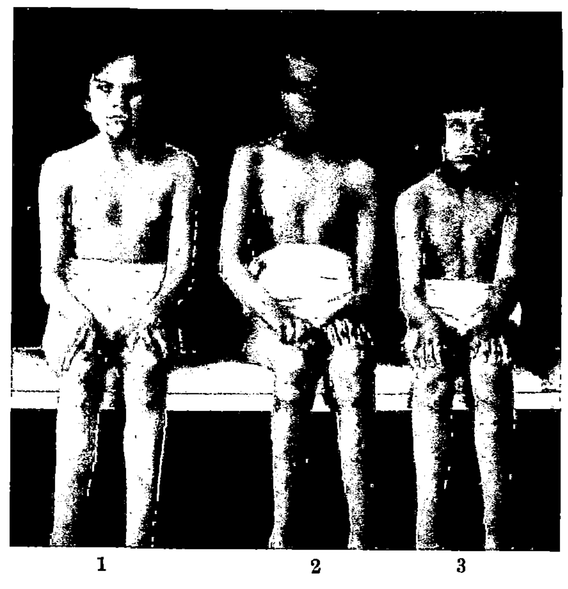

Abb. 1.
(Der Kopf des Knaben ist verwaschen wegen der ständigen unwillkürlichen Bewegungen.)
1. Anna Adamczak, 2. Marjan Adamczak, 3. Helene Adamczak.

sehens und allmählichen Verfall der Sehkraft, die bei der ältesten Tochter zur Erblindung führte. Bei allen dreien fand sich hochgradige Myopie und zwar bei der ältesten Blinden 20,0 D. Bei dem 17jährigen 18,0 D rechts, 14,0 D links — und bei der jüngsten 6,0 D mit Astigmatismus rechts von $2\frac{1}{2}$ D. Sehschärfe betrug bei dem Knaben beiderseits 2/50 nach entsprechender Korrektur, bei der jüngsten 14jährigen 5/35 rechts, 5/25 links nach Korrektur. Das Gesichtsfeld war bei beiden konzentrisch eingeengt bis zu 40°, ohne jedoch genau feststellbar zu sein. Es besteht wesentliche Herabsetzung der Lichtempfindlichkeit, die jedoch am Nagelschen Adaptometer nicht prüfbar ist. Farben werden allein von der jüngsten erkannt, aber nur zentral. Bei allen dreien ist Nystagmus feststellbar, am wenigsten, und zwar in Endstellungen, beim Knaben. Die jüngste

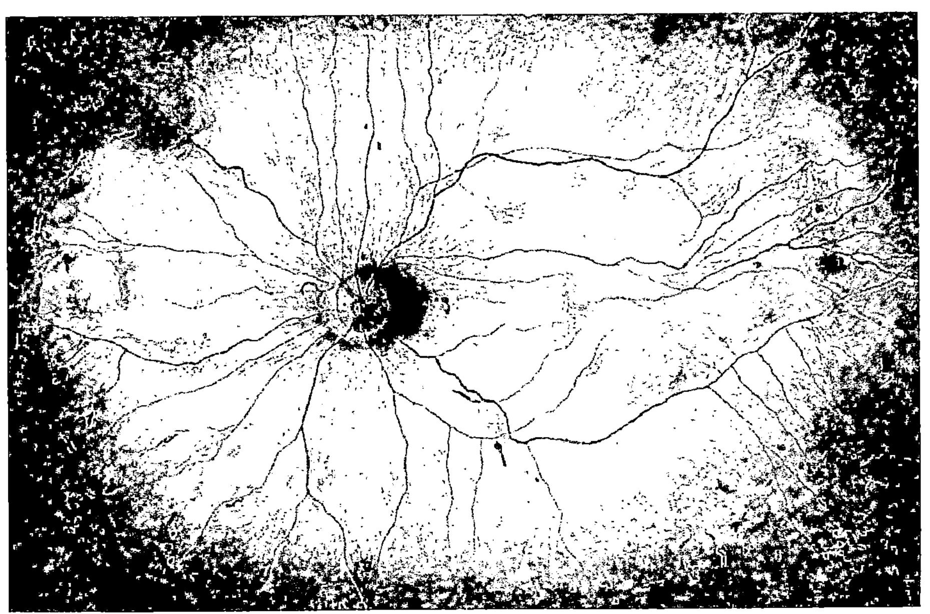

Abb. 2. Augenhintergrund der Anna A.

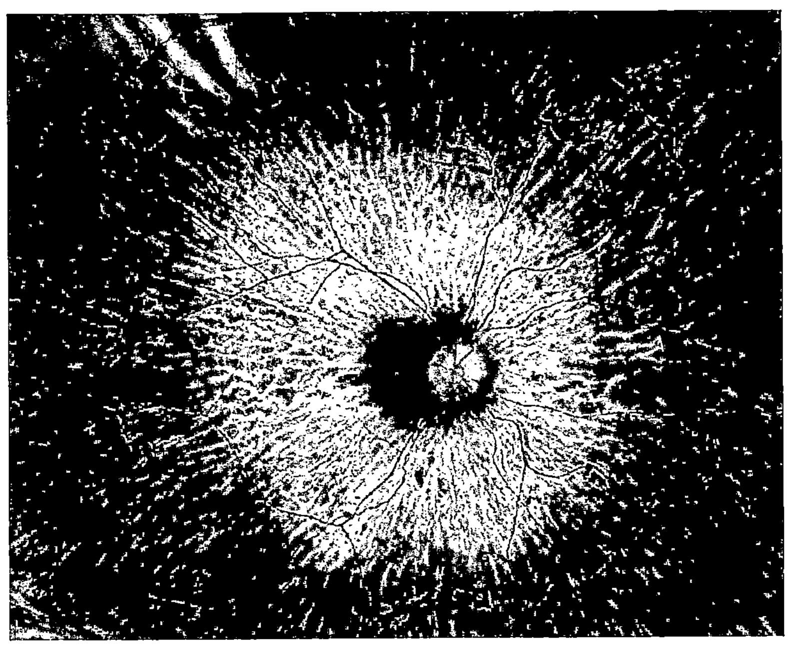

Abb. 3. Augenhintergrund des Marjan A.

hat Strabismus konvergens. Die Pupillen reagieren bei den Sehenden ziemlich deutlich und sind rund, aber nicht gleich weit. In der Linse sieht man keine Trübungen. Die hauptsächlichsten Veränderungen des Augapfels liegen im Aughintergrunde. Ich erlaube mir nur das wesentlichste hervorzuheben und verweise auf die Abbildungen, die genau den Zustand wiedergeben. (Abb. 2, 3, 4.) Nach den Bildern kann man auf die Progredienz des Leidens schliessen. Während der Fundus bei den jüngeren Geschwistern ziemlich gleich aussieht und die Veränderungen sich unter anderen in klumpenförmigen Pigment-

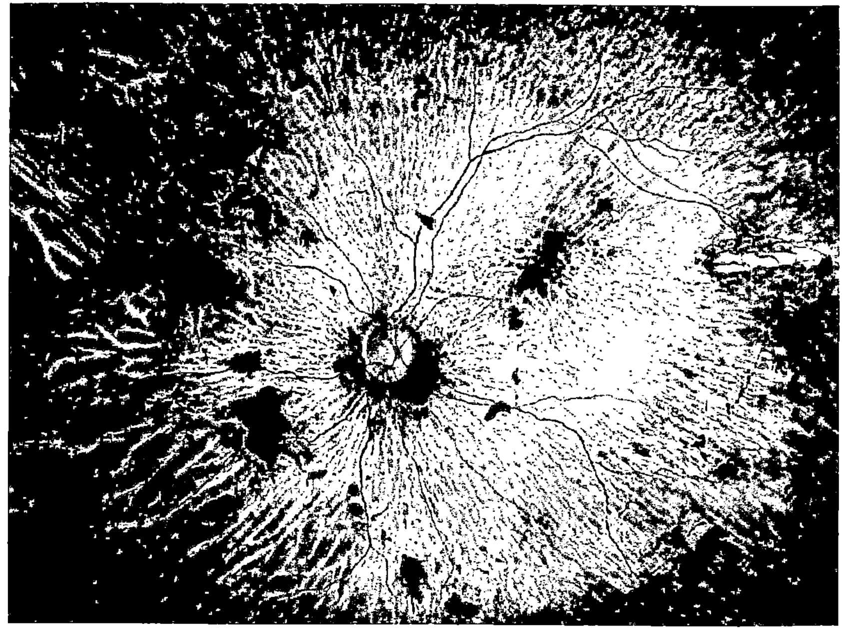

Abb. 4. Augenhintergrund der Helene A.

anhäufungen in der Peripherie kundgeben, sieht man bei der ältesten einen fast völligen Schwund der Aderhaut mit Resten von Pigment. Der Fundus ist bei allen wie mit feinem Schnupftabak ziemlich reichlich bestreut. Das hauptsächlichste Merkmal dürfte jedoch in der Sklerose der Aderhautgefässe bestehen, die bei beiden Geschwistern ungefähr gleichweit fortgeschritten zu sein scheint. Von dieser Sklerose ist bei der ältesten nichts mehr zu sehen. Möglicherweise ist die Gefässhaut durch Bindegewebe ersetzt, wie das bei hochgradiger Retinitis pigmentosa auf histologischen Präparaten Ascher neuerdings beschrieben hat. Weiterhin sieht man einen Pigmentring um die Papille, ähnlich, wie ihn Fuchs beschrieben hat bei der Atrophia gyrata. Dieser Pigmentring ist bei der ältesten

Tochter noch bemerkbar. In der Macula sieht man bei der jüngsten einen dunklen Pigmentfleck, der jedoch auf dem rechten Auge nur restweise vorhanden ist. Bei dem Knaben ist der Pigmentfleck in der Maculagegend nicht vorhanden. Diese dunklere Verfärbung der Macula wird bei ähnlichen Erkrankungen, auch bei der Retinitis pigmentosa im vorgerückten Stadium des öfteren beschrieben. Auffallend ist die verhältnismäßig gute Färbung der Sehnervenpapille. Auch bei der Blinden ist die Farbe durchaus anders, als man sie bei der Retinitis pigmentosa findet. Die Netzhautgefässe sind wesentlich verengt, jedoch nicht so, wie man es nach dem Schwunde der Sehkraft erwarten sollte. Irgendwelche myopischen Veränderungen sind nicht vorhanden, was bei der hohen Myopie doch zu erwarten wäre. (Ohashi hat bei hochgradiger Myopie Atrophia gyrata ähnliche Fundusbilder beschrieben. Die Arbeit war mir unzugänglich). Wenn wir das Krankheitsbild der drei Geschwister zusammenfassen, so ist unzweideutig die Ähnlichkeit mit der Atrophia gyrata von Fuchs festzustellen, jedoch nur was die subjektiven Symptome anbetrifft. Das Fundusbild ist wesentlich verschieden, da gerade das lappenförmige, welches Fuchs zur Namengebung seiner Fälle bewogen hat, in meinen Fällen fehlt; auch sind die Papillen viel besser gefärbt und die Gefässe bei weitem nicht so eng wie in der Fuchsschen Form. Weiterhin sind die Störungen von seiten des Zentralnervensystems bei meinen drei Fällen so dominierend, dass sie dem ganzen Krankheitsbild ein eigenartiges Gepräge geben. Das ganze Krankheitsbild wäre wohl den vorerwähnten Syndromkrankheiten anzureihen.

Ob es sich um einen zufälligen Symptomkomplex handelt oder um eine einheitliche Krankheitsgruppe, lässt sich wohl kaum entscheiden. Ebensowenig kann man über die Ursache der Erkrankung etwas aussagen.

In Anbetracht des famillären Auftretens und in Anlehnung an ähnliche vorerwähnte Entartungskrankheiten liegt der Gedanke nahe, dass es sich wohl auch hier um eine heredodegenerative Krankheitsart vom recessiven Vererbungstypus handelt.

III.

Über die einheitliche Ätiologie bisher ungeklärter okularer Paresen im jugendlichen Alter.

Von

A. Passow (München).

Mit 3 Abbildungen im Text.

Schon im vorigen Jahre habe ich auf dem Ophthalmologenkongress in Madrid und in zwei im Archiv für Augenheilkunde veröffentlichten Arbeiten[1] gezeigt, dass viele früher ungeklärte Fälle von Hornersyndrom und Heterochromie auf eine einheitliche Ätiologie zurückzuführen sind und zwar auf embryonale Entwicklungsstörungen im Bereich der Ursprungszellen des Sympathikus.

Es handelt sich hierbei offenbar um die gleiche Hemmung bei der spinalen Raphebildung oder „Dysraphie", welche nach Henneberg der Syringomyelie und nach Bremer dem sogenannten Status dysraphicus zugrunde liegt, ein Konstitutionstyp, bei dem im wesentlichen vasomotorische und trophische Störungen aller Art sowie dissociierte Anästhesien vorkommen, nur weniger ausgeprägt als bei der Syringomyelie, so dass sie den Träger meist gar nicht belästigen.

War mir schon bei Syringomyeliekranken und Trägern des Status dysraphicus das häufige Vorkommen von Horner und Heterochromie aufgefallen, so konnte ich umgekehrt bei Personen mit Horner und Heterochromie, bei denen die in ihrer Entstehung ungeklärten Symptome bis in die Kindheit oder Jugendzeit zurück zu verfolgen waren, in mehr als 80%, insgesamt in 64 Fällen, den Status dysraphicus nachweisen.

Immer wieder fand ich dessen typische klinische Merkmale im bunten Wechsel der Erscheinungen. Die auffallendsten und häufigsten Merkmale waren bei den Männern Sternumanomalien, besonders die Trichterbrust oder ähnliche Vertiefungen, die den unteren Teil des Sternums betrafen, sowie Überwertigkeit der Spannweite der Arme über die Körpergrösse. Bei den Frauen war das markanteste und häufigste Merkmal die Mammadifferenz, und zwar befand sich die kleinere, anomale Mamma in der Regel auf Seite des Horner bzw. des helleren Auges. Als

---

weitere Eigentümlichkeit war in nicht seltenen Fällen, besonders häufig bei Frauen mit Heterochromie der Iris, auch eine Differenz der Pigmentierung von Brustwarzen oder Warzenhöfen festzustellen, wobei regelmäßig die hellere Brustwarze oder der hellere Warzenhof auf Seite der helleren Iris zu finden war.

Sehr häufig konnte ich auch Rückgratsverkrümmungen in Form von Skoliose und Kyphoskoliose, Akrocyanose und hypertrophische Störungen an den Händen feststellen, sowie Krümmungserscheinungen, besonders an den kleinen Fingern.

Sensibilitätsstörungen, welche die Schmerz- und Temperaturempfindung betrafen, waren etwa im vierten Teil meines Gesamtmaterials nachweisbar, meist in eigenartiger zirkulär begrenzter oder auch mehr segmental angeordneter Form. Die Berührungsempfindung erwies sich dabei regelmäßig als intakt. Verhältnismäßig häufig liessen sich Pyramidenzeichen auffinden, zumeist Steigerungen, oft auch Ungleichheiten von Sehnenreflexen an den unteren Extremitäten.

Von den sonstigen Störungen, die ebenfalls in das Symptomenbild des Status dysraphicus gehören, waren besonders oft Schweissanomalien vorhanden, gelegentlich Degenerationszeichen wie Behaarungsanomalien, Gesichtsassymetrie und Schwimmhautbildungen an den Fingern. Auch das Vorkommen der Spina bifida konnte bei meinen Patienten nachgewiesen werden.

Von Bedeutung für die Vervollständigung des Symptomenbildes waren schliesslich Anamnese und Heredität. Beschwerden bestanden nur sehr selten; die wenigsten der Patienten wussten überhaupt etwas von ihren Anomalien. Am häufigsten wiederholte sich die Angabe, wonach heisse Gegenstände viel besser angefasst werden konnten, als es anderen Personen möglich war, und dass Verletzungen an den Händen vorkamen, die zunächst gar nicht bemerkt wurden. Interessante Einzelheiten ergaben sich des öfteren bei Aufnahme der Familiengeschichte über das Vorkommen von Merkmalen des Status sowie von Horner oder Heterochromie bei Familienmitgliedern. Vielfach konnte ich mal die einen, mal die anderen dieser Symptome in weiten Familienkreisen der Patienten auffinden.

Diese Befunde können demnach als Bestätigung und Erweiterung der Symptomatologie des Status dysraphicus aufgefasst werden, der sich im Verlauf der Untersuchungen auf Grund eines Hornersyndroms oder einer Irisheterochromie fast gesetzmäßig erkennen liess. Die Augenanomalien waren somit zwanglos in das Symptomenbild des Status dysraphicus einzureihen. Als anatomische Grundlage für die gesamten Symptome konnten embryonal bedingte Gliosen und Höhlenbildungen im Bereich des unteren Cervical- und oberen Thorakalmarks angenommen werden, wie sie bei Syringomyelie und Trägern des Status nachgewiesen wurden. In diesem Bezirk ist bekanntlich auch das Centrum ciliospinale zu suchen, welches die Ursprungszellen der sympathischen Fasern für das Auge umfasst. Es war daher auch anzunehmen, dass Horner und Heterochromie wie die einzelnen Merkmale des Status dysraphicus als Folgezustände einer hier gelegenen heredodegenerativen Entwicklungsstörung aufzufassen sind. In diesem Fall war aber nicht nur das Hornersyndrom auf eine Läsion sympathischer Nervenzellen zu beziehen, sondern ebenso die Heterochromie.

Mit Hilfe des Tierexperiments gelang es mir auch, makroskopisch und mikroskopisch den Nachweis für eine neurogene Entstehung der Heterochromie zu erbringen. Wie das Hornersyndrom zweifellos auf einer Läsion motorischer sympathischer Nervenfasern beruht, war demnach die Heterochromie auf eine angeborene oder in früher Jugend erworbene Störung trophischer Fasern des Sympathikus zu beziehen. Auch die bei der Heterochromie vorkommenden Komplikationen (Präzipitate, Linsen- und Glaskörpertrübungen) dürften dieselbe Erklärung finden, wie andere vasomotorisch-trophische Störungen des Status dysraphicus.

Seit Veröffentlichung dieser Befunde, die durch Bildserien veranschaulicht wurden, hatten bei weiteren 14 Patienten mit Hornersyndrom oder Heterochromie oder Kombinationsformen durchgeführte Untersuchungen immer wieder dasselbe Ergebnis. Aus dieser Befundserie werden eine grössere Reihe von teils farbigen Aufnahmen demonstriert, die Horner und Heterochromie sowie die photographisch darstellbaren Merkmale des Status deutlich erkennen lassen, insbesondere die Sternumanomalien wie die Trichterbrust, die Mammadifferenzen, wobei sich die kleinere, anomale Mamma stets auf Seite des anomalen Auges befindet, die Heterochromie der Mamillae entsprechend der Heterochromie der Irides, die Überlänge der Arme, die Rückgratsverkrümmungen sowie die vielfachen Anomalien der Hände. Die Abbildungen 1—3 zeigen die Trichterbrust in drei Generationen bei Grossvater, Vater und Sohn, ausserdem Horner und Heterochromie beim Vater, Heterochromie beim

Familiäre Trichterbrust in 3 Generationen

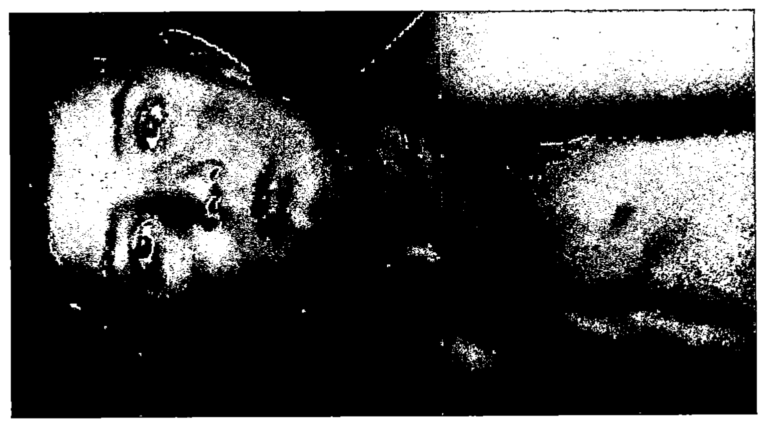

Abb. 3. Friedrich H., 9 Jahre.
Trichterbrust, Heterochromie (links).

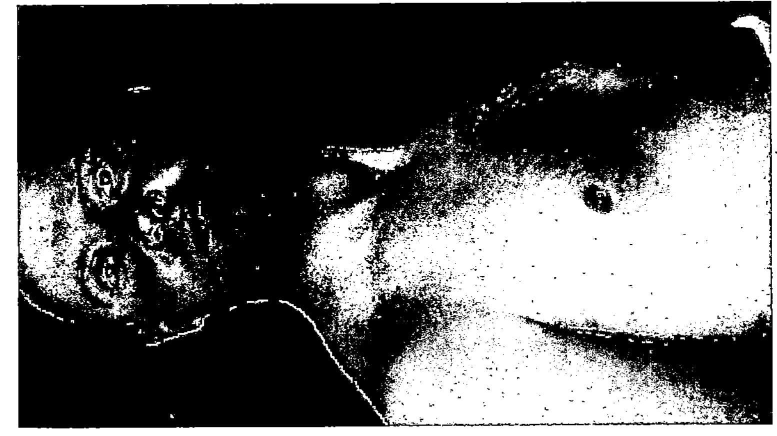

Abb. 2. Friedrich H., 35 Jahre.
Trichterbrust, Hornersyndrom u. Heterochromie (rechts).

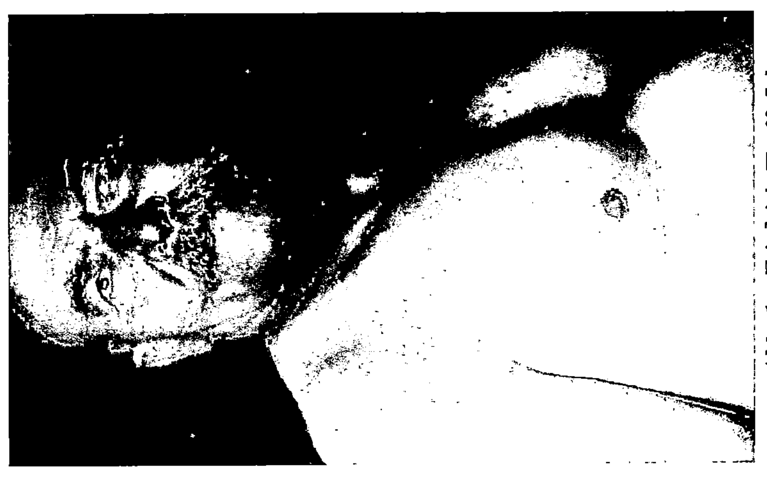

Abb. 1. Friedrich H., 69 Jahre.
Trichterbrust.

Sohn; daneben waren in jedem Fall noch andere Merkmale des Status vorhanden [1].

Durch diese Beobachtungen aus neuester Zeit wird die Annahme einer einheitlichen Entstehung für die bisher ungeklärte Ätiologie des Hornersyndroms und der Heterochromie durch embryonale Störungen sympathischer Nervenfasern im Bereich des Halsmarks bestätigt.

Bei der Syringomyelie kommen nun gelegentlich auch Lähmungen von Hirnnerven zur Beobachtung. In diesen Fällen sind die Veränderungen in der Medulla oblongata zu suchen; man spricht daher auch von einer „Syringobulbie". Verhältnismäßig häufig und zuweilen ausschliesslich handelt es sich dabei um Trigeminus-, Abducens- und Facialisparesen. Es lag daher nahe, auch Patienten mit diesen Paresen auf Merkmale des Status zu untersuchen.

Da sich Trigeminusparesen der augenärztlichen Diagnose entziehen, wenn sie nicht zufällig einmal zu dem sehr seltenen Krankheitsbild der Keratitis neuroparalytica führen, konnten aber Patienten mit solchen Paresen auf „dysraphische" Störungen bisher nicht untersucht werden. Ich achtete daher bei unseren Patienten mit Hornersyndrom oder Heterochromie, welche gleichzeitig einen Status dysraphicus aufwiesen, auf Quintusstörungen und konnte diese in sieben Fällen auch einwandfrei nachweisen. Es handelte sich dabei um dissociierte einseitige Störungen oder solche mit deutlicher Zwiebelschalenabgrenzung, wie sie Schlesinger und von Sölder bei der Syringobulbie gefunden haben.

In drei Fällen war auch die Sensibilität der Hornhaut herabgesetzt oder erloschen. In der Regel war die Quintusstörung auf gleicher Seite wie die Sympathikusstörung (Horner oder Heterochromie). Zweimal konnten gleichseitige Sensibilitätsstörungen auch am Rumpf nachgewiesen werden. In einem Fall bestanden noch gleichseitige Facialisschwäche und Hypoglossusparese.

Unter den sieben Fällen befanden sich sechs Männer und nur eine Frau. Zweimal war ein Horner, zweimal eine mit Präzipitaten bzw. Katarakt verbundene Heterochromie, dreimal ein mit Heterochromie kombinierter Horner vorhanden. Je fünfmal wurden Sternumanomalien und Überlänge der Arme, sechsmal Rückgrats-

---

[1] Zahlreiche Abbildungen hierzu finden sich im Archiv f. Augenheilkunde Bd. 107, S. 13—35 (1933), Bd. 108, S. 139—142 (1933) und in der Münchener med. Wochenschrift Nr. 32, S. 1245 (1934).

verkrümmung, je viermal vasomotorisch-trophische Veränderungen
der Hände und Schweissanomalien, zweimal deutliche Pyramidenzeichen, in drei weiteren Fällen sehr lebhafte Reflexe der unteren
Extremitäten, einmal eine Gesichtsassymetrie verzeichnet. Nach
meinen Befunden bestanden demnach Quintusstörungen in etwa
10% der Fälle von Sympathikusparese im Symptomenbild des
Status dysraphicus, aber nur in 4—5% Sensibilitätsstörungen der
Hornhaut.

Hiermit war schon nachgewiesen, dass Bulbärsymptome bei
Trägern des Status vorkommen, ohne dass es sich dabei um einen
eigentlichen Krankheitsprozess im Sinne einer Syringobulbie zu
handeln braucht. Die weitere Fragestellung bezieht sich darauf,
ob bei Patienten mit konnatalen oder juvenilen Abducens- und
Facialisparesen, für die durch klinische und serologische Untersuchungen keine Ätiologie nachzuweisen ist, Merkmale des Status
festzustellen sind. Auf die Untersuchung von Kindern innerhalb
der ersten 10 Jahre wurde verzichtet, weil in diesem Alter charakteristische Symptome, wie die Mammadifferenz, überhaupt noch nicht
oder, wie die Trichterbrust, noch unvollkommen bestehen.

Bei elf Patienten mit Abducensparesen fand ich gehäufte
Symptome des Status dysraphicus und zwar bei sieben männlichen
und vier weiblichen Personen. Zweimal sah ich neben der Abducensparese einen unvollständigen Horner, einmal eine „Heterochromia
complicata" und einmal einen mit einer Heterochromie kombinierten
Horner. Bei einem Patienten war gleichzeitig eine Quintusstörung,
bei einem anderen eine Recurrensparese vorhanden und bei einem
dritten fiel die bulbäre Sprache auf.

Bei den männlichen Personen war viermal eine Trichterbrust,
zweimal eine Eindellung am unteren Ende des Sternums, bei den
weiblichen in drei Fällen eine Mammadifferenz, einmal einer Heterochromie der Mamillen nachweisbar; jedesmal entsprach die kleinere
Mamma der Seite der Augenmuskellähmung.

Acht Patienten hatten ausgesprochene Rückgratsverkrümmungen, siebenmal wurden Überlängen der Arme, neunmal vasomotorisch-trophische Veränderungen der Hände gefunden. In
drei Fällen waren die Finger ulnarwärts, besonders die kleinen
Finger, verkrümmt. Mehrfach wurden Pyramidenzeichen, lebhafte
Reflexe an den unteren Extremitäten, Schweissanomalien und
Degenerationszeichen aller Art wie hohe Gaumenbögen und Schwimm-
hautbildung, in einem Fall schliesslich eine einseitige dissociierte

Empfindungsstörung festgestellt, die manschettenförmig am Unterarm begrenzt war.

In erbbiologischer Beziehung verdient besondere Erwähnung eine Patientin mit angeborener linksseitiger Abducensparese, linksseitigem Horner und linksseitiger Heterochromie, sowie zahlreichen Merkmalen des Status, bei deren 2jährigem Sohn ebenfalls eine linksseitige Abducensparese, ein linksseitiger Horner, eine schon deutliche Trichterbrust und Scapulae alatae bestanden.

Seltener als die Abducensparese ist die konnatale oder juvenile Facialisparese. Ich beobachtete sie als Schwäche oder Lähmung bei sechs Patienten und konnte auch bei diesen gehäufte Symptome des Status finden. In allen Fällen (vier männliche, zwei weibliche Personen) handelte es sich um periphere Lähmungserscheinungen, die alle drei Äste betrafen.

Einer der Männer kam wegen einer Keratitis e lagophthalmo des linken Auges infolge Facialislähmung zur Behandlung. Auf demselben Auge war die Iris farblos. Ausserdem bestand ein feinschlägiger Nystagmus nach links, offenbar in Zusammenhang mit einer Vestibularisstörung. Es fand sich weiter eine Trichterbrust, eine Kyphoskoliose und eine Überlänge der Arme um 17 cm, sowie Akrocyanose und Feuchtigkeit der Hände. Die Sensibilitätsprüfung ergab einen Ausfall im Sinne einer dissoziierten Empfindungslähmung für Schmerz und Temperatur bei ungestörter Berührungs- und Tiefensensibilität. Die Umgrenzung des gestörten Bezirkes entspricht einer Mittelform von segmentaler und manschettenförmiger Anordnung im Sinne eines scharf umschriebenen Cervical-, Thorakal-, Dorsal- und Brachialbezirkes. Die neurologische Untersuchung ergab weiter deutliche Pyramidenzeichen an allen vier Extremitäten und zwar rechts stärker als links. Schliesslich war eine Gesichtsassymetrie vorhanden. Es handelt sich im übrigen um eine debile Persönlichkeit, einen Typ, wie ihn Curtius und Lorenz bei Trägern des Status häufig gefunden haben.

Ein weiterer Patient hatte neben der Facialislähmung eine Sprachstörung; ausserdem waren Trichterbrust, Kyphoskoliose, typisches Verhalten der Hände, hoher Gaumenbogen und Assymetrie in der Stellung der Zähne feststellbar; die Reflexe der unteren Extremitäten waren lebhaft. Bei dem dritten Patienten konnte neben der Facialislähmung eine rinnenförmige Vertiefung des Sternums, Überlänge der Arme um 10 cm und Cyanose sowie Feuchtigkeit der Hände gefunden werden. Bei dem vierten Patienten fand sich eine Facialisschwäche links und auf derselben

Seite eine Pupillenverengerung, ausserdem eine Schädigung des Vestibularis. Die weitere Untersuchung ergab eine Trichterbrust, Überlänge der Arme um 13 cm, Hypertrophie der Hände (main succulente), Verkrümmung der Finger sowie Schweissanomalien.

Bei den beiden Patientinnen mit Facialislähmung war als markantestes Merkmal wiederum eine Mammadifferenz vorhanden; die kleinere Mamma entsprach auch hier der Seite der Nervenlähmung. Ebenso liessen die übrigen Symptome in beiden Fällen den Typ des cervicalen Status erkennen. Das 6jährige Töchterchen der einen Patientin wies eine deutliche Trichterbrust und eine Kyphoskoliose auf.

Es werden auch von Patienten mit Abducens- und Facialisparese eine grössere Anzahl teils farbiger Aufnahmen demonstriert, wobei die charakteristischen Merkmale des Status deutlich zu erkennen sind. Einige Schemata veranschaulichen die typischen Sensibilitätsstörungen [1].

Abschliessend ergibt sich, dass konnatale oder juvenile Trigeminus-, Abducens- und Facialisparesen vielfach in das Symptomenbild des Status dysraphicus einzureihen sind, ebenso wie Sympathikusparesen, wozu Horner und Heterochromie gehören. Wie die Merkmale beim Status dysraphicus und der Syringomyelie können daher ganz übereinstimmend in zahlreichen Fällen das Hornersyndrom, die Abducens- und Facialisparese als motorische, die Heterochromie als vasomotorisch-trophische und die Trigeminusparese als Sensibilitätsstörungen aufgefasst werden, welche ausnahmslos durch embryonale Entwicklungsstörungen (Gliose und Höhlenbildungen) im oberen Brust- und im Halsmark bzw. in der Medulla oblongata zu erklären sind.

Hiermit glaube ich für eine grössere Anzahl bisher völlig ungeklärter juveniler Paresen eine einheitliche Genese nachgewiesen zu haben. Von praktischem Interesse dürfte der Hinweis sein, dass die Heterochromie, die oftmals als entzündlich oder gar tuberkulös angesehen wurde, ebenso bulbäre Augenmuskelparesen, bei denen man bisher an rheumatische, luische oder andere Hirn- oder Rückenmarkserkrankungen dachte, vielfach nichts anderes sind als embryonal bedingte Störungen wie andere Merkmale des Status dysraphicus.

---

[1] Abbildungen hierzu werden gleichzeitig in der Münchener med. Wochenschrift Nr. 32, S. 1246 (1934) veröffentlicht.

Aussprache zu den Vorträgen I—III.

Herr Clausen:

So streng, wie Herr Best will, darf man unmöglich fordern, dass Erbleiden an paarigen Organen stets beiderseitig auftreten müssen. Ich möchte nur an die doch so oft einseitig auftretenden Uvealkolobome erinnern. Dass hier eine gewisse Unabhängigkeit eines Auges vorliegt, lässt sich wohl kaum anzweifeln.

Nach unseren bisherigen Erfahrungen kann nicht gänzlich bestritten werden, dass auch nicht erbliche Gliome vorkommen. Je mehr wir jedoch in jedem einzelnen Fall von Gliom nach erblichen Momenten forschen, desto öfter werden wir in der Lage sein, doch einen erblichen Faktor beim Gliom aufzufinden. Im allgemeinen scheint sich das Gliom recessiv zu vererben. Das würde ja auch das besonders häufige Auftreten des Glioms bei der jüdischen Rasse, bei der in gewissem Sinne mehr als bei anderen Rassen Inzucht vorkommen soll, erklären.

Bei allen erblichen Leiden tritt gelegentlich ein Valenzwechsel ein, so dass ein recessiv erbliches Leiden aus nicht immer ersichtlicher Ursache plötzlich dominant wird. Genau so kann gelegentlich einmal ein in der Aszendenz einseitig aufgetretenes recessives Gliom in der Deszendenz doppelseitig vorkommen und dominant werden. Bei einer von mir kürzlich beobachteten Familie war das Gliom beim Vater einseitig aufgetreten, bei seinen beiden Kindern fand sich ein doppelseitiges Gliom.

Herr Fleischer:

Die Unregelmäßigkeit der Vererbung des Netzhautglioms weist doch mit grosser Wahrscheinlichkeit auf einen weiteren Faktor hin (prädisponierender oder hemmender Natur, der vielleicht im Zellprotoplasma zu suchen ist), angesichts einer Beobachtung von mir von Gliom in drei Generationen (ohne Blutsverwandtschaft) muss der Gliomfaktor doch wohl direkt vererbt werden. In praktischer Hinsicht stimme ich dem Vortragenden daher bei, dass Gliomkranke keinen Nachwuchs erzeugen dürfen. — Den Zwillingsuntersuchungen messe ich auch für die Augenheilkunde eine grosse Bedeutung bei!

Herr Bücklers:

Auf Grund der kürzlich von uns in Württemberg aufgestellten Stammbäume, stimme ich dem Vortragenden zu, dass die Frage nach der Vererbung des Glioms noch nicht geklärt ist. Unter 310829 Patienten fanden wir 49 mit Gliom (0,0157%), von denen ein grosser Teil daran zugrunde ging. An drei Stammbäumen, die durch sieben und mehr Generationen reichen, wird gezeigt, dass ausser den Probanden (deren Eltern nicht blutsverwandt waren) in der ganzen Aszendenz kein einziger Fall von Gliom zu finden ist. Was die vom Vortragenden verlangte genetisch gleiche Ausbildung beider Augen angeht, so spricht von seiten der Refraktion schon die Anisometropie dagegen. Manifestationsschwankungen kommen auch beim Gliom vor (rudimentäre Gl.) H. K. Bauer erblickt in dem Geschwulstproblem letzten Endes ein Chromosomenproblem (atypische Chromosomenzahlen). Neben dem Einfluss der Chromosomen (Mendelismus) müssen wir wohl noch einen Erbstock berücksichtigen, der nach Plate im übrigen Kernplasma lokalisiert ist.

Herr Löhlein
fragt Herrn Best, ob seine Auffassung, dass, je geringer die Abweichungen von der Norm sind, um so sicherer ein erblicher Faktor beide Augen gleich betreffen müsse, nicht im Widerspruch stehe mit der Beobachtung, dass beispielsweise ganz rudimentäre Iriskolobome sehr oft einseitig gefunden werden.

Herrn Passow möchte ich fragen, ob er die bei Heterochromie nicht selten auftretenden Präcipitate und sonstigen „entzündlichen" Veränderungen als Folge einer gestörten Sympathicusfunktion ansieht, oder ob er in dem trophisch minderwertig angelegten Irisgewebe einen Locus minoris resistentiae für erworbene (etwa infektiöse) entzündungauslösende Faktoren sieht.

Herr Best (Schlusswort):

Gerade das einseitige Vorkommen von Aderhaut-Iris-Kolobom gab mir den Anlass zu der Vermutung, dass bei schweren Verbildungen nicht nur der Einfluss erblicher fester „Gene" in Frage kommt.

Die Frage des Verhältnisses der Zwillingsforschung zu dem Vergleich der beiden Augen desselben Menschen zueinander beantwortet sich dahin, dass beide Methoden im allgemeinen zum gleichen Ergebnis führen; der Vergleich der Zwillingsaugen nur noch zu einer grösseren Beschränkung der Modifikationsbreite, als die Zwillingsforschung. Nur über den Symmetriefaktor (Vererbung der Anisometropie, spiegelbildliche Diskordanz) kann die Untersuchung beider Augen eines Menschen nichts aussagen.

Herr Passow (Schlusswort):

Auf die Bemerkung Löhleins erwidere ich, dass ich mich schon in einer früheren Arbeit mit dieser Fragestellung befasst habe. Ich fasse die Komplikationen bei der Heterochromie als vasomotorisch-trophische Störungen des Sympathicus auf, Präcipitate und Glaskörpertrübungen wohl durch Diapedese korpuskulärer Elemente, Linsentrübungen durch sekundäre trophische Störungen bedingt. Es kann aber auch vorkommen, dass sich gelegentlich in einem in seinem Nervensystem geschädigten Auge eher eine Entzündung einstellt als in einem gesunden Auge, die dann zur Verfärbung oder Entfärbung der Iris führt. Im übrigen weise ich auf meine im 107. und 108. Band des Archivs für Augenheilkunde veröffentlichten Arbeiten hin, sowie auf eine zusammenfassende Darstellung des gesamten Komplexes, die bereits im nächsten Heft (32) der Münchener Medizinischen Wochenschrift erscheint.

IV.

Der angeborene Verschluss des Tränennasenkanals.

Von

M. Schwarz (Tübingen).

Mit 5 Abbildungen im Text.

M. H.! Um die bisher unbekannte formale Genese der Nasennebenhöhlen zu erklären, haben wir im Laufe von Jahren nahezu 200 menschliche Nasen von Föten aller Schwangerschaftsmonate, vom dritten aufwärts und vom Neugeborenen, in frontale Serien zerlegen lassen, nachdem jeweils in situ, unter Erhaltung des Lidapparates und des Bulbus fixiert worden war. In diesen Serien ist auffallend häufig eine Atresie und eine damit einhergehende ganz ungewöhnliche Erweiterung der Tränenwege aufgefallen, die wir auf Veranlassung von Herrn Professor Stock weiterverfolgt haben. Zwar ist über die congenitale Atresie des Tränennasenkanals und ihre Folgen das Wesentlichste bekannt, doch liessen sich aus der grossen Zahl von 207 in unseren Serien gut erhaltenen Tränengängen wichtige Rückschlüsse auf das Zustandekommen der Ektasie in solchen Fällen ziehen.

Auf die Entwicklung der Tränenwege einzugehen verbietet die beschränkte Zeit, wenn sich dazu auch mancher Beitrag liefern liesse. Für uns ist im Augenblick nur das nasale Ostium des Tränenkanals von Wichtigkeit, da wir den normalen Zeitpunkt seines Entstehens kennen müssen, ehe wir im Einzelfall eine congenitale Atresie annehmen dürfen. Das Ostium kommt dadurch zustande, dass der Tränennasenkanal, der als solider Strang angelegt wird, bis dicht unter die Nasenschleimhaut herunterwächst und den subepithelialen, bindegewebigen Grundstock mit dem Epithel derart verdünnt, dass es zum spontanen Einriss kommen muss. Gelegentlich, vor allem wenn der Descensus nicht ganz vollständig ist, können äussere Einflüsse mitwirken und das untere Ende sekundär noch sprengen.

Auf das Bild, das dann die Tränenwege in den letzten Schwangerschaftsmonaten bieten, muss mit einigen Worten eingegangen werden, wenn wir unter anderem einen Begriff über den Grad der Dehnung bei der congenitalen Atresie vermitteln wollen. Die Tränenröhrchen verlaufen in unserem Material im horizontalen

Teil auffallend geschlängelt zum Tränensack. Dieser zeigt eine entsprechend gefältete orbitale und eine glatte nasale Wand, also einen Befund, wie ihn auch Dreuschuch an röntgenologisch dargestellten Tränensäcken vom Erwachsenen nachweisen konnte. Das Lumen des Tränenkanals ist stark gefältelt und capillar (Abb. 1), sein unteres Ende klein und umschrieben. Gelegentlich findet sich dort eine überhängende Schleimhautfalte, der eine Klappenfunktion im Sinne von Hasner durchaus zukommen könnte.

Die Öffnung des Tränengangs zur Nase hin entsteht individuell zu verschiedener Zeit (s. Tabelle). Offene Kanäle finden sich in unserem Material vereinzelt und frühestens im fünften, in gleicher Zahl etwa im sechsten und siebten Monat. Dann steigt die Häufigkeit ganz plötzlich auf etwa 65% an, um sich in den letzten Schwangerschaftsmonaten auffallend konstant zu halten. Man muss also annehmen, dass bei Früchten, die ihre Lebensfähigkeit erreicht haben, auch der Tränenkanal nach der Nase hin offen ist. Die Ostien finden sich in der überwiegenden Zahl der Fälle doppelseitig, auch lässt sich bei erbgleichen Zwillingen eine auffallende Übereinstimmung nachweisen, so dass man annehmen muss, dass die Faktoren, die das Ostium schaffen, im wesentlichen idiotypisch verankert sind.

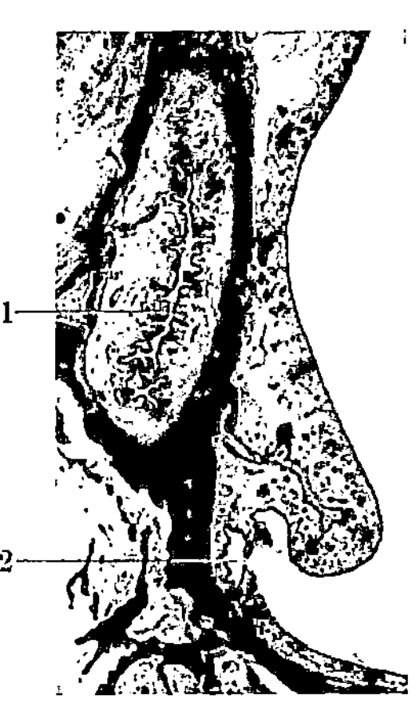

Abb. 1. Neugeborenes vom 10. Monat.
Tränennasenkanal (1) mit stark gefältetem kapillarem Lumen. Unter der unteren Muschel die Mündung (2).

Z e i t p u n k t ,   z u   d e m   d a s   n o r m a l e   O s t i u m   e n t s t e h t.

Alter (Schwangerschaftsmonat)	Anzahl der Nasen (je zwei Seiten)	Beiderseits offenes Ostium	Einerseits offenes Ostium	Berechnet in %
III.	5	—	—	—
IV.	7	—	1(?)	—
V.	9	1	—	11
VI.	4	1	1	37,5
VII.	4	—	1	12,5
VIII.	8	5	—	62,5
IX.	12	7	2	66,6
X.	45	27	5	65,5

Es sind nur ganze Nasen berücksichtigt, nicht die wenigen, von denen nur eine Seite geschnitten wurde.

Einen am unteren Ende verschlossenen Kanal müssen wir also von dieser Zeit an als congenitale Atresie ansehen. Dafür spricht nicht nur die in den letzten Schwangerschaftsmonaten gleichbleibende Zahl der offenen Kanäle, sondern dafür spricht vor allem auch, dass sich die ersten, dem persistierenden Verschluss entsprechenden Erweiterungen einstellen. Unter Berücksichtigung dessen beträgt die Zahl der congenital verschlossenen Gänge an unserem Material rund 35%.

Die anatomischen Verhältnisse an den verschlossenen Gängen sind recht auffallend. Es findet sich dann eine ausserordentliche Erweiterung des gesamten Gangsystems. Der Tränenkanal nimmt

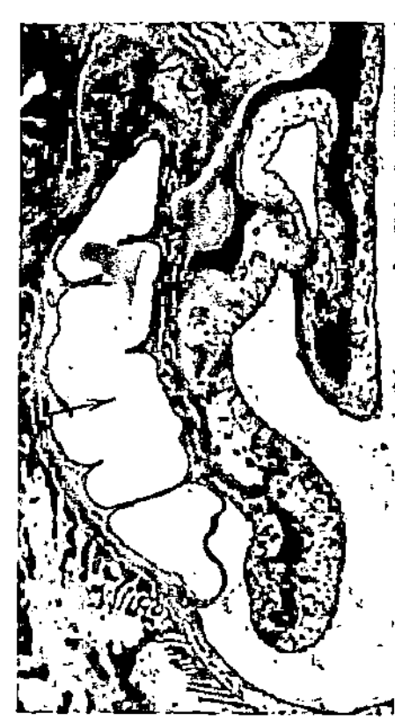

Abb. 2.   Föt vom 9. Monat. Atresie mit starker Erweiterung des Tränennasenkanals.

ein colonähnliches Aussehen an, mit halbmondförmigen, in das Lumen hereinreichenden Falten und dazwischen gelegenen „Haustren" (Abb. 2). Auch der Tränensack ist dann stark erweitert, gelegentlich bis in den Mündungsteil der Tränenröhrchen hinein. Vor allem aber wölbt sich, wie es Bochdalek, Vlancovich, Manfredi, Cirincioni beschrieben haben, das verschlossene Ende des Ganges in den unteren Nasengang so weit vor, dass diese „Endblase" zuweilen endoskopisch am Lebenden zu erkennen sein muss. Die Erweiterung erreicht schliesslich solche Grade, dass es zu ganz erheblichen Verdrängungserscheinungen in der Umgebung des Ganges und in der Nase kommt (Abb. 3).

Diese auffallend starke, mit dem Alter der Föten zunehmende Erweiterung verschlossener Gänge haben wir zu deuten gesucht, da die bisherigen Anschauungen wenig befriedigen. Die Auffassung von Richter, der eine besondere Wachstumspotenz luetisch erkrankter Schleimhaut annimmt, ist jedenfalls abzulehnen, wie auch die Auffassung, es könnte sich um eine Stauung des Sekretes handeln, das in den wenigen und selten nur beobachteten Drüsen des Ganges sezerniert wird. Diese Erweiterung entspricht vielmehr aller Wahrscheinlichkeit nach den Ektasien über Stenosen, wie sie an Hohlorganen, in denen normalerweise flüssiger Inhalt fortbewegt wird, anzutreffen sind.

Ist diese Auffassung richtig, so lässt die Ektasie beim persistierenden Verschluss noch wesentliche Rückschlüsse auf die Art der Flüssigkeitsbewegung im Tränengang zu. Kommt es bei der Atresie, statt zur Sprengung des Verschlusses, zu einer so enormen

Dehnung der gesamten Tränenwege, dass selbst der umgebende Knochen verdrängt wird, so muss die Tränenflüssigkeit mit einer nicht unerheblichen und doch gleichmäßigen Kraftentfaltung bewegt werden. Von wo geht aber dieser Bewegungsimpuls aus, wenn in geschlossenen Flüssigkeitsräumen (der Föt ist rings vom Fruchtwasser umgeben) eine Capillarität nicht zustandekommen kann und auch (infolge der wechselnden Lage der Frucht im Mutterleib) die Schwerkraft kaum einmal in der Richtung der natürlichen Strömung wirkt? Es ist ausserdem nicht denkbar, dass ein Tränensack nach

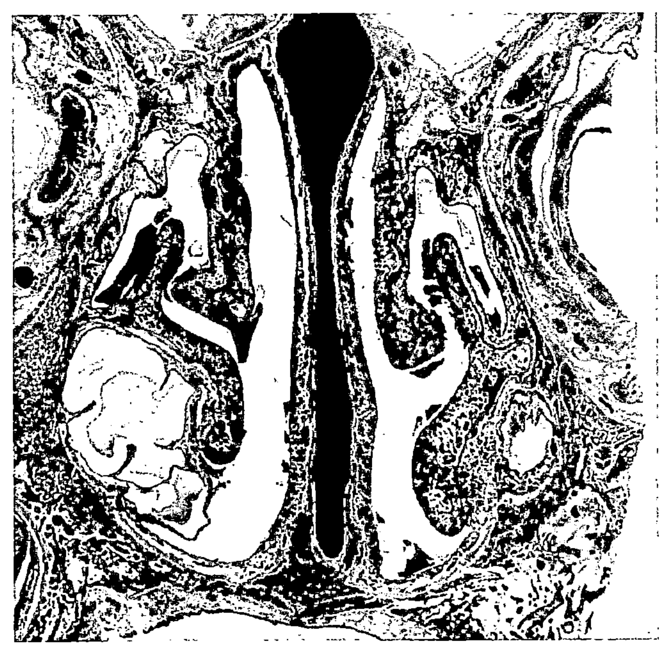

Abb. 3. Föt vom 9. Monat (Frontalschnitt durch die ganze Nase).
Auf der rechten Seite eine große Endblase, welche die untere, aber auch noch die mittlere Nasenmuschel stark nach oben verdrängt hat. Die linke Seite zeigt normale Verhältnisse.

starker Überdehnung noch imstande ist, eine aktive Saugwirkung auf den Inhalt der Tränenröhrchen auszuüben. Somit bleibt nur noch die eine Möglichkeit übrig, dass die Tränenflüssigkeit aktiv durch die Tränenröhrchen bewegt wird, so wie es Frieberg, Galenga, van Gilse, Schirmer, Villani, West u. a. annehmen.

Diese Auffassung einer aktiven Tätigkeit der Röhrchen bei der Ableitung der Tränenflüssigkeit muss um so wahrscheinlicher werden, wenn sich eine entsprechende Muskulatur findet. Als wir, durch diese Überlegungen veranlasst, gesucht haben, haben wir sie auch an allen Röhrchen gefunden (Abb. 4). Dabei liess sich vollauf bestätigen, dass die von Henle, Janin, Krehbiel, Merkel,

Pappenheim, Schwalbe, Stöhr und neuerdings von Halben beschriebene Anordnung in längs verlaufenden kräftigen Bündeln durchaus zutrifft. Es handelt sich um quergestreifte Muskelfasern, die auch räumlich nahe Beziehungen zu den Fasern des Orbicularis palpebrae zeigen, so dass wahrscheinlich diese Röhrchenmuskulatur auch mit dem Lidschlag gleichzeitig in Aktion tritt. Damit erklärte sich dann, dass vermehrtes Blinzeln die Tränenabfuhr beschleunigt (Frieberg, Stock, Villani). Dass in normalen Verhältnissen

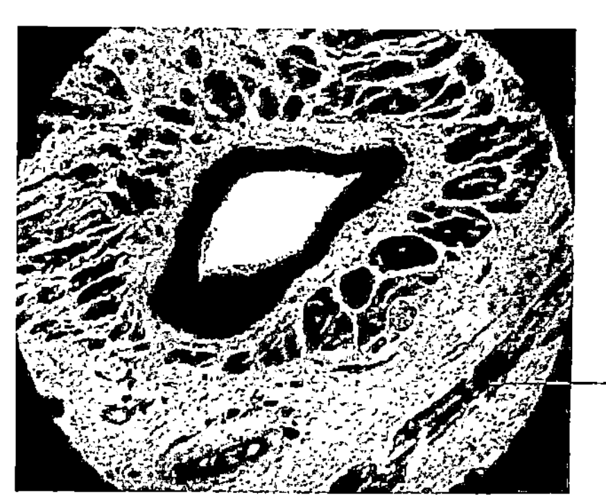

Abb. 4.
Föt des Menschen vom 9. Monat.
Tränenröhrchen etwas schief geschnitten,
mit der im Wesentlichen längs verlaufenden,
quergestreiften Muskulatur.

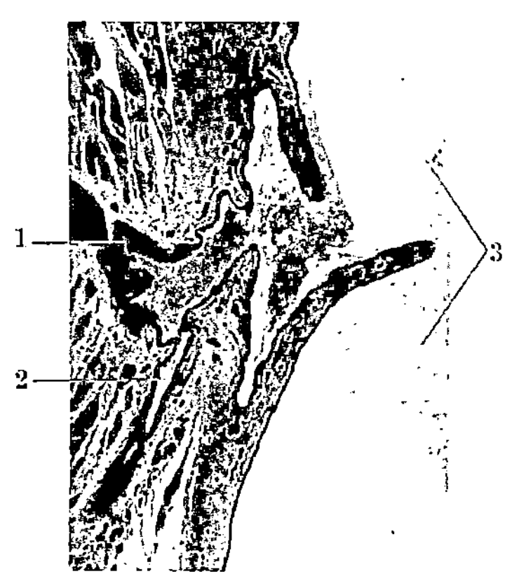

Abb. 5.
Neugeborenes vom 10. Monat.
Mündungsstelle der Tränenröhrchen
(1 u. 2) in den Tränensack (3).
Schleimhautfalten, die durchaus die
Funktion einer Klappe übernehmen
könnten.

auch dem Tränensack eine Funktion zukommt, ist nicht zu bezweifeln.

Die Frage nach dem Ventil der Mündung der Röhrchen in den Sack, das eine Reguritation von Tränenflüssigkeit verhindern soll, ist nicht ganz eindeutig zu entscheiden. Es finden sich klappenartige Falten (Abb. 5) von etwas willkürlicher Form allerdings, die aber doch gelegentlich nach unseren Beobachtungen eine Ventilfunktion haben können.

Zusammenfassend ist also zu sagen, dass wir die ungewöhnliche Erweiterung der Tränenwege bei der keineswegs seltenen kongenitalen Atresie, als eine Ektasie über einer Stenose bzw. einem Verschluss auffassen müssen. Sie entsteht durch die aktive, mit dem Lidschlag wohl gleichzeitige Tätigkeit der quergestreiften Röhrchenmuskulatur, die dem Tränenstrom eine gewisse Kraft verleiht. Kommt es also infolge der Atresie zur Stauung, so muss eine Erweiterung des Gangsystems die Folge sein.

Aussprache.

Herr Fleischer:

Auffallend ist der hohe Prozentsatz von etwa 35% noch geschlossenen Ostien in den letzten 3 Schwangerschaftsmonaten. Da der Verschluss nach der Geburt doch ein relativ seltenes Vorkommnis ist, muss bei der Geburt der Grossteil der noch geschlossenen Ostien zur Öffnung kommen. Oder hat der Vortragende eine andere Erklärung hierfür?

Herr Comberg

macht darauf aufmerksam, dass die klinischen Verhältnisse nur für ein relativ seltenes Vorhandensein einer echten Atresie des Tränennasenganges sprechen. In den meisten Fällen öffnet sich der Tränennasenkanal noch kurz nach der Geburt oder in den ersten 4 Monaten. Man braucht deshalb bei Verschlüssen nach der Geburt nicht sofort gefährliche Sondenbehandlung vorzunehmen, sondern kann mit Verabreichung von leichten Desinfizientien (Targesin einmal täglich 2%) zunächst ruhig abwarten. Einige Male öffnete sich später der enge Kanal, wenn man 0,3%iges Zinc. sulf. mit 2% Cocainzusatz gab. Comberg hat dazu eine Reihe von sicheren klinischen Beobachtungen.

Herr Schwarz (Schlusswort):

Herrn Professor Fleischer möchte ich nur kurz erwidern, dass durchaus anzunehmen ist, dass selbst geringfügige Traumen, vor allem natürlicherweise das Geburtstrauma imstande sind, die sehr dünne Endblase bei der kongenitalen Atresie zu sprengen. Daraus erklärt sich dann auch, dass die kongenitale Atresie beim Kleinkind und überhaupt postfötal unverhältnismäßig viel seltener vorkommt als in unserem Material. Dass es um verschlossene Gänge in unseren Fällen sich jeweils gehandelt hat, geht immer daraus hervor, dass sich die Ektasie nur bei verschlossenen, niemals bei offenen Ostien findet.

V.

Superinfektionsversuche bei experimenteller hämatogener „isolierter" Uveatuberkulose.

Von

W. Wegner (Freiburg i. Br.).

Die bei der experimentellen Tuberkulose des Auges im allgemeinen geübte Impftechnik führt nur selten zu Krankheitszuständen, die den bei der Augentuberkulose des Menschen vorliegenden Verhältnissen gleichgesetzt werden könnten. Die Einbringung von Tuberkelbacillen in die Ohrvene führt, wie wir schon seit den Versuchen von Stock wissen, zu einer gutartigen Augentuberkulose,

3*

während das Tier im allgemeinen an schwerer Allgemeininfektion
zugrunde geht. Dieses verschieden starke Auftreten der tuberkulösen
Erscheinungen in den einzelnen Organen ist ohne weiteres verständlich, denn das Impfmaterial muss bei diesem Infektionsmodus
ja zunächst einmal den kleinen Kreislauf passieren und wird schon
hier sicher zum grössten Teil abgefangen. Nur ein winziger Bruchteil gelangt über den grossen Kreislauf unter Umständen auch ins
Auge und führt hier zu einer gutartigen spezifischen Infektion, die
in keinem Verhältnis zur Schwere der Allgemeininfektion steht.
An dieser Allgemeininfektion gehen die Tiere dann auch meist
zugrunde, ohne dass sich ein entsprechend schwerer Prozess im
Auge entwickelt.

Um den bei der Augentuberkulose des Menschen vorliegenden
Verhältnissen näher zu kommen, impfte ich das Infektionsmaterial
direkt in das Gefäßsystem des Kaninchenauges, und zwar in eine
Ciliarvene gegen den Blutstrom. Dies bereitet keinerlei Schwierigkeiten, da das Venensystem des Auges bekanntlich frei von Klappen
ist. Bei diesem Vorgehen bestand die Aussicht, dass von der
kleinen verwendeten Impfdosis ein grösserer Teil im Capillarsystem
des Auges haften und hier zu einer kräftigen tuberkulösen Erkrankung führen würde, während die wenigen in den sonstigen
Kreislauf gelangten Keime sich mehr oder weniger symptomlos
verhalten würden.

Der Verlauf der Versuche bestätigte die Richtigkeit dieser
Überlegung. Ich erhielt auf diese Weise im Gegensatz zu den Ergebnissen früherer Autoren mit dem Perlsuchtbacillus regelmäßig
eine schwere fortschreitende Tuberkulose des Auges, die stets zu
völliger Verkäsung des Auges führte, ehe das Tier am Ende des
dritten Monats an Allgemeininfektion zugrunde ging.

Der Typus humanus dagegen erzeugte eine chronische, sich
über viele Monate hinziehende Uveatuberkulose, die in einem Teil
der Fälle im Laufe von 6—8 Monaten klinisch abheilte, in einem
anderen Teil unter mehrfachen Remissionen auch noch nach 10 bis
12 Monaten unverändert fortbestand. Niemals kam es aber zu einer
schweren Allgemeininfektion, und in keinem Fall wurde das Befinden des Kaninchens irgendwie nachteilig beeinflusst. Nur bei
einigen Tieren kam es zu einer spärlichen Aussaat in die Lungen.
Bei der grösseren Zahl waren Herde in den inneren Organen makroskopisch überhaupt nicht auffindbar. Niemals wurde das zweite
Auge befallen.

Es war also auf diesem hämatogenen Wege eine schwere chronische Augentuberkulose bei völligem Freibleiben oder nur geringfügiger Beteiligung der übrigen Organe erzeugt. Ein Krankheitsbild also, das weitgehende Parallelen mit den bei der Augentuberkulose des Menschen vorliegenden Verhältnissen aufwies. Ich habe im 108. Band des Arch. f. Augenheilk. über diese Versuche berichtet. Ich glaube damit auch gezeigt zu haben, dass die Schwere des Krankheitsbildes in erster Linie von der Anhäufung der Tuberkelbacillen an einem Ort abhängig ist und nicht davon, ob die Tuberkelbacillen in die Blutbahn oder direkt ins Gewebe eingeführt werden, wie das noch von manchen angenommen wird. Schliesslich glaube ich als wichtiges Ergebnis dieser Versuche noch erwähnen zu müssen, dass meiner Überzeugung nach neue Schübe einer tuberkulösen Uveitis durchaus nicht immer als Folge frischer Aussaat aus dem Blut aufzufassen sind, dass vielmehr die Ausbreitung oft per continuitatem erfolgt, oft aber das Recidiv auf neues Virulentwerden von eingekapselten Keimen in klinisch anscheinend abgeheilten Herden zurückzuführen ist. Denn ich konnte vielfach Knotenbildung in der Iris und Aderhaut abheilen und an anderen Stellen wieder auftreten sehen, obgleich neue Bacillenstreuungen auf dem Blutweg sehr unwahrscheinlich waren.

Nachdem diese Krankheitsbilder, die den bei der menschlichen Augentuberkulose vorhandenen ausserordentlich ähnlich sind, erzeugt waren, lag natürlich der Gedanke nahe zu untersuchen, in welcher Weise derartig vorbehandelte Tiere auf eine erneute Injektion von Tuberkelbacillen reagieren würden.

Dabei war ja von vornherein zu erwarten, dass entsprechend dem sogenannten Fundamentalversuch von Robert Koch der Organismus bzw. das Organ die zweite Infektion leichter und rascher abwehren würde als die erste.

Derartige Versuche am Auge sind ja nicht neu. Schon Schieck konnte feststellen, dass die Superinfektion am Kaninchenauge selbst bei Verwendung des Typus bovinus milde verlief, wenn das andere Auge vorher infiziert war, dass dieser Schutz sich aber als sehr verschieden stark erwies. Ohne auf alle diese Versuche, insbesondere auch auf die sehr sorgfältigen von Igersheimer einzugehen, erwähne ich nur noch die neuerlichen Ergebnisse von Churgina, der die Reinfektion milder verlaufen sah selbst dann, wenn durch die erste Infektion nur eine isolierte Hornhauttuberkulose erzeugt worden war.

Alle diese Ergebnisse sind aber auf menschliche Verhältnisse nur schwer anwendbar, weil sie mit den natürlichen Vorgängen nur wenig gemein haben. Denn da die Augentuberkulose fast ausschliesslich eine hämatogen entstandene sekundäre Erkrankung ist, können Impfungen in die Vorderkammer oder in den Glaskörper den menschlichen Verhältnissen nicht gerecht werden und nur mehr theoretischen Wert haben. Will man überhaupt irgendwelche Schlüsse ziehen, und das wird immer nur unter Vorbehalt möglich sein, dann darf die Infektion jedenfalls nur auf dem Blutwege erfolgen. Da aber durch eine Injektion in die Ohrvene oder auch in die Carotis die inneren Organe stets viel schwerer infiziert werden als das Auge, entstehen dabei Krankheitsbilder, die bei dem Menschen jedenfalls durchaus ungewöhnlich sind. Bei Impfungen in die Ciliarvene haben wir aber das, was bei der menschlichen Augentuberkulose fast stets im Vordergrund steht: die schwere chronische Erkrankung des Auges bei nur leichter Erkrankung der inneren Organe.

Ich sagte, dass sich die Frage erhob, ob auch bei diesem Infektionsmodus eine Beeinflussung stattfand dahingehend, dass eine erneute Infektion leichter verlaufen würde als die erste. Des weiteren musste die Frage beantwortet werden, wieweit sich eine auf diese Art etwa erzeugte relative Immunität erstreckte, ob sie nur imstande war, das erstinfizierte Auge zu schützen oder ob auch ein Einfluss auf das zweite Auge bemerkbar war. Schliesslich war noch zu entscheiden, ob diese relative Immunität lediglich schwache Infektionen hintanhalten konnte, Infektionen also, die durch Einführung der Tuberkelbacillen in die Ohrvene bedingt waren, oder ob die Immunität ausreichte, um den Angriff massierter Mengen von Tuberkelbacillen abzuwehren, die in die Ciliarvene eingespritzt wurden und sich also, wie die vorhergehenden Versuche ergaben, zum grösseren Teil im Auge ansiedeln würden.

Zur Beantwortung dieser Fragen wurden einige Versuchsreihen angestellt. Ich benutzte zu den Superinfektionen ausschliesslich Tiere aus meinen früheren Versuchen, bei denen auf Grund einer Impfung in die Ciliarvene schon seit 10—12 Monaten eine zwar hämatogen erzeugte, aber praktisch isoliert gebliebene Augentuberkulose bestand oder doch bestanden hatte. Daneben wurden natürlich die entsprechenden Kontrollversuche gemacht.

Da ich genauer auf die einzelnen Versuchsreihen hier nicht eingehen kann, führe ich als Ergebnis nur kurz folgendes an:

1. Drei Tiere, bei denen auf Grund einer Tuberkelbacillen-Injektion in die Ciliarvene eine Uveitis monatelang bestanden hatte,

die aber klinisch offenbar abgeheilt war, erhielten je $^1/_{100}$ mg des Typus humanus e r n e u t i n e i n e C i l i a r v e n e d e s e r s t g e - i m p f t e n A u g e s. Abgesehen von ziemlich lebhafter Ophthalmo- reaktion trat nur bei einem von diesen drei Tieren ein einziger frischer Aderhautherd auf, der im Laufe von 10 Tagen wieder abgeheilt war. Trotz fünf Monate langer Beobachtung nach der Superinfektion traten weitere Erscheinungen nicht auf. Nach der Tötung erwiesen sich die inneren Organe als fast völlig gesund.

2. Drei Tiere hatten auf Grund einer Impfung in die Ciliar- vene eine seit 12 Monaten bestehende schwere Uveitis, zum Teil mit Übergang auf die Hornhaut und Sklera, jedoch bei gutem Allgemeinzustand. Eine Injektion von $^1/_{100}$ mg Tuberkelbacillen des Typus humanus i n e i n e C i l i a r v e n e d e s b i s h e r g e s u n d e n z w e i t e n A u g e s führte bei einem Tier zu rasch abheilender Chorioiditis, bei dem zweiten Tier zu vorübergehender V. K.-Trübung, während bei dem dritten Tier das zweitgeimpfte Auge völlig frei blieb.

Die mit derselben Dosis geimpften frischen Kontrolltiere be- kamen ausnahmslos eine schwere Uveitis.

3. Bei fünf Tieren wurde die Superinfektion in die O h r v e n e vorgenommen. Bei zwei von diesen fünf Tieren war die Uveitis nach monatelangem Bestand klinisch abgeheilt. Die übrigen drei Tiere hatten noch eine starke aktive Iridocyclitis mit Beteiligung der Hornhaut und Sklera. Bei zwei von diesen fünf Tieren kam es zu einer Verschlechterung des erstinfizierten Auges, während die übrigen drei keinerlei Reaktion erkennen liessen. Bei keinem Tier liessen sich am zweiten Auge irgendwelche Veränderungen feststellen, auch mikroskopisch nicht, während bei den Kontrolltieren eine rasch ab- heilende Chorioiditis auf beiden Augen auftrat.

Bei diesen Versuchen hat sich also gezeigt, dass Tiere, die an einem chronischen tuberkulösen Prozess einer Uvea leiden, eine ziemlich starke Widerstandsfähigkeit gegen eine erneute Zufuhr von Tuberkelbacillen besitzen. Dieser nicht unbeträchtliche Schutz erstreckt sich nun aber nicht nur auf das erkrankte, sondern auch auf das zweite Auge, das unter Umständen imstande ist, einen Angriff massierter Mengen von Tuberkelbacillen, wie er bei der Injektion in die Ciliarvene zustande kommt, leicht oder gar völlig reaktionslos abzuwehren. Denn wir sahen die Superinfektion im zweiten Auge fast symptomlos verlaufen, während die Kontroll- tiere eine ganz schwere Uveitis bekamen.

Die Versuche lehren uns aber noch ein Weiteres: Obgleich bei meinen Tieren schwere tuberkulöse Augenerkrankung über 1 bis 1½ Jahre bestand, habe ich beim humanen Typ des Tuberkelbacillus niemals, auch histologisch nicht, ein Übergreifen des Prozesses auf das zweite Auge feststellen können. Selbst bei Superinfektionen in die Ohrvene kam es bei keinem von fünf Tieren zu einer Beteiligung des zweiten Auges.

Dieses Ergebnis widerspricht eindeutig dem bekannten Versuch von Löwenstein, der bei vier Kaninchen durch Vorderkammerimpfung mit humanen Tuberkelbacillen eine einseitige chronische Iristuberkulose erzeugte und nach 11 Monate später angeschlossener Superinfektion in die Ohrvene in allen vier Fällen schwere Chorioiditis am zweiten Auge auftreten sah. Auf Grund dieser Versuche setzt Löwenstein das Auge in Parallele mit andern für Tuberkulose empfänglichen Organen wie Lunge, Niere, Nebenniere und Knochen und glaubt, dass als Folge der ersten Niederlassung von Tuberkelbacillen eine Resistenzverminderung für das ganze Organsystem erfolgt. Er knüpft Beziehungen zu der bekannten Theorie der sympathischen Ophthalmie von Elschnig und Kümmell und glaubt, dass durch den chronischen tuberkulösen Prozess im Auge „ein aus den Zerfallsprodukten entstehendes Antigen zur Bildung von Chorioidealtoxinen führt. Die Wirkung dieser Organtoxine äussert sich in einer Schädigung der homologen Gewebe, so dass bei der nächsten Bacillämie sich derselbe Krankheitsprozess, Tuberkulose oder ein anderer Erreger, etablieren kann".

Die klinische Erfahrung, nach der die überwiegende Anzahl der Augentuberkulosen beide Augen befällt, scheint für die Anschauung von Löwenstein zu sprechen. Wenn aber ein Zusammenhang zwischen beiden Augen auf der von Löwenstein angenommenen Grundlage bei der Tuberkulose bestehen sollte, dann hätte die Entzündung bei meinen immerhin mehr als 30 Tieren, die ich viele Monate im Versuch hatte, dann und wann auch auf das zweite Auge übergreifen müssen. Tatsächlich ist das bei keinem Tier der Fall gewesen. Selbst bei künstlich durch Injektion in die Ohrvene erzeugter starker Bacillämie blieben sämtliche zweiten Augen frei. Es mag wohl sein, dass rasch vorübergehende geringfügige Ödeme und Capillarschädigungen, die sich dem klinischen Nachweis entzogen, als Folge der Einführung artfremden Eiweisses auftraten. Eine tuberkulöse Erkrankung habe ich aber nie gesehen.

Deshalb geht es auch nicht an, in Verfolg der Löwensteinschen Gedankengänge die therapeutische Nutzanwendung auf die Augentuberkulose des Menschen zu ziehen und etwa entsprechend dem Vorgehen der Chirurgen bei der Nierentuberkulose nach Ansiedlung der ersten Metastasen im Auge nun dieses zu entfernen in der Hoffnung, das zweite Auge dadurch vor der Erkrankung zu bewahren.

Ich glaube vielmehr meinen Versuchen entnehmen zu müssen, dass die tuberkulöse Erkrankung eines Auges wohl nur in Ausnahmefällen die unmittelbare Ursache für das Befallenwerden des zweiten Auges sein kann und dass Aussaaten im allgemeinen nicht aus dem Auge heraus erfolgen. Ich bin trotz des hohen Prozentsatzes doppelseitiger Erkrankungen vielmehr der Ansicht, dass die Erkrankung eines Auges einen gewissen Schutz für das zweite Auge bedeutet. Ich glaube, dass diese Verantwortung, das ersterkrankte Auge gewissermaßen prophylaktisch zu entfernen, kein Augenarzt tragen könnte, ganz besonders auch deshalb nicht, weil wir nicht selten bei schwersterkrankten tuberkulösen Augen Besserungen sehen, die uns immer wieder vor neue Rätsel stellen.

VI.

Klinische Erfahrungen über die therapeutische Eigenblutinjektion in die Vorderkammer bei tuberkulöser Iritis.

Von

H. Serr (Heidelberg).

Mit 4 Tabellen.

Die Mitteilung von Schieck auf der letzten Zusammenkunft unserer Gesellschaft über die guten Erfolge seines Verfahrens der Eigenblutinjektion in die Vorderkammer bei tuberkulösen Erkrankungen des vorderen Bulbusabschnittes veranlasste uns, dieses Verfahren im Herbst 1932 auch an unserer Klinik aufzunehmen. Denn einmal sind ja die therapeutischen Erfolge bei dieser so schweren Krankheit doch häufig noch recht unbefriedigend, so dass jede Bereicherung unserer Hilfsmittel sehr zu begrüssen ist, andererseits wird erfahrungsgemäß aber der Praktiker in der Regel sich erst dann zu derartigen Eingriffen entschliessen, wenn sie über das Stadium der klinischen Erprobung hinaus sind.

Aus diesen Gründen habe ich das Verfahren von Schieck an dem grossen Material unserer Klinik weitgehendst in Anwendung gebracht. Alle geeignet erscheinenden Fälle von Iritis, die bei sorgfältiger Auslese als wohl sicher tuberkulös anzusehen waren, wurden herangezogen. Um möglichst eindeutige Bedingungen zu schaffen, kam neben der Eigenblutinjektion lediglich lokale Behandlung mit Atropin und warmen Umschlägen zur Anwendung. Von jeglicher Allgemeinbehandlung wurde Abstand genommen. Auf Tuberkulin wurde auch zu diagnostischen Zwecken bewusst verzichtet, da wir ja nicht wissen, was dadurch möglicherweise für immunbiologische Reaktionen ausgelöst werden, wodurch aber die möglichst „reinen Versuchsbedingungen" verwischt werden können. Soweit bei uns schon lange bekannten Patienten in früheren Jahren von uns eine Tuberkulinprobe angestellt worden war, habe ich deren Ergebnis natürlich mit herangezogen. Im übrigen wurde alles aufgewandt, um die tuberkulöse Ätiologie möglichst nachzuweisen bzw. eine andere Ätiologie auszuschliessen. Selbstverständlich wurden auch in allen Fällen die verschiedenen serologischen Reaktionen auf Lues angestellt und nur einwandfrei negative Fälle herangezogen. Ausserdem konnte bis auf zwei Ausnahmen (also 39mal) die Tuberkulosereaktion des Blutserums nach Witebsky-Klingenstein vom hiesigen serologischen Institut angestellt werden. Endlich wurden auch klinisch nur solche Fälle von Iritis ausgewählt, deren Form und Verlauf an sich schon den dringenden Verdacht einer tuberkulösen Ursache rechtfertigten.

Ich glaube daher nicht, dass der bewusste Verzicht auf eine der Eigenblutinjektion unmittelbar vorausgeschickte diagnostische Tuberkulinprobe eine Beeinträchtigung hinsichtlich der Sicherung der tuberkulösen Ätiologie meiner Fälle zur Folge hatte.

Das wird am besten durch eine kurze Zusammenstellung meines Materials von 41 Patienten (1 Kind, 9 Männer und 31 Frauen) demonstriert.

Tabelle 1.

Fälle mit röntgenologisch erkennbaren tuberkulösen Veränderungen an Lungen, Hilusdrüsen usw. (25):

Ohne sonstige für Tuberkulose verwertbare Symptome . .   10
Mit früher positiver Tuberkulinprobe   5
Mit positiver Tuberkulosereaktion (serolog.)   5
Mit Krankheitsbild des Lymphogranuloms   4
Mit frischem Lymphom am Hals   1
                                                          ———
                                                           25

Fälle mit negativem Röntgenbefund des Thorax (16):

Mit früher positiver Tuberkulinprobe . . . .　5
Mit positiver serologischer Tuberkulosereaktion . . . . . .　2
Mit positiver serologischer Tuberkulosereaktion und früher
　　positiver Tuberkulinprobe . . . .　1
Mit Residuen alter Knochen- und Drüsentuberkulose und
　　früher positiver Tuberkulinprobe . . . .　1
Ohne für Tuberkulose verwertbaren Befund (aber mit
　　typischer Iritis) . . . .　7
　　　　　　　　　　　　　　　　　　　　　　　　　　　——
　　　　　　　　　　　　　　　　　　　　　　　　　　　16

Die letzten sieben Fälle mit negativem Allgemeinbefund zeigten alle das typische Bild der tuberkulösen Iritis mit speckigen Beschlägen und deutlichen kleinen Knötchen im Bereich der Iris bzw. des Pupillarsaumes; vier Patienten standen bereits jahrelang wegen des Leidens in unserer Beobachtung.

Auf das wohl nicht mehr als zufällig zu bezeichnende häufige Zusammentreffen von tuberkulöser Iritis mit Knötchenbildung mit dem Krankheitsbild des Lymphogranuloms möchte ich besonders hinweisen, um so mehr als wir noch zwei weitere — aber nicht mit Eigenblutinjektion behandelte — Fälle beobachtet haben.

Bei der überwiegenden Mehrzahl der Fälle, d. h. 35mal, bestand doppelseitige Augenerkrankung (nur sechs wiesen am anderen Auge keinerlei Zeichen alter oder frischer iritischer Prozesse auf).

Trotz dieser grossen Zahl doppelseitiger Fälle habe ich nur bei elf beide Augen mit der Eigenblutinjektion behandelt. In 24 Fällen wurde nur ein Auge dem Verfahren unterworfen, und zwar 8mal das bessere, 16mal das schlechtere Auge. Zusammen mit den sechs einseitigen Fällen habe ich somit an 52 verschiedenen Augen die Eigenblutinjektion vorgenommen, die Gesamtzahl der einzelnen Injektionen betrug 63.

Die Gründe für das Unterlassen der Eigenblutinjektion am zweiten Auge bei den erwähnten 24 Patienten waren verschiedene.

Bei den acht nur am besseren Auge behandelten Fällen war das andere Auge 7mal infolge der chronischen Iridocyclitis bereits erblindet, einmal waren am schlechteren Auge keine frischen Veränderungen (Knötchen usw.) vorhanden.

Bei den 16 nur am schlechteren Auge behandelten Fällen wurde die Eigenblutinjektion am anderen Auge unterlassen:

1mal wegen psychischer Anomalie des Patienten,

2mal, weil am erstbehandelten Auge Komplikationen aufgetreten waren,

10mal, weil am besseren Auge keine frischen Veränderungen
bestanden und

3mal aus äusseren, nicht ärztlich bedingten Gründen.

Zu betonen bleibt noch, dass die Eigenblutinjektion nur bei
Augen mit der chronischen, schleichenden Form der tuberkulösen
Iritis ohne oder ohne nennenswerte ciliare Injektion zur Anwendung
kam. Augen mit Reizzustand oder fibrinöser Kammerwassertrübung
wurden von der Anwendung des Verfahrens ausgeschlossen.

Wenn ich nun über die Ergebnisse berichte, so bin ich mir
vollkommen klar darüber, dass es kaum möglich ist, Erfolge und
Misserfolge nach einem völlig einwandfreien und in jeder Hinsicht
objektiven Maßstabe zu klassifizieren. Um überhaupt brauchbare
Anhaltspunkte zu erlangen, bin ich so vorgegangen, dass ich neben
der üblichen Befundaufnahme vor der Behandlung und bei den
späteren Kontrollen jeweils von jedem Auge die wichtigen und
variablen Symptome, wie Knötchenbildungen an der Iris, Grösse
und Ausdehnung der Präzipitate in einer Skizze festgehalten habe.
Jede neue Kontrollskizze wurde zunächst unbeeinflusst, d. h. ohne
vorheriges Studium der früheren, angefertigt, und erst zum Schluss
wurde festgestellt, ob sich auf Grund der früheren Notizen und
Zeichnungen noch besonders zu beachtende Gesichtspunkte ergaben.

Als Erfolg — und zwar als gleichsam primären Erfolg — habe
ich nur solche Fälle gebucht, bei denen die Irisknötchen und die
grossen frischen speckigen Beschläge nach kurzer Zeit verschwanden
bzw. auf ein Minimum zurückgingen, da z. B. allerfeinste Präzipitat-
reste oder Betauung mit der Spaltlampe oft noch längere Zeit
erkennbar blieben. Diese klinische Besserung war bei den erfolg-
reichen Fällen sowohl in ihrem Ausmaße wie in ihrer Schnelligkeit
auffallend, manchmal geradezu überraschend. Besonders in
Fällen, bei denen beide Augen analoge Veränderungen darboten,
war der Unterschied hinsichtlich der Besserung am bereits mit
Eigenblut injizierten gegenüber dem noch nicht behandelten Auge
sinnfällig.

Derartig „primär" gute Erfolge wurden unter den 52 verschiedenen Augen 32mal erzielt. Von den 20 Versagern — Augen
ohne klinische Besserung bzw. solche, bei denen nach kürzester
Zeit Rückfälle auftraten — konnten fünf Augen doch noch durch

Wiederholung der Eigenblutinjektion eindeutig gebessert werden. In einem Fall war dies erst nach der dritten Injektion zu erreichen, seither ist das Auge aber über 1 Jahr lang ohne Rückfall geblieben, seine ehemals auf $^5/_{20}$ zurückgegangene Sehschärfe beträgt wieder $^5/_4$. Ein anderer, zunächst nach der zweiten Injektion gebesserter Fall bekam nach 12 Monaten einen Rückfall, konnte aber durch eine dritte Injektion rasch wieder auf den status quo ante zurückgeführt werden.

Sie ersehen daraus, dass ein Misserfolg oder ein späterer Rückfall nicht unbedingt zu entmutigen braucht, sondern dass man das Verfahren unter Umständen unbedenklich zum Nutzen des Patienten wiederholen darf.

Aus den bereits erwähnten Beispielen geht aber auch hervor, dass man aus einem unmittelbar guten Ergebnis noch kein sicheres Urteil über den weiteren Erfolg abgeben kann, da eben Rückfälle vorkommen. Aus diesem Grunde möchte ich die letzten von mir behandelten 14 Augen zunächst ausser Betracht lassen, da sie noch keine 6 Monate seit dem Eingriff überstanden haben. Weiter möchte ich zunächst noch vier Augen ausschalten, bei denen eine Kontrolle nicht in hinreichendem Maße erfolgen konnte.

Die Ergebnisse an 34 über ½ Jahr kontrollierten Augen zeigt die folgende

Tabelle 2.

Ergebnisse der Eigenblutinjektion an 34 Augen, die länger als 6 Monate kontrolliert sind:

Erfolg nach einer Injektion und frei von Rückfällen

seit über 1 Jahr	10	
seit über ½ Jahr	8	

Erfolg erst nach wiederholter Eigenblutinjektion und seither ohne Rückfall

seit über 1 Jahr	4	
seit über ½ Jahr	1	23

Ohne Erfolg nach ein- oder mehrmaliger Eigenblutinjektion 10

Verschlechterung nach Eigenblutinjektion . . . 1　11

34

Die nächste Tabelle orientiert über die restlichen, bisher kein ½ Jahr überwachten 18 Augen:

Tabelle 3.

Ergebnisse der Eigenblutinjektion an 18 Augen, die kürzer als 6 Monate kontrolliert sind:

Primäre Besserung, bisher ohne Rückfall 12
Primäre Besserung, unbekannt ob Rückfall . . . 2   14

Keine primäre Besserung 3
Klinische Verschlechterung 1   4

18

Lediglich zur Ergänzung möchte ich Ihnen noch das Verhalten der Sehschärfe vor und nach der Behandlung in einer kurzen Übersicht zeigen:

Tabelle 4.

Verhalten der Sehschärfe bei den 52 mit Eigenblutinjektion behandelten Augen:

A. Nach der Behandlung bessere Sehschärfe 21
B. Nach der Behandlung unveränderte Sehschärfe . . . 25
     und zwar:

   a) Augen, die vorher noch einen Visus von $^5/_4$ besessen   8
   b) Augen, bei denen Besserung wegen alter irreparabler
      Veränderung nicht zu erwarten 10
   c) Augen mit herabgesetztem Visus ohne irreparabel
      erscheinende Veränderungen 7
C. Nach der Behandlung schlechtere Sehschärfe . . . 6

52

Obwohl das Verhalten der Sehschärfe natürlich kein einwandfreier Maßstab ist, um eine Besserung oder Verschlechterung des klinischen Zustandes darzutun, ergibt sich doch eine weitgehende Übereinstimmung: Bei der Sichtung nach klinischen Gesichtspunkten hatten wir insgesamt 15 Misserfolge, darunter zwei Verschlechterungen zu buchen. Die Zusammenstellung hinsichtlich der Sehschärfe ergab 6mal Verschlechterung und 7mal keine durch irreparable Veränderungen erklärtes Gleichbleiben der verminderten Sehschärfe, also zusammen 13 unbefriedigende Fälle. Von diesen entsprechen bis auf zwei Ausnahmen alle denselben Augen, die auch vom klinischen Standpunkt aus als Versager angesehen werden mussten.

Bei kritischer Würdigung bleibt aber nur bei drei Augen zu überlegen, ob die Verschlechterung der Sehschärfe oder des klinischen

Befundes ursächlich mit dem Eingriff in Zusammenhang stehen wird. Bei den übrigen wäre die Verschlimmerung — die erst geraume Zeit nach der Eigenblutinjektion langsam einsetzte — wahrscheinlich auch so eingetreten, so dass die Behandlung zwar das Fortschreiten des Krankheitsprozesses nicht verhütet, aber doch wohl kaum verursacht hat.

Damit komme ich zu den Komplikationen, die ich erlebte: In einem Fall dauerte es nahezu 4 Wochen, d. h. ungewöhnlich lange, bis das Blut völlig aus der Vorderkammer verschwunden war. Die gleichzeitig sich einstellende — sicher nicht durch Seclusio bedingte — Augendrucksteigerung bestand auch nach Resorption des Blutes fort. Es ist eine der letzten Injektionen, die ich gemacht habe, es steht daher noch nicht fest, wie die Sache weiter gehen wird. Da es sich um ein bereits sehr schlechtes Auge handelte, das gerade noch Finger vor dem Auge zählte, ist diese Komplikation nicht sehr folgenschwer.

Die bedeutsamste Komplikation erlebte ich bei einer 24jährigen Frau, bei der nach der Injektion eine anscheinend vom Stichkanal ausgehende tiefe Infiltration des Hornhautparenchyms auftrat, die langsam zunahm und zusammen mit späterer Vermehrung der Präzipitate und Auftreten neuer Irisknötchen zweifellos eine Verschlechterung bedeutete. Ob post hoc oder propter hoc bleibt natürlich nicht einwandfrei zu klären, doch scheint mir letzteres gerade in diesem einen Fall nicht unwahrscheinlich.

Einmal kam es an einem schon jahrelang kranken Auge 10 Tage nach der Injektion zu Seclusio pup. Durch Iridektomie wurde das Sekundärglaukom beseitigt. Auch hier muss man die Möglichkeit eines ursächlichen Zusammenhanges zum mindesten in Betracht ziehen. Dagegen sind zwei weitere Fälle von Sekundärglaukom infolge Seclusio, die sich nach primär gutem Erfolg einmal nach 5, das andere Mal nach 9 Monaten einstellte, sicher nicht zu den der Methode zur Last zu legenden Komplikationen zu rechnen.

Zweimal sah ich nach der Eigenblutinjektion auf der Deszemet an der Stelle, an der die Injektionsnadel eingedrungen war, ein grösseres graugelbes Exsudatklümpchen entstehen. In beiden Fällen bildete es sich aber im Verlauf einiger Wochen wieder zurück, das Endergebnis war ein gutes.

Dasselbe ist zu sagen über einen Fall, bei dem nach der Injektion eine zeitlang ein kleiner Blutstreifen im retrolentaren Raum zu sehen war.

Endlich ist ordnungshalber noch zu berichten, dass zweimal nach der Injektion eine leichte, ganz kurzdauernde, im übrigen aber belanglose Chemosis beobachtet wurde.

Komplikationen technischer Natur, insbesondere Linsenverletzungen habe ich nie erlebt. Wegen der Gefahr der Linsenverletzung bin ich allerdings so vorgegangen, dass ich unmittelbar vor dem Eingriff die Pupille durch Weglassen der Mydriatica enger werden liess. Dadurch war es stets möglich, die Nadelspitze insbesondere durch Eingehen ober- oder unterhalb der Horizontalen so zu plazieren, dass sie nicht im Pupillargebiet war und somit beim Abfliessen des Kammerwassers niemals die Linse, sondern höchstens die Iris berühren konnte. Im übrigen habe ich die von Schieck ursprünglich angegebene Methodik benutzt und dieselbe nur insofern modifiziert, als ich mir das benötigte Blut zuerst aus der Armvene durch einen Assistenten holen liess, und dann erst mit dem Eingriff am Auge begann. Ich habe damit niemals Schwierigkeiten erlebt, insbesondere ist das Blut während der kurzen Zeit, die zum Einführen der Nadel in die Vorderkammer und zum Abtropfenlassen des Kammerwassers erforderlich ist, niemals geronnen.

Meine Erfahrungen möchte ich dahin kurz zusammenfassen, dass die Eigenblutinjektion nach Schieck zweifellos eine Bereicherung unserer Mittel im Kampf gegen die tuberkulöse Iritis darstellt, denn es gelingt mit ihr, in vielen Fällen schwere Veränderungen in ungewöhnlich kurzer Zeit zum Verschwinden oder zum Rückgang zu bringen, wie es bisher mit anderen Methoden nicht zu erreichen war.

VII.

Therapeutischer Nutzen und Schaden bei Augentuberkulose.

(Mit Demonstrationen.)

Von

Ed. Werdenberg (Davos).

Die Verhandlungen über Augentuberkulose auf dem Internationalen Ophthalmologischen Kongress in Madrid ergaben einerseits eine gewisse Einstimmigkeit über allgemeine Behandlungsgrundsätze, anderseits blieb eine ausgesprochene Unbestimmtheit über therapeutische Maßnahmen bestehen. In vereinzelten Vorträgen kam eine merkwürdige Einseitigkeit durch Empfehlung einzelner Mittel als sozusagen Allheilmittel zum Ausdruck.

Ziel der Augentuberkulosetherapie muss aber die Ausheilung der gesamten Tuberkulose im Körper sein, nicht nur des Auges, sondern auch der primären Krankheitsquelle: Gesamtbehandlung, nicht Teilbehandlung.

Grundlage nützlicher Therapie im Einzelfall bleibt die Kenntnis des Gesamtkrankheitsbildes, d. h. des Charakters:

1. der verschiedenartigen klinischen Hauptformen der Augentuberkulose,

2. der primären, meist intrathorakalen Krankheitsquelle, Ursache tuberkulöser Bakteriämien und miliarer Aussaaten, somit der Rezidive am Auge,

3. der tuberkulösen Allgemeinerkrankung, abhängig von der Krankheitsquelle.

Denn der Krankheitscharakter der Augentuberkulose ist häufig ein maskierter. Die klinische Beurteilung muss die Maske lüften durch Beachtung sämtlicher Symptome des Gesamtkrankheitsbildes. Nützliche, folgerichtige Behandlung baut sich darauf auf. Einzelne Faktoren im Krankheitsbild können maßgebend sein für Anwendung einzelner Behandlungslinien, Ausscheidung anderer. Beispiele: exsudative fortschreitende Krankheitsform am Auge, allgemeine oder lokale Überempfindlichkeitserscheinungen, fieberhafte Allgemeinerkrankung, tuberkulöser Hilusdrüsentumor als höchst giftige Krankheitsquelle, ausgedehntere miliare Aussaat der Lungen, Meningismus usw., aber auch schon viel feinere Symptome.

Daraus geht hervor, dass die einzelnen Heilfaktoren bei verschiedenen Krankheitsformen der Augentuberkulose oder schon bei verschiedener Krankheitsqualität verschieden wirken müssen und deshalb z. B. jede Propagierung eines Allheilmittels dem Wesen der Tuberkulose an sich, ihren verschiedenen Heilbedingungen und unseren heutigen therapeutischen Kenntnissen widerspricht.

Angriffspunkt einer nützlichen konstitutionellen Allgemeinbehandlung ist der Organismus, Zweck seine fast regelmäßig zu beobachtende Umstimmung, Wirkung derselben der Umschwung einer schwereren Organtuberkulose in ihre gutartigere Erkrankungsform. Dadurch ist diese erste Krankheitsphase im schwereren Einzelfall in ein zweites gutartigeres Stadium getreten, günstiger für nützliches Ansprechen auf noch notwendige aggressivere Allgemein- und Lokaltherapie. Die Behandlungsbasis ist eine günstigere geworden. Was vorher noch Schaden stiften konnte, befördert nun die Ausheilung.

Für die spezifische Therapie mit ihrem Angriffspunkt im tuberkulösen Gewebe gelten die tuberkulintherapeutischen Gesetze und ihr Zweck: Entgiften, nicht Vergiften. Lokale Vorbedingung am Auge selbst für die Tuberkulinzufuhr zu den tuberkulösen Herden ist das Vorhandensein einer zuführenden Gefäßstrasse (Beispiel: Cornea). Für die aggressivere Lokalbehandlung, Röntgenbestrahlung und auch subconjunctivale Injektionen ist der lokale Augenbefund maßgebend. Auch am Auge disponieren gewisse Vorbedingungen zu Schädigungen durch Lokaltherapie.

Zwei klinische Hauptgruppen bilden einen therapeutischen Gegensatz:

1. die bösartigen giftempfindlichen exsudativen, meist juvenilen Formen der Augentuberkulose, Gegenstand konstitutioneller Allgemeinbehandlung und konservativer Lokaltherapie, so lange dieses Krankheitsstadium dauert;

2. die gutartigeren, weniger giftempfindlichen produktiven und produktiv-fibrösen Formen, letztere häufig Alters- und Klimakteriumserkrankungen, Gegenstand aggressiverer Therapie.

Der Charakter von Krankheitsquelle und Allgemeinerkrankung, maßgebend für die Krankheitsqualität auch am Auge, beeinflussen die Therapie oft im Sinne grösserer Vorsicht.

Der therapeutische Nutzen auf dieser Behandlungsgrundlage zeigt sich statistisch an dem eigenen meist schweren Material von bisher ca. 1100 tuberkulösen Augenerkrankungen (Iridocyclitis ca. 700, Chorioiditis über 200, retinale Periphlebitis 80 etc.): Ausheilung in 54%, Besserung in 38%, zahlreiche Dauererfolge. Bei ca. 300 praktisch blinden Augen stieg die Sehschärfe in 72% im ganzen auf brauchbare Werte von $^1/_6$ und mehr, dabei in ca. 40% auf $^1/_2$—1.

Therapeutische Schädigungen bei Augentuberkulose, schon ableitbar aus dem Gesagten, lassen sich bei der heutigen Krankheitskenntnis grösstenteils vermeiden. Auf Grund meiner Erfahrung möchte ich drei Gruppen von Schädigungen nennen:

1. spezifische Giftschädigungen durch:

a) kontraindizierte Therapie auch durch minimalste Tuberkulindosen bei bösartiger Krankheitsform am Auge oder giftiger Krankheitsquelle;

b) brüske Tuberkulintherapie, besonders durch Ponndorf, aber auch durch zu hohe Tuberkulindosen bei an sich tuberkulinindizierten Fällen;

c) toxische Präparate in ungeeigneten Fällen, z. B. Alttuberkulin, besonders bei subcutaner Anwendung im Gegensatz zu der vorsichtigeren subepidermalen. Von dem Friedmannschen Präparat mit seinen klinisch und experimentell keineswegs eindeutigen Ergebnissen, gefährlich bei inkompensierten Erkrankungen, von den meisten Lungenärzten bekämpft, habe ich schon früher bei Augentuberkulose abgeraten und dasselbe nie angewandt. Persönliche Beobachtung mehrmaliger schwerer Schädigungen des Auges, einmal der Lunge im Anschluss an diese Therapie.

2. Lokale Reizschädigungen:

a) Röntgentherapie: Eigene Beobachtung nach ca. 1600 Röntgenbestrahlungen an fast 400 Augen ergab: Nutzen bei ca. 50%, keinen Erfolg bei ungefähr 40%, starke Frühreaktionen auf schon kleine Dosen bei einem kleinen Prozentsatz.

Die bekannt günstige Wirkung zeigte sich bei den produktiven Formen der Iristuberkulose. Zu Röntgenschädigungen disponieren nach meiner Erfahrung von vornherein exsudative juvenile und noch überempfindliche hyperämische Uveididen auch späterer Dezennien, sowie solche mit Drucksteigerung. Eigene Beobachtung starker Frühreaktionen bei höchstens 20 Fällen, meist sogar nach reduzierten Dosen von 5—15% HED., wovon zwei Kammerblutungen, sowie zwei schwerer Frühreaktionen auf die minimale Grenzdosis von 2½% HED. mit Hypopyonbildung im einen, Propagierung des Prozesses im andern Fall.

b) Subconjunctivale Injektionen: Zu schädlichen Reaktionen disponieren hyperämische, glaukomatöse, sowie schleichende Uveitiden, letztere mit Neigung zu plötzlichen Schüben, besonders auch Skleritiden. Juvenile Netzhautblutungen bedingen absolute Kontraindikation wegen Gefahr neuer Blutungen.

c) Eigenblutinjektion in die Vorderkammer: Die wertvolle, durch Schieck eingeführte Therapie eignet sich meines Erachtens als stärkerer unabgestufter Reiz nach Erfahrung an einzelnen danach überwiesenen Fällen beispielsweise weniger für schwerere exsudative Formen. Einmal im Anschluss daran Beobachtung schwerer iritischer Folgeerscheinungen (Pupillarabschluss und Verschluss).

d) Iridektomie bei Sekundärglaukom bedingt im floriden Stadium der Augentuberkulose Gefahr schwerster Propagierung. Sie wird erst bei fortgeschrittener Vernarbung gewöhnlich gut ertragen.

e) Im Anschluss an eine Pneumothoraxanlegung Beobachtung schwerer doppelseitiger Stauungspapille durch Bazillenausschwemmung aus der Lunge.

3. Schädigungen durch Allgemeinbehandlung und allgemeine Faktoren:

a) Überanstrengungen und Sport: Beobachtung von Neuerkrankungen und Rezidiven am Auge im Anschluss an alle Arten von Sport, besonders Schwimmen, Ski- und Radfahren.

b) Unzweckmäßige Besonnung bedingt Gefahr der Aufflackerung eines intrathorakalen Befundes bei fieberhafter Allgemeinerkrankung mit starken Temperaturerhöhungen und bei aktivem Lungenprozess, dadurch von Rezidiven am Auge.

c) Unterernährung: Zu warnen ist vor einseitig durchgeführter Rohkost, besonders bei unterernährten Patienten und toxischen Fällen. Mehrmalige Feststellung von anschliessenden Propagationen und Rezidiven am Auge. Von kochsalzfreier Kost sah ich keinerlei positive Erfolge bei Augentuberkulose. Jedenfalls braucht auch der Leichttuberkulöse die Hauptnahrungsstoffe in voller gemischter Kost, besonders Eiweiss, Fett und die nötige Menge Vitamine.

Therapeutischer Nutzen und Schaden bei Augentuberkulose liegen oft nahe beieinander. Kenntnis des Gesamtkrankheitsbildes und darauf aufgebaute individualisierende vorsichtige Allgemein- und Lokalbehandlung auf allen in Betracht kommenden Behandlungslinien in jeder Krankheitsphase ist heute sicherste therapeutische Wegleitung.

Demonstrationen.

Therapeutische Schädigungen durch: Tuberkulintherapie, Röntgenbestrahlungen, operative Maßnahmen.

Therapeutischer Nutzen bei Fällen mit Schädigungsgefahr: Produktive, exsudative und spätsekundäre Krankheitsformen der Augentuberkulose mit Parallelismus der intrathorakalen Krankheitsquelle. Die verschiedenen Krankheitsphasen im Heilverlauf (Umwandlung der Krankheitsformen der Augentuberkulose).

VIII.

Juvenile recidivierende Glaskörperblutungen und Thrombangiitis obliterans (Buerger).

Von

O. Marchesani (München).

Mit 4 Abbildungen im Text.

Das Krankheitsbild am Auge, von dem die Rede ist, kann ich im wesentlichen als bekannt voraussetzen; es ist das der juvenilen recidivierenden Glaskörperblutungen bzw. der Periphlebitis retinae. Nur einige Fragen, die in unserem Zusammenhang von besonderem Interesse sind, möchte ich kurz berühren. Nach dem gesamten klinischen Eindruck handelt es sich sehr wahrscheinlich um ein einheitliches Krankheitsbild, wenn auch die feineren Einzelheiten und die Ausgänge sehr vielgestaltig sein können. Wenn wir mitunter anatomisch bei klinisch andersartigen Erkrankungen, z. B. bei der Lues oder bei der sympathischen Ophthalmie (Meller), perivaskulitische Veränderungen feststellen können, so haben diese Erkrankungen doch offenbar mit den „spontanen" juvenilen Glaskörperblutungen nichts zu tun. Besonders hervorzuheben ist ferner die bekannte Tatsache des vorwiegenden Befallenseins des männlichen Geschlechtes und zwar in jüngeren Jahren. In unserem Beobachtungsgut finden sich unter 51 Erkrankten 38 Männer und 13 Frauen. Vielleicht also etwas mehr Frauen, als man nach der bisherigen Vorstellung annehmen möchte. Professor Löhlein hat mir kürzlich mitgeteilt, dass er die Erkrankung ebenfalls nicht so selten bei Frauen beobachtete. Das durchschnittliche Lebensalter bei Manifestwerden der Augenerkrankung betrug 26 Jahre. Der jüngste Kranke war 15, der älteste 44 Jahre alt. Als besondere Eigentümlichkeit möchte ich noch hervorheben, dass in manchen Fällen, bei denen der Netzhautbefund im übrigen typisch ist, auch iridocyclitische Erscheinungen nachweisbar sind. Die Iridocyclitis dürfte wohl sicher zum Krankheitsbild gehören und nur als eine Lokalisationsform desselben Geschehens aufzufassen sein. Wahrscheinlich dürfte es auch Fälle geben, bei denen nur die Iris manifest erkrankt ist. Iridocyclitische Erscheinungen waren in unseren 51 Fällen neunmal vorhanden. Auffallend und zunächst nicht

erklären kann ich die Feststellung, dass unter den 13 weiblichen
Erkrankungsfällen achtmal eine Irisbeteiligung bestanden hat,
während dies unter den 38 männlichen Fällen nur einmal der
Fall war.

Die Erkrankung wurde nun seinerzeit von Axenfeld und
Stock vereinzelt (soweit aus der Publikation zu ersehen ist, zweimal)
bei Tuberkulösen gefunden, weiterhin ergab in der Mehrzahl der
Fälle die Tuberkulinprobe eine deutliche allgemeine Reaktion. Mit
aller Vorsicht, wie ich ganz besonders hervorheben möchte, wurde
daher damals von den Autoren die Möglichkeit eines Zusammenhanges der Erkrankung mit Tuberkulose erwogen, wobei jedoch
als bewiesen ausdrücklich nur die Existenz einer retinalen Peri-
vaskulitis und speziell Periphlebitis bei Tuberkulösen angesehen
wurde. Später wurde dann allerdings die Erkrankung von Axenfeld „so gut wie immer" als tuberkulös aufgefasst, und ein Blick
in die Lehr- und Handbücher zeigt uns, dass diese Auffassung bei
uns in Deutschland eine allgemeine geworden ist. Dazu dürfte in
erster Linie die Auslegung der vereinzelt erhobenen anatomischen
Befunde beigetragen haben (Fleischer, Axenfeld, Wolff), auf
die ich später noch zurückkomme. Jedenfalls ist das ganze Krankheitsbild klinisch weiterhin im allgemeinen nicht als ein tuberkulöses
in Erscheinung getreten. Ich kann mich dabei auf das Urteil der
maßgebenden Autoren selbst berufen. So sagte Axenfeld, dass
„an sonstigen Symptomen im Körper nur der Röntgenbefund der
Bronchialdrüsen positiv zu sein pflegt" und „dass die Patienten
sonst nicht tuberkulös zu sein scheinen". Der örtliche Befund
am Auge sollte jedoch beweisender sein, als alle andern negativen
Befunde sonst im Körper. Schieck sagt in seinem Buche über
tuberkulöse Infektion und Augenleiden, dass die sonstigen Zeichen
einer tuberkulösen Infektion ganz geringfügig sind. Sie beschränken
sich zumeist auf eine Vergrösserung der Drüsenschatten am Hilus
der Lungen. Andererseits findet v. Hippel in seiner Arbeit über
langfristige klinische Beobachtung die Kombination des Netzhaut-
prozesses mit Lungentuberkulose besonders bemerkenswert.

Ich habe die Erkrankung schon seit mehreren Jahren mit besonderer Aufmerksamkeit verfolgt, da mir vor allem die Erklärung
der Pathogenese der Erkrankung bei der Annahme einer tuberkulösen Ursache sehr hypothetisch erschien. In den letzten 2 Jahren
liess ich alle Patienten von dem Tuberkulosefachmann Prof. Lydtin
eingehendst und wiederholt untersuchen. Dabei ergab sich aus der
Vorgeschichte und dem Allgemeinbefund unter zehn Fällen, dass

nur einmal wahrscheinlich früher eine Tuberkulose vorgelegen hatte. Eine aktive Tuberkulose bestand auch in diesem Falle nicht. Unter diesen vorliegenden Umständen geht es nach meiner Meinung nicht an, eine Erkrankung am Auge wie auch sonstwo im Körper als tuberkulös zu bezeichnen. Der Lehrsatz, dass sich echte Augentuberkulose und Lungentuberkulose bis zu einem gewissen Grade ausschliessen, ist in der weitgehenden Verallgemeinerung, die er erfahren hat, sicher unrichtig.

Da das in Rede stehende Augenleiden erwartungsgemäß kein primäres und kein rein lokales sein kann, suchte ich nach einem Gefässleiden, das ebenfalls in jüngeren Jahren und eventuell vorwiegend beim männlichen Geschlecht vorzukommen pflegt. Ich wurde dabei zunächst vollkommen zusammenhanglos auf die Thrombangiitis obliterans hingelenkt. Es ist das jene Erkrankung, die zur Extremitätengangrän Jugendlicher führen kann. Die Erkrankung wurde in der Vielgestaltigkeit ihrer Symptome vor allem von Buerger in einer Monographie im Jahre 1924 eingehend beschrieben. Bei unseren Kranken fand ich nun in geradezu überraschender Weise eindeutige Symptome der Thrombangiitis am übrigen Körper. Nahezu jeder Fall brachte neue Erkenntnisse. Ich konnte bisher 22 Patienten daraufhin untersuchen.

Von grosser Wichtigkeit ist die Anamnese. Man erfährt von den Kranken, dass sie häufig an abnormen Kältegefühlen, vor allem an den Beinen leiden. Diese sind so ausgesprochen, dass z. B. ein Kranker erklärt, er müsse auch im Sommer Wollstrümpfe tragen, ein anderer, er müsse abends vor dem Schlafengehen immer noch 2 Stunden spazieren laufen, damit er seine Füsse warm bekomme. Ein Kranker leidet an einem starken Kältegefühl, vor allem am Kopfe, so dass er nachts nur mit einer Wollhaube am Kopfe schlafen kann. Durch die Anamnese, sowie durch den objektiven Befund kann man feststellen, dass die Kranken fast durchweg an den Händen und an den Füssen ganz abnorm stark schwitzen. Bei der Inspektion der Hände und Füsse fällt in vielen Fällen eine leichtere oder auch sehr starke, rote oder blaue Verfärbung auf. Dazu können sich an den Enden der Extremitäten trophische Störungen verschiedenster Art finden. Die Nägel zeigen ein gestörtes Wachstum, sie sind dünn und sehr brüchig, mitunter flach oder auch konkav gewölbt (Abb. 1). Einige erklärten mir, sie brauchten sich die Nägel nicht zu schneiden, da sie von selbst abbrächen, andere, sie müssten sich die Nägel immer ganz kurz schneiden, da sie sonst abbrächen oder einrissen. Ein Patient hat an der Oberfläche der vierten Zehe chronisch eine blaugefärbte Blasenbildung, es fehlt der davorliegende Nagel, an seiner Stelle findet sich eine Geschwürfläche. Ein anderer Patient hat dauernd „offene Füsse"; es findet sich ein nässender Ausschlag, wobei die Hautdecke an einzelnen Stellen ganz fehlt, an anderen hyperkeratotisch verändert ist. Ausschlagartige Veränderungen kommen auch an anderen Körperstellen vor. In einem Falle tritt der Ausschlag nur während der kalten Jahreszeit auf; „sobald es zu schneien anfängt, bekomme ich meinen Ausschlag, kein Mittel kann mir dagegen helfen". Der Ausschlag, den ich in einem andern Falle beobachten konnte, bestand

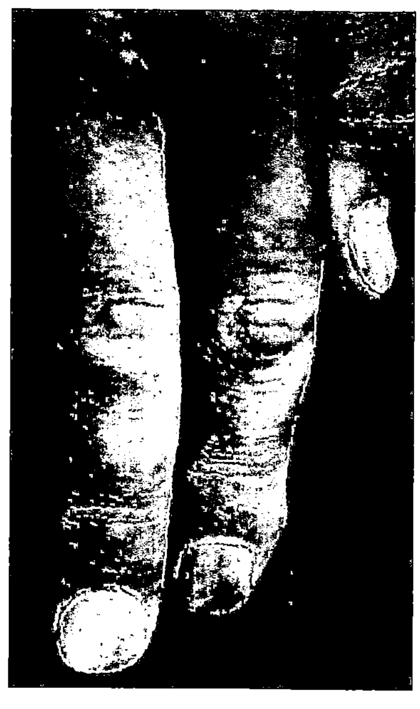

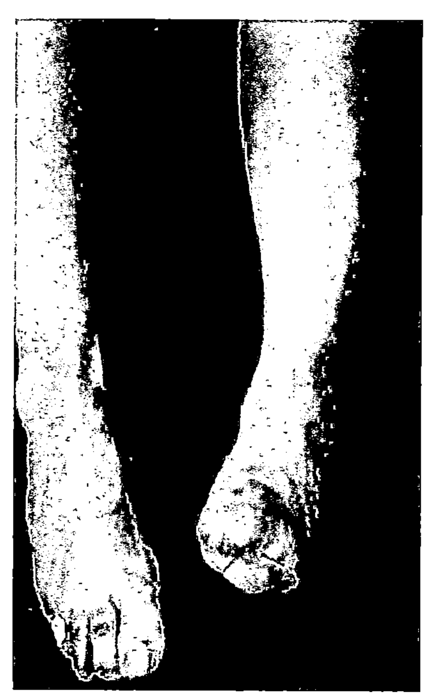

Abb. 1.   Abb. 2.

aus etwa markstückgrossen roten Flecken, die im Zentrum stark schuppten; er jukte stark. Ein anderer Patient erklärte mir, dass er von Zeit zu Zeit rote Flecken und Streifen bekomme; wenn er die roten Stellen zwischen den Fingern quetsche, so entleere sich ein Tropfen Blut. Wieder ein anderer sagte mir, dass er von Zeit zu Zeit am Ohrläppchen ohne jede Veranlassung blute. Es trete ganz langsam ein Tropfen Blut aus, der dann zu Boden falle. Wegen dieses Vorkommnisses sei er schon oft verlacht worden. Bei einer Patientin treten von Zeit zu Zeit schmerzhafte kleine Knötchen, wie sie es nennt „Schusser", unter der Haut in der Ellenbeuge auf. Bei einer ganzen Reihe von Patienten fehlt als höchst charakteristisches Zeichen der Buergerschen Erkrankung der Puls an der

Arteria dorsalis pedis oder an der Tibialis posterior an einem
oder an beiden Beinen. Dass es trotz dieser Verlegung der Arterien
zu keinen schwereren Schädigungen kommt, erklärt sich damit, dass
es bei der Buergerschen Erkrankung frühzeitig zur Ausbildung eines
Seitenbahnenkreislaufes kommt. Dass auch das Zusammentreffen
von Extremitätengangrän und Netzhaut- bzw. Glaskörper-
hämorrhagien bei Jugendlichen vorkommt, zeigte mit ein Fall, den
mir freundlicherweise Herr Dr. Zenker zugeführt hat (Abb. 2). Dem
Kranken wurden im Jahre 1918 wegen eines Kälteschadens der linke
Vorderfuss und die rechte kleine Zehe abgesetzt. Es handelte sich
nicht um eine echte Erfrierung, der Patient hatte nur längere Zeit an
der Front in kaltem Wasser gestanden. Erfrierungen ohne schwerere
Folgen kommen noch in zwei weiteren von meinen Fällen vor.
Bei der Buergerschen Erkrankung, d. h. bei der Extremitätengangrän Jugendlicher wird vorausgegangenen Kälteschäden von
manchen Autoren eine wesentliche ursächliche Bedeutung beigemessen. Nach unseren Beobachtungen, die zu einer erweiterten
Auffassung des Krankheitsbildes geführt haben, glaube ich sagen
zu können, dass solchen „Erfrierungen" nur eine symptomatische
und im ganzen Krankheitsgeschehen nur eine auslösende Rolle für
das letzte katastrophale Ereignis zukommt. Von weiteren Symptomen
möchte ich noch summarisch erwähnen, dass einige Patienten über
Verdauungsstörungen und über Spasmen im Leib klagen.

Von besonderer allgemeiner Bedeutung sind die Erscheinungen
von seiten des Zentralnervensystems; wir konnten solche bei
fünf von unseren Fällen beobachten. Ich kann auf die Befunde im
einzelnen hier nicht eingehen, sondern muss auf die Veröffentlichung
verweisen, die mit K. H. Stauder erfolgen wird. Die Symptome
deuten auf multiple Herdbildungen unter Vorwiegen von hemipare-
tischen Erscheinungen. Ohne Kenntnis der Zusammenhänge würde
man dabei in erster Linie an das Vorliegen einer atypischen multiplen
Sklerose denken. Ausserordentlich interessant erscheint in diesem
Zusammenhang die Arbeit von ter Braak und von Herwaarden
aus der Amsterdamer Klinik, in der als neues Krankheitsbild der
Symptomenkomplex einer Ophthalmoencephalomyelitis beschrieben
wird. In einigen dieser Fälle bestand am Auge eine typische Periphlebitis retinae. Nach den geschilderten Symptomen, sowie vor
allem nach den anamnestischen Angaben hat es sich höchstwahrscheinlich ebenfalls um die Buergersche Erkrankung gehandelt.
Auch von Löwenstein wurden zwei Fälle von Periphlebitis mit
cerebralen Erscheinungen beschrieben, die er jedoch entsprechend

der bisherigen Auffassung als eine tuberkulöse Erkrankung der cerebralen Venen deutet.

Diagnostisch und pathogenetisch von Wichtigkeit sind die capillarmikroskopischen Befunde, die ich zusammen mit Professor Fritz Lange (erste med. Klinik) bei unseren Kranken erheben konnte. Es findet sich eine verlangsamte Strömung, zeitweise Stase, ferner sehr typisch eine Verbreiterung des sogenannten Schaltstückes und häufig eine Erweiterung des venösen Schenkels. Fast in allen Fällen sind spontane capilläre Blutungen nachweisbar (Abb. 3 u. 4). Die Blutungen sitzen kappenförmig den Capillaren auf, erfolgen in Schüben und werden mit dem Wachstum des Nagelbeetes nach vorne abgedrängt. Sie können am Nagelfalz eines oder

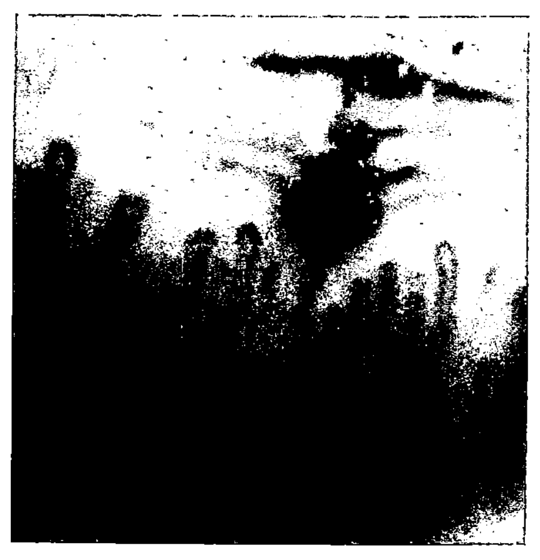

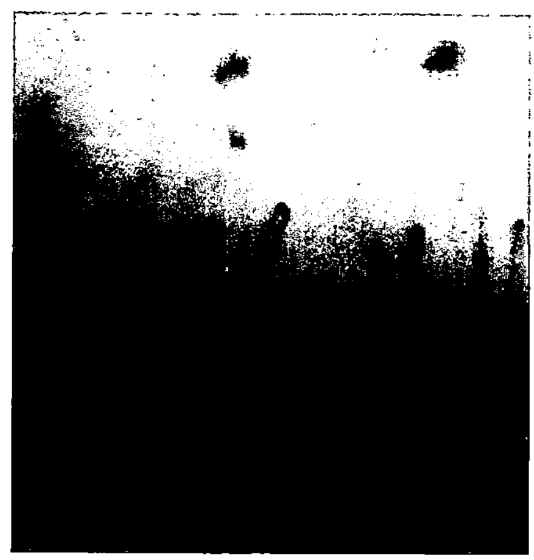

Abb. 3.   Abb. 4.

mehrerer Finger und auch an anderen Hautstellen nachweisbar sein. Der regelmäßige Befund dieser Blutungen bei unseren Kranken steht zweifellos im Zusammenhang mit dem Grundleiden, wenn solche Blutungen auch bei anderen Erkrankungen, anscheinend vor allem bei vasopathischer Konstitution, vorkommen können.

Auf Grund des Nachweises der genannten Symptome bei unseren Patienten mit juvenilen recidivierenden Glaskörperblutungen glaube ich berechtigt zu sein, die Veränderungen im Augenhintergrund als Teilerscheinung der Thrombangiitis aufzufassen. Die Erweiterung, die damit der Begriff der Buergerschen Erkrankung erfährt, erschien mir zunächst neu. In der neueren Literatur finden sich jedoch mehrere Mitteilungen über das Vorkommen der Thrombangiitis auch an anderen Organen im Körper. Buerger selbst erwähnt eigentlich nur das Vorkommen von Veränderungen an den Gefässen des Samenstranges. Das Befallenwerden des Gehirns hat Förster und Guttmann beschrieben. Ein ähnlicher Fall kam kürzlich an der hiesigen Nervenklinik zur Sektion. Dass sich das Krankheitsgeschehen jedoch an den verschiedensten Gefässprovinzen des Körpers abspielen kann, haben uns vor allem die Untersuchungen von Jäger gezeigt, der in vier Fällen die Sektion des ganzen Körpers ausführen konnte. Dieselben Krankheitsvorgänge wie an den Gliedmaßenarterien wurden auch an den Gefässen innerer Organe (Gehirn, Herz, Nieren usw.) vorgefunden, wobei es bei ungenügender Seitenbahnbildung zur Ausbildung von Infarkten kommt. Die Veränderungen am Auge reihen sich in das gesamte Krankheitsbild zwanglos ein, indem es auch hier ophthalmoskopisch nachweisbar zu teilweisen oder vollständigen Gefässverschlüssen, Thrombosen und zur Ausbildung von Anastomosen kommt.

Es erhebt sich nunmehr die Frage: Wie verhalten sich dazu die anatomischen Befunde, die von Fleischer, Axenfeld, Suganuma, Wolff und Safar erhoben werden konnten. Die Veränderungen wurden vor allem von Fleischer und Axenfeld als echte Gefässtuberkulose der Netzhaut beschrieben. Fleischer hat mir freundlicherweise die Präparate seines Falles zur Einsicht überlassen, ebenso hat mir Plocher die Präparate jenes Falles zur Verfügung gestellt, über den Axenfeld seinerzeit berichtet hat. Die histologischen Befunde sind nach meiner Meinung typisch für Thrombangiitis obliterans. Die Veränderungen sind gekennzeichnet durch Gefässverschlüsse an den Arterien und Venen, leichtere perivaskuläre unspezifische Infiltrationen, Blutungen und zahlreiche Gefässneubildungen. Die Gefässe sind in typischer Weise durch von der Intima ausgehende Fibroblastenwucherungen eingeengt oder vollständig durch ein Füllgewebe eingenommen, das häufig eine Rekanalisation erfahren hat. Charakteristisches tuberkulöses Granulationsgewebe konnte ich nirgends feststellen. Eine gewisse Ähnlichkeit des endangiitischen Füllgewebes, in dem es auch zur Bildung von Riesenzellen kommen kann, mit Tuberkeln, wird von verschiedenen Untersuchern der Thrombangiitis obliterans hervorgehoben. Dieser Umstand dürfte auch zur Deutung der Veränderungen am Auge als tuberkulöse Veranlassung gegeben haben. Besonders erwähnen muss ich jedoch, dass sowohl von Fleischer wie von anderen Untersuchern das Vorliegen einer Endangiitis obliterans an den Netzhautgefässen ausdrücklich beschrieben wird, nur wurden diese Veränderungen als eine Begleiterscheinung der Netzhauttuberkulose angesehen. Bei der Untersuchung neuer

Fälle werden wir künftighin vor allem durch die Anwendung geeigneter Methoden (Elasticafärbung) die Befunde ergänzen können.

Die Ätiologie der Thrombangiitis obliterans ist nicht sicher geklärt. Wie bereits ausgeführt, wurden für die Gangrän der Extremitäten als dem bisher im Vordergrund stehenden Symptom von verschiedener Seite (Gruber u. a.) Kälteschäden als Ursache angenommen. Ebenso wurde dem Tabakabusus eine wesentliche Bedeutung beigemessen. Buerger denkt an eine spezifische Infektion und glaubt ausserdem an das Bestehen einer Rassendisposition (Ostjuden), welch letztere Annahme jedoch allgemein fallen gelassen wurde. Verschiedene Autoren (Goecke, Förster u.a.) nehmen als Grundlage eine konstitutionelle Schwäche des Gefässnervensystems (Vasopathie) an, wobei anscheinend Reize verschiedener Art (Infekt, Kälte, Trauma, Nikotinmissbranch usw., eventuell auch die Tuberkulose, aber nur im Sinne eines unspezifischen Reizes) zu den anatomisch nachweisbaren Veränderungen der Gefässwände führen können. Eine familiäre Vasopathie konnten auch wir in mehreren Fällen nachweisen und möchte ich diesem Zustand sicher eine grundlegende Bedeutung beimessen. Einige unserer Beobachtungen lassen auch darauf schliessen, dass es familiär zu manifesten schwereren Schädigungen kommt, die sich im einzelnen Fall an verschiedenen Organen äussern können. Zum Teil waren auch unsere Kranken starke Raucher, bei anderen konnte man an endokrine Störungen denken (Thyreotoxikose, Schwangerschaft). Die Annahme Jägers, dass die Erkrankung der Ausdruck einer besonderen Reaktionslage gegen irgendwelche Schädlichkeiten ist, hat manches Bestechende für sich, doch darf uns dies nicht hindern, den Ursachen weiterhin nachzuforschen.

Unsere Feststellung der Zugehörigkeit des Krankheitsbildes der juvenilen Glaskörperblutungen zum Krankheitsbild der Thrombangiitis obliterans gibt dazu neue Möglichkeiten.

Die erste wissenschaftliche Sitzung wird um $^3/_4 12$ Uhr geschlossen und es wird ein Rundfunk-Apparat im Saal aufgestellt, damit die Teilnehmer die Trauerfeier im Reichstag anhören können.

Aussprache zu den Vorträgen V—VIII.

Herr von Hippel:

Die Mitteilung von Marchesani wird uns natürlich veranlassen, unsere Fälle genau daraufhin zu untersuchen, ob sich die von ihm erwähnten Allgemeinerscheinungen auffinden lassen. Aber auch in diesem Fall kann ich ihm nicht zustimmen, wenn er die Perivasculitis tuberculosa beseitigen will. Meines Erachtens sprechen die anatomischen Befunde von Fleischer, Axenfeld, Suganuma, Meller, sowie eigene für Tbc. Einen weiteren Befund lege ich Ihnen vor und zeige noch einmal ein Bild, das ich 1917 veröffentlicht habe. Fehlen von Lungentbc. in diesen Fällen ist kein Gegengrund gegen die bisherige Auffassung, ausserdem kommt sie vor, sogar als offene Tbc. Positive Intrakutan- und eventuelle Allgemeinreaktionen zeigt so gut wie jeder Fall. Die Empfindlichkeit bei Tuberkulinbehandlung ist bekannt.

Ich hatte Gelegenheit, mit meinem Kollegen Gruber, der ja wichtige Arbeiten auf dem Gebiet der Buergerschen Erkrankung verfasst hat, eingehend zu sprechen und ihm auch die Abbildungen aus der ophthalmologischen Literatur vorzulegen. Er erkennt die letzteren als überwiegend wahrscheinlich für Tbc. sprechend an, und findet sie nicht im Sinne der Buergerschen Erkrankung, bei der allerdings Riesenzellen im Granulationsgewebe vorkommen. Bei ihr steht aber die Erkrankung der Arterien im Vordergrund. Alle Abbildungen, die ich gesehen habe, betreffen Arterien. Es kommt allerdings auch Erkrankung der Venen vor. Sie tritt aber zurück, während es bei der Perivasculitis genau umgekehrt ist. Letztere kommt nicht selten zunächst ohne spezifische Erkrankung des vorderen Bulbusabschnittes vor, in diesen Fällen kann die letztere aber folgen. Das war eines der Argumente von Axenfeld und Stock. Wenn gelegentlich der Verlauf der umgekehrte ist, oder wenn sich die Venenveränderungen klinisch oder anatomisch gleichzeitig mit schwerer allgemeiner Uveitis finden, so gehören trotzdem alle diese Fälle zusammen. In meiner Arbeit über langfristige klinische Beobachtungen habe ich einen Fall mitgeteilt, bei dem an demselben Auge tuberkulöse Iritis mit Knötchen, Perivasculitis retinae, Phyktänen und Skleritis vorhanden war, die sämtlich ausheilten. Es ist unzweifelhaft, dass hier Tuberkulose vorlag. Auch andere meiner Fälle sprechen ganz in diesem Sinne.

Buerger hat seine Erkrankung unter 500 Fällen 496 mal bei Juden gefunden, während mir Ähnliches bei Perivasculitis retinae völlig unbekannt ist. Gruber hat wiederholt betont und an eigenen Fällen erläutert, dass lokale Kälteschädigungen verschiedener Art ätiologisch in Betracht kommen, was beim Auge von vornherein fortfällt. Ich möchte deshalb unbedingt an dem Krankheitsbild der tuberkulösen Perivasculitis retinae festhalten. Die Buergersche Erkrankung mag daneben vorkommen, darauf haben wir zu achten.

Herr Stock:

Zu dem Vortrage Wegner möchte ich sagen, dass die klinischen Erfahrungen dagegen sprechen, dass ein an Tuberkulose erkranktes Auge für das andere einen Schutz bedeutet. Man erlebt doch immer wieder, dass das zweite Auge erst Monate nach dem ersten erkrankt und genau so schwer erkrankt wie das erste. Dann scheinen mir die Versuche ihrer Zahl nach nicht zu genügen, bei so subtilen Impfungen können sehr leicht Fehler passieren.

Zu Serr, ich bin trotz der guten Statistik nicht von der Wirkung der Eigenblutinjektion überzeugt. Ich habe im Laufe der letzten Jahrzehnte solche Statistiken immer wieder gehört. Ich erinnere nur an die Tuberkulinzeit, an die Lufteinblasung in die Vorderkammer. Ja, ich selbst habe in dem letzten halben Jahre eine Statistik der Röntgenbestrahlungswirkung machen lassen — die ebensogute Resultate ergiebt — trotzdem weiss ich wohl — dass auch diese Behandlung nicht so viel hält, als ich im Anfang dachte.

Herrn Werdenberg möchte ich fragen, ob die Röntgenreaktionen je zu einem dauernden Schaden geführt haben. Ich habe auch solche Reaktionen gesehen — gerade diese Fälle wurden ganz besonders gut beeinflusst. Einen Dauerschaden habe ich noch nie gesehen.

Herr Fleischer:

Hinsichtlich meines anatomisch untersuchten Falles von „juveniler Periphlebitis (Klin. Mbl. Augenheilk. 52, 769 1914) bemerke ich, dass ausser den Gefässverschlüssen im hinteren Teil des Bulbus klinisch neben einer Lungentuberkulose Knötcheniritis und Präcipitate vorhanden waren, so dass in diesem Fall die Wahrscheinlichkeit einer Tuberkulose ausserordentlich gross war. So wichtig und beachtenswert die Untersuchungen des Vortragenden sind, wird man daher die Entstehung eines ähnlichen Krankheitsbildes auf dem Boden einer Tuberkulose als Endangiitis tuberculosa nicht ausschliessen können.

Herr Löhlein

berichtet zum Vortrag Marchesani, dass die eingehendere Veröffentlichung des von Axenfeld und Plocher histologisch untersuchten Falles unterblieben ist, da Axenfeld weiteres Beweismaterial abwarten wollte. In dem damals publizierten Fall ist aber während der Augenerkrankung eine tuberkulöse Halsdrüsenverkäsung operiert worden. Dies und auch andere klinische Fälle, in denen gleichzeitig oder nach der „Periphlebitis" eine typische tuberkulöse Iridocyclitis bestand, sprechen doch dafür, dass man die Tbc. als Ursache dieses klinischen Bildes nicht ganz ausschliessen darf.

Herr Gilbert:

Zu den hochinteressanten Ausführungen von Herrn Marchesani möchte ich denselben Standpunkt einnehmen, wie er von den Herren von Hippel und Fleischer vertreten worden ist und ich betone dies deswegen, weil ich kurze Zeit nach Bekanntwerden der Axenfeldschen Befunde von Periphlebitis retinalis in der Münch. med. Wschr. einen wenig beachteten Fall von schwerster Iristuberkulose veröffentlicht habe, dessen klinischer Lokal- und Allgemeinverlauf und dessen histologische Untersuchung ganz zweifelsfreie Tuberkulose ergab, während in der Netzhaut schwere periphlebitische Veränderungen gefunden wurden, die auf Tuberkulose nicht zu beziehen um so weniger Veranlassung gewesen wäre, als der Exitus an Tuberkulose einige Zeit später erfolgte.

Auch mir sind andererseits Fälle von juvenilen Netzhautblutungen bekannt, für die weder Tuberkulose noch Lues als Ursache ermittelt werden konnten, für die wir die heute mitgeteilte neue Erklärung werden heranziehen müssen, ohne deswegen gesicherte Fälle von juveniler Netzhautvenentuberkulose als Fehldiagnose etwa ganz aufzugeben.

Herr Serr (Schlusswort):

Hinsichtlich der von Herrn von Hippel mitgeteilten Erfahrung wäre es von Interesse, zu wissen, wie gross die Menge des injizierten Blutes gewesen ist. Ich habe jeweils 0,1 bis höchstens 0,15 ccm Blut eingespritzt.

Ich darf vielleicht unter diesem Gesichtspunkt noch über einen Einzelfall näher berichten. Eine 25jährige Patientin, die ein Auge durch Iridocyclitis bereits verloren hatte und auf deren anderem Auge wir schon früher wegen Seclusio pupillae eine Iridektomie hatten ausführen müssen, kam wieder zu uns in desolatem Zustande: Die Deszemet des einzigen Auges war von unten bis oben mit grossen Präcipitaten übersät, nur oben hatte man eben noch etwas Einblick in die Vorderkammer, wobei man an den Kolobomschenkeln massenhaft Knötchen sah. Das Sehvermögen war auf Fingerzählen in knapp $\frac{1}{2}$ m herabgesetzt. Es bestand Drucksteigerung, die bei mehrtägiger konservativer Behandlung nicht zu bewältigen war. Nach langem Überlegen habe ich mich, da eigentlich nichts mehr zu verlieren war, doch zur Eigenblut-Injektion entschlossen, wobei ich aber nur $\frac{1}{20}$ ccm Blut einspritzte. Die Drucksteigerung verschwand und die Präcipitate und Knötchen gingen enorm zurück. Die Patientin konnte bereits nach 3 Wochen mit einem Sehvermögen von Fingerzählen in 4 m entlassen werden. Sie ging frei herum, während sie bei der Aufnahme geführt werden musste.

Herrn Stock möchte ich sagen, dass ich mir der Schwierigkeiten hinsichtlich der Beurteilung der Erfolge derartiger Methoden vollkommen bewusst bin und das in meinem Vortrage ja auch hinreichend betont habe.

Herr Werdenberg (Schlusswort):

Zu Stock: Die Röntgentherapie, wie jede differente Reiztherapie, schliesst die Gefahr der Überdosierung in sich, da die einzelnen Fälle auf gleiche Dosen ganz verschieden reagieren können. Da jeder differente Eingriff zur Propagierung des intraokularen Prozesses führen kann, deren Folgen nicht abzusehen sind, halte ich Hyphaema- und besonders Hypopyonbildung für nicht ungefährliche Frühreaktionen, wenn auch Ausnahmen sicher möglich sind.

Zu Wegener: Je länger ich Augentuberkulose behandle, je weniger möchte ich die Gesamtheit der Heilfaktoren des Hochgebirges, sowie eine tuberküloseärztliche Ausbildung vermissen. Verschmelzung von Augenheilkunde und praktischer Tuberkuloseforschung mit der sich daraus ergebenden Erfahrung sind mir unentbehrliche verbreiterte diagnostische und therapeutische Grundlage geworden für die nutzbringende Behandlung eines grossen Augentuberkulosematerials. Beweisend sind die statistisch nachgewiesenen Heilerfolge in Davos an einem grossen, meist schweren Krankheitsmaterial und das erreichte brauchbare bis sehr gute Sehvermögen bei über 200 zu Anfang praktisch blinden Augen.

Herr Marchesani (Schlusswort):

Dem Ergriffensein der Venen im Auge kann eine gleiche Erkrankung der Venen an den Extremitäten an die Seite gestellt werden, die Buerger als „migrating phlebitis" bezeichnet. Durch diese Form der Erkrankung ist auch das Kommen und Gehen der Veränderungen am Auge, auf das Axenfeld hingewiesen hat, erklärt. Im anatomischen Präparat ist übrigens eine Erkrankung der Arterien durchwegs sehr stark ausgebildet. Dass Juden in stärkerem Maße von der Erkrankung befallen werden, wie zuerst Buerger annahm, hat sich nicht bestätigt. Seine Annahme wird durch ein einseitiges Beobachtungsmaterial erklärt.

Die anatomischen Befunde, die von Hippel vorzeigte, erscheinen mir nicht beweisend für Tbc. zu sein, es können vielmehr auch diese Veränderungen als Thrombangiitis angesprochen werden. Ich zeige nunmehr noch die anatomischen Präparate des Falles von Fleischer, wie auch des Falles von Axenfeld-Plocher, die alle typisch für Thrombangiitis obliterans sind. In einigen Schnitten des Präparates Fleischer finden sich in der Regenbogenhaut tuberkuloide Gewebsstrukturen, deren Natur zunächst nicht sicher zu erkennen ist. Eines dieser Präparate habe ich mit Elastikafärbung nachgefärbt, wobei sich eindeutig herausstellte, dass es sich um obliterierte Gefässe handelt.

Zweite wissenschaftliche Sitzung.
Dienstag, den 7. August 1934, 8½ Uhr.
Vorsitzender: Herr Arruga (Barcelona).

IX.

Zwei eigenartige Bindehauterkrankungen.
1. Cystische Degeneration der Conjunctiva.
2. Conjunctivitis pseudomembranacea chronica.

Von

K. vom Hofe (Köln).

Mit 6 Abbildungen im Text.

Der erste Fall betrifft eine 20 Jahre alte Kontoristin. Sie befand sich in der hiesigen Hautklinik und litt an einem aus erythematösen Flecken und Blasen bestehenden Exanthem am ganzen Körper. Das klinische Bild erinnerte an ein Erythema exsud. multiforme. Die Mundschleimhaut war mitbeteiligt. Es wurde zuerst an eine Toxikodermie bzw. ein Arzneiexanthem (Luminal) gedacht. Wegen des langsamen Ablaufs und des kontinuierlichen Entstehens neuer Blasen trotz Absetzens des Mittels wurde die Diagnose zweifelhaft.

Gleichzeitig mit der Hauterkrankung bestand eine akute pseudomembranöse Conjunctivitis mit starken subjektiven Beschwerden. Beide Bindehautsäcke waren mit weisslichen Belägen ausgegossen. Zog man sie ab, lag eine stark gerötete Schleimhaut frei, und die Beläge bildeten sich binnen Stunden wieder. Im Abstrich war nichts Besonderes zu finden. Dieser akute Zustand ging in etwa 3 Wochen zurück. Schliesslich bestanden beiderseits ein Symblepharonstrang und geringe katarrhalische Erscheinungen. Hin und wieder stiessen sich kleine Schleimhautfetzen ab.

8 Monate nach Beginn der Erkrankung entstanden in beiden unteren Übergangsfalten zahlreiche blasenförmige Vorbuckelungen (Abb. 1). Einige platzten nach kurzer Zeit und hinterliessen kleine Schleimhauterosionen. Andere hielten sich monatelang unverändert.

Zur histologischen Untersuchung wurde ein Stückchen Bindehaut excidiert. Es fanden sich **z a h l r e i c h e   g r o s s e   u n d   k l e i n e Hohlräume.** Sie sind mit Epithel ausgekleidet und stellen **C y s t e n** dar (Abb. 2).

Ausser diesen zuletzt beschriebenen Erscheinungen seitens der Bindehaut traten merkwürdige Nagelveränderungen auf (Abb. 3): Sämtliche Fingernägel erschienen verdünnt und missgestaltet. Nach den Feststellungen von Herrn Professor K r a n t z sind diese Veränderungen anderer Art als man sie als Folge schwerer Allgemeinstörungen und Intoxikationen zu sehen bekommt (keine Querfurchen). Wenn es sich bei der Erkrankung um einen akuten Schub gehandelt hätte, so wären vorübergehende Nagelstörungen zu beobachten gewesen. Jetzt müsste zum mindesten eine normale Nagelplatte im proximalen Teil gebildet werden. Weil aber jetzt nach vielen Monaten die Nagelplatten und zwar an sämtlichen Fingern anormal gebildet werden, so gibt es nur zwei Möglichkeiten: Entweder besteht jetzt noch eine Allgemeinstörung (innere Sekretion?) oder die Nagelmatrix ist durch die frühere Erkrankung für dauernd verändert. Für die erste Möglichkeit spricht vielleicht die bei der Patientin

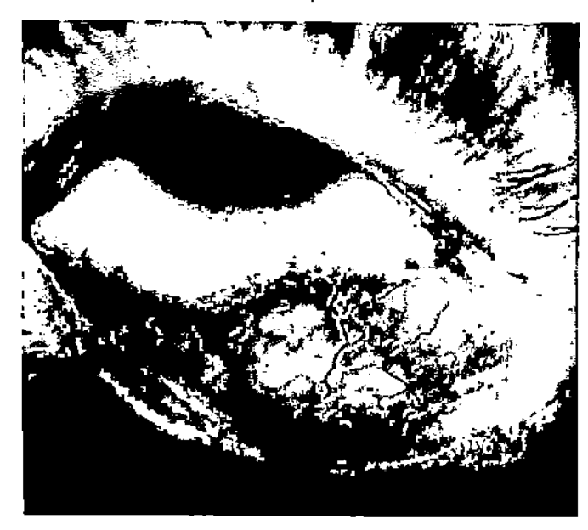

Abb. 1.

festgestellte geringe Erhöhung des Grundumsatzes (14%). Die Allgemeinuntersuchung ergab sonst nichts Besonderes. Die WaR ist negativ.

Die Augenveränderungen bringen auch kein Licht in die Ätiologie. Ein Pemphigus bestand sicher nicht. Auch stimmen die Augenveränderungen, abgesehen von der akuten pseudomembranösen Conjunctivitis zu Anfang nicht mit denen überein, wie sie als typisch für das Erythema exsud. multif. von F u c h s , H a r t l e v u. a. beschrieben worden sind.

Der zweite Fall betrifft eine 28jährige Frau. Als sie zu uns in die Klinik kam, war sie seit 6 Monaten augenkrank: Im Anschluss an eine Geburt habe das Auge zu eitern begonnen. Jetzt fand sich auf der linken oberen Conjunctiva tarsi eine 5—6 mm lange und 1 mm dicke graue Membran (Abb. 4). Zog man sie ab, blutete es etwas, und die Membran bildete sich nach kurzer Zeit wieder. Im Abstrich keine besonderen Erreger. Eine artefizielle Entzündung kam nicht in Frage, da das Auge immer völlig reizlos war. Die

Allgemeinuntersuchung einschliesslich WaR ergaben nichts Pathologisches. Nach mehreren vergeblichen örtlichen therapeutischen

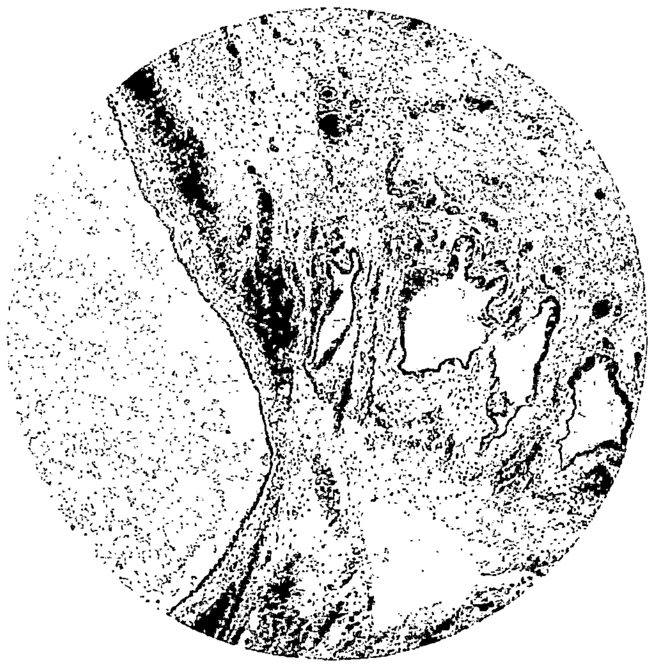

Abb. 2.

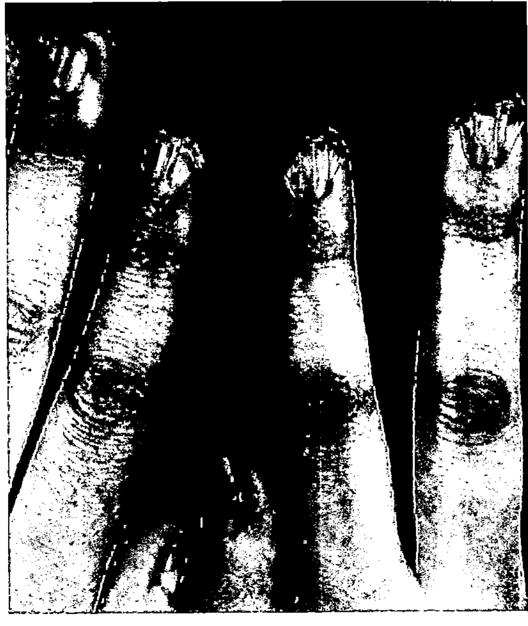

Abb. 3.

Versuchen wurde eine Germaninkur durchgeführt. 9 Monate nach Beginn der Erkrankung war die Membran schärfer abgesetzt und etwas schmaler geworden (Abb. 5). In der Folgezeit wurde sie schmaler, röter und härter. Es trat eine völlige Organisierung ein.

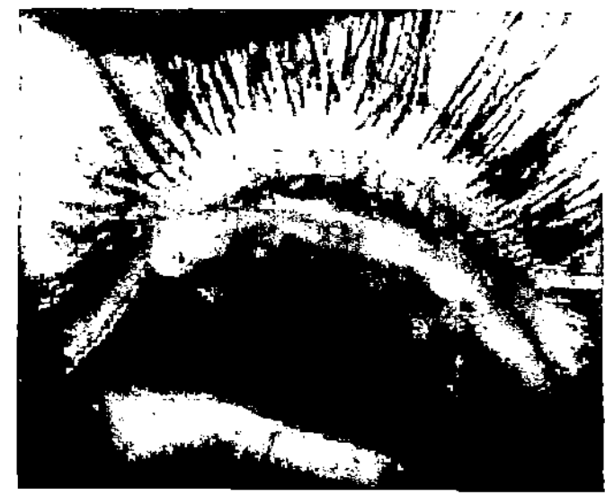

Abb. 4.

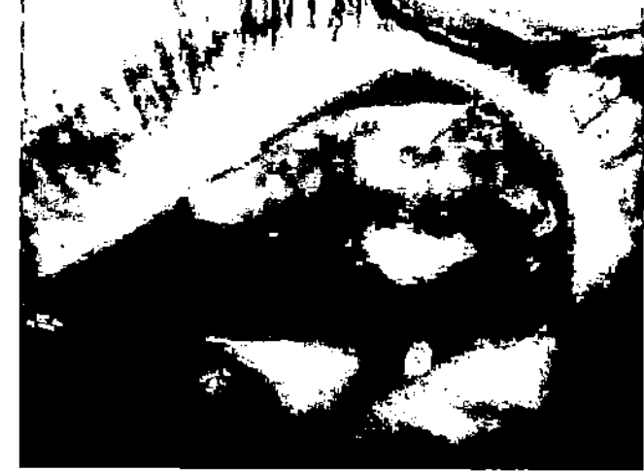

Abb. 5.

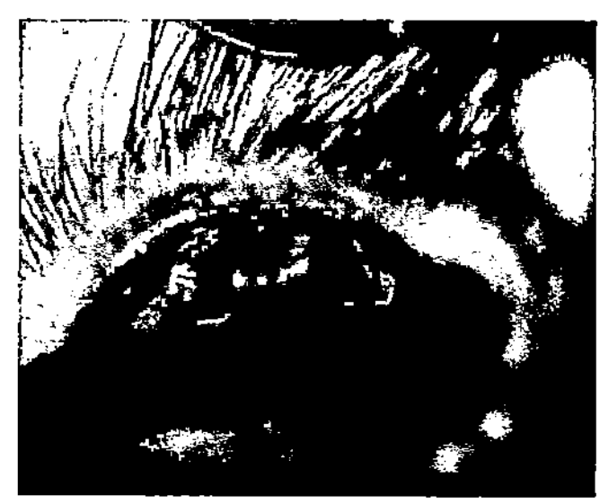

Abb. 6.

Nach 16 Monaten wurde der Rest der organisierten Membran (Abb. 6) abgetragen. Die histologische Untersuchung wird noch durchgeführt werden.

Es würde mich interessieren, ob einer von Ihnen vielleicht ähnliche Fälle gesehen hat.

Aussprache.

Herr Löhlein:

Die cystischen Räume im ersten Falle sind meines Erachtens wohl zurückzuführen auf Verlagerung von Oberflächenepithelien, wie sie bei ähnlichen zerstörenden und degenerativen Vorgängen ja nicht selten in der Conjunctiva vorkommt.

Hinsichtlich des zweiten Falles möchte ich doch der Vermutung Ausdruck geben, dass ein Artefakt vorgelegen haben dürfte. Ich habe einen ähnlichen Fall schwerster Conjunctivitis membranacea gesehen, bei dem bakteriell nur „Xerosebacillen" zu finden waren. Um die naheliegende Frage der echten Diphtherie der Conjunctiva auszuschalten, zogen wir unseren damaligen Greifswalder Bakteriologen Löffler zu, der als Entdecker des Di-Bacillus gewiss Autorität war. Er konnte sich nicht entscheiden, ob echte Di-Bacillen vorlägen. 2 Tage später aber fanden wir im oberen Fornix Sandkörnchen und konnten die Patientin der Selbstverstümmelung überführen.

Herr Bartels:

Man muss bei allen solchen Fällen von merkwürdigen Bindehautveränderungen weiblicher Personen immer an Artefakte denken. Besonders in dem zweiten Fall; in dem ersten kämen auch Wucherungen von Drüsen in Betracht, die sich in dieser Gegend beim Menschen selten, dagegen beim Schwein noch häufig finden, wie Strohmeyer seinerzeit beschrieb.

Herr Clausen:

Der erste von Herrn vom Hofe erwähnte Fall will mir doch als ungewöhnlicher Pemphigus erscheinen. Beim Pemphigus können die Blasen manchmal sehr widerstandsfähig sein und sich viele Monate halten. In einem schweren Fall von Pemphigus sah ich ganz ähnliche Veränderungen an den Conjunctiven und vor allem an den Fingernägeln Veränderungen, die denen auf der demonstrierten Photographie ganz auffällig glichen.

Herr vom Hofe (Schlusswort):

Die Cysten können auch durch Verlagerung von Epithel in die Tiefe entstanden sein oder von den Drüsen ausgehen. Artefizielle Veränderungen kommen auf keinen Fall in Frage. Dagegen sprechen ja schon die Haut- und Nagelveränderungen. Ein Pemphigus war es bestimmt nicht. Er macht schnell platzende Blasen, keine Cysten, die viele Monate lang bestehen bleiben. Ausserdem hinterliessen die geplatzten Cysten kleine oberflächliche Erosionen, keine Narben, abgesehen natürlich von Symblepharonsträngen. Auch der zweite Fall kann nicht artefiziell bedingt sein. Warum war denn das Auge immer reizlos? Warum waren die Veränderungen lediglich an der Conjunctiva tarsi des Oberlides? Schliesslich hätte man dann ja auch mal Verschlimmerungen sehen müssen. Ausserdem haben wir die Patientin längere Zeit in der Klinik zur Beobachtung gehabt. Ich stelle fest, dass eine ausreichende Erklärung für diese beiden Erkrankungen auch hier nicht gegeben worden ist.

X.

Die Rolle der Vortexvenen bei dem Zustandekommen des akuten Glaukomanfalls.

Von

F. Schieck (Würzburg).

Mit 3 Abbildungen im Text.

Die Beziehungen des Glaucoma simplex zum Glaucoma inflammatorium finden wir in den zusammenfassenden Darstellungen der Lehrbücher in verschiedener Weise geschildert. Die einen sehen in den beiden Erscheinungsformen des Leidens zwei getrennte Erkrankungen, indem eben ein Glaucoma simplex von Anbeginn an zu einem Glaukomanfall keinen Anlass bietet, während die anderen den Standpunkt vertreten, dass ein Glaukom zunächst unter dem

Bilde des Glaucoma simplex eine Zeit lang sich entwickeln und dann die Merkmale des inflammatorischen Glaukoms annehmen kann, indem die Drucksteigerung in ihrer weiteren Ausbildung andere Bedingungen schafft. Heerfordt hat diese Ansicht durch die Benennung „Glaucoma lymphostaticum" und „haemostaticum" unterstrichen, wobei unter dem nicht sonderlich glücklich gewählten Worte „lymphostaticum" der Zustand gemeint ist, dass der Wechsel des Kammerwassers Hindernissen begegnet. Elschnig stellt dem „kompensierten" das „unkompensierte" Glaukom gegenüber. Auch ich pflege in meinen Vorlesungen diese Anschauung zu vertreten, indem ich darauf hinweise, dass der schiefe Durchtritt der Vortex-venen durch die Sclera bei vermehrtem Ansteigen des auf der Innen-wand der Lederhaut lastenden Drucks die Gefahr einer Zuklemmung des venösen Abflusses aus der Aderhaut heraufbeschwört. Man hat auf Grund von physikalischen Betrachtungen gemeint, die Möglich-keit, dass ein auf der Sclera wirkender Druck das Lumen der Vortex-venen verengen könnte, bestreiten zu können. Und doch muss daran festgehalten werden, dass diese Wirkung vorhanden ist und aus dem Glaucoma simplex dann ein inflammatorisches Glaukom wird, wenn der Ausweg des venösen Blutes aus der Chorioidea abgesperrt wird. Dann geht das Glaucoma lymphostaticum Heerfordts in das Glaucoma haemostaticum über: der akute Glaukomanfall ist die Folge; denn nunmehr staut sich das von den Ciliararterien in die hintere Uvea geworfene Blut in der Chorioidea an. Sie quillt wie ein Schwamm auf und treibt durch die Verengerung des Glas-körperraums die Linse mit der Iris nach vorn. Das Aufgehobensein des Kammerwinkels sperrt das letzte Ventil zu, das eine Herab-setzung des intraokularen Drucks in die Wege leiten könnte.

Sondermann hat das Glaukom überhaupt auf einen Sklero-sierungsprozess der Lederhaut zurückgeführt. Er sieht in ihm die krankhaft bedingte Fortsetzung eines Vorgangs, der bereits während des fötalen Lebens durch Erschwerung des venösen Blutabflusses durch die Vortexvenen und Erlöschen von embryonalen Venen im vorderen Bulbusabschnitte eine Blutdrucksteigerung im Aderhaut-gebiete auf 55 mm Hg auslöst und für die normale Tension des Bulbus verantwortlich ist. Die von ihm gefundenen Innen- und Aussenkanälchen des Schlemmschen Kanals regulieren durch ihre Weite und Durchgängigkeit etwaige Druckschwankungen. Sobald diese Einrichtung den vermehrten Ansprüchen nicht mehr gewachsen ist, muss ein Sklerosierungsprozess im Gewebe der Sclera durch weitere Erschwerung des venösen Blutablaufs durch die Wirbelvenen eine krankhafte Steigerung des Augendrucks, d. h. Glaukom verursachen.

Diese Erklärung ist durchaus einleuchtend. Um die Drosselung der Blutströmung in den Vortexvenen auszulösen, bedarf es also nicht etwa pathologischer Prozesse der Venenwandung, die man manchmal gefunden, oft genug aber vermisst hat, sondern die Kräfte, die zur Auswirkung gelangen, treten von aussen her an das Gefässlumen heran, indem das Gefässrohr zugedrückt wird. Dass der intraokulare Druck bei den verschiedenen Augen verschiedene Höhen erreichen muss, um die Hämostase herbeizuführen, liegt wahrscheinlich daran, dass die Schrägheit des Durchtritts der Vortexvenen durch die Sclera nicht in allen Fällen gleich ist. Zum Teil wird auch die Leistungsfähigkeit des Ausgleichsventils im Kammerwinkel maßgebend mitwirken.

Heerfordt hat alle bis damals niedergelegten pathologisch-anatomischen Beobachtungen von akut inflammatorischem Glaukom daraufhin durchgesehen, ob eine Stase in der Aderhaut durch Drosselung des Blutabflusses auf dem Wege der Vortexvenen aus den Schilderungen abgeleitet werden könnte. Er hat auch einen einschlägigen Fall selbst an Serienschnitten untersucht und dabei die Schnittführung so gewählt, dass sie senkrecht zum Venenlumen lag. Aus der Rekonstruktion der einzelnen Bilder glaubte er schliessen zu können, dass die Wandung des venösen Sinus, der dem Austritte der Vortexvenen an der Innenfläche der Sclera vorgelagert ist, sich klappenartig auf das Lumen legen und es verschliessen könnte, wenn der intraokulare Druck ansteigt.

Einen besseren Überblick gewährt aber die Schnittführung in der Richtung des Venenverlaufs, weil die Abhängigkeit der venösen Stauung in der Aderhaut von der Behinderung des Blut-ablaufs in den Vortexvenen sich auf den Präparaten deutlicher zeigt. Die Gelegenheit, einen Bulbus mit akutem Glaukomanfall mikroskopisch untersuchen zu können, bot sich mir jüngst dar. Es handelt sich um eine 53jährige Patientin, bei der sich seit einem Jahre allmählich eine Sehstörung des rechten Auges eingestellt hatte, ohne dass zunächst Schmerzanfälle einsetzten. Als ich die Patientin über-wiesen bekam, bestand indessen seit 14 Tagen ein Glaukomanfall, der das Sehvermögen bis auf das Erkennen von unsicherem Licht-schein vernichtet hatte. Nach vorgenommener Iridektomie, An-wendung von Mioticis, Glaukosan usw. stellte sich die Kammer nicht wieder her, die rasenden Schmerzen hielten an und bedingten die Enukleation des mittlerweile blind gewordenen Auges.

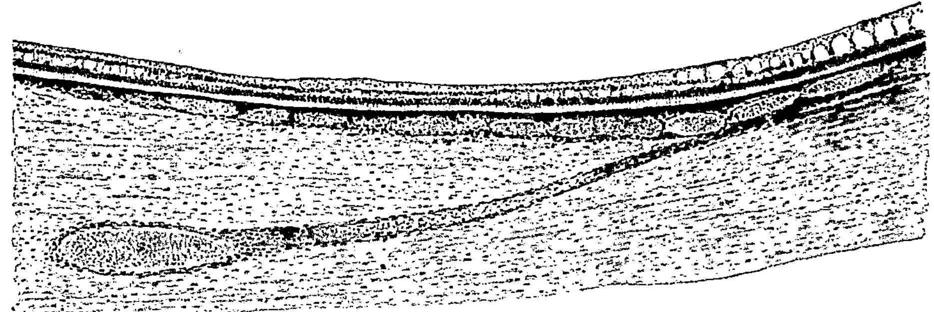

Abb. 1. Eine Vortexvene ist nahe der Aderhaut zugepresst.

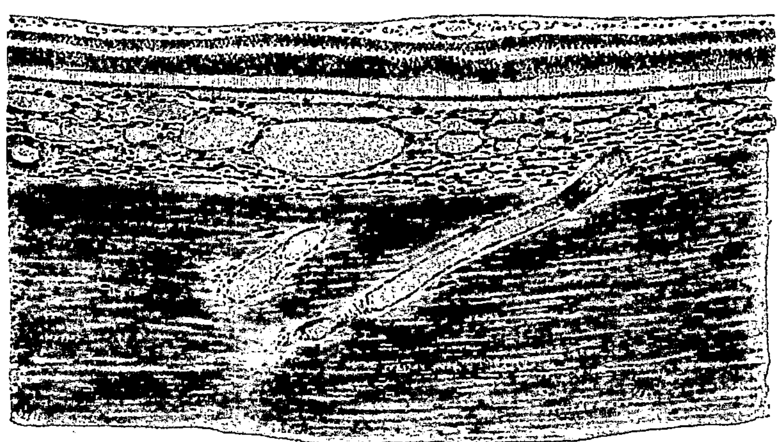

Abb. 2.   Eine andere ist im Verhältnis zu den grossen Räumen der Aderhaut ganz eng.
Ihr venöser Sinus ist aber nicht eingesunken.

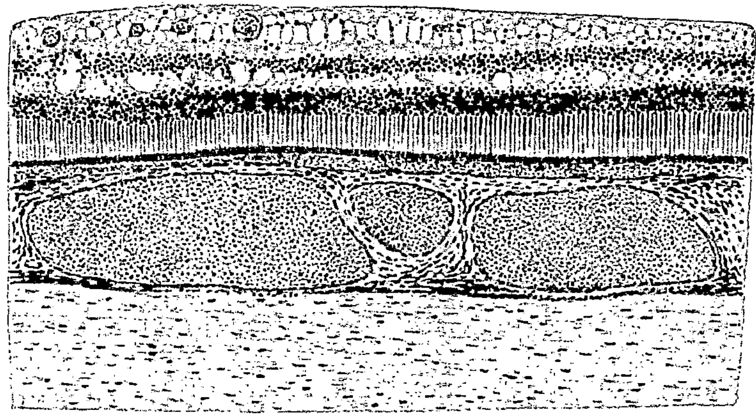

Abb. 3. Zu grossen Hohlräumen angeschwollene Aderhautvenen.

Wie Sie nun auf den Bildern sehen, ist die Hauptveränderung neben der glaukomatösen Exkavation in einer enormen Erweiterung der grossen Gefässe der Aderhaut zu sehen, die fast den Eindruck erweckt, als wenn ein Kavernom der Chorioidea vorläge. Indessen erreicht die Anschwellung dort die höchste Höhe, wo die Vortexvenen abgehen. Es ist ganz klar, dass diese das Blut nicht abführen können, so dass sich eine Blutstauung stromaufwärts von ihnen entwickelt hat. Die Vortexvenen sind teils sehr eng, teils ganz blutleer. Dabei ist aber ebensowenig eine Erkrankung ihrer Wandung noch eine klappenartige Verlegung durch die Wand des Sinus vorhanden, wie Heerfordt es angenommen hat. Lediglich der Druck, der seitens der Sclera auf den Vortexvenen lastet, ist die Ursache ihrer Leistungsbehinderung. Die schwere Stauung setzt sich auch nach vorn in das Corpus ciliare und in die Iris fort. Die Präparate beweisen, dass der Glaukomanfall auf einem Versagen der Vortexvenen beruht. Wenn die Iridektomie nutzlos bleibt, so genügt eben der geringe Abfluss des Kammerwassers nicht, um den Druck so weit zu senken, dass der Blutabfluss in den Vortexvenen wieder in Gang kommt. Das maligne Glaukom ist also durch die gewonnenen Präparate vollkommen geklärt. Wie man aber den Abfluss in den Vortexvenen erzwingen soll, ist vorläufig noch eine ungelöste Aufgabe. Vielleicht könnte man daran denken, die Iridektomie mit einer ausgiebigen Absaugung des Glaskörpers zu verbinden, damit der Druck auf die Innenfläche der Lederhaut beseitigt wird und die Lumina der Vortexvenen wieder zum Klaffen gebracht werden.

XI.

Über die Ursachen und über ein einfaches Verfahren zur Ermittelung erheblicher tageszeitlicher Druckschwankungen beim Glaukom in der Sprechstunde.

Von

Fr. Poos (Münster i. W.).

Mit 1 Abbildung im Text.

Die Frage nach den Wirkungsfaktoren des nächtlichen Druckanstieges beim normalen Auge und insbesondere beim latenten und manifesten Glaukom ist schon mehrfach ventiliert worden. Man hat hierbei sowohl allgemein körperliche als auch lokale Einflüsse in Betracht gezogen.

Nach den Begründungen von Köllner und Löhlein und den Untersuchungsergebnissen von Thiel mit Tieflagerung des Kopfes und Wegner bei Neigung des ganzen Oberkörpers nach unten darf es als sehr wahrscheinlich gelten, dass die durch eine Horizontallagerung des Körpers bedingte Änderung des Venendruckes, resp. die venöse Hyperämie und Stauung im Kopfgebiet einen Druckanstieg im Glaukomauge bewirken kann, trotzdem der allgemeine arterielle Blutdruck im Schlafe sinkt. Da aber nur in Ausnahmefällen beim Schlaf unserer Patienten eine wirkliche Horizontallagerung mit entsprechender Tieflagerung des Kopfes vorhanden ist, kann der Anteil, den die Verschiebung der Gesamtblutmenge ursächlich für den nächtlichen Druckanstieg hat, im einzelnen Falle schwer abgeschätzt werden.

Als lokaler Faktor kommt, wie Sallmann, Stein, Duke-Elder u. a. annehmen, beim Schlaf der Ausfall der äusseren Muskelwirkungen auf das Auge in Frage. Die äusseren Augenmuskeln bewirken beim Umherblicken ebenso wie der Lidmuskelapparat beim Blinzeln eine Art Massage auf den Bulbus aus, der bei längerer Forcierung dieser Muskelaktionen den Augendruck bei manchen Fällen von Glaukom um mehrere Millimeter herabsetzen kann. Es fällt demnach durch Ruhigstellung der Augen während des Schlafes ein Faktor fort, welcher im Wachen zweifellos das Druckniveau zu senken vermag.

In welchem Maße die Ruhigstellung der Augen quantitativ neben den anderen Schlaffaktoren am nächtlichen Druckanstieg im einzelnen Falle beteiligt ist, lässt sich ebenfalls schwer beurteilen, da die Lebhaftigkeit der Augenbewegungen bei Tage individuell sehr verschieden ist.

Ich möchte nun Ihre Aufmerksamkeit auf einen weiteren lokal am Auge wirkenden Faktor lenken, das ist der aktive Lidschluss. Wir schlafen ja nicht, indem das Oberlid, der Schwere folgend, nach unten sinkt, sondern wir unterhalten den Augenschluss während des Schlafes durch einen dauernden, zentral regulierten Orbicularistonus, dessen Stärke individuell verschieden ist und auch mit der Schlaftiefe und der Aussenbeleuchtung wechselt.

Die Druckstösse durch das Blinzeln, sowie die momentanen Augendrucksteigerungen bei Lidschluss und bei mehr oder weniger starken Orbicularskontraktionen sind von Comberg und Stoewer, Villani und Duke-Elder studiert worden. — Wenn der Bulbus, wie Birch-Hirschfeld u. a. messend festgestellt haben, bei aktiver Erweiterung der Lidspalte auf Grund elastisch-expulsiver Kräfte um durchschnittlich 1 mm vorgetrieben werden kann, so wird umgekehrt die Orbicularisanspannung schon beim normalen Lidschluss eine Druckerhöhung in der Orbita erzeugen müssen, die auch auf den Orbitalgefässen und den venösen Abflussgebieten des Bulbus lastet.

Das normale Auge wird trotz einer solchen physiologischen, aber über mehrere Stunden wirkenden Gefässbelastung, die als eine zu den vorhin erwähnten Schlaffaktoren zusätzliche betrachtet werden muss, seinen normalen Augendruck aufrecht erhalten können. Das glaukomkranke Auge dagegen wird mit einer Drucksteigerung reagieren. Die Höhe der Drucksteigerung wird vorzugsweise abhängig sein von dem individuell schwankenden Stärkegrad dieser physiologischen Belastung und ihrer Dauer, ferner von der absoluten Augendruckhöhe und dem Grade der darniederliegenden Regulationsfähigkeit.

Ich habe nun bei einer grösseren Anzahl von Patienten mit drucknormalen und glaukomkranken Augen morgens, nachdem sie schon einige Stunden auf waren oder überhaupt erst in die Sprechstunde gekommen waren, die physiologischen Schlaffaktoren für das Auge in der Weise nachzuahmen versucht, indem ich sie auf der Chaiselongue für etwa 30—45 Minuten lang mit dauernd geschlossenen Augen liegen liess. Der Lidschluss war bei diesen nicht wirklich schlafenden Patienten im allgemeinen aktiver und kräftiger als während des Nachts im Dunkeln beim wirklichen Schlaf. So erklärt es sich wohl, dass bei einer ganzen Reihe von Glaukompatienten schon nach durchschnittlich 40 Minuten eine Drucksteigerung aufgetreten war, welche dem Maximum des nächtlichen Druckanstieges entsprach.

Bei drucknormalen Augen war die durch Liegen mit geschlossenen Augen eingetretene Druckschwankung wechselnd und meistens noch innerhalb der Fehlerbreite unserer tonometrischen Messung. Regelmäßig trat eine Erweichung der Augen ein in den Fällen, wo die Patienten nicht in der Lage waren, einen Lidschluss ohne lebhafteres Lidflattern und Bulbusunruhe zu unterhalten. In zwei Fällen ergab sich bei älteren Personen eine einseitige Drucksteigerung um 8 resp. 10 mm Hg, ohne dass Anhaltspunkte für das Bestehen eines Glaukoms aufzufinden waren. Bei einer Patientin mit beiderseitigem Augendruck von 18 mm Hg und rechtsseitigem Opticustumor, der zu einem mäßigen Exophthalmus geführt hatte, stieg der Augendruck nach ½stündigem Lidschluss nur auf der Seite des Exophthalmus um 10 mm an, was zweifellos mit einer entsprechenden Erhöhung des ganzen intraorbitalen Druckes durch die Orbicularanspannung zusammenhing.

An einem Fall von Glaucoma simplex wurden Lidschlussversuche unter verschiedenen Bedingungen angestellt (s. Abb.). Die Verhältnisse lassen sich bei diesem Falle sehr gut demonstrieren, da bei ihm die vorgenommenen Versuche mit grosser Regelmäßigkeit fast quantitativ reproduzierbar waren. Morgens in der Sprechstunde hatte das linke Auge, um das es sich bei allen Versuchen handelt, einen Druck von 48 mm Hg. Der Druck stieg beim Liegen auf der Chaiselongue und dauerndem Lidschluss nach 40 Minuten auf 61 mm Hg an. Abends wurde der gleiche Versuch von einem

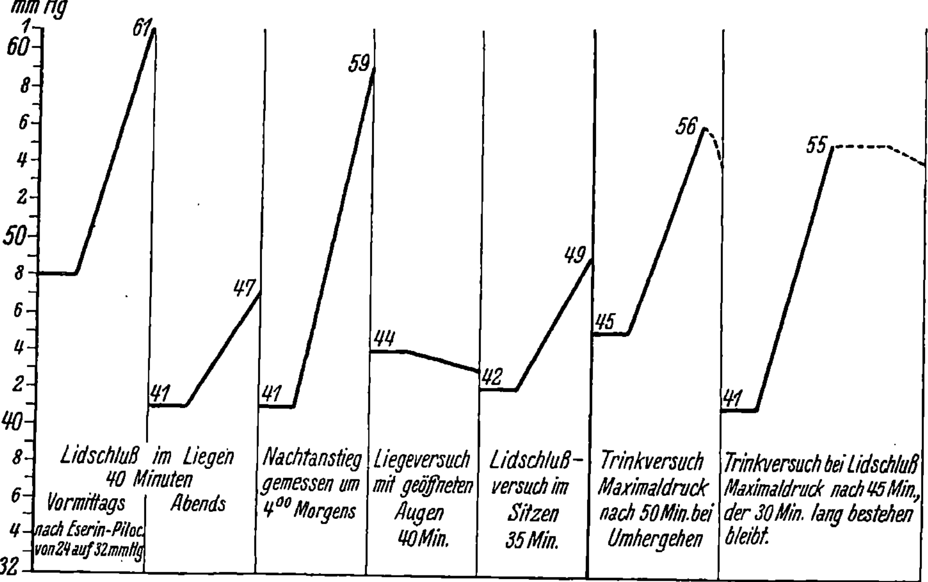

niedrigeren Druckniveau aus (41 mm Hg) wiederholt. Hierbei stieg nach 40 Minuten der Druck bis auf 47 mm Hg. Am andern Morgen wurde der Patient um 4 Uhr aus dem Schlafe geweckt und gemessen. Das Auge hatte einen nächtlichen Druck von 59 mm Hg. Dieser Wert entspricht also in etwa dem Druckmaximum, das schon nach 40 Minuten im Lidschlussversuch vormittags erreicht war. Um den Einfluss der Horizontallagerung auf den Druckanstieg festzustellen, wurde eine Liegeversuch mit geöffneten Augen für 40 Min. durchgeführt. Hierbei trat zweimal an verschiedenen Tagen eine Druckschwankung auf, die aber noch innerhalb der Fehlerbreite der tonometrischen Messung liegt. Die Horizontallagerung wird aber trotzdem einen Einfluss auf die Drucksteigerungsbereitschaft ausüben, denn dieses geht aus dem weiteren Lidschlussversuch im Sitzen über 35 Minuten hervor. Hierbei stieg der Augendruck von 42 mmHg auf nur 49 mm Hg an. Ferner wurden bei dem Patienten Trinkversuche angestellt, welche dartaten, dass die Drucksteigerung im Trinkversuch unabhängig von den Schlaffaktoren auftritt, die Wirkung der plötzlichen Wasserzufuhr also an einem anderen Punkte angreifen muss. Es ergab sich aber ein Unterschied im Kurvenablauf beim Trinkversuch ohne Kombinierung mit den Schlaffaktoren und bei gleichzeitiger Mitwirkung dieser. Im Trinkversuch (fünf Glas Wasser morgens nüchtern) erreichte beim Umhergehen des Patienten der Augendruck nach 50 Minuten seine maximale Druckhöhe von 56 mm und fiel hiernach stetig ab. Während beim Trinkversuch und gleichzeitigem dauerndem Lidschluss beim Liegen auf der Chaiselongue das Druckmaximum etwas früher erreicht wurde und für etwa 30 Minuten den Maximalwert beibehielt, wonach die Kurve Schwankungen mit absteigender Tendenz aufwies. Nach diesen Untersuchungen wurde Pilocarpin-Eserin gegeben, wonach sich der Augendruck tagsüber auf etwa 24 mm Hg normalisieren liess. Die Belastung des Auges durch einen Lidschlussversuch über 40 Minuten liess aber dennoch den Augendruck von 24 auf 32 mm Hg ansteigen. Ein wesentlich höherer Druckanstieg des Nachts ist hiernach trotz der Pilocarpin-Eserinmedikation zu erwarten, da die Wirkung dieser Tropfen bekanntlich nur einige Stunden anhält.

In ähnlicher Weise wurden Untersuchungen bei 31 Augen von primärem Glaukom durchgeführt. 70% der Fälle reagierten im Lidschlussversuch positiv (bis zu 16 mm), d. h. mit einer Drucksteigerung, die aus der Fehlerbreite der tonometrischen Messung hinausgeht.

Im akuten Glaukomanfall (Status glaucomatosus) war die Lidschlussprobe in jedem Fall stark positiv. In zwei Fällen entsprachen die erzielten Drucksteigerungen von 56—79 resp. von 88—102 mm Hg den Druckwerten bei frühmorgendlicher Messung.

Beim Sekundärglaukom (zehn einseitige Fälle) war das Resultat entsprechend der Verschiedenartigkeit der Ätiologie weniger gleichmäßig. Während sechs mit starker Drucksteigerung (bis zu 20 mm Hg) reagierten, blieb der Druck bei zwei Patienten unverändert, und bei anderen Patienten mit Lidflattern und Bulbusunruhe trat sogar erheblicher Druckabfall auf.

Am regelmäßigsten waren nach der Lidschlussprobe im Liegen Drucksteigerungen bei Augen mit Uveitis und gleichzeitiger Drucksteigerung. Es wurden 25 Fälle der Lidschluss- oder Schlafprobe unterworfen. Hierbei reagierte ein Auge sogar mit einer Drucksteigerung von 29 auf 57 mm Hg.

Bei den hier mitgeteilten Untersuchungen mit der Lidschluss- oder Schlafprobe, bei der alle Schlaffaktoren, insbesondere aber auch die Wirkung länger dauernder Orbicularisanspannung, zum Ausdruck kommen, habe ich den Eindruck gewonnen, dass man bei Anwendung dieser physiologischen Belastungsprobe in der Sprechstunde in vielen Fällen ein Resultat bekommt, das eine Beurteilung der Druckverhältnisse während des Schlafes in hinlänglicher Weise gestattet. — Gewiss gibt es, wie bei allen Belastungsproben, aus mannigfachen Gründen auch bei dieser physiologischen Methode Versager; dafür hat sie aber den grossen Vorzug der Einfachheit für Patient und Arzt.

Die Aufnahme einer Tagesdruckkurve ist dem Praktiker in den meisten Fällen unmöglich. Auch haben sich die umständlicheren Belastungsproben, wie die Kopfstauung, Coffeinzufuhr, der Trinkversuch, die Vorderkammerpunktion, der Senkversuch u. a., die sämtlich unphysiologische Eingriffe darstellen, draussen in der Praxis bisher nicht eingebürgert.

Sollte sich durch Vergleichsuntersuchungen an einem grösseren Material, ähnlich wie sie Stein vorgenommen hat, und die ich erst teilweise durchgeführt habe, herausstellen, dass die einfache Lidschluss- oder Schlafprobe den weniger einfachen, bisher in Kliniken ausprobierten Belastungsproben gar nicht oder nur wenig unterlegen ist und diese bis zu einem gewissen Grade, d. h. für alle positiven Fälle, die Aufnahme einer ganzen Tageskurve ersetzen kann, so wäre durch diese Methode gerade dem Praktiker die diagnostischen Möglichkeiten beim Glaukom und präglaukomatösen Zuständen erweitert.

XII.

Eine neue Glaukomoperation.

Von

R. Sondermann (Berlin).

In der letzten Arbeit über meine Glaukomtheorie und die Klinik des Glaukoms habe ich darauf hingewiesen, dass sich im Verfolg meiner Untersuchungen über die Ursachen des primären Glaukoms ein neuer Weg zu seiner operativen Behandlung ergeben habe. Wenn ich mir heute erlauben möchte, nähere Mitteilungen hierüber zu machen, so gestehe ich offen, dass dies nur unter erheblichen Bedenken meinerseits geschieht. Denn wenn man mit einer neuen Operation in die Öffentlichkeit tritt, soll im allgemeinen eine ausreichend grosse, praktische Erfahrung über Ausführung und Wirkung der Operation vorliegen. Diese Voraussetzung ist in meinem Falle nicht erfüllt. Wenn ich mich trotzdem zu der Mitteilung entschlossen habe, können Sie daher eine ausreichende Begründung meines Vorgehens erwarten.

Ein wichtiger Grund liegt darin, dass meine Tätigkeit in den letzten Jahren mehr auf wissenschaftliche Arbeiten eingestellt war und mein praktischer Wirkungskreis so gering ist, dass ich auch in Jahren nicht hoffen kann, aus den Erfahrungen eigener Praxis heraus ein abschliessendes Bild über die Operation geben zu können. Nur dank dem Entgegenkommen einiger Kliniken ist es mir gelungen, eine beschränkte Anzahl von Fällen nach meiner Methode zu operieren und ihr nunmehr nach mannigfachen Abänderungen eine definitive Form zu geben.

Der zweite Grund ist der, dass die hierbei gewonnenen Erfahrungen die Unbedenklichkeit der Empfehlung der Methode ergeben haben. Sie ist bisher ausschliesslich an erblindeten Augen mit meist absolutem schmerzhaftem Glaukom vorgenommen worden. Der Eingriff kam stets zu reizloser Abheilung, eine Schädigung hat keinmal stattgefunden; ein Teil der Augen, die vorher zur Enukleation bestimmt waren, konnte erhalten werden dadurch, dass der Druck herunterging und die Schmerzen aufhörten.

Des weiteren darf ich darauf hinweisen, dass die Operation nicht auf einer theoretisch ausgeklügelten Idee, sondern auf wissenschaftlichen Grundlagen beruht, die aus eigenen, entwicklungsgeschichtlichen und experimentellen Untersuchungen in Verbindung mit der Auswertung der schon von anderer Seite vorliegenden zahlreichen und wertvollen Forschungsresultate gewonnen worden sind. Wenn der Weg, auf dem ich die Heilung des Glaukoms zu erreichen suche, von dem bisher verfolgten so sehr verschieden ist, so liegt dies daran, dass meine Auffassung von der Entstehung des pathologischen Augendruckes von der bisherigen erheblich abweicht, z. T. ihr gerade entgegengesetzt ist. Die Basis, von der ich bei der Erforschung der Entstehung des pathologischen Augendruckes als der allein möglichen ausgegangen bin, beruht auf der Entstehung des normalen Augendruckes. Und wie nach meiner Anschauung die wesentlichen Ursachen für die Entstehung des letzteren in der Stauung liegt, die durch die Abflussbehinderung des venösen Blutes in der Sclera entsteht, während der Abflussweg des Kammerwassers im Kammerwinkel nur eine sekundäre, ventilartig regulierende

Wirkung hat, so bin ich der Ansicht, dass in den meisten Fällen auch beim primären chronischen Glaukom, d. h. dem Glaucoma simplex, die Hauptursache in einer verstärkten Behinderung des Blutabflusses liegt, und zwar meist infolge einer Sklerose der Sclera, die Erschwerung des Kammerwasserabflusses aber nur eine sekundäre Bedeutung hat. Daher erachte ich auch als Hauptaufgabe für die Heilung die Erleichterung des venösen Abflusses, wie dies durch Bildung neuer Venen möglich ist, als eine sekundäre Aufgabe die Erleichterung des Kammerwasserabflusses, um so mehr, als durch letztere die auch für die Funktion der Stäbchen- und Zapfenschicht der Retina sicher nicht gleichgültige erhöhte Stauung in der Aderhaut nicht beseitigt werden kann. Für die grosse Bedeutung der Erleichterung des Blutabflusses spricht auch eine Beobachtung, die ich schon seit Jahren bei chronischen Glaukomen gemacht habe, die nach der Operation einen besonders günstigen Verlauf aufwiesen. Sie liessen an der Operationsstelle eine auffallende Gefässbildung, offenbar zumeist Venen, erkennen. Wer die oben angeführten Gedankengänge annimmt, wird geneigt sein, in diesen Gefässen die erwünschte Entlastung für die mangelhaft funktionierenden Vortikosae zu sehen und damit die Ursache der Druckabnahme.

Ein letzter Grund für meine Veröffentlichung ist der, dass die Operation zunächst nicht als konkurrierende gegenüber den bisher üblichen gedacht ist, sondern als eine ergänzende, die in den Fällen, bei denen man bisher den glaukomatösen Prozess nicht zum Stillstand zu bringen vermochte, einen völlig neuen Weg zeigt, auf dem vielleicht noch Hilfe möglich ist. Dies bezieht sich ganz besonders auf die Fälle von sogenanntem bösartigen Glaukom, bei denen der Druck trotz Eröffnung der Vorderkammer nicht geringer wird, bei denen sogar nicht selten den bisherigen Operationen eine Verschlechterung nachfolgt mit Steigerung des Drucks und schliesslich totaler Amaurose. Mit Recht ist der Umstand, dass bei diesen Augen meist die Vorderkammer sich nicht wiederherstellt, als die Ursache der Verschlechterung angesehen worden. Daher ist am ersten von einer Operation, die den Abfluss des Kammerwassers vermeidet, zu erwarten, dass durch sie dem für den ärztlichen Eingriff wichtigsten Prinzip, dem nil nocere, genüge getan wird.

Wenn wir nun zu der Operation selbst übergehen, so lässt sich das Prinzip, das mit ihr verfolgt wird, kurz zusammenfassen in den Satz: Auflockerung der Sclera zur Förderung des Abflusses venösen Blutes aus der Uvea durch Bildung neuer Gefässe zwischen Uvea und Conjunctiva. Die Auflockerung der Sclera suche ich durch Einlagerung von Bindehaut in sie zu erreichen. Zu diesem Zwecke wird die Conjunctiva bulbi durch einen radiär verlaufenden Schnitt von etwa 1 cm Länge durchtrennt und nach beiden Seiten unterminiert. Sodann wird mit einem spatelförmigen Messer[1] in einer Entfernung von ca. 3 mm vom Limbus beginnend ein sehr schräg lateralwärts bis zum Suprachorioidalraum verlaufender Kanal angelegt und in diesen ein schmaler Streifen Bindehaut mit Basis am Kanaleingang bis zum Suprachorioidalraum mit dem Spatel eingeschoben. Wundschluss durch eine radiär verlaufende Naht.

Die Operation, die wohl kaum als ein schwerer Eingriff anzusehen ist, kann gleich in einer Sitzung an mehreren Stellen vorgenommen und so in ihrem Ausmaße der Schwere des Falles angepasst werden; es erscheint dies als ein Vorteil gegenüber den bisherigen Operationen, bei denen eine solche Abstufung zwischen leichteren und schwereren Fällen nicht oder doch nur in geringem Maße möglich ist.

Zum Schlusse möchte ich bemerken, dass es mir bei meinem Vortrage in der Hauptsache darauf angekommen ist, Ihnen das eben formulierte Prinzip eines neuen Weges für die operative Behandlung des chronischen Glaukoms darzulegen. Die Ihnen soeben geschilderte Operation wollen Sie daher als eine von vielleicht mehreren Ausführungsmöglichkeiten ansehen, durch die wir hoffen können, dieses Prinzip in die Praxis zu überführen.

Aussprache zu den Vorträgen X—XII.

Herr vom Hofe:

Die Wirkungen von Lidschluss und Schlaf sind sicher nicht identisch. Wir haben seinerzeit in Jena unter Löhlein zahlreiche Nachtmessungen in regelmäßigen Abständen bei Glaukompatienten durchgeführt. Die meisten Drucksteigerungen stellt man am frühen Morgen fest. Es wirken hier wohl sicher zahlreiche Faktoren zusammen. Man braucht ja nur daran zu denken, dass im Schlaf die vegetativen Funktionen (Atmung, Kreislauf usw.) anders ablaufen als im wachen Zustande. Auf jeden Fall stellt die von Herrn Poos angegebene Belastungsprobe eine wertvolle Bereicherung für die Frühdiagnose des Glaukoms dar.

Herr Lindner:

Zu Poos: Sallmann hat seinerzeit über gleichartige Versuche berichtet, aber die Drucksteigerung darauf zurückgeführt, dass im Schlaf oder bei geschlossen gehaltenen Augen die Augenbewegungen fehlen,

---

[1] Das Instrument wird von R. Wurach, Berlin C2, Neue Promenade 5, angefertigt.

die im Sinne der Massagewirkung den Druck herabsetzen. Übrigens liesse es sich leicht feststellen, ob der Orbikularisdruck die von Poos angenommene Wirkung hat, was ich für unwahrscheinlich halte. Man braucht nur eine Alkoholakinese auszuführen, die mehrere Tage anhält.

Zu Schieck: Schon physiologischerweise besteht beim Austritt der Vortexvenen aus der Sklera eine Strangulierung, wodurch eine physiologische Blutstauung bedingt wird. Ferner wurde seit langem angenommen, dass die schief durch die Sklera verlaufenden Vortexvenen durch erhöhten Augendruck in ihrer Funktion behindert werden, wodurch es ja zur Erweiterung der vorderen Ciliarvenen kommt. Ich glaube deshalb, dass die von Schieck gezeigten Bilder ebenso bei chronischem Glaukom gefunden werden, also für das akut entzündliche Glaukom nicht charakteristisch sind. Bezüglich der Behandlung hoffnungsloser akuter Glaukomzustände erinnere ich an meine vorjährige Mitteilung über Setzung einer hinteren Bulbusfistel. Man bekommt durch diese Operation eine tiefe Vorderkammer und meist subnormalen Druck.

Herr Bartels:

Herr Schieck hat lediglich die abführenden Blutgefässe in Betracht gezogen. Es finden sich aber auch merkwürdige Veränderungen in den zuführenden arteriellen Gefässen, die vorderen Arterien zeigen ein verengtes Lumen, während die hinteren bei ihrem Durchgang durch die Sklera die Muscularis verlieren. Wir haben aber überhaupt keine histologischen frischen Fälle von Glaukom und bei allen Befunden müssen wir uns fragen, was ist primär, d. h. Ursache des Glaukoms oder was ist sekundär als Folge des Glaukoms eingetreten. Wir können das bis jetzt nicht entscheiden. In den Vortexvenen finden sich, wie ich seinerzeit beschrieb, manchmal auch Endothelwucherungen. Schmerzhaftes, absolutes Glaukom braucht man nicht immer zu enucleieren, sondern man kann die Augen durch eine sozusagen brutale hintere Sklerotomie in Kreuzform nach Axenfeld oft noch erhalten.

Herr Jess

macht darauf aufmerksam, dass schon vor 10 Jahren ein praktischer Augenarzt die Netzhautablösung heilen wollte, indem er Bindehautstücke durch Skleralschnitte in das Augeninnere verpflanzte. Es sollte angeblich dadurch eine Gefässkommunikation zwischen Bindehaut und Netzhaut erreicht werden. Jess hatte Gelegenheit, einen auf diese Weise vergeblich behandelten Patienten nach längerer Zeit zu untersuchen. Es zeigte sich, dass eine ganz feste sehnige Vernarbung ohne jegliche Gefässneubildung aufgetreten war. Ausserdem hatte sich eine Cataracta complicata entwickelt.

Herr Comberg

fragt Herrn Poos, ob nicht die Pupillenerweiterung bei den Versuchen ein störender Faktor ist im Sinne der Seidelschen Feststellungen?!

Herr Serr:

Die Bemerkungen von Herrn Comberg zu den Versuchen von Herrn Poos möchte ich nachdrücklichst unterstreichen. Die Tatsache, dass es im Schlaf zu einer Miosis kommt, während beim leichten Geschlossenhalten der Lider in wachem Zustand eine Pupillenerweiterung auftritt, ist nicht nur von theoretischer Bedeutung. Die Wirkung der Schlafmiosis auf die Augendruckschwankungen bei geeigneten Glaukomaugen mit Belichtungs- und Beschattungsreaktion habe ich bereits vor Jahren hier demonstriert (vgl. Ber. ü. d. XLVI. Zusk. d. D. Ophth. Ges. 1927, S. 401; desgl. XLVII. Zusk. 1928, S. 228). Und wenn auch nur bestimmte Glaukomaugen derartig extreme und prompte Druckschwankungen auf Belichtung und Beschattung aufweisen, so gibt es auch andere, bei denen die Reaktionen nicht so gesetzmäßig auszulösen sind, die aber auf Beschattung immerhin mit gewisser Drucksteigerung reagieren. Ich vermisse daher, dass Herr Poos bei seinen Patienten entsprechende Kontrollversuche angestellt hat.

Herr Jung:

Herr Jess hat einen Augenarzt erwähnt, welcher ein ähnliches Verfahren, wie das Sondermannsche zur Behandlung der Netzhautablösung anwendet. Schon viel früher hat aber dieser nicht genannte Herr das Einziehen von Bindehaut unter der Sklera als Operation gegen Glaukom gebraucht, dabei aber versucht, in der Tagespresse für sich eine bequeme Reklame zu machen. Bei einer grossen politischen Zeitung habe ich das aber hintertrieben und gesagt, wenn er wirklich eine unfehlbar sichere Operation gegen Glaukom habe, so würde er diese zur Beurteilung auf den Altar der Wissenschaft niederlegen und z. B. unserer Gesellschaft mitgeteilt haben.

Herr Löhlein:

Wir haben nach dem ursprünglichen Vorschlag von Sondermann zweimal bei absolutem schmerzhaftem Glaukom operiert. Leider konnten beide Patienten nur 1—2 Monate verfolgt werden. In dieser Zeit bestand bei dem einen Fall Druckregulierung und Schmerzlosigkeit und man sah eine Gefässbildung im trepanierten und kauterisierten Bezirk.

Ich habe in Greifswald vor dem Krieg bei Elliottrepanationen im Anfang eine Spätinfektion erlebt und das veranlasste mich in mehreren Fällen die Trepanation in das infektiös nicht gefährdete hintere Skleralgebiet zu verlegen. Es war aber nur eine vorübergehende Drucksenkung zu erzielen, auch als ich in einem solchen Fall über das Trepanationsloch ein Stück Conjunctiva frei transplantierte, um eine epithelisierte Kanalbildung anzuregen. Vielleicht könnte man aber dem Befund von Schieck und der Theorie von Sondermann dadurch gerecht werden, dass man an ein oder zwei Vortexvenen die sklerale Aussenwand lamellär verdünnt.

Herr Wessely:

Solange man sich der Rolle der Vortexvenen bei der akuten Drucksteigerung zugewendet hat, und das reicht ja schon eine geraume Zeit zurück, scheint mir die Hauptschwierigkeit dieser Frage — ähnlich wie

bei derjenigen nach der Bedeutung der Kammerwinkelverengerung für
die Pathogenese des Glaukoms — darin gelegen zu sein, dass es so ausserordentlich schwer ist, primäres und sekundäres Geschehen dabei zu
trennen, d. h. zu unterscheiden, wie weit die Kompression der Venae
vorticosae im Verlauf ihres Durchtritts durch die Sklera die Folge der
intraokularen Spannungserhöhung ist, wie weit sie ihrerseits zur Ursache
für den unter Umständen unregulierbaren Druckanstieg wird. Dieses
Ineinandergreifen von Ursache und Wirkung dürfte besonders schwer
zu entwirren sein, sobald es sich um ein sogenanntes malignes Glaukom
handelt, wo die momentane Blutüberfüllung der Uvea nach dem operativen Eingriff noch komplizierend hinzutritt. Es wäre deshalb von grossem
Interesse, im Schlusswort vielleicht noch etwas eingehender erfahren
zu können, welche Schlussfolgerungen der so sorgfältig untersuchte
Fall des Herrn Schieck seinem Urteil nach in dieser Beziehung zulässt.

Herr van der Hoeve:

Die interessanten Ausführungen von Geheimrat Schieck zeigten
uns, dass wahrscheinlich bei der Entstehung des Glaucoma malignum die
Stauung in den Vortexvenen von grossem Einfluss ist und dass vielleicht
Absaugung von Glaskörper dagegen Hilfe leisten kann.

Ich möchte hierbei erinnern an die ältere Theorie der Entstehung
des Glaucoma malignum von Ad. Weber, welcher meinte, es handelte
sich hier um das Nachvornerücken der Linse, welche dann in der Skleral-
rinne gefangen wurde und die Filtration im Kammerwinkel bleibend
verhinderte.

Diese Theorie erwähne ich, weil ich meine, dass eine Weise von
Operieren imstande ist, die Ätiologie bei den beiden Theorien zu beseitigen. Wenn man mich fragt, was in einem Fall von Glaukom,
wo Iridektomie gemacht worden ist und Glaucoma malignum mit
Blindheit droht, oder man das schon blinde Auge noch zu behalten
wünscht, gemacht werden muss, so rate ich immer in einer Sitzung,
eine vordere Trepanation nach Elliot und eine hintere Sklerektomie mit
Ablassung von ein wenig Glaskörper zu machen und dann durch die
Trepanationsöffnung mit einem stumpfen Spatel die Linse nach hinten
zu drücken. In dieser Weise werden die beiden ätiologischen Momente
beseitigt.

Herr Schieck (Schlusswort):

Die Ciliararterien (hintere wie vordere) waren in meinem Falle
erweitert und gestaut. Über die Entstehungsweise der Drucksteigerung
selbst als primärer Faktor können erblindete Augen, vor allem an Glaucoma
malignum erblindete, keinen Aufschluss geben.

Herr Poos (Schlusswort):

Herrn vom Hofe möchte ich auf seinen Einwand erwidern, dass in
der Tat meine Versuchsergebnisse dem von Thiel festgestellten zwei-
phasigen, nächtlichen Druckanstieg zu widersprechen scheinen. Wie
ich aber in meinem Vortrag schon hervorhob, zeigen manche Glaukom-
fälle im Lidschlussversuch schon nach 40—45 Minuten eine Druck-

steigerung, die dem Druckmaximum bei der frühmorgendlichen Messung entsprach. Das erkläre ich damit, dass die Orbicularisspannung beim Lidschluss wacher Patienten morgens in der Sprechstunde bei heller Beleuchtung aktiver und wirksamer ist als bei wirklich schlafenden Patienten nachts im Dunkeln. Es kommt noch hinzu, dass der allgemeine Blutdruck des Nachts während des Schlafes absinkt, bei wachen Patienten ist bei Tage aber der Blutdruck beim Liegen auf der Chaiselongue höher als im Sitzen und im Sitzen höher als im Stehen. In der von mir angewandten „Schlafprobe" kommen demnach die Schlaffaktoren verstärkt zur Wirkung.

Zu der Bemerkung von Herrn Lindner habe ich darauf hinzuweisen, dass ich vorhin in meinem Vortrag Sallmann im Zusammenhang mit den Autoren erwähnt habe, die annehmen, dass die Ruhigstellung der Augen die Ursache des nächtlichen Druckanstieges sei. Auch ich glaube, dass die Ruhigstellung der Augen einer der Schlaffaktoren ist, was ich aber schon in meinem Vortrage hervorgehoben habe.

Was die Einwände von Herrn Comberg und Herrn Serr bezüglich des Pupillenfaktors anbelangt, so muss zunächst darauf hingewiesen werden, dass die Pupillenweite als Schlaffaktor für den nächtlichen Druckanstieg wegen der Schlafmiosis nicht in Frage kommt. Aber auch bei meinen Untersuchungen mit der Lidschlussprobe kommt der Pupillenfaktor jedenfalls in den allermeisten Fällen entscheidend nicht in Frage. In einzelnen Fällen mit enger Vorderkammer mag er mitwirken, wenn eine Pupillenerweiterung eintritt. Bei den zahlreichen von mir untersuchten Augen mit Uveitis und Drucksteigerung, die dauernd unter Scopolamin standen und auch bei Glaukomaugen, die unter Pilocarpin-Esserin standen und positiv reagierten, spielte eine Änderung der Pupillenweite ursächlich für die Drucksteigerung jedenfalls keine Rolle.

Herr Sondermann (Schlusswort)

bemerkt Herrn Jess gegenüber, dass es sich in dem von ihm erwähnten Falle um ein Auge mit normalem, vielleicht sogar unternormalem Drucke gehandelt habe. In solchen Augen sei nicht zu erwarten, dass sich neue venöse Gefässe bildeten, da hier keine abnorme Stauung in den Venae vorticosae bestehe, diese vielmehr normal funktionierten. Nur wenn die Venae vorticosae unter abnormem Drucke ständen, und nicht mehr die normale Funktion genüge, wie dies beim Glaucoma simplex der Fall sei, sei die Bildung neuer Gefässe zu erwarten. Bei den Versuchen von Herrn Löhlein und des von Herrn Jung erwähnten Kollegen handle es sich um das Bestreben, Flüssigkeit aus dem Augeninnern abzuleiten, ähnlich wie bei den fistelbildenden Operationen an der Vorderkammer, aber nicht um die Bildung neuer venöser Gefässe; dieser Gedanke habe ja auch erst nach der von ihm vertretenen Theorie über die Entstehung des Glaukoms sich bilden können. Sondermann glaube auch kaum, dass die von Herrn Löhlein erwähnte Verdünnung der Sklera über den Venae vorticosae von Erfolg sein könne, allein schon aus dem Grunde, weil der genaue Verlauf dieser Venen sich schwer feststellen lasse.

Die von Herrn Schieck nachgewiesene Stauung in den Uvealgefässen beim Glaucoma acutum fasst Sondermann als sekundär entstanden auf. Er ist der Ansicht, dass bei einem zu akutem Glaukomanfall disponierten Auge eine Erkrankung der Gefässe, sowohl der Arterien wie der Venen, im Vordergrund stehe, infolgedessen die Blut-, wie auch die Kammerwasserzirkulation einen geringeren Umfang aufweise, dass aber auch aus dem gleichen Grunde die Funktion der Abflusswege zur Aufrechterhaltung des Gleichgewichtszustandes im Auge reduziert sei. Wenn unter solchen Umständen der Blutstrom durch stärkere Erregung oder unter Alkoholeinfluss sich erhöhe und hierdurch auch die Kammerwasserabsonderung zunehme, sei der Regulationsapparat dem grösseren Ansturme nicht gewachsen — meist dadurch, dass die in solchen Fällen rigidere Iris nicht schnell genug die Flüssigkeit in die Vorderkammer übertreten lasse, — dass dann die Irisperipherie, wie dies besonders von Elschnig hervorgehoben worden sei, sich vorwölbe und den Kammerwinkel mehr oder weniger verlege. Damit sei der Circulus vitiosus zur akuten Steigerung des Augendruckes eröffnet. Hiervon verschieden sei der Vorgang der Drucksteigerung beim Glaucoma malignum nach Eröffnung der Vorderkammer insofern, als es sich seiner Ansicht nach hier um Augen handle, in denen neben der Durchblutung des Auges die Kammerwasserproduktion und -ableitung auf ein so geringes Maß reduziert sei, dass es nach Aufhebung der Vorderkammer überhaupt nicht mehr zur Neubildung von Kammerwasser kommt und damit jede Regulation zwischen Blutzu- und -abfluss wegfalle.

XIII.

Zum Aufbau des Glaskörpers.

Von

K. Lindner (Wien).

Mit 8 Abbildungen im Text.

Baurmann und Thiessen teilten im Jahre 1922 die wichtige Tatsache mit, dass der Glaskörper bei Untersuchung mit dem Ultramikroskop eine Fadenstruktur aufweise. Dieser neue Befund wurde in den folgenden Jahren von maßgebenden Untersuchern, ich nenne Heesch, Comberg, Duke-Elder, Stroemberg, Goedbloed, bestätigt und weiter ausgebaut, so dass er heute wohl als gesichert gelten darf. Auch in den Fragen des genaueren chemisch-physikalischen Charakters der Glaskörpergallerte haben sich die Meinungen obiger Forscher weitgehend genähert. Die seit jeher strittige Frage jedoch, ob der Glaskörper ausserdem eine gröbere Gliederung besitze, wurde durch diese Untersuchungen nicht geklärt. Wenn wir Baurmann glauben wollten, so könnte von irgend einer gröberen Struktur des Glaskörpers, etwa im Sinne eines

Schichtenbaues, gar keine Rede sein. Ich und mit mir wohl viele Kollegen — ich nenne vor allem Salzmann, Lauber und Comberg — halten es aber trotz Baurmann für sehr wahrscheinlich, dass der Glaskörper wenigstens in seinem Rindenteil tatsächlich einen lamellären Bau besitzt. Zu dieser besonderen Frage will ich heute eingehender Stellung nehmen.

Auf Grund des histologischen Schnittes hat man seit jeher eine dem Glaskörper eigene Struktur angenommen, schon deshalb, weil das histologische Bild ein so konstantes, ja für jede Tierart charakteristisches ist. Dabei war man sich aber seit langem ebenso dessen bewusst, dass das, was man im histologischen Bilde sieht, keineswegs genau der Wirklichkeit entsprechen könne, dass aber immerhin die histologisch in Erscheinung tretende Struktur des Glaskörpers durch seinen Bau vorbedingt sei oder, wie H. Virchow sich seinerzeit ausdrückte, „dass sich in den im mikroskopischen Präparat sichtbaren Linien eine bestimmte Anordnung der zugrundeliegenden Strukturen verriete". Dabei stellten sich die meisten Untersucher vor, dass der Glaskörper aus feinsten Fibrillen bestünde, die im Rindenteil durch bevorzugte Verlaufsrichtung und Verflechtung zu Lamellen oder Netzen angeordnet seien. Diese Vorstellung des lamellären Baues des Glaskörpers ist sehr alt und war ursprünglich dadurch gewonnen worden, dass gefrorener Glaskörper bei mechanischer Zergliederung einen lamellären Bruch zeigt (Zinn 1755), dass ferner bei Einwirkung bestimmter chemischer Lösungen auf normalem Glaskörper ein zwiebelschalenartiger Bau in Erscheinung trat (Brücke 1843, Hannover 1852). In der Zeitperiode der histologischen Schnittechnik war es besonders die regelmäßige Reihung von roten und weissen Blutkörperchen im Rindengebiet des Glaskörpers, wie sie nach Verletzungen oder Infektion des Auges im histologischen Schnittpräparat beobachtet wird, welche als weitere Stütze für die Annahme der Zwiebelschalenstruktur des Glaskörpers angesehen wurde.

Welches sind nun die wichtigsten Einwürfe, die gegen eine besondere Struktur des Glaskörpers sowie gegen das Bestehen einer solchen Glaskörperschichtung angeführt werden? Von vielen wurde behauptet, dass die histologisch in Erscheinung tretende Glaskörperstruktur eine reine Fällungsstruktur sei, die mit einem schon vorbedingten Glaskörpergefüge gar nichts gemein habe, sondern bloss durch das stets in gleicher Art eindringende Fixiermittel mit seiner Wirkung auf die homogene Glaskörpergallerte hervorgerufen werde. Diese in neuerer Zeit besonders von Baurmann verfochtene Ansicht kann aber leicht widerlegt werden. Das Fällungsbild eines homogenen Kolloids, das keine eigene Architektonik besitzt, müsste weitgehend durch die Gesetze der Diffusion beeinflusst werden. Vor allem müsste es durch das an verschiedenen Stellen raschere oder langsamere Eindringen des Fixiermittels gekennzeichnet sein und eine Struktur erzeugen, die zur Diffusionsrichtung des Fixiermittels eine stets gleichbleibende Lagerung aufweist. Bezüglich des Glaskörpers sollte man auf Grund des histologischen Schnittes glauben, dass das eindringende Fixiermittel eine zur Diffusionsrichtung senkrecht gelagerte Faserungsstruktur erzeugt. Dem widerspricht aber die Anordnung der Glaskörperstruktur im histologischen Schnitt, und zwar besonders an zwei Stellen: Wenn es sich bei der Glaskörperstruktur wirklich nur um eine Fällungswirkung handelt, die beim Glaskörper im allgemeinen eine quer zur Diffusion gelagerte Fällungsfaserung zu erzeugen scheint, so müssten diese Fällungsfibrillen auch in der Gegend der Glaskörperbasis parallel zu den Augenhüllen verlaufen, woselbst jedoch die Fibrillen im Gegenteil mehr oder weniger büschelförmig von der sogenannten Glaskörperbasis aus gegen das Augeninnere ausstrahlen. Noch viel mehr aber widerspricht einem nur auf Diffusion gegründeten Fällungsbild die zur Linsenhinterfläche parallel verlaufende Glaskörperstruktur, weil eine Diffusion der Fixationsflüssigkeit durch die Linse hindurch nur sehr verspätet, wenn überhaupt auf den Glaskörper einwirken könnte. Vielmehr müsste das Fixiermittel schon lange vorher vom Linsenciliarkörperwinkel her hinter die Linsenfläche gelangt sein und dem Gewebe die diesem Vordringen entsprechende Fällungsstruktur aufgeprägt haben, bevor noch dieses selbe Fixiermittel durch die ganze Linse hindurch diffundiert sein kann. Um zu zeigen, wie sich das Bild einer reinen Fällungsstruktur auf Grund des Diffusionsvorganges im Auge darstellen würde, habe ich Diffusionsversuche an Menschen- (Abb. 1 u. 2) und Schweinsaugen (Abb. 3 u. 4) ausgeführt, bei welchen die jeweilige Vorrückung des Diffusionsmittels in Form von Fällungslinien sichtbar wird. Dabei hat sich, wie zu erwarten war, gezeigt, dass die jeweiligen Diffusionsvorrückungsgrenzen im vorderen Augenabschnitte in ganz anderer Weise gelagert sind, als den uns bekannten histologischen Strukturbildern des Glaskörpers entsprechen würde.

Bei diesen Versuchen ging ich in folgender Weise vor: 1. Versuchsreihe. Ein enukleiertes menschliches Auge wird zuerst durch eine kleine Schnittöffnung der Sclera vollständig ausgeräumt, so dass also nur die Corneoscleralhülle überbleibt. Der Scleralschnitt wird vernäht, worauf man in diesen leeren Bulbus zwischen zwei Nahtstellen mit einer feinen, ausgezogenen Glaspipette 4% verflüssigte Gelatine, die etwas Kalium-Bichromat ($1^0/_{00}$) enthält, füllt. Dann lässt man diese Lösung im Eiskasten gelatinieren und

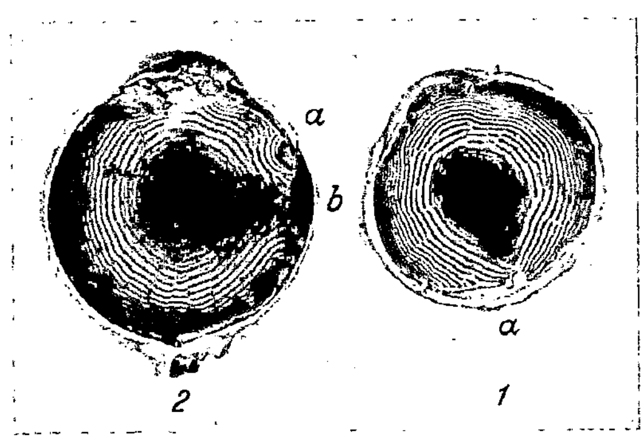

Abb. 1 u. 2.

hängt nun dieses so vorbereitete Auge an einem Zwirnsfaden in eine 8,5% Silbernitratlösung. Nach 8—24 Stunden wird dieses Auge mit einem scharfen Messer halbiert. Nun sieht man in der Gelatine die jeweiligen Vorrückungsgrenzen des Diffusionsmittels am Schnittbild in Form von mehr oder weniger konzentrisch gelagerten Niederschlagslinien. Es sind dies die sogenannten Liese-

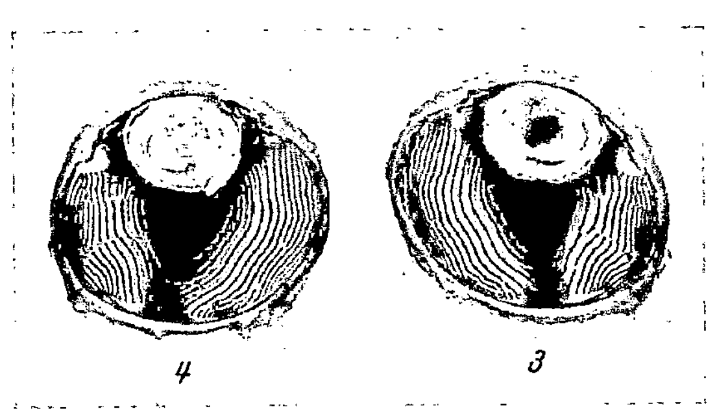

Abb. 3 u. 4.

gangschen Fällungsringe. Sie zeigen eine zu den Hüllen konzentrisch verlaufende Anordnung von schöner Regelmäßigkeit (Abb. 1). Lässt man aber an einem solchen Auge aussen etwas Gewebe haften oder bleibt innen etwas Gewebe zurück, so werden entsprechend diesen Stellen und ihrer nächsten Umgebung die Ringe entweder unterbrochen oder scleralwärts ausgebuchtet sein. Dies ist die Folge des an dieser Stelle verhinderten oder verlangsamten Diffusionsvorganges. Z. B. sind die Ringe in der Nähe des gewebsdichteren Sehnerveneintrittes stets unterbrochen oder mindestens gegen die Sclera verschoben (Abb. 3 und 4). Umgekehrt wird bei Erleichterung der Diffusion infolge dünner Scleralstellen oder wegen eines Defektes der Sclera eine örtliche Vorwölbung der Fällungslinien gegen das Bulbusinnere erfolgen, was uns die raschere Diffusion anzeigt. So sieht man in Abb. 2, wie bei a durch die Schnittöffnung der Sclera die Diffusion rascher erfolgte, daher das stark nach innen konvexe Ringgefüge. Umgekehrt ist im selben Bilde daneben bei b eine scleralwärtige Verziehung der Fällungsringe erfolgt, weil an dieser Stelle im Auge eine Luftblase zurückgeblieben war. Nach diesen allgemein orientierenden Versuchen galt es nun festzustellen, wie sich das Fällungsbild in einem linsenhaltigen Auge darstellen würde. 2. Versuchsreihe. Zu diesem Zwecke darf man das Auge nicht ganz ausräumen, sondern nur Glaskörper und Netzhaut, während die Linse und Uvea an Ort und Stelle belassen werden. Ich habe zu diesen Versuchen ganz frische Schweinsaugen benützt, mit denen es leichter wie am menschlichen Auge gelingt, den Glaskörper samt Netzhaut durch einen kleinen Scleralschnitt zu entfernen, während die Linse in ihrer normalen Lage unversehrt gelagert bleibt. Verwendet man ein so vorbereitetes Auge zum Diffusionsversuch, so ergeben sich gar niemals Fällungslinien, die zur Linsenhinterfläche parallel verlaufen würden. Vielmehr dringen sie vom Ciliarkörperlinsenwinkel aus gegen das Augeninnere vor und kommen dabei mehr oder weniger senkrecht zur Hinterfläche der Linse zu stehen, wie dies die Abb. 3, 4 anzeigen. Nur dann bekommt man ein Linienbild, das die vom histologischen Schnitt bekannte Glaskörperstruktur bei oberflächlicher Betrachtung vortäuschen könnte, wenn man bei einem solchen Versuchsauge Hornhaut und Linse entfernt hat, so dass dort die Gelatine ganz frei liegt. Die in diesem Gebiete dadurch erleichterte Diffusion zeigt sich in einer Einbiegung der Fällungslinien gegen das Bulbusinnere.

Das histologisch-topographische Bild der Glaskörperstruktur kann also keineswegs eine reine Fällungswirkung des diffundierenden Fixiermittels auf ein homogenes Kolloid sein, sondern muss auf einer im Glaskörperbau begründeten eigenen Struktur beruhen, wenn auch dieses histologisch sichtbare Strukturbild mit dem wirklich bestehenden Glaskörperbau nicht identisch ist, was aber auch niemand behauptet hat. Es bleibt sich ganz gleich, von wo ein Fixiermittel und wie schnell es in den Glaskörper eindringt und mit welcher Seite ein Augapfel am Boden des Präparatenglases aufliegt, stets wird die histologisch in Erscheinung tretende Fibrillenanordnung die typisch gleiche bleiben, „die in den Augen derselben Tierart immer ganz regelmäßig und an derselben Stelle und in derselben Anordnung wiederkehrt" (Szent-Györgyi), ganz verschieden von den hier gezeigten Fällungslinien. Dies ist ein sicherer Beweis dafür, dass die im histologischen Schnitt sichtbare Glaskörperstruktur irgendwie vorgebildet sein muss.

Nach diesen Versuchen, die den Einwurf der reinen Fällungsstruktur des histologischen Glaskörperschnittbildes entkräften, wollen wir nun jene Beobachtungen ins Auge fassen, die mit so grosser Wahrscheinlichkeit für einen lamellären Bau der Glaskörperrinde sprechen. Sie sind zwar allgemein bekannt, wurden aber in neuerer Zeit als mehr oder weniger bedeutungslos in den Hintergrund gerückt. Ich meine die reihenartigen Anordnungen von roten Blutkörperchen oder Eiterzellen im Glaskörper, die vor allem von Salzmann und Fuchs als Beweise für seine lamelläre Struktur angeführt wurden. Dazu kommen als wichtige Ergänzung die Spaltlampenbeobachtungen Combergs über das Verhalten von Blutungen in Glaskörperhernien am linsenlosen Auge des Lebenden (Klin. Mbl. Augenheilk. 72, 58).

Bezüglich des Verhaltens der roten Blutkörperchen im Glaskörperraum hinter der Linse verweise ich auf die Arbeit von Fuchs „Zur pathologischen Anatomie der Glaskörperblutungen" und die dort enthaltenen Abbildungen (Gr. A. f. O. 99, 202). Ich selbst möchte Ihnen heute nicht weniger charakteristische Bilder der regelmäßigen Anordnung von Eiterzellen nach intraocularer Infektion, und zwar in Mikrophotogrammen zeigen, die also das Schnittbild naturgetreu wiedergeben. Es sind bisher meines Wissens nur sehr wenige solche Bilder veröffentlicht worden. Eines der ersten von der Äquatorgegend des Glaskörpers fand ich in einer Arbeit von Wagenmann (Gr. A. f. O. 35. IV, 116). Ich zeige Ihnen aber Bilder vom retrolentalen Glaskörper. Gerade hinter der Linse, wo es nach den eingangs beschriebenen Diffusionsversuchen gar nie zu einer zur Linsenhinterfläche parallelen Fällungsstruktur kommen könnte, finden wir gelegentlich die eitrige Infiltration in parallelen Zellreihen so regelmäßig angeordnet, wie eine ähnliche regelmäßige Zellreihung nur noch in der Hornhaut oder der Linse beobachtet werden kann, also zwei typisch geschichteten Gewebsarten. Diese regelmäßige Reihung der Zellen und ihre recht scharfe Trennung durch helle Zwischenräume findet sich auch genau so in ganz dicken

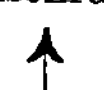

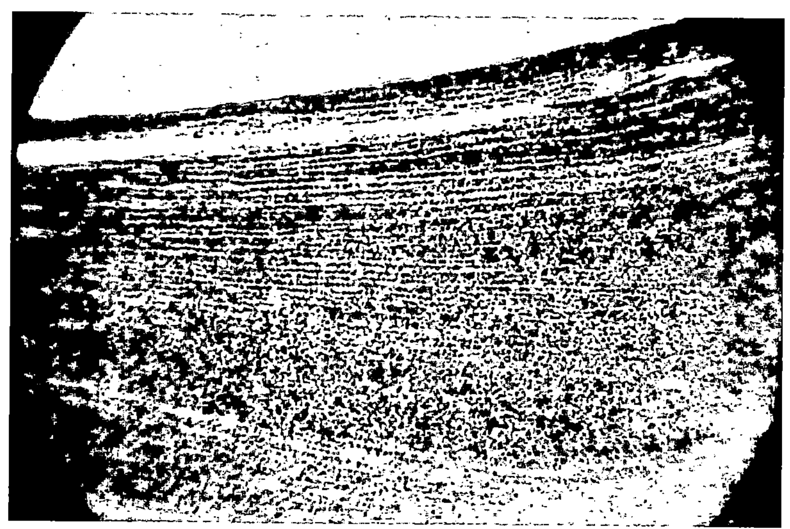

Abb. 5. Glaskörper hinter der Linse.

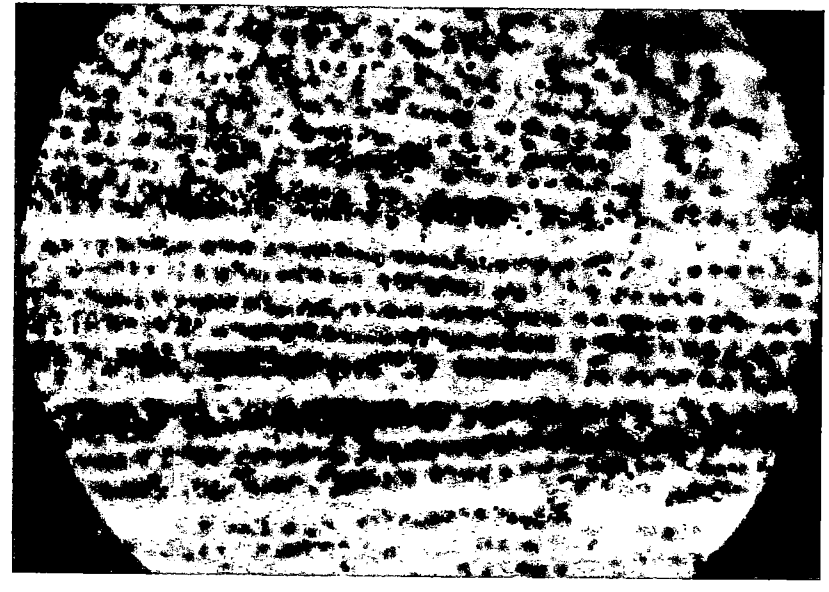

Abb. 6.

Schnitten, was eben dafür spricht, dass es sich nicht um eine einfach parallel gelagerte Faserung, sondern um eine richtige strukturelle Schichtung des Glaskörpers handelt. Besonders schön tritt diese

Schichtenstruktur der Glaskörperrinde im kindlichen Auge in Erscheinung. Ich zeige hier mehrere Mikrophotogramme von Prä-

Abb. 7.

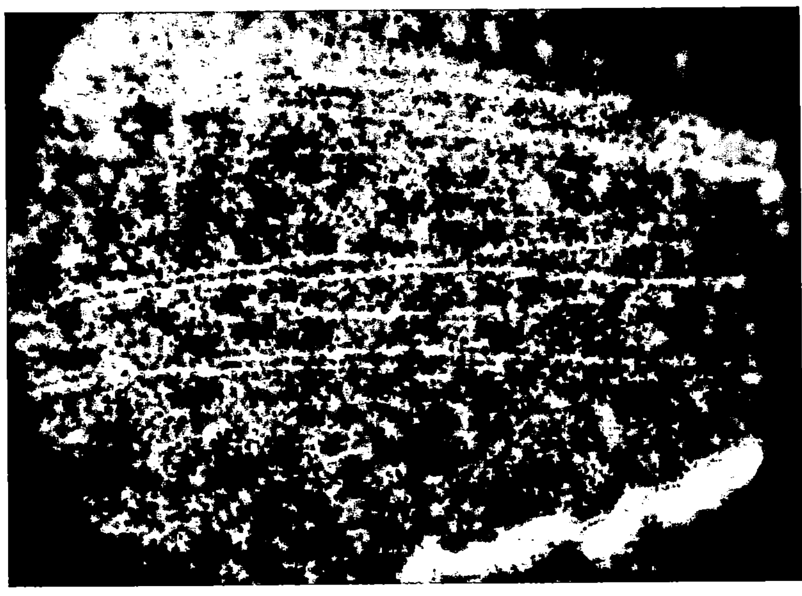

Abb. 8.

paraten eines kindlichen Auges (6 Jahre alt), das 10 Tage nach einer perforierenden Verletzung mit einer Schere wegen Glaskörperabszess enukleiert werden musste. Abb. 5 ein Übersichtsbild bei schwächerer Vergrösserung, das jedoch eine stärkere Vergrösserung nicht zu scheuen braucht, wie dies aus Abb. 6 hervorgeht. Dabei sind die Zellreihen nicht immer durch gleich weite Zwischenräume getrennt. Andererseits sieht man gelegentlich mitten durch ungeordnete Eitermassen ein oder zwei solche regelrechte Zellreihen hindurchziehen (Abb. 7), oder auch, wie in Abb. 8, Zellreihen, die wie auseinandergedrängt erscheinen. Die letzteren Präparatstellen sind meines Erachtens noch beweisender dafür, dass diese Zellanordnung durch einen geschichteten Bau des Glaskörpers verursacht ist. Hier kann doch kein Zweifel darüber bestehen, dass einzelne restliche Glaskörperlamellen durch die Infiltration auseinander gedrängt wurden oder übergeblieben sind, während die übrigen Lamellen bereits durch die proteolytischen Fermente des Eiters aufgelöst und zerstört wurden. Baurmann hat seinerzeit diese eigenartige Anordnung der Eiterkörperchen und roten Blutzellen im Glaskörper durch einen Vergleich mit den sogenannten Liesegangschen Fällungsringen zu erklären versucht, wie ich sie eingangs zum Nachweis des Vordringens eines Diffusionsmittels verwendet habe. Ein solcher Vergleich sollte jedoch zwischen solchen im Wesen ganz verschiedenen Vorgängen überhaupt nicht gezogen werden. In den Ergebnissen der allgemeinen pathologischen Anatomie 1933 ist dieser Vergleich von Baurmann im Gegensatze zu seiner seinerzeitigen ausführlicheren Arbeit (Gr. A. f. O. 111, 352) nur mehr in einem Satze berührt und ich glaube, dass Baurmann selbst diesen Vergleich heute nicht mehr verteidigen wird.

Dieser eigenartigen und typischen Reihung von Zellen in der Glaskörperrinde kommt aber gerade deshalb, weil wir so wenig über die gröbere Struktur dieses Gewebes wissen, eine besondere Wichtigkeit und Beweiskraft zu. Baurmann ist in der oben erwähnten Zusammenstellung auf diese histologischen Tatsachen, welche für die Annahme einer Schichtung der Glaskörperrinde mehr Beweiskraft besitzen, als alle anderen negativen Untersuchungen sie widerlegen könnten, gar nicht eingegangen. Mit Unrecht. Denn wenn eine solche Schichtung des Glaskörpers im Ultramikroskop nicht zum Ausdrucke kommt, so gestattet dies nur den einen Schluss, dass eine gröbere Gliederung des Glaskörpers optisch nicht feststellbar war, vielleicht schon wegen des beschränkten Gesichtsfeldes im Ultramikroskop. Aber daraus bindend abzuleiten, dass deshalb eine solche Schichtung überhaupt nicht bestehen könne, wäre unrichtig. Da man mir vorwerfen wird, dass ich ja in diesem Gebiete kein Fachmann bin, so berufe ich mich auf einen Kolloidchemiker von Rang, Wo. Ostwald, der folgendes schreibt: „Ferner kann eine Gallerte durchaus eine Struktur von mikroskopischen Dimensionen haben, wenn auch das mikroskopische oder selbst das ultramikroskopische Bild nichts davon zeigt." (Die Welt der vernachlässigten Dimensionen, 9. u. 10. Aufl., 1927, S. 100).

Im Zusammenhang mit dem eben Vorgebrachten gewinnen die klinischen Beobachtungen Combergs an der Spaltlampe besonderen Wert, da sie uns die im histologischen Bilde festgestellte Glaskörperschichtung am lebenden Auge bestätigen. Diese Beobachtungen beweisen nämlich, dass die lamellären Reihungen von Zellen, wie wir sie im histologischen Präparat sehen, gewiss kein Kunstprodukt sind, da man ja gleiche Zellanordnungen mit Hilfe der Spaltlampe gelegentlich am lebenden Auge nachweisen kann.

Es ist schwer verständlich, warum Baurmann jede Möglichkeit einer solchen Glaskörpergliederung ablehnt, da er selbst bei seinen ultramikroskopischen Untersuchungen Wellen- und Lockenstrukturen, die er durch bevorzugte Verlaufsrichtung der Glaskörperfäden erklärt, nachgewiesen hat. Auch haben andere Forscher, die dieses schwierige Gebiet in vorzüglicher Weise beherrschen, ich nenne Duke-Elder, Heesch und Goedbloed, keineswegs den bisherigen histologischen Befunden ihre Bedeutung aberkannt, sondern Anschluss an dieselben gesucht und gefunden. So konnten Duke-Elder und Heesch nachweisen, dass unter der Einwirkung der gebräuchlichen Fixationsmittel keine Zerstörung, sondern eine Zusammenlagerung der Elementarfäden erfolgt, durch welchen Vorgang die im histologischen Schnitt sichtbare fibrilläre Struktur des Glaskörpers mühelos erklärt werden kann. Auch scheint die Färbung eine wichtige Rolle beim Sichtbarwerden der Fibrillenbündel zu spielen, da durch Farbadsorption sehr feine Gewebselemente eine Dickenzunahme erfahren. Auch Lauber hat sich dieser Auffassung im Graefe-Saemisch zur Gänze angeschlossen. In Kenntnis aller dieser Tatsachen und neuen Befunde müssen wir uns geradezu darüber wundern, in welch kluger Form Salzmann seinerzeit (im Jahre 1900) die Glaskörperstruktur beurteilt und verteidigt hat: „Ich will keineswegs behaupten, dass jede Fibrille, die man im fertigen Dauerpräparat sieht, auch im Leben in derselben Gestalt oder überhaupt vorhanden war. Aber pathologische Veränderungen, namentlich Infiltrationen, zeigen, dass auch im Leben eine ähnliche Struktur vorhanden sein muss, wie man sie am gehärteten Auge findet, und namentlich möchte ich diesen Satz auf die folgenden, mehr anatomischen als histologischen Details der

Grenzschichte angewendet wissen." (Salzmann, Die Zonula ciliaris und ihr Verhältnis zur Umgebung, 1900, S. 40.)

So möchte ich das Gesagte in folgende Sätze zusammenfassen: Die fibrilläre Struktur des Glaskörpers im histologischen Schnittpräparat kann gewiss nicht als reine Fällungsstruktur eines homogenen Kolloids aufgefasst werden, sondern muss weitgehend durch eine dem Glaskörper eigene Struktur bedingt sein. Die einfachste Erklärung des histologischen Glaskörperschnittbildes finden wir in der Beobachtung von Duke-Elder und Heesch, dass sich die ultramikroskopischen Fadenelemente durch die Einwirkung der gebräuchlichen Fixationsmittel bündelartig zusammenlagern und dadurch erst sowie infolge von Farbadsorption mikroskopisch sichtbar werden. Die histologisch sichtbare Struktur des Glaskörpers ist demnach weitgehend durch Lagerung und Packungsdichte der zugrundeliegenden elementaren Glaskörperfäden bedingt. Ausser der ultramikroskopischen Fadenstruktur muss der Glaskörper, wenigstens in seinem Rindenteil, noch eine gröbere Architektonik im Sinne einer lamellären Schichtung besitzen. Dafür sprechen vor allem die pathologischen Einlagerungen im histologischen Schnittbild, sowie einzelne Beobachtungen an der Spaltlampe. Diese Schichtung wird wahrscheinlich durch periodisch wechselnde Packungsdichte und bevorzugte Lagerung der Elementarfäden bewirkt.

XIV.

Über Fremdkörperlokalisation nach der Methode von Grudziński.

Von

Konrad Dzigielewski (Posen).

Die hier beschriebene Methode der Fremdkörperlokalisation gehört zu den sogenannten physiologischen Methoden und beruht auf der Verschiebung des Fremdkörperschattens auf dem Röntgenogramm bei verschiedenen, gewöhnlich vier Blickrichtungen. Als erster hat sich ihrer Köhler bedient, nachher wurde sie von Holzknecht, Grossmann, Belot und Fraudet und zuletzt von Altschul verbessert. Aber die Methode von Altschul hat sich nicht als sehr praktisch erwiesen, da sie umständlicher mathematischer Berechnungen bedarf. Die Idee, auf welcher Altschul seine Methode aufbaut, ist sehr gut, er hat sie nur nicht zu Ende geführt. Grudziński hat sie wieder aufgenommen und zu einer praktischen Methode ausgearbeitet, bei der jedwede Korrektur und mathematische Berechnung fortfallen und nur auf einfache graphische Weise die genaue Lokalisation erfolgt. Der Arbeitsgang ist folgender:

Der Patient liegt auf der Seite des kranken Auges auf der Filmkasette, welche 5 cm vom Auge entfernt ist. Vor dem Auge ist in 96 cm Entfernung ein Achsenkreuz mit den Fixierungsmarken, welche 1 m voneinander entfernt sind, aufgestellt. Der Fokus der Röntgenröhre befindet sich in 60 cm Entfernung von der Platte. Der Patient liegt mit dem Kopf auf einem Holzgestell, welches eine bequeme Verschiebung der Kasette bei den vier Blickrichtungen ermöglicht. Dann werden bei unveränderter Kopflage vier Aufnahmen beim Blick nach oben, unten, rechts und links gemacht. Das Wesentliche der Methode beruht darauf, dass die Ablenkung des Blickes bei jeder Aufnahme genau 27,5⁰ beträgt. Nur wenn diese Bedingung erfüllt wird, ist die Verschiebung des Fremdkörperschattens auf dem Röntgenogramm gleich der wirklichen im Auge. Auf diesen vier Röntgenogrammen werden also die Lageveränderungen des Fremdkörpers zueinander erkenntlich. Dann werden die Fremdkörperschatten der Platte beim Blick nach unten auf die Platte beim Blick nach oben übertragen. Ebenso wird der Schatten beim Blick nach links auf die Platte beim Blick nach rechts übertragen. Es wird dann die Platte so zerschnitten, dass auf der einen Hälfte die Schatten oben-rechts mit den übertragenen Schatten unten-links verbleiben. Mit dieser Hälfte wird sodann mit Hilfe eines auf durchsichtigem Celluloid hergestellten Augenschema die Lokalisation durchgeführt. Die Celluloidplatte enthält drei Augendurchschnitte: 1. einen sagittalen, 2. einen äquatorialen, 3. durch den Meridian. Um die Lage des Fremdkörpers im Profil festzustellen, wird das Profilbild senkrecht zur Blickrichtung in der Weise auf das Röntgenogramm mit dem Schattenpaar oben-unten gelegt, dass der Schatten beim Blick nach unten in die Mitte des Profilbildes fällt. Dann zeigt der Schatten beim Blick nach oben die wirkliche Lage des Fremdkörpers im Auge im Profil an. Das zweite Schattenpaar rechts-links dient uns zur Konstruktion des Längengrades, ausgedrückt in Stunden, oder den Stundenkreis der Fremdkörperlage. Graphisch dargestellt, sehen wir den Fremdkörper im Auge von vorn auf die Äquatorialachse projiziert. Wir legen die Strecke L—R mit L im Mittelpunkt auf die wagerechte Achse des vorderen Bildes ab.

Da uns aus dem Profil die Lage des Fremdkörpers unter der wagerechten Achse bekannt ist, tragen wir sie senkrecht am Ende der Strecke L—R ab. Indem wir diesen Punkt mit dem Mittelpunkt verbinden, erhalten wir den Stundenkreis der Fremdkörperlage. Mit Hilfe dieser beiden Bestimmungen wird der Breitengrad, auf welcher der Fremdkörper liegt, festgestellt. Wir tragen wiederum die Lage des Fremdkörpers aus dem Profil auf die Achse vorn-hinten auf die Ebene des Stundenkreises ab, und auf die Äquatorachse die Projektion des Fremdkörpers vom Mittelpunkte des vorderen Bildes. Der durch den Schnittpunkt der Senkrechten erhaltene Punkt gibt, mit dem Mittelpunkte verbunden, den Breitengrad der Fremdkörperlage an. Die eigentliche Lokalisation nimmt nur 2 Minuten in Anspruch. Wir arbeiten mit der Methode in der Universitäts-Augenklinik in Posen seit 4 Jahren und haben uns immer von ihrer Richtigkeit überzeugen können. Besonders bei nichtmagnetischen Fremdkörpern hat sie uns gute Dienste geleistet, und jedesmal wurde an der lokalisierten Stelle der Fremdkörper mit blindlings eingeführter Pinzette herausgeholt.

Wir möchten diese Methode deshalb empfehlen, weil sie in ihrer Handhabung sehr einfach ist, sehr einfacher Hilfsgeräte bedarf, die jeder selbst anfertigen kann und zugleich sehr genaue Resultate liefert.

XV.

Über die Lokalisation von Netzhautstellen mit Hilfe der ophthalmoskopischen Durchleuchtung nebst einem Beitrag zur Lokalisation von intraocularen Fremdkörpern.

Von

K. Lindner (Wien).

Mit 2 Abbildungen im Text.

Als ich mich im Herbst 1928 anschickte, die Goninsche Operationsmethode nachzuprüfen, war mir vorerst das eine klar, dass eine möglichst genaue Lokalisation des Netzhautloches die Vorbedingung für das Gelingen dieser Operation sein müsse. Die Lokalisationsart Gonins beruhte auf Schätzung und war wohl nur in der Hand des Geübten brauchbar, musste aber bei demjenigen, der sich erst einarbeiten sollte, anfangs zu gröberen Lokalisationsfehlern führen. Deshalb habe ich seinerzeit bereits für den allerersten Fall, den ich nach Gonin zu operieren gedachte, meine Lokalisationsmethode ausgearbeitet, so dass dieser Fall aus diesem Grund 3 Wochen auf die Operation warten musste. Meine Methode beruhte auf der von Gräfe angegebenen Perimetermethode, die ich am Gullstrandschen Ophthalmoskop zur Anwendung brachte. Neu war die Übertragung der gefundenen Werte mit Hilfe eines kleinen auf den Augapfel aufnähbaren Ringschemas. Diese Lokalisationsmethode war die erste messende Methode, welche zur Ausübung der Goninschen Operation angegeben worden ist. Ich habe sie am 17. Dezember 1928 in der Wiener ophthalmologischen Gesellschaft mitgeteilt und möchte bei dieser Gelegenheit ausdrücklich feststellen, dass keiner meiner Assistenten an der Ausarbeitung dieser Methode irgendwie beteiligt war. (Z. f. Aug. 67, 173.)

Erst einige Monate später interessierte sich Herr Guist für diese Frage und erbot sich, einen eigenen Lokalisationsapparat, der meinen öfters geäusserten Wünschen entsprechen würde, herstellen zu lassen. Zu diesem Zwecke überliess ich Herrn Guist die Korrektur meiner ausführlichen in Druck befindlichen Lokalisationsarbeit, worin in Sperrdruck die Eigenschaften des gewünschten Lokalisationsapparates gekennzeichnet waren (Gr. A. f. O. 123, 233). Das wesentlich Neue an Guists Apparat ist sonach die Führung und Fixierung des Perimeterbogens mit seinen Enden in einem aufrecht stehenden graduierten Metallring. Ich musste dies einmal vorbringen, weil in der englischen und französischen Literatur je eine Arbeit erschienen ist, in der meine Lokalisationsmethode einschliesslich der Übertragung auf den Bulbus Herrn Guist zugeschrieben wird. Es entbehrt nicht eines gewissen Interesses, dass beide Autoren vor ihrer Publikation persönlich in Wien waren, und zwar zu verschiedenen Zeiten, und von Herrn Guist in die an der Klinik gebrauchte Lokalisationsmethode eingeführt wurden (Dr. Saint Martin, Bulletin de la société d'ophtalmologie de Paris, 21. Mai 1932, S. 308, Dr. S. Mc. Keown, Arch. of Ophthal. 9, 65, 1933). Ich habe an die beiden Zeitschriften keine Richtigstellungen gesandt, möchte aber den genauen Sachverhalt gelegentlich dieser Mitteilung ein für allemal feststellen.

Ich muss noch bemerken, dass seit Guists Abgang von der Klinik im Mai 1932 sein Apparat von den Assistenten der Klinik fast nicht mehr benutzt wurde, sondern wieder mein altes, weniger genaues Lokalisationsmodell. Es lag dies an der mühevollen Hand-

7*

habung des Guistschen Instrumentes, vor allem bedingt durch die Unzulänglichkeit seines Ophthalmoskops. Erst seit ich im Frühjahr 1933 das Combergsche Modell des Simonschen Augenspiegels in das Guistsche Ophthalmoskop einbauen liess, wurde dieses Instrument wieder öfter benutzt.

Fast scheint es aber, als ob heute bei Verwendung der neueren Operationsmethoden eine genauere Lokalisation von Netzhautdefekten vor der Operation überflüssig geworden wäre. Schon das von mir Anfang 1931 angegebene Prinzip der Abriegelung eines ganzen Netzhautbezirkes erleichterte die Lokalisation insofern, als in solchen Fällen nur mehr die Tiefe der Abriegelung bestimmt werden musste, die genaue Lokalisation der einzelnen Defekte jedoch unnötig wurde. Ferner hat uns Weve bei seiner Methode gezeigt, wie man die erste Elektrokoagulationsstelle ophthalmoskopisch zur Orientierung benutzen kann, um einen Lokalisationsfehler richtig zu stellen. Safar endlich begegnet den Lokalisationsschwierigkeiten dadurch, dass er sich erstens der Abriegelungsmethode bedient, deren Tiefe er an meinem Lokalisationsmodell bestimmt, weiter aber das ganze abzugrenzende Gebiet, sowie noch einen Streifen ausserhalb der Abriegelungszone mit einer kurzen Nadel stichelt.

Wer jedoch Gelegenheit hat, viele Fälle von Netzhautabhebung zu operieren, der erkennt bald, dass auch bei Abriegelungsoperationen eine möglichst genaue Lokalisation wichtig ist, ja dass auch bei der Weveschen Operation der Defekt vor der Operation möglichst genau lokalisiert werden soll, wie dies auch Weve selbst verlangt, der bekanntlich eine ausgezeichnete Methode der Lokalisation, die Substitutionsmethode, ausgearbeitet hat. Es ist nämlich nicht immer leicht, die erste, zur Orientierung gesetzte Elektrokoagulationsstelle aufzufinden, selbst nicht in der Nähe der Lochstelle, sofern man diese erste Koagulation mit einer feinen Nadel ausführt. Nimmt man aber eine gröbere Nadel, um eine besser sichtbare Koagulationsstelle zu setzen, dann fistuliert das Auge bereits in störender Weise und die Fortsetzung der Operation wird dadurch erschwert. Ferner kann man bei blasenförmiger Abhebung mit trüber Netzhaut auch grössere Elektrokoagulationsstellen meist nicht sehen. Aber auch dann, wenn man die Koagulationsstellen gut sieht, bietet das „Einschiessen" auf die Lochstelle bei gröberem Lokalisationsfehler einige Schwierigkeiten, die Vogt durch eine eigene Methode zu vermindern trachtet (Klin. Mbl. Augenheilk. 92, 436). Ich will auf alle diese Einzelheiten nicht näher eingehen, sondern wollte nur auf die Wichtigkeit der Lokalisation und ihre Schwierigkeit mit den bisherigen Methoden hinweisen, bevor ich auf die heute zu besprechende sehr einfache und genaue Lokalisationsart eingehe.

Bei einem besonderen Falle von Netzhautabhebung, den ich das zweite Mal zu operieren hatte, und bei dem mir wegen Degeneration des noch abgehobenen Netzhautteiles eine genaue Lokalisation der Defekte sehr erwünscht war, zeigte es sich während der Operation, dass ein Lokalisationsfehler vorlag. Ich wollte nach Weve die noch vorhandenen drei Defekte einkreisen. In dieser Notlage fand ich einen einfachen und sehr genauen Weg, die Defekte zu lokalisieren.

Wenn man mit dem May-Ophthalmoskop im aufrechten Bilde spiegelt, bekommt man bei Verwendung der Punktblende im Fundus ein ziemlich scharf begrenztes, kreisrundes Leuchtfeld. Ich habe dieses Leuchtfeld, das meist etwas kleiner als die Papille ist, schon öfter dazu verwendet, um Fundusgebiete zu messen. Wenn man nun im verdunkelten Operationsraum die zu lokalisierende Fundusstelle mit dem Ophthalmoskop aufsucht, so leuchtet das ophthalmoskopische Leuchtfeld, wenn das Auge durch die Operation freigelegt worden war, genügend durch die Augenhüllen hindurch, dass es aussen als kleiner, etwa 2 mm grosser, unscharfer Lichtfleck erscheint. Dieser Lichtfleck entspricht genau jener Fundusstelle, die man selbst mit dem Ophthalmoskop gerade beobachtet. Diese Tatsache kann man nun zur genauen Lokalisation von Netzhautstellen verwenden, wobei naturgemäß eine abgehobene Netzhaut, je nach dem Grade ihrer Abhebung, einen Visierfehler bedingt.

Man geht in folgender Weise vor: Bei jedem Patienten führe ich zuerst eine Kanthotomie aus. Dann wird das Operationsfeld in altgewohnter Weise ausgiebig freigelegt, wobei ich jedoch nie mehr als einen der geraden Muskel durchschneide. Der Operateur, der diesmal keinen Mundkorb, sondern eine Leinenmaske tragen muss, damit er mit dem Ophthalmoskop an das zu operierende Auge nahe genug herankommen kann, stellt sich mit Hilfe einer Elschnigpinzette den Augapfel nach Bedarf ein, während er mit der anderen Hand den Mayspiegel hält. Zur Wahrung der Sterilität ist diese zweite Hand durch einen Leinenfäustling geschützt. Das Ophthalmoskop muss gegen den Atem des Patienten geschützt werden. Während nun der Operateur die betreffende Netzhautstelle, die lokalisiert werden soll, eingestellt hält, trachtet der Assistent, das nach aussen durchscheinende Leuchtfeld zu Gesicht zu bekommen. Dies wird durch gutes Abhalten der Tenonschen Kapsel mit Hilfe eines Spatels erreicht. Noch besser eignet sich dazu das neue Instrument Arrugas, das er mir kürzlich zusandte und gestern hier zeigte. Dabei soll man die Elschnigpinzette nahe dem Limbus an jener Bulbusseite ansetzen, von der man spiegelt oder seitlich davon (Abb. 1). Weiter ist es notwendig, dass man das Ophthalmoskopier-lämpchen etwas überlastet, so dass das ophthalmoskopische Leucht-feld gut durch die Augenhüllen durchleuchten kann. Der Assistent kann sich dabei durch einen Jägerschen Lidspatel gegen das Licht des Augenspiegels schützen, um das sklerale Leuchtfeld besser zu sehen. Die aussen sichtbare Lichtstelle wird mit einer leicht-gebogenen Sonde mit Farbe markiert (alkoh. Gentianaviolett). In

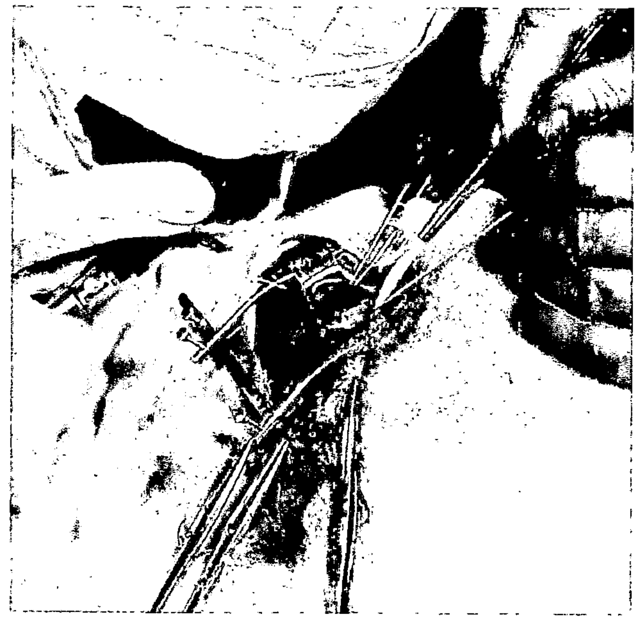

Abb. 1.

den allermeisten Fällen von Erstoperation ist diese Lokalisation sehr gut ausführbar. Bei zweiter oder mehrfacher Wiederholung der Operation wird es jedoch wegen Narbenbildung meist unmöglich, den gewünschten Raum zum Sehen und Markieren der Leuchtstelle zu schaffen.

Als es bei einem der letzten Fälle schien, dass die Markierung durch Abgleiten der Sonde fehlerhaft sei, liess ich durch den Assistenten zur Sicherheit die betreffende Skleralstelle mit einer feinen, gekrümmten, steil gezähnten Pinzette fassen und festhalten. In diesem Augenblick sah ich nun, wie sich beim Zufassen das in Beobachtung gehaltene Leuchtfeld eindellte. Dieser Vorgang der Lokalisierung bietet dem Operateur demnach bei flacher Abhebung die Sicherheit, dass der Assistent tatsächlich mit seiner Pinzette die richtige Stelle gefasst hat. Mit dieser ophthalmoskopisch sichtbaren Eindellung beim Fassen mit der Pinzette hätten wir demnach auch die Möglichkeit, weiter rückwärts gelegene Stellen zu lokalisieren, von denen das Leuchtfeld aussen nicht gesehen werden kann. Derzeit bin ich jedoch nicht in der Lage, über die Brauchbarkeit dieser „Eindellmethode" viel auszusagen, da wir erst bei zwei Fällen diese Art der Lokalisationskontrolle ausgeübt haben. · Bisher lokalisierten wir zu weit rückwärts gelegene Stellen derart, dass ich im selben Meridian, wo der Defekt sitzt, das ophthalmoskopische Leuchtfeld etwas nach vorne verschob, bis es aussen gesehen werden konnte. Diese Stelle wurde dann lokalisiert und ihre Entfernung im Fundus von der Lochstelle abgeschätzt. Nur selten war jedoch dieser Weg notwendig, da wir meist mit dieser Lokalisationsmethode bis 20 mm nach rückwärts vom Limbus, manchmal auch über 20 mm gelangen konnten.

Seitdem ich auf diesen einfachen Weg der Lokalisation gekommen bin, haben wir kein einziges Mal mehr irgend einen Lokalisationsapparat benutzt (18 Operationen bei 15 Patienten). Ich erwähne hier, dass bereits W e v e eine gleichartige Methode benutzt hat, bisher jedoch nur als Nachprüfung seiner eigenen Lokalisationsmethode[1]. Ich habe auch versucht, nach W e v e das umgekehrte Bild zu verwenden, bin aber zum aufrechten Bild zurückgekehrt. Im umgekehrten Bild kann man sich den Augapfel nicht selbst einstellen, sondern ist dabei auf den Assistenten angewiesen, was in bezug auf die gegenseitige Verständigung Schwierigkeiten mit sich bringt. Ein grosser Vorteil dieser neuen Methode besteht auch darin, dass man nach Bedarf während der Operation lokalisieren kann, was bei stark abstehender Netzhaut manchesmal wichtig ist, da sich hier während des langsamen Zurücklagerns der Netzhaut während der Operation die Lokalisation ändert. Ich bin dessen sicher, dass die eben besprochene Methode „die Methode der Lokalisation" werden wird.

Eine Bedingung der Methode ist es aber, dass der Operateur den zu operierenden Fundusbezirk sozusagen auswendig gelernt haben muss, besonders bei kleinen Defekten, wobei man sich genau von derselben Seite aus den Fundus einprägen soll, von der man am Operationstisch den Defekt spiegeln will. Den wichtigsten Anhalts-

---

[1] Annales d'oculistique **171**, 15. „Dans plusieurs cas le rayon scleral illuminé par l'ophthalmoscope peut être observé par un assistant. Il peut servire come controle utile."

punkt bilden bekanntlich die Gefässe in ihrem Verlaufe und ihr Verhältnis zur gesuchten Stelle. Es bleiben die Medien während der Operation nicht immer völlig durchsichtig, auch nicht bei Verwendung des Weveschen Kontaktglases. Übrigens kann man das Kontaktglas nicht immer verwenden, weil z. B. beim Vorziehen des Augapfels mit der Elschnigpinzette infolge der dadurch verursachten leichten Verziehung des Augapfels fast regelmäßig Luft unter das Kontaktglas gelangt.

Ich erwähne noch, dass man das ophthalmoskopische Leuchtbild sehr klein machen könnte, falls man die Genauigkeit der Lokalisation steigern wollte. Bei Verwendung des Simonspiegels mit eingelegter Lochblende (Blendöffnung $\frac{1}{2}$ mm D.) erhält man z. B. ein scharfes Leuchtfeld von nur $\frac{1}{3}$ PD, wofür aber die ganze Umgebung dunkel bleibt. Eine solche Verkleinerung des Leuchtfeldes wird demnach mit einer Erschwerung der Orientierung erkauft, weshalb ich beim May-Ophthalmoskop mit Punktblende geblieben bin.

Nun möchte ich mich noch kurz anderen Lokalisationsfragen zuwenden. Zuerst sei erwähnt, dass ich mit meiner früheren Lokalisationsmethode bei zwei flachen, intraocularen Tumoren mit Netzhautabhebung zur Sicherstellung der Diagnose Probeexcissionen ausgeführt habe. In beiden Fällen wurde die fragliche Stelle lokalisiert, dann mit dem Trepan ein Scleraldeckel herausgeklappt und ein kleines Stückchen Tumor entfernt. Nach Sicherstellung der Diagnose wurden am nächsten Tag die Bulbi enukleiert. Der eine der beiden Fälle war fast ein Jahr lang an unserer Klinik wegen vermuteter Tuberkulose der Uvea in Behandlung gewesen. Um einer Ausstreuung der Tumorzellen entgegenzuwirken, habe ich nach der Ausschneidung das zurückgebliebene Gewebe oberflächlich verschorft. In keinem der Fälle, die beide im Jahre 1931 enukleiert wurden und die ich vor meiner Abreise hierher nochmals selbst untersuchte, kam es zu einem örtlichen Rezidiv oder zu einer Metastase. Es ist auch nicht wahrscheinlich, dass eine solche Probeausschneidung bei Einhaltung obiger Vorsichtsmaßnahmen Metastasen verursacht.

Auch zur Lokalisation von ophthalmoskopisch sichtbaren Fremdkörpern habe ich meine ursprüngliche Lokalisationsmethode benutzt. Ich operierte zwei Fälle nichtmagnetischer Metallsplitter. Beim ersten Fall konnte der Fremdkörper unmittelbar an der genau lokalisierten Einschnittstelle gefasst und entfernt werden. Im zweiten Falle, der in diesem Jahre zur Operation kam, geschah

jedoch ein Fehler in der Lokalisation, indem aus Versehen vom
äusseren statt vom inneren Schemaring gemessen worden war.
Dadurch waren wir zu weit rückwärts gekommen. Zum Glück hatte
ich nur versucht, mit einer Diszissionsnadel die Chorioidea anzu-
stechen, aber dann sofort eingehalten, da sich eine kleine Glaskörper-
perle zeigte, ohne Zeichen eines Fremdkörpers. Diese Fehllokali-
sation gab jedoch Anlass zu einer neuen Methode, die mir während
dieser Operation einfiel. Auf Grund meiner Erfahrungen bei Ausschneidung eines Skleralstreifens zur Bulbusverkürzung wusste ich,
dass man die Chorioidea in grösserem Ausmaße freilegen kann,
ohne eine Ruptur der freigelegten Chorioidea befürchten zu müssen,

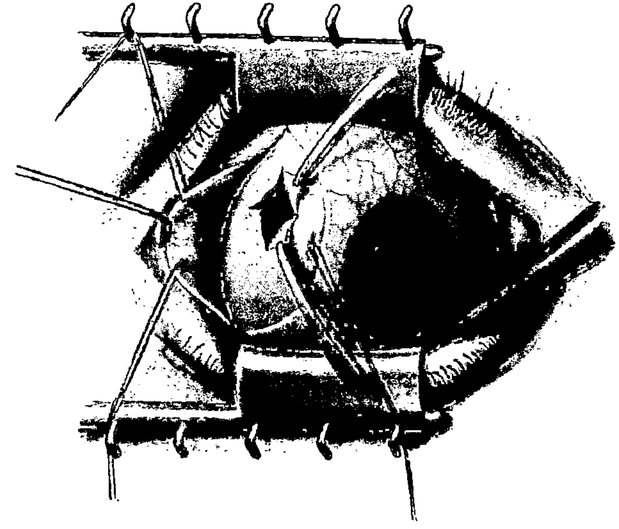

Abb. 2.

sofern man vorsichtig operiert. Ich habe nun im gegebenen Fall
die Chorioidea durch Kreuzschnitt der Sklera freipräpariert und
dann im Dunkeln den Bulbus von der entgegengesetzten Seite her
mit der Langeschen Lampe durchleuchtet (Abb. 2). Es zeigte sich
dabei, dass der Fremdkörper um die Breite des Schemaringes gegen
den Limbus zu gelagert war und einen deutlichen Schatten auf die
Chorioidea warf. Dieser Schatten erschien jedoch erst bei Verschiebung des Lampenendes weiter nach rückwärts, während beim
Ansetzen des Lampenkonus weiter vorne ein Linsenschatten auftrat, der den Fremdkörperschatten verdeckte. Bei Einschnitt der
Chorioidea an der betreffenden Stelle kam der Fremdkörper sofort
zum Vorschein. Ich möchte also auf diese einfache und sehr sichere
Lokalisation von peripher gelegenen, dichten Fremdkörpern hinweisen, die darin besteht, dass man die Chorioidea in dem be-

treffenden Gebiete freilegt und mit Hilfe der Langeschen Lampe, die man an der entgegengesetzten Seite des Augapfels anhält, einen Fremdkörperschatten auf die freigelegte Chorioidea projiziert.

Anmerkung: Auch für den etwaigen Versuch, ein beginnendes Chorioidealsarkom chirurgisch zu entfernen, dürfte sich diese Lokalisationsart in dazu geeigneten Fällen sehr gut bewähren.

XVI.

Über Messungen am Augenhintergrund.

Von

Lobeck (Jena).

Mit 2 Abbildungen im Text.

Wir alle wissen, dass bei einer ganzen Reihe von Allgemeinerkrankungen Störungen im präcapillaren Gefäßsystem eine besondere Bedeutung haben; ich erinnere nur an die Nephrosklerose, essentielle Hypertonie, Arteriosklerose usw. Wir wissen weiter, dass wir nur am Auge die kleinsten Arterien, Präcapillaren und Arteriolen, deren Dicke, Kaliberschwankung und Füllungszustand uns vom allgemeinärztlichen Standpunkt am meisten interessieren, direkt am Lebenden beobachten können.

Die Antwort auf die wichtige uns deshalb häufig gestellte Frage nach dem Kaliber der Netzhautarterien erfolgt auf Grund eines komplizierten Urteilsvorganges, der dadurch zustandekommt, dass wir das mit dem Augenspiegel beobachtete Kaliber der Netzhautgefäße in Beziehung setzen zu dem Durchmesser der Papille, der bekanntlich — ganz unabhängig von der Refraktion des Auges — einen konstanten Wert von etwa 1,5 mm hat. Der Vergleich geschieht jedoch im allgemeinen nicht auf Grund einer genauen Messung, sondern einer blossen Schätzung, eines allgemeinen Eindrucks. Will man dem Mangel abhelfen, der allen Schätzungen anhaftet, wegen der dabei doch nicht ganz auszuschaltenden subjektiven Momente, so muss man eine Methode haben, die es gestattet, in einfacher Weise unter gleichen optischen Bedingungen das Kaliber der Arterien und Venen der Netzhaut, sowie den Durchmesser der Papille in vergleichbaren relativen Werten zu messen, um die erhaltenen Zahlen miteinander vergleichen und das Verhältnis der Gefässdicke zum Papillendurchmesser genau bestimmen zu können.

Ein solches Verfahren fehlte bis jetzt. Gewiss sind bereits Messungen am lebenden Augenhintergrund ausgeführt worden: ich erinnere an die Messungen im aufrechten Bild mit einer Skala, die durch ein an der Rückseite des Augenspiegels angebrachtes Spiegelchen beobachtet wurde (Landolt), an die Messungen im umgekehrten Bild mittels einer auf die Konvexlinse geritzten Maßeinteilung (Bretagne und Dufour) und schliesslich an die Messungen im Gullstrandschen Ophthalmoskop mit einem sogenannten Mikrometerokular. Alle diese Verfahren haben aber den Nachteil, dass man an zwei Stellen der verwendeten Skala ablesen, also gewissermaßen zwei Einstellungen vornehmen muss; das geht höchstens bei kleineren Maßen wie dem Kaliber der Arterie oder Vene gut, bei grösseren aber wie der Papillendurchmesser nicht: denn, hat man den Nullpunkt der Skala mit dem einen Ende des Papillendurchmessers, z. B. dem temporalen Rande des Papillenbildes, in Übereinstimmung gebracht und geht über zur Ablesung der Skala an dem anderen Ende, dem nasalen Rande der Papille, so kann sich inzwischen das Auge ein wenig bewegt haben, und der Nullpunkt der Skala steht nicht mehr über dem Ausgangspunkt der Messung am Objektbild, wodurch die Messung ungenau werden würde. Im übrigen ist es, wovon ich mich überzeugte, bei der Grösse des Bildes der Papille kaum möglich, an beiden Enden des Papillendurchmessers zu gleicher Zeit die Stellung der Skala des Mikrometerokulars abzulesen.

Die Methode Nordensons, im photographischen Bild des Augenhintergrundes den Durchmesser der Gefässe zu messen und diesen Wert in Beziehung zu setzen zu der Grösse des Papillendurchmessers im Photogramm (Tengroth), setzt voraus, dass die Aufnahmen absolut scharf sind. Aber auch dann ist, wovon ich mich an zahlreichen gut gelungenen Aufnahmen überzeugte, die Begrenzung der Papille — obwohl sie im ophthalmoskopischen Bild völlig scharf erschien — im schwarz-weissen Photogramm häufig nicht deutlich genug zu erkennen, um eine exakte Messung des Papillendurchmessers zu gestatten, weshalb diese Methode nicht selten versagt.

In Zusammenarbeit mit der Firma Carl Zeiss habe ich deshalb versucht, einen Apparat zu konstruieren, der es gestattet, nach dem Prinzip des Heliometers in einfachster Weise und sehr kurzer Zeit, nämlich in etwa 1 Minute, sowohl Papillendurchmesser wie Arterien- und Venenkaliber unter sonst gleichbleibenden optischen Bedingungen direkt am lebenden Auge sehr genau zu messen.

Ich bin in folgender Weise vorgegangen: Am sogenannten vereinfachten Gullstrandschen Ophthalmoskop — das bekanntlich im wesentlichen aus zwei Linsen bzw. Linsensystemen besteht, nämlich der nach dem untersuchten Auge zu gelegenen Ophthalmoskopierlinse, gleichsam dem Objektiv, und dem nach dem Beobachter zu liegenden als Lupe wirkenden Okular — wurde die Okularlinse durch einen in der Ebene der optischen Achse ausgeführten Meridionalschnitt in zwei Hälften zerteilt, die so in eine Fassung montiert wurden, dass sie durch Drehung einer feinen Triebschraube gegeneinander bewegt werden konnten. Die Grösse der Verschiebung liess sich mittels eines Nonius genau ablesen. Ausserdem konnte das ganze Okular mit der halbierten Linse um deren optische Achse gedreht werden.

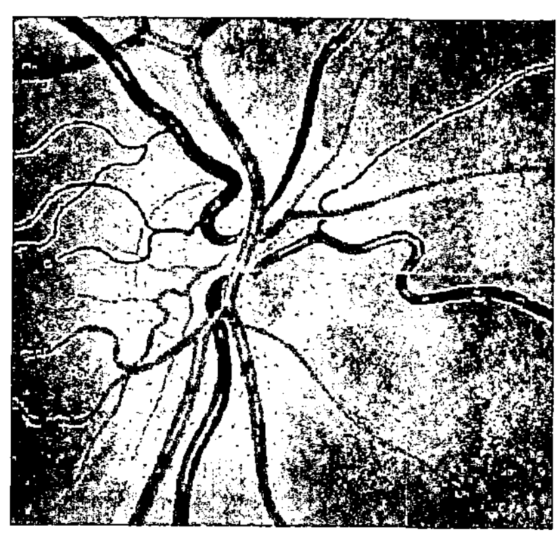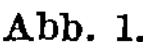

Abb. 1.

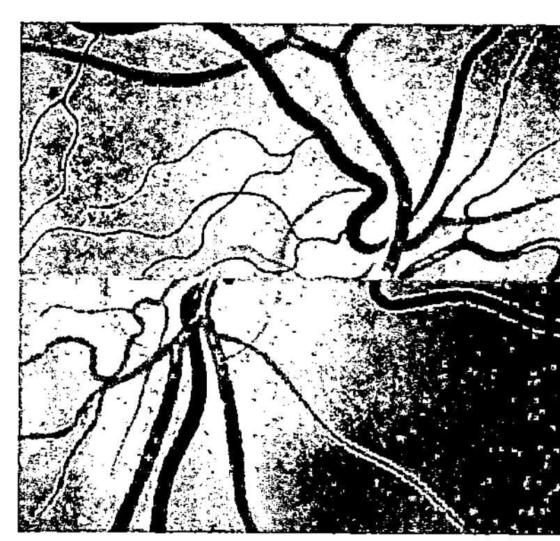

Abb. 2.

Betrachtet man durch ein so hergerichtetes Gullstrandsches Ophthalmoskop mit zerschnittener Okularlinse den Augenhintergrund, so sieht man eine feine, das ganze Bild in zwei Hälften teilende gerade Linie (wie das auf Abb. 1 schematisch ausgeführt ist). Dieser Strich entspricht der Trennungslinie der beiden Linsenhälften. Die Messung erfolgt nun durch Verschiebung der Linsenhälften gegeneinander mittels Drehung an der Triebschraube, und zwar in folgender Weise: Will man z. B. den Papillendurchmesser messen, so lässt man zunächst — eventuell mit einer besonderen Fixiereinrichtung — den Patienten das zu untersuchende Auge so drehen, dass die zu messende Entfernung genau in die Halbierungslinie fällt (vgl. Abb. 1), und verschiebt nun durch Drehung an der Triebschraube die eine Hälfte der zerschnittenen Okularlinse, wodurch auch das von dieser entworfene ophthalmoskopische Halbbild sich bewegt, solange, bis die beiden Halbbilder des Gegenstandes, dessen Breite gemessen werden soll, also z. B. der Papille, sich nur noch in einem Punkte berühren (wie z. B. auf Abb. 2).

Liest man bei dieser Stellung die Grösse der eingetretenen Verschiebung am Nonius ab, so erhält man ein relatives Maß für den Papillendurchmesser. Zur Messung des Gefässkalibers stellt man die Schnittlinie durch eine kleine Drehung des Okulars um seine optische Achse senkrecht zum Verlauf des zu messenden Gefässes ein und kann nun nach genau demselben Prinzip sofort das Kaliber der Venen und Arterien am Papillenrand bestimmen unter denselben optischen Bedingungen und mit demselben Maßstab wie bei der Messung des Papillendurchmessers, wodurch das Verhältnis von Papillendurchmesser und Gefässdurchmesser ohne weiteres gegeben ist. Da wir nun wissen, dass der Papillendurchmesser konstant etwa 1,5 mm beträgt — ganz gleich, welche Refraktion das untersuchte Auge hat —, so kann man auf Grund dieser Tatsache aus der gefundenen Verhältniszahl von Papillendurchmesser zu Gefässbreite leicht die absolute Dicke der Arterien am Papillenrand errechnen, wofür sich bei meinen Messungen an Gesunden ein Wert von etwa 0,14—0,15 mm ergab, der mit anderen Messungen, z. B. anatomischen und histologischen, gut übereinstimmt.

Dieses Verschiebungsprinzip nennt man das Heliometerprinzip. Ich wandte das Heliometerprinzip auf das Okular an, was ich deshalb betonen möchte, weil dieses Vorgehen gegenüber der Anwendung auf das Objektiv, also auf die Ophthalmoskopierlinse, wie das früher Henriksson in einer kurzen Mitteilung beschrieb, verschiedene Vorteile hat.

Ich habe eingehende Untersuchungen auch mit der Henrikssonschen Apparatur vorgenommen; sie erwies sich jedoch für unsere Zwecke aus einer Reihe von Gründen als nicht geeignet, von denen der wichtigste der ist, dass man damit nicht gleichzeitig Papillen- und Gefässdurchmesser messen kann, so dass eine Beziehung zwischen Papillendurchmesser und Gefässbreite, worauf es mir, wie eingangs gesagt, ankam, nicht aufgestellt werden konnte.

Obendrein kann man bei Zerschneidung der Okularlinse die Messungen ohne weiteres auch bei enger Pupille vornehmen, was bei zerschnittener Ophthalmoskopierlinse nicht möglich ist. Man kann ferner das zerschnittene Okular ohne Schwierigkeiten auch an anderen Apparaten, z. B. dem grossen reflexfreien Gullstrandschen Ophthalmoskop, anwenden, da es nur an Stelle des üblichen Okulars eingesetzt zu werden braucht. Und man kann schliesslich mit diesem Okular selbstverständlich auch alle anderen Entfernungen,

z. B. bei der Bestimmung von Netzhautrissen, messen, um sie in Beziehung zum Papillendurchmesser zu setzen in der gleichen Weise, wie wir das sonst bei der Schätzung nach Gonin tun.

Ich habe ein Modell des von mir konstruierten Okulars mitgebracht und im Vorraum aufgestellt, wo ich Ihnen gern die Einfachheit und Schnelligkeit der Messung sowohl am künstlichen Auge wie am lebenden Augenhintergrund demonstrieren werde. Die endgültige Form wird dem Apparat durch die Firma Zeiss erst noch gegeben werden, so dass er wohl noch etwas handlicher werden wird. Man kann aber gerade am Modell die Verhältnisse am besten übersehen und deshalb würde ich mich freuen, Ihnen den kleinen Apparat zu zeigen.

XVII.

Meine Erfahrungen über diasclerale Elektroendothermie bei Netzhautabhebung.

Von

Sven Larsson (Stockholm).

Mit 2 Abbildungen und 2 Tabellen im Text.

Schon 1923 habe ich begonnen, die Wirkung der Elektroendothermie auf Kaninchenaugen experimetell zu untersuchen. Ich fand, dass man bei diascleraler Applikation, ohne die Sclera zu beschädigen, eine Koagulation der Chorioidea und der Retina erreichen konnte und bei höherer Stromstärke sogar zu einer Trübung des Glaskörpers (wahrscheinlich Koagulationswirkung) gelangte, ohne dass die Sclera nekrotisiert wurde und ohne dass die Form des Bulbus verloren ging. Die Sclera war also sehr widerstandsfähig für Elektroendothermie, was bei einem so wenig differenzierten und gefässarmen Gewebe ja auch zu erwarten war.

Meine Absicht bei diesen Experimenten war die, mittels diascleraler Elektroendothermie einen tiefgehenden Effekt auf die Chorioidea mit darauffolgender Reaktion zu erreichen, von der zu erwarten war, dass sie zu einer adhäsiven Chorioiditis führt, die für die Ausheilung der Ablatio retinae vielleicht günstig wäre.

Ich begnügte mich mit Tierversuchen, denn ich wagte damals leider nicht, meine Erfahrungen auf Patienten anzuwenden. Jedoch benutzte ich später die Elektroendothermie für die Beseitigung epibulbärer Tumoren (Acta Ophth. 1926, 3, 319) und erhielt dadurch über die Elektroendothermie als Operationsmethode eine ausgedehntere Erfahrung; und nachdem Gonins operative Behandlung der Ablatio bekannter geworden war, entschloss ich mich zur Wiederaufnahme meiner Versuche mit Elektroendothermie, um auf diese Weise eine adhäsive Chorioiditis zu erlangen, die zum Schliessen des Netzhautrisses und zu einer festen Anlötung der Retina an die Chorioidea führen sollte.

Im Januar 1930 führte ich meine ersten Operationen aus und gab als erster im Juni 1930 eine vollständige Beschreibung der Operationsmethode, wobei ich die Resultate von sieben operierten Fällen mitteilte (Acta Ophth. Juni 1930, S. 172).

Es war mir damals unmöglich zu wissen, dass Professor Weve, Utrecht, etwa einen Monat vorher auf holländisch in der Nederlandsch Tijdschrift voor Geneeskunde (Bd. 74, S. 2354 (2364), 1930) kurz angedeutet hatte, er sei auf demselben Wege. Weve sagt hier betreffs dieser Frage nur folgende Worte in Übersetzung: „Auf die Operationstechnik (bei Ablatio) kann ich hier nicht näher eingehen, ich will Sie nur darauf aufmerksam machen, dass wir recht günstige Erfahrungen erreicht haben mit einer Variation der Goninschen Operation, die besonders in Frage kommt für die Fälle, wo der Schlitz weiter nach hinten sitzt, nämlich Diathermo-Koagulation anstatt Elektrokoagulation."

Erst 2 Jahre später legte Weve zum ersten Male eine genaue Beschreibung seiner Operationsmethode und Resultate und nachher noch weitere Arbeiten vor, die seine ausserordentlichen Leistungen auf diesem Gebiete erkennen lassen.

Ich weiss nicht, weshalb man gerade in der Schweiz, in Deutschland und Holland meine Arbeiten auf diesem Gebiete missverstanden hat. Vielleicht habe ich mich etwas undeutlich ausgedrückt und bin also selbst daran schuld. Man suchte geltend zu machen, dass ich bei der Behandlung der Netzhautabhebung die Bedeutung der Ruptur nicht genügend berücksichtigte. Dies ist nicht richtig. Vielmehr habe ich betont, dass Lebers und de Weckers Auffassung von der Bedeutung der Ruptur in glänzender Weise durch Gonin bestätigt wurde und dass durch Gonins hervorragende Arbeiten eine neue Ära für die Behandlung der Ablatio retinae eingetreten sei. Ich habe nur hervorgehoben, ich sei nicht überzeugt davon, dass die Ruptur der Retina die äusserste Ursache oder das Primäre in allen Fällen der idiopathischen Netzhautabhebung sei — sie kann wahrscheinlich sogar fehlen —, wenn aber eine Ruptur in der Retina vorhanden sei, gleichviel ob primär oder nicht, muss sie geschlossen werden, damit Heilung zustande kommen kann. In meiner ersten Arbeit (1930) wird in dieser wichtigen Frage folgendes betont: „Wenn man versucht, eine ausgebreitetere adhäsive Chorioiditis hervorzurufen in der Hoffnung, in solchen Fällen dadurch eher einen günstigen Effekt zu erreichen als durch direkte Verlötung der Rupturen, ist man bereits einigermaßen von Gonins ursprünglichem Behandlungsprinzip abgewichen", und weiter sagte ich bei Besprechung der Wirkungsweise der Elektroendothermie: „Das Wahrscheinlichste scheint mir jedoch zu sein, dass auf diese Weise eine adhäsive Chorioiditis und somit auch eine Anlötung der Rupturenden zustande kommt."

In meiner Arbeit von 1932 (Acta Ophth. 10, S. 173) heisst es: „I wish however to point out once more, that the closing of the rupture, or rather the communication between the preretinal and subretinal space, where such a rupture or communication exists, must naturally be considered of utmost importance — — —". Dieselbe Sache wird in einer Arbeit 1932 ausdrücklich betont (Arch. of Ophth. 7, S. 661). Die Bedeutung der Ruptur wurde also in allen meinen Arbeiten hervorgehoben, und trotzdem hat man mir zur Last gelegt, ich hätte die Ruptur nicht gebührend berücksichtigt. Man hat mich deshalb mancherorts als Ketzer betrachtet, und ich wurde nicht einmal für würdig befunden, in der von Gonins Klinik herausgegebenen Monographie der Madame Bercioux erwähnt zu werden. Dies nehme ich jedoch mit Ruhe hin, da ich weiss, dass es lediglich auf ein Übersehen oder Missverständnis beim Lesen meiner Arbeit zurückzuführen ist.

Was den günstigen Effekt der Elektroendothermie betrifft, so kommt er also meiner Ansicht nach durch eine adhäsive Chorioidits zustande, die zur Verlötung der Retina an die Chorioidea und zum Schliessen der etwa vorhandenen Ruptur führt. Durch Bewerkstelligung einer ausgebreiteten Endothermie, die nicht nur die Rupturstelle, sondern auch die umgebenden Teile der Chorioidea berührt, erstrebt man eine Verlötung desjenigen ganzen Teils der Retina an die Chorioidea, der möglicherweise wegen degenerativer Veränderungen einen Locus minoris resistentiae bildet. Durch ein solches Verfahren erhält man selbstverständlich auch eine Abriegelung der Rupturstelle durch Adhärenzen, auch wenn die eigentliche Rupturstelle nicht von der Behandlung berührt werden sollte. Ich fand es mit keiner erheblichen Gefahr verbunden, grosse Gebiete zu behandeln. In einem je ausgedehnteren Gebiete man die krankhaft veränderte Retina an ihre Unterlage fixieren kann, um so grösser ist wahrscheinlich die Aussicht, dass die Heilung dauerhaft und kein Rückfall zu befürchten ist. Das Ideal wäre ja, die ganze veränderte Retina an die Chorioidea verlöten zu können. Grosse Teile des peripheren Teils der Retina können jedoch durch ausgebreitete Endothermiebehandlung gefahrlos zur Adhärenz gebracht werden. Deshalb scheint mir, rein theoretisch betrachtet, die ausgebreitetere Behandlung gut motiviert. Es bietet sich dabei auch der Vorteil, dass man um die doch immer recht schwierige genaue Lokalisation der Ruptur herumkommt, was sich allerdings merkwürdigerweise in der Praxis als weniger schwer erreichbar erwiesen

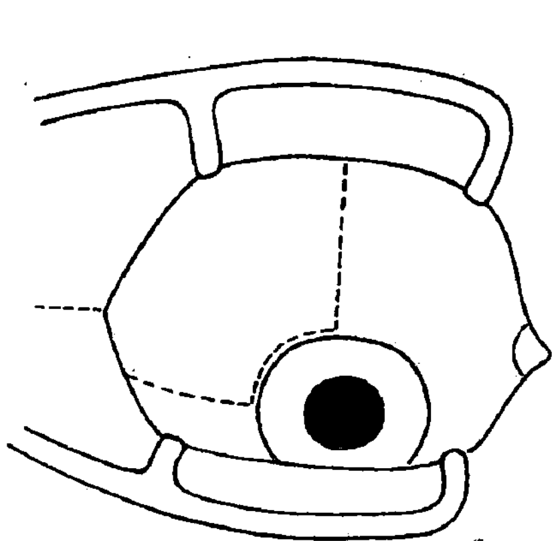

Abb. 1. Zeigend, wie die Konjunktiva bei Operation im oberen temporalen Quadrant abgetragen wird.

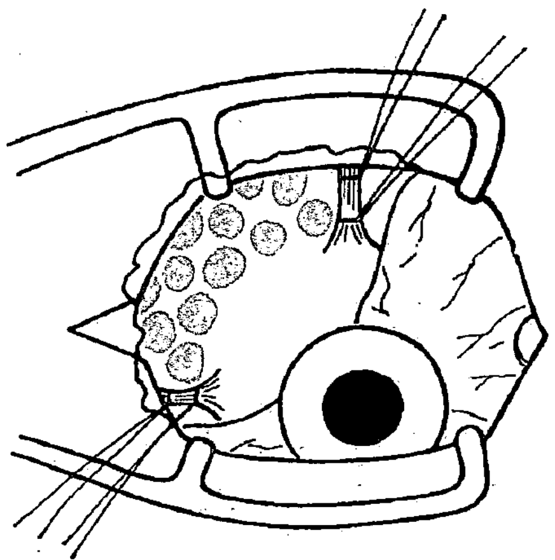

Abb. 2. Operation bei Abhebung im oberen temporalen Quadrant mit grossem Orariss. (Die grauliche Missfärbung der Sclera nach der Operation.)

hat, als man theoretisch erwarten sollte. Führt man eine ausgedehnte Endothermie durch, so umfasst dies selbstverständlich auch eine Abriegelung der Ruptur, und die später aufgekommenen speziellen Operationen dieser Art sind nur eine Modifikation.

Meine Operationsmethode ist im grossen ganzen bisher dieselbe, die ich im Juni 1930 beschrieb. Ich wollte mit ihr weiterarbeiten, um an einem grösseren Material zu erkennen, was sie leisten kann. Damit möchte ich jedoch nicht gesagt haben, dass nicht andere, später beschriebene Methoden, besonders die multiple diathermische Punktion oder gegebenenfalls eine Kombination der Methoden zu besseren Resultaten führen können, und ich wäre für die Zukunft versucht, in gewissen Fällen diese Verfahren zu erproben. Die Operationsmethode ist folgende:

Subconjunctivale Novocain-Adrenalin-Anästhesie. Die Conjunctiva wird vom Limbus lospräpariert über dem zu behandelten

Gebiete. Die Schnittführung ist aus Abb. 1 zu ersehen. Eine Kantotomie macht den Bulbus meistens besser zugänglich. Die Fernhaltung der Conjunctiva, der subconjunctivalen Gewebe und der Fascia tenoni vom Operationsfeld wird durch mehrere in der Fascia tenoni befestigte Suturen erreicht, an welche man Péans befestigt, die so angebracht werden, dass sie durch ihr eigenes Gewicht das den Bulbus umgebende Gewebe so ausspannen, dass die Sclera blossgelegt wird. Nunmehr schneide ich selten die Muskelsehnen ab, sondern ziehe es vor, sie mit ein paar Suturen zu umschnüren, wodurch sie verschmälert werden und sich leicht so verschieben lassen, dass sie den Eingriff nicht behindern. Durch Suturen in den Sehnenansätzen lässt sich der Bulbus so rotieren, dass er auch sehr weit hinten für die Behandlung zugänglich wird. Durch besonders für den Zweck hergestellte schmale Jägersche Platten kann man das den Bulbus umgebende Gewebe fernhalten.

Der von mir benutzte Apparat ist ein Siemens Thermoflux K. Ich benutze ihn seit 1931 und finde ihn ausgezeichnet. Vielleicht spielt die Macht der Gewohnheit eine Rolle, wenn ich bei einigen neueren Konstruktionen keine wesentlichen Vorteile finden konnte. Die grosse nicht wirksame Elektrode, eine Bleiplatte, von in Kochsalzlösung durchtränktem Gazetuch umgeben, wird um den Unterschenkel mit Gazebinden befestigt. Als aktive Elektrode dient eine gestielte Kugel von etwa 2 mm Durchmesser. Nach sorgfältiger Blutstillung, die am besten durch Elektroendothermie mit nadelförmiger Elektrode vollendet wird, beginnt die Behandlung. Ich verwende eine sehr schwache Stromstärke. Bei Kontakt zwischen den Polschrauben der aktiven und der passiven Elektrode gibt das Ampèremeter einen Ausschlag von 1—1½ Amp. Bei Kontakt zwischen der aktiven Elektrode und der Sclera gibt es keinen Ausschlag, weil der Strom zu schwach ist (< 100 Milliamp.). Die aktive Elektrode bringt man an der Sclera unter leichtem Druck während etwa 3 Sekunden an. Dies wiederholt man an mehreren Stellen mit je einigen Millimetern Abstand über das ganze zu behandelnde Gebiet. Um nicht mit dem Corpus ciliare in Berührung zu kommen, führt man die Behandlung in respektvoller Entfernung (mindestens 8—9 mm) vom Limbus aus. Dies ist notwendig, um nicht die Entstehung einer Katarakt oder sonstiger Komplikationen zu riskieren, die nach einer Verletzung des Corpus ciliare eintreten könnten.

Die Wärmewirkung zeigt sich an der Sclera in Form einer opaken, leicht dunkelfarbigen Zone, wo die Kugelelektrode an der

Sclera angesetzt war. Man sieht auch, wie die Sclera durch die Einwirkung der Wärme sich auf eigenartige Weise in der Umgebung der behandelten Stelle abplattet. Nachdem die Erwärmung in dieser Weise ausgeführt ist, macht man mit Elliots Trepan eine (selten zwei) Trepanationen der Sclera im behandelten Gebiete so weit nach unten wie möglich. Die im Trepanationsloch vorwölbende Chorioidea wird mit einer Weckers-Schere perforiert. Wenn die Chorioidea durchschnitten wird, kann man beobachten, dass meistens keine Blutung auftritt, was wahrscheinlich auf der Koagulation des Blutes in ihr beruhen dürfte. Die Trepanation wird einerseits ausgeführt, um subretinale Flüssigkeit zu entleeren, anderseits, um eine eventuell folgende starke reaktive intraokulare Drucksteigerung zu verhindern. Die ausrinnende Flüssigkeit oder den Glaskörper spült man mit physiologischer Kochsalzlösung heraus. Hierauf folgt Sutur der Conjunctiva.

Einige Stunden nach dem Eingriff hat der Patient oft heftige Schmerzen, nicht selten auch Nausea. Man muss oft Narkotika geben, und gegen Nausea erzielten wir eine gute Wirkung durch Seekrankheitsmittel (Atropin, Hyoscin), die vor und nach der Operation gegeben werden.

Der Patient muss 14 Tage lang mit Doppelverband zu Bett liegen und dann noch 1 Woche mit Einzelverband oder besser mit Lochbrillen. (Wenn sich das Resultat nach einer Woche nach der Operation als schlecht erweist, wird die Bettruhe unterbrochen.)

Die Augen vertragen den Eingriff sehr gut, auch nach Behandlung auf sehr weitgestrecktem Gebiete. An den ersten Tagen nach der Operation sieht man nicht selten Chemosis, die jedoch bald verschwindet. Bei Reizung gibt man Atropin. 14 Tage nach der Operation sind die Augen in der Regel ganz reizlos.

Anfänglich erfolgte der Eingriff über ein häufig sehr grosses Gebiet der Sclera, das ungefähr der Ausdehnung der Abhebung entsprach. Nunmehr begrenze ich bei totalen oder ausgebreiteten Abhebungen den Eingriff auf denjenigen Quadranten oder Teil des Bulbus, innerhalb dessen die Ruptur liegt. Es kommt also keine genaue Lokalisation der Rupturstelle vor. Wo keine Ruptur nachzuweisen ist, führe ich bei grossen Abhebungen die Elektroendothermie über ein ausgedehnteres Gebiet aus, aber besonders innerhalb des Teiles, in welchem sich die Abhebung zuerst zu erkennen gab. Anamnestische Angaben können hierbei von hohem Werte sein.

In der Augenklinik des Stockholmer Serafimerlazaretts hatte ich von Anfang 1930 bis Juni 1934 Gelegenheit, die Operation in 98 Fällen auszuführen. In derselben Zeit gab es in der Klinik 130 Fälle von Netzhautabhebung. Die Fälle, die nicht operiert worden sind, waren als hoffnungslos abgewiesen worden, weil die Abhebung schon zu lange Zeit bestanden hatte oder weil Komplikationen einer oder der anderen Art vorlagen. Am Anfang meiner Tätigkeit war ich jedoch noch nicht auf eine derartige Ausscheidung eingestellt, was meine Statistik bestätigt, vielmehr operierte ich nahezu alle Fälle, teilweise trotz Bewusstseins der ungünstigen Aussicht, aber mit der Absicht, zu ermitteln, welchen Erfolg die Operation eventuell auch in scheinbar hoffnungslosen Fällen haben könnte.

Die Versuche, operativ günstige Fälle von ungünstigen zu trennen, sind aller Beachtung wert, und vielleicht kann uns eine gesteigerte Erfahrung von unserer operativen Tätigkeit allmählich zu einer Auffassung hiervon verhelfen. Vorläufig sind wir in dieser Hinsicht recht machtlos. Wir wissen eigentlich nur, dass die Aussichten auf glücklichen Erfolg der Operation mit zunehmendem Alter der Abhebung sinken. Die besten Aussichten bieten offenbar solche Abhebungen, die höchstens einige Wochen alt sind. Bei älteren Patienten (über 50 bis 60 Jahre) scheinen die Aussichten der Operation etwas weniger günstig zu sein, auch wenn die Zahl der Jahre hierbei natürlich nicht von entscheidender Bedeutung sein kann. Die bei jüngeren Personen auftretenden Abhebungen sind nicht selten doppelseitig und symmetrisch, in der Regel mit schleichendem Verlauf und oft mit retinochorioiditischen Veränderungen, um die Gefässe herum belegendem Pigment und Perivasculitiden. Oft zeigen sie eine Verheilungstendenz mit pigmentierten retinochorioiditischen Demarkationslinien, wo die Abhebung aufhört. Diese Fälle scheinen mir für operativen Eingriff ziemlich ungünstig, auch wenn Ruptur nachgewiesen werden kann. Zuweilen halten sie sich lange Zeit bei gutem Visus. Bei Progression der Ablatio wurde jedoch die Operation vorgenommen, aber die Prognose stelle ich immer besonders dubia.

Ernste Komplikationen sind in der Regel nicht vorgekommen. Die Augen vertragen den Eingriff gewöhnlich sehr gut. Blutungen sind verhältnismäßig selten. Glaskörpertrübungen treten in einem Teil der Fälle auf, aber in der Regel erfolgt eine Aufklärung nach längerer oder kürzerer Zeit.

In einem Fall lag wahrscheinlich eine Infektion oder Thrombose vor mit einem tenonitisartigen Bild, Blutung im Glaskörper,

Amaurose und später beginnender Atrophie des Bulbus. In diesem Falle kam eine andere Apparatur zur Anwendung als die gewöhnliche, und ich befürchte, dass dabei ein allzu starker Effekt erreicht worden ist.

An chorioiditische Herde erinnernde Veränderungen in der Maculagegend, wie sie J. Meller nach derartigen Operationen beobachtet hat, fand ich nur in ein paar Fällen. Ob man diese Veränderung dem Eingriff zuschreiben darf oder der in diesen Fällen vor der Operation befindlichen Abhebung der Maculagegend, lässt sich wohl nicht entscheiden. In einigen Fällen habe ich nach erfolgreicher Operation zentrales Scotom konstatieren können ohne sichtbare Hintergrundsveränderungen in der Macula.

In einem Fall, bei dem die Operation zu vollständigem Anliegen der total abgehobenen Retina führte, zeigte sich die vorher nicht zu beobachtende Papille als bleich und stark glaukomatös exkaviert, die Sehfähigkeit stark verringert, das Gesichtsfeld beschränkt und der Druck unbedeutend erhöht. Es ist undenkbar, dass diese Papillenveränderung, die 14 Tage nach dem Eingriff, als das Auge frei von Reizungen war, beobachtet wurde, durch die Operation verursacht sein sollte. Glaukomatöse Veränderungen wurden in keinem anderen Falle beobachtet. Eher schien der Eingriff oft zu einer Senkung des Drucks zu führen, und ich habe den Eindruck, dass diese Patienten auch in Fällen, bei denen die Operation nicht den beabsichtigten Erfolg hatte, seltener eine späte sekundäre Drucksteigerung bekamen als nicht behandelte Ablatiopatienten. (Ich versuchte auch in ein paar Fällen Endothermiebehandlung über den Ciliarkörper bei absolutem Glaukom mit Drucksenkung als Effekt).

In geglückten Fällen bemerkt man in dem Augenhintergrund entsprechend der behandelten Stelle grosse, mehr oder weniger atrophische Gebiete mit Flecken von Pigment. Anfangs sind diese Herde manchmal prominent, aber die Netzhaut ist deshalb nicht abgehoben.

Wenn die Operation gelungen ist, steigt die Sehschärfe in der Regel beträchtlich, nicht selten bis normal, aber in wechselndem Grade, was wahrscheinlich davon abhängt, wie weit die Netzhaut durch die Dislokation gelitten hat. Das Gesichtsfeld verbessert sich in gelungenen Fällen immer, und bemerkenswerterweise verringern sich seine Grenzen nur mäßig oder unbedeutend, in manchen Fällen gar nicht durch die postoperativen, oft sehr ausgedehnten

„chorioiditischen" Veränderungen in der Peripherie des Augenhintergrunds.

In tabellarischer Form zeige ich hier die Resultate der von mir in der Augenklinik des Serafimerlazaretts operierten Fälle, sowie den Einfluss von Alter, Vorhandensein eines Risses, Dauer und Grösse der Abhebung, Refraktion. Die erfolgreich operierten Fälle sind hier als „positiv" bezeichnet. Hiermit meine ich vollständiges Anlegen der Retina ohne ophthalmoskopisch irgendwo im Fundus zu beobachtende Ablatio. Verbesserungen und teilweises Anliegen wurden zu den „negativen" Fällen gezählt.

Tabelle 1.

Anzahl der Fälle	Positives Resultat	Negatives Resultat
Sämtliche operierte Fälle: 98	52 (= etwa 52%)	46
Wenn 9 Fälle, die wegen Komplikationen irgend einer Art sehr schlechte Aussichten boten, nicht mitgerechnet werden, bleiben übrig: 89 Fälle	52 (= etwa 57%)	37

Tabelle 2.

	Anzahl der Fälle	Positives Resultat	Negatives Resultat
Alter:			
bis 30 Jahre	21	12	9
30—50 Jahre..............	32	25	7
mehr als 50 Jahre	45	15	30
Fälle mit Riss..............	76	42	34
Fälle ohne sichtbaren Riss	22	10	12
Dauer:			
< 3 Wochen..............	61	31	30
< 3 Monaten	26	16	10
> 3 Monaten	11	5	6
Grösse der Ablösung:			
Etwa Quadrant	18	14	4
Etwa Hälfte oder mehr	57	27	30
Etwa Total..............	23	11	12
Refraktion:			
Hyp. Em. Myop. < 2 D.....	54	25	29
Myop. > 2 D.....	43	26	17
Aphakie (+ 8 . 00)...........	1	1	—

Die mit Erfolg operierten 52 Fälle sind nachuntersucht nach

2—3 Jahren . . . . 6 Fälle
1—2 ,, ... 8 ,,
½—1 ,, ... 15 ,,
2—6 Monaten. . . . . 16 ,,
6 Wochen . . . . 7 ,,

(dieses Jahr operiert)

Die verhältnismäßig besten Erfolge ergeben die Patienten von mittlerem Alter; die jüngeren (unter 30 Jahren) nicht so gute, weil ich glaube, dass die nicht seltenen Fälle mit retinochorioiditischen Veränderungen eventuell auf tuberkulöser Basis in dieser Gruppe eine verschlimmernde Rolle spielen. Die ältesten zeigen selbstverständlich die schlimmsten Erfolge.

Die Fälle ohne Riss scheinen mit dieser Operationsmethode bemerkenswert guten Erfolg zu bieten.

Die Ausbreitung der Abhebung ist, wie ich gefunden habe, von weniger Bedeutung als man glauben sollte.

Die nicht myopischen Augen überwiegen. Es wird eher besserer Erfolg erreicht bei den myopen als bei den nichtmyopen.

Von den mit Erfolg operierten 52 Fällen sind 5 wegen Nichtwiederanlegung oder frühes Rezidiv zweimal operiert.

Nach erfolgreicher Operation ist spätes Rezidiv an derselben Stelle der Retina wie die frühere Abhebung in drei Fällen beobachtet (von diesen sind zwei als negative Fälle gerechnet; ein Fall wurde mit Erfolg wiederoperiert). Nach erfolgreicher Operation ist neue Abhebung im operierten Auge an anderer Stelle der Retina als die frühere in vier Fällen beobachtet, von denen einer mit Erfolg wiederoperiert wurde:

Ein Fall nach 2 Jahren (wiederoperiert ohne Erfolg).
Ein Fall nach 6 Monaten (wiederoperiert ohne Erfolg).
Zwei Fälle nach 6 Wochen (der eine mit Erfolg wiederoperiert).

Die Netzhautabhebung ist trotz der ermutigenden Resultate der neuen operativen Behandlung ein Augenleiden, das nach wie vor, und ich glaube auch in Zukunft, dem behandelnden Arzt grosse Enttäuschungen bereiten wird. Ein allzu grosser Optimismus scheint mir mitunter bemerkbar geworden zu sein. Die komplizierte Natur der Krankheit, das Vorkommen von degenerativen Veränderungen in subtilen Geweben mit relativ geringer regenerativer und reparativer Fähigkeit und die Unmöglichkeit, diese degenerative Veränderung operativ auszuheilen, scheint mir dafür zu sprechen, dass wir nicht einmal in Zukunft unsere Hoffnungen der operativen Behandlung allzu hoch setzen dürfen.

Die Sitzung wurde wegen der Trauerfeier kurz vor 11 Uhr abgebrochen. Es wurde ein Rundfunkapparat im Saale aufgestellt und die Versammlung nahm so geschlossen in tiefer Ergriffenheit an der Beisetzungsfeier des verewigten Reichspräsidenten, des Generalfeldmarschall von Hindenburg teil. Als der Sarg in den Feldherrnturm überführt wurde, erhob sich die Versammlung und hörte stehend in lautloser Stille den Schluss der ergreifenden denkwürdigen Feier an.

Dritte wissenschaftliche Sitzung.

Dienstag, den 7. August 1934, nachmittags 3 Uhr.

Vorsitzender: Herr Lindner (Wien).

XVIII.

Zur Technik der Diathermokoagulation bei Netzhautablösung, insbesondere über die Verwendung pyrometrischer Elektroden.

Von

A. Meesmann (Berlin).

Mit 4 Abbildungen im Text.

Die Diathermokoagulation bei Netzhautablösung nach Larsson, Weve u. a. hat sich schnell in die operative augenärztliche Praxis eingeführt. Gründe hierfür sind genügend bekannt. Die Brauchbarkeit der Methode geht aus den Berichten vieler Operateure hervor, allerdings schwanken die Prozentzahlen der Heilungen erheblich. Der Wert statistischer Erhebungen für die Beurteilung der Brauchbarkeit einer Operationsmethode ist nicht zu leugnen, er wird aber wesentlich durch die Tatsache eingeschränkt, dass die Grundlagen für die Errechnung der Prozentzahlen bei den verschiedenen Operateuren stark voneinander abweichen. Indikationsstellung und Auswahl der zu operierenden Fälle spielt dabei eine grosse Rolle. Es ist daher vielleicht besser, sich nach genügender eigener Erfahrung ein Urteil über die Ursachen der Misserfolge zu bilden, vor allem zu erforschen, inwieweit diese in der Methode selbst oder in äusseren Umständen gegeben sind, die vermeidbar oder besserungsfähig sind.

Die Diathermokoagulation bei Netzhautablösung wurde an unserer Klinik im Mai 1932 eingeführt. Seit dieser Zeit sind über 150 Fälle operiert worden. Eine exakte Statistik liegt vorläufig nur von den ersten 50 Fällen vor. Eine engere Auswahl unter prognostisch günstigen und ungünstigen Fällen war nicht getroffen worden. Eine funktionell und anatomisch tadellose Heilung wurde in 52% der Fälle erzielt. Über Einzelheiten zu berichten erübrigt sich an dieser Stelle, da sie weitgehend mit den Angaben anderer

Operateure übereinstimmen. Im weiteren Verlauf der operativen Tätigkeit trat aber vorübergehend eine Senkung der Heilprozente auf, für die besondere Ursachen vorliegen mussten. Wesentlich erschien es, wenn irgend möglich,

1. das postoperative Erbrechen,

2. Blutungen in den Glaskörperraum während oder in den ersten Tagen nach der Operation zu vermeiden, oder doch in ihrem Vorkommen auf ein Mindestmaß herabzudrücken.

1. Das postoperative Erbrechen wurde bei den ersten Operationen erstaunlich häufig gefunden und zwar in fast 30% der Fälle. Es trat 1 bis 3 Stunden nach der Operation mit starker Nausea auf, Dauer bis zu 72 Stunden. Die üblichen Medikamente: Atropin, Pantoponzäpfchen u. a. liessen weitgehend im Stich. Die Operationen wurden in Lokalanästhesie, mit retrobulbärer Injektion in das Gebiet des Ganglion ciliare nach Seidel durchgeführt. Weshalb es hierbei so oft zu heftigem Erbrechen kam, ist unsicher. Trotz der Nausea ist eine zentrale Auslösung möglich. Immerhin fehlt das Erbrechen bei anderen intraokulären Operationen unter gleicher Art der Anästhesie.

Wir traten daher der Frage der Allgemeinnarkose näher. Die Inhalationsnarkose kam nicht in Frage, da sie wahrscheinlich noch häufiger zu Erbrechen führen musste. Auf der Suche nach einer anderen Form der Allgemeinnarkose kamen uns ausgedehnte Erfahrungen mit der intravenösen Evipan-Natriumnarkose sehr zu statten. Diese Narkose wurde bei uns seit längerer Zeit als Vollnarkose ausgeführt und zwar mit so guten Erfahrungen, dass wir sie ohne weiteres für die Operation der Netzhautablösung verwenden konnten. Da unsere Erfahrungen mit denen anderer Kliniken zum Teil in erheblichem Widerspruch stehen, sei kurz auf das Wesentliche hingewiesen. (Erfreulicherweise ist inzwischen auch von anderer Seite eine Veröffentlichung erschienen, Decker: „Evipan-Natrium zur intravenösen Vollnarkose", Münch. med. Wschr. 1934, H. 11, 395, die uns in unserer Auffassung über die Brauchbarkeit des Evipan-Natriums weiter bestärkt.)

Von einer Allgemeinnarkose muss man erwarten, dass sie auf die Psyche des Kranken weitgehend Rücksicht nimmt, vor allem aber steuerbar ist. Die von der herstellenden Firma gegebene schematische Vorschrift für die Anwendung des Evipans ist nicht allgemeingültig brauchbar, sondern jeder Fall muss individuell dosiert werden. Die Kunst des richtigen Dosierens steht durchaus im

Vordergrund. Dabei ist es wichtig, dass man an Evipan-Natrium-mengen erheblich sparen kann, wenn man eine halbe Stunde vor der intravenösen Injektion subcutan Scopolamin-Dilaudid, etwa 0,5 bis 0,8 der Ampulle injiziert (sie enthält in 1 ccm 0,002 Dilaudid und 0,0003 Scopolamin). In der ersten Minute wird 1 ccm Evipan-Natrium injiziert, bei kräftigen Personen mittleren Alters etwa 1,5 ccm, bei höherem Alter oder schlechtem Allgemeinzustand etwas weniger. Schon in der ersten Minute ist die Toleranz festzustellen! In der zweiten und dritten Minute wird etwa die gleiche Dosis gegeben, keinesfalls mehr. Als Durchschnittsmenge für Eintritt eines festen Schlafes genügen 3—4 ccm. Bis zu Beginn der Operation ist keineswegs ein tiefer Schlaf notwendig. Ebenso-wenig besteht das Ideal der Inhalationsnarkose darin, dass der Patient während der ganzen Dauer der Operation absolut regungslos daliegt, sondern die Kunst des Narkotiseurs besteht darin, während der Gesamtdauer der Operation die Narkose so zu halten, dass der Patient gerade eben tief genug schläft. Geringe Abwehrbewegungen, Stöhnen der Patienten soll man dabei in Kauf nehmen, sie erhöhen für den Operateur höchstens das Gefühl der Sicherheit für das Allgemeinbefinden des Patienten. Während der Dauer der Operation bleibt die Nadel in der Vene liegen, nach Bedarf wird mit einer Gesamtgeschwindigkeit von 0,5 ccm pro Minute, selten darüber, weiter gespritzt, und es ergeben sich hieraus Mengen, die bei Operationen bis zu 20—30 Minuten Dauer zwischen 6 und 12 ccm Evipan-Natriumlösung liegen. Gelegentlich kommt man sogar mit weniger als 6 ccm vollkommen aus.

Bei 35 genau protokollierten Narkosen wurden 12mal 5 ccm, 19mal 6—10 ccm, 4mal 10 ccm benutzt. Längste Dauer der Operation 30 Minuten, Durchschnitt 20 Minuten. Zwischenfälle und Versager kamen vor. Bei vier Fällen, ausnahmslos Kinder zwischen dem 10. und 13. Lebensjahr, genügte die Narkose nicht, Äthernarkose wurde angeschlossen und komplikationslos vertragen. Nur bei einer erwachsenen Patientin (43 Jahre) trat nach einer reichlichen Dosis Evipan-Natrium, nämlich 13,5 ccm, als Nach-wirkung starke motorische Unruhe auf, so dass Patientin mehrere Stunden im Bett festgehalten werden musste. Noch am nächsten Tage bestanden starke Kopfschmerzen. In einem zweiten Falle kam es 20 Minuten nach Beendigung der Operation zu leichten tonischen Krämpfen, mit Cyanose, die aber nur kurze Zeit an-dauerten. Ernsthafte Atemstörungen traten in keinem Falle auf. Im allgemeinen schliefen die Patienten nach der Operation $\frac{1}{2}$ bis zu

2 Stunden, bei deutlicher Abhängigkeit der Dauer des Schlafes von der Menge des verbrauchten Narkoticums.

Kontraindikationen sind besonders durch Leberkrankheiten gegeben, da die Entgiftung des Evipan-Natriums in der Leber erfolgt, ausserdem durch schwere kachektische Zustände. Erwähnt sei, dass Decker auch bei Leberkranken Narkosen durchgeführt hat, die Dosis musste aber erheblich herabgesetzt werden.

Als besonderer Vorteil wird auch von Decker angegeben, dass die Kranken nach dem Erwachen niemals Brechreiz haben. Er gab vor der Operation 0,02 Morphium und fand auch hierbei die Möglichkeit, die Menge des Narkoticums stark zu verringern.

Wesentlich ist, dass auch nach Diathermokoagulation der Netzhautablösung in Evipan-Natriumnarkose nach dem oben beschriebenen Vorgehen das postoperative Erbrechen zu den grössten Seltenheiten geworden ist.

In jedem Falle bleibt es erwünscht, bei Anwendung der intravenösen Narkose die Operationszeit möglichst abzukürzen. Es ergeben sich daraus einige Einzelheiten, die kurz zu erwähnen sind. Die Kanthotomie ist unentbehrlich, wird aber, um durch Blutungen keine Zeit zu verlieren, besser in Lokalanästhesie vor der Operation ausgeführt. Zur Fixation des Bulbus werden durch die vier geraden Augenmuskeln schwarze Zügelnähte gelegt und diese gemeinsam, unter Wahrung gleicher Entfernung vom Muskelansatz, zu einem Knoten vereinigt, Länge der Fäden etwa 10—15 cm. Durch Ziehen an dem gemeinsamen Knoten oder an einzelnen Fäden ist der Bulbus schnell und leicht in jede Lage, auch in extremste Seitenwendung, zu bringen. Anschliessend wird die Bindehaut zwischen den Muskelansätzen durchtrennt und die Lederhaut freigelegt. Eine Abtrennung der Muskeln wird möglichst immer vermieden. Sie kommt nur dann in Frage, wenn bei einer Wiederholungsoperation störende, narbige Verwachsungen vorliegen oder ein Riss weit vorn unter den Muskeln selbst liegt.

2. Die Blutungen in den Glaskörperraum sind zum Teil eine Dosierungsfrage, sie können schon während der Operation, kurz danach, aber auch noch nach mehreren Tagen zustande kommen. Sie dürften ausnahmslos aus grösseren Netzhautgefässen stammen. Geringgradige Blutungen mit guter Prognose sieht man nicht selten. Sie können ebenfalls in verschiedenen Abständen von der Operation auftreten. Subretinale und intraretinale Blutungen, wenn sie nicht in der Maculagegend liegen, pflegen belanglos zu sein, während

präretinale Blutungen bei stärkerer Ausdehnung das Resultat der Operation vollkommen vernichten. Allerdings ist zuzugeben, dass in einem geringen Prozentsatz bei ausgedehnten Blutungen in den Glaskörperraum nach mehreren Wochen die Aufsaugung der Blutung bei Anlegung der Netzhaut erfolgte. Diesen wenigen Fällen stehen aber zahlreiche gegenüber, bei denen durch die Blutung selbst das Sehen vollkommen vernichtet wurde, einmal durch bleibende Trübungen, dann vor allen Dingen durch mehr oder weniger totale Netzhautablösung. Dass Blutungen kurz nach der Operation durch starkes Erbrechen begünstigt werden können, dürfte selbstverständlich sein, ebensowenig kann das Erbrechen auch ohne Blutung für die Anlegung der Netzhaut von Vorteil sein. Demnach ist durch die Evipan-Natriumnarkose bzw. durch die Vermeidung des Erbrechens eine Beseitigung ursächlicher Momente für die Misserfolge durch Blutungen gegeben.

Ebenso wesentlich ist aber die Entstehung der Blutungen und progressiven Glaskörpertrübungen auf dem Boden einer Überdosierung bei der Koagulation selbst. Bei frischen, flachen Ablösungen ohne Riss ist eine Einwirkung des Diathermiestromes auf die Netzhaut selbst so weit, dass am Schluss der Operation weisse Herde zu sehen sind, im allgemeinen nicht nötig. Bei Rissen kann man auf einen solchen Effekt meines Erachtens nicht verzichten. Es ist dazu notwendig, mit dünner Nadel bis in die Nähe der Netzhaut vorzudringen und hier einen Strom von einer Stärke und Dauer einwirken zu lassen, der gerade eben genügt, einen kleinen grauweissen Herd zu erzielen. Stärkere Einwirkungen mit Weissfärbung eines ganzen Netzhautbezirkes dürften nicht vorteilhaft sein. In wiederholten Fällen wurde bei grossen Rissen schon während der Operation eine Schrumpfung des Netzhautrandes unter starker Verkleinerung des Risses selbst festgestellt, und zwar durch multiple kleine, weissgraue Koagulationsherde erzeugt. Um einen solchen Effekt zu erreichen, muss man von der Nadelelektrode verlangen, dass sie genau auf Länge einstellbar ist, und dass ausserdem ihr Wirkungsgrad sicher messbar ist. Eine geringere Rolle spielt bei der Überdosierung die gelegentlich berichtete progressive Aderhautatrophie.

Die Messung der Strommenge in M.A. bei Anwendung einer stumpfen oder Nadelelektrode ergibt keineswegs einen genügend sicheren Anhaltspunkt über den Koagulationseffekt. Dieser ist abhängig von der Stromhöhe, der Länge der Einwirkung, Form und Grösse der Nadel, der elektrischen Leitfähigkeit des umgebenden

Gewebes und von Grösse und Lage der inaktiven Elektrode. Es war daher erwünscht, statt der Strommenge die Temperatur des angrenzenden Gewebes zu messen. Dazu wurde ein auch in der Medizin schon bekanntes Messprinzip ausgearbeitet, das darin bestand, dass die Elektroden zu Thermoelementen ausgearbeitet wurden. (Die hierzu einwandfrei geeignete Apparatur kam in engster Zusammenarbeit mit Ingenieuren der „Sanitas", Berlin, zustande und ist in ihrem heutigen Ausbau nur dadurch möglich geworden, dass die Herren zu vielen Malen bei den Operationen zugegen waren und jeden kleinsten Mangel sofort selbst beurteilen konnten und entsprechend beseitigen liessen. Inzwischen ist auch die von anderer Seite — Coppez — ausgearbeitete ganz ähnliche Methode bekannt geworden. Der Ausbau der Elektroden ist bei unserer Apparatur jedoch wesentlich verbessert.)

Bei der Anwendung der Diathermieelektrode erwärmt sich die Nadel selbst nicht, sondern nur das Gewebe in der Umgebung. Der Grad der Erhitzung des Gewebes ist abhängig von den oben angeführten Faktoren, die in ihrer Gesamtheit durch die pyrometrischen Elektroden messbar erfasst werden können. Es gelingt nach bekanntem Verfahren, die Erwärmung der Nadel durch das umgebende Gewebe direkt zu messen. Nach längeren Versuchen wurden als besonders geeignete Materialien Platiniridium und Konstantan (Kupfer-Nickellegierung) gewählt. Die elektrischen Ströme entstehen an der Lötstelle (Silberlot). Die Lötstelle muss daher an der Spitze der Elektrode angebracht sein.

Das Prinzip der Messung ergibt sich aus der Abb. 1. Ein zweites, aus gleichem Material gebautes Thermoelement wird zur Kompensierung in Raumtemperatur in eine Thermosflasche mit Eiswasser eingetaucht. Es entsteht nun bei Erwärmung der Nadelelektrode eine Potentialdifferenz, die beispielsweise bei 80° ungefähr 2 Millivolt (0,2 M.A.) ausmacht. Leitet man diesen Strom durch ein geeignetes Milli-Ampèremeter, so entsteht ein Ausschlag auf einer Skala, die für unsere Zwecke in Zentigrade eingeteilt ist. Um die Verzögerung bei der Messung durch die Trägheit des Instrumentes zu verhindern, wurde eine Zeigervorstellung angebracht.

Zuerst arbeiteten wir mit Elektrodenhaltern, wie sie im Handel vorrätig waren. Es ergaben sich aber einige Fehler, die konstruktiv ausgeschaltet werden mussten. Abb. 2 zeigt schematisch den jetzt benutzten Koagulationshandgriff, der aus auskochbarem Material (Preßstoff) besteht. Nach Lösen der vorderen Isoliermutter (b) lässt sich das etwa 4 cm lange Isolierrohr aus Quarz (a) axial verschieben, so dass die Nadelspitze (c) auf jede gewünschte Länge eingestellt werden kann. Man kann hierdurch die Einstechtiefe, ebenso durch

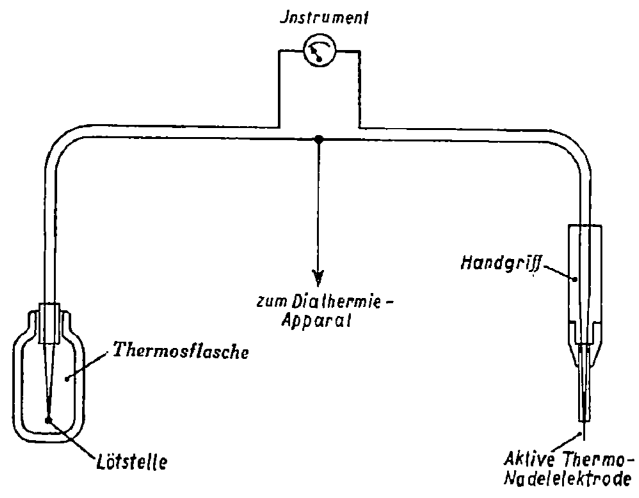

Abb. 1.

Wahl der Nadeldicke die Lochgrösse in der Sclera, genau regulieren. Abb. 3 lässt das Aussehen des Elektrodenhalters mit Nadelelektrode erkennen.

Es zeigte sich nun bei Anwendung der pyrometrischen Elektroden besonders deutlich, dass bei verschiedener Nadellänge die

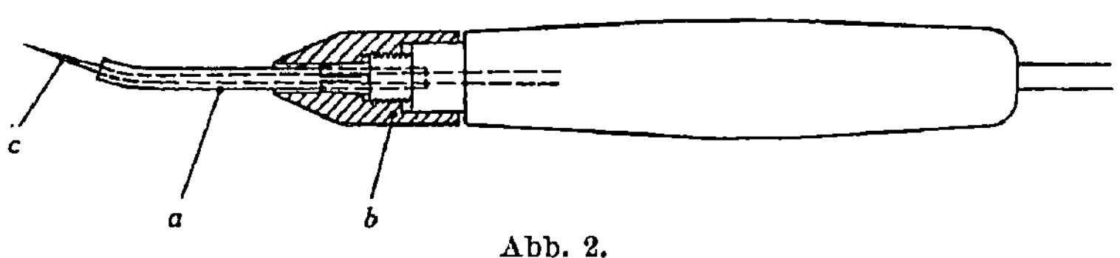

Abb. 2.

notwendigen Strommengen zur Erzeugung des gleichen Koagulationseffektes verschieden waren. Die durch Hochfrequenzstrom erzeugte Diathermotemperatur ist neben der Wärmeleitung der Gewebe und der Umgebung der Nadel von deren Fläche, Grösse,

Abb. 3.

von der Höhe des Stromes und von der Applikationszeit abhängig. Alle diese Faktoren sind durch die Umwandlung der Elektroden zu Thermoelementen messbar erfasst. Es ist demnach der Effekt des Stromes als Wärme zu messen. Das Milli-Ampèremeter ist vorher mit den zu benutzenden Thermoelementen genau in Zentigrade geeicht. Anfangs wurden nur stumpfe Elektroden (2mal 0,3 mm Drahtdicke) benutzt, bald aber auch verschieden dicke Nadelelektroden (je 2mal 0,2 und 0,3 mm Drahtdicke), deren Anfertigung durch die Wahl des Materials Platin und Konstantan möglich wurde. Die wesentliche Schwierigkeit lag in der Konstruktion der Thermonadel. Besondere Härte des Materials, um die Haltbarkeit zu verlängern, war notwendig, ausserdem eine Zusammensetzung, die eine möglichst grosse Thermospannung ergab. Ausserdem musste das Material eine geringe Wärmeleitfähigkeit besitzen, damit keine zu grosse Wärmeableitung von der Koagulationsstelle auftreten konnte, denn sonst würde das Temperaturgefälle zwischen koaguliertem Gewebe und Nadel zu gross sein. Bei den ersten Versuchen zeigten sich teilweise Fehlmessungen durch Erwärmung des Handgriffes, namentlich durch das vorherige Kochen. An den Verbindungsstellen am Handgriff bildeten sich unerwünschte Thermoströme, die sich mit dem von der Nadel kommenden Strom subtrahierten. Durch besondere Materialauswahl der Verbindungsleitungen und Anschlussdrähte wurden im Laufe der Zeit alle diese Fehler behoben, so dass das jetzt entwickelte Thermogerät praktisch einwandfreie Messungen ergibt.

Abb. 4 zeigt die gesamte Versuchsanordnung, die heute zu einem Gesamtapparat zusammengebaut ist, der alle Einzelteile in sich vereinigt, so dass die Anwendung des Apparates genau so einfach ist, wie die des gewöhnlichen Diathermieapparates mit einfachen Elektrodennadeln.

Es fragt sich nun, welche Temperaturen als optimal zu betrachten sind. Bei der episcleralen Anwendung wurde als Maß der aussen sichtbare Effekt von Larsson, Weve u. a. gewertet, auch an Tierversuchen nachgeprüft. Da wir mit dem gleichen Diathermieapparat schon zahlreiche Operationen ohne Thermomessungen durchgeführt hatten, war ohne weiteres möglich, zunächst nach Einstellung mittlerer Stromhöhe auf die Wärmemessung überzugehen, wobei sich sehr bald herausstellte, dass die wirksame Temperatur zwischen 70 und 75⁰ liegt. Wie sich später herausstellte, hat auch Coppez als obere Grenze 80⁰ angegeben.

Die heute fertiggestellten Elektroden erlauben nun ohne weiteres die Anwendung einer stumpfen Elektrode für die episclerale Diathermie, verschieden dicker Nadeln, die auf verschiedene Längen einstellbar sind, für die diasclerale Methode. Dabei stellte sich bald heraus, dass auch ein weiterer Nachteil früherer Operationsmethoden fast stets zu vermeiden ist. Wir fanden einzelne Versager durch Traktionsfalten der Netzhaut, die zum Trepanationsloch führten, das zum Ablassen des subretinalen Ergusses angelegt war. Die Frage, ob in jedem Falle das Exsudat abzulassen ist, steht hier nicht zur Diskussion oder besser gesagt, ist für keinen Fall vorher zu entscheiden. Bei flachen Ablösungen haben wir wiederholt ohne

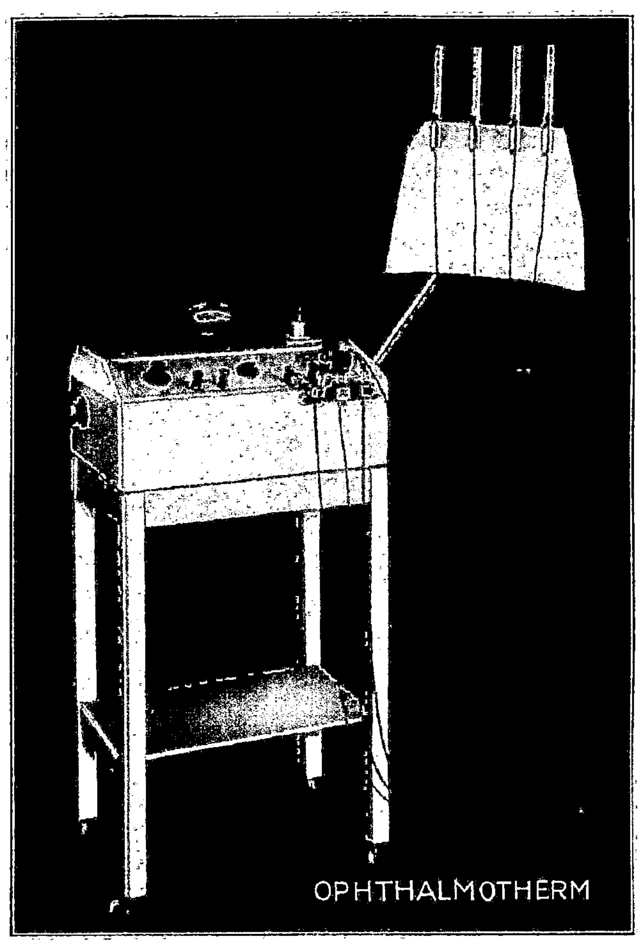

Abb. 4.

Punktion volle Erfolge gesehen, bei steilen Ablösungen dagegen nicht. Bei Anwendung einer dünnen Nadel konnte stärkeres Absickern immer vermieden werden. Erst bei Anwendung einer dickeren Nadel kam es fast immer zum Abfluss von subretinaler Flüssigkeit. Mit Vorteil verwendet man dabei die dicke Nadel am Schluss der Operation. Es gelingt dann meistens, mehrere Abflusslöcher zu erzielen. Dabei fehlt im Gegensatz zur einfachen Trepanation

stärkeres Bluten, und es ist auch zu erwarten, dass die Koagulations-
öffnung in der Lederhaut sich nicht so schnell wieder verschliesst.

Die pyrometrische Elektrode in ihrem jetzigen Ausbau ist daher
geeignet, durch genaue Dosierung des Koagulationseffektes eine
stärkere Blutung aus der Netzhaut zu verhindern. Genaue Kontrolle
mit dem Augenspiegel während der Operation ist selbstverständlich
notwendig. Die besten Erfolge wurden dann erzielt, wenn an der
Netzhaut kleine, weisse Herde sichtbar wurden. Bei Rissen muss der
gesamte Rissrand von einzelnen Herden besetzt sein. Diese sind mit
dünner Nadel zu erzeugen, da hierbei ein zu starkes Abfliessen von
Flüssigkeit fast immer zu vermeiden ist. Die Netzhaut legt sich
dabei zunächst nicht wesentlich flacher an, so dass die Einstellung
der Nadellänge während der Operation nicht zu ändern ist. Gelegentlich wurden kleine Blutungen an Netzhautherden sichtbar, sogar
vereinzelt kleine Rupturen. Ein Nachteil wurde hieraus nicht
bemerkt. Sicher ist es aber besser, durch Verkürzen der Nadellänge
den Effekt zu verringern.

Versager durch zu gering dosierte Koagulation sind
ebenfalls mit Hilfe der pyrometrischen Elektroden zu verringern.
Das Wesentliche ist auch hier die Temperaturmessung und Regu-
lierung der Nadellänge.

Die entwickelte Methode gibt also durch Einführung der
Evipan-Natriumnarkose und nach Länge und Dicke
genau einstellbarer pyrometrischer Elektroden die
Möglichkeit, die eingangs aufgestellten Komplikationen weitgehend
zu vermeiden. Die genaue Dosierung des Koagulationseffektes
und die Vermeidung des Erbrechens stehen hierbei im Vordergrund.

Aussprache zu den Vorträgen XIII—XVIII.

Herr Jess:

Zu Larssons Prioritätsanspruch in der Behandlung der Netzhautablösung mit hochfrequenten elektrischen Strömen möchte ich bemerken,
dass hier — wie so oft — unabhängig voneinander, mehrere Autoren die
gleiche Methode versucht haben. Auch wir in Giessen haben ohne von
Larssons und Weves Versuchen zu wissen, mit hochfrequenten elektrischen Strömen im Tierversuch die Netzhaut anzuheften versucht.
Auch ein rumänischer Autor schrieb mir, dass er selbständig auf diese
Methode gekommen sei.

Zu Meesmann möchte ich bemerken, dass bei unseren Netzhautoperationen trotz gleicher Lokalanästhesie postoperatives Erbrechen
niemals vorgekommen ist. Auf eine Vollnarkose verzichten wir, damit
der Patient in der Lage ist, spontane Augenbewegungen zu machen,
um die mit dem elektrischen Strom bearbeiteten Netzhautpartien dem

Augenspiegel zugänglich zu machen. Bei passiven Bewegungen des erweichten Bulbus durch Muskelnähte tritt im allgemeinen eine Verzerrung der Hornhaut ein, die das Spiegeln erschwert.

Zu Lindner wäre zu sagen, dass die Annahme eines echten Glaskörpergerüstes durch meine chemischen Untersuchungen insofern gestützt worden sind, als die von Glaskörperflüssigkeit befreiten Glaskörperfasern einen Stickstoffgehalt von 13—15$^0/_0$ aufwiesen und alle Eiweissreaktionen mit Ausnahme der Cysteinreaktion ergaben.

Herr Gilbert:

Im Anschluss an die Mitteilung der Herren Larsson und Meesmann über Elektroendothermie und Elektrokoagulation möchte ich auf Ergebnisse der operativen Behandlung der Netzhautablösung mit einem Verfahren hinweisen, das scheinbar gerade entgegengesetzt der elektrothermischen Behandlung ist; nämlich auf die Anwendung des Kohlensäureschnees nach vorausgeschickter Trepanation, bzw. gitterförmiger oberflächlicher Sklerotomie. An der Deutschmannschen Augenklinik wurde dies Verfahren wie das der Ätzung mit Jodtinktur nach vorausgeschickter Trepanierung schon früher gelegentlich angewendet. Systematisch ausgebaut wurden beide Verfahren, besonders aber das der Kohlensäureschneebehandlung, erst nachdem die vielfachen, durch Gonin veranlassten neueren Operationsmethoden auch uns den Anstoss gegeben hatten, schon vorher geübte Verfahren zu verbessern, bzw. planmäßig auszubauen. Ich selbst behandelte meine eigenen Fälle von Netzhautablösung nach diesem Verfahren, über das Deutschmann schon im Vorjahre in Graefes Arch. berichtet hat, mit so vorzüglichem Erfolge, dass ich es Ihnen zur Nachprüfung empfehlen möchte, zumal die Technik einfach, das Verfahren schonend, die Apparatur nicht kostspielig ist.

Was die Erfolge der operativen Netzhautbehandlung angeht, so hat die Deutschmannsche Klinik die optimistischen Zahlen der ersten Jahre der Gonin-Zeit von vornherein überaus skeptisch beurteilt, denn mit Heilungen von 70, 80 und noch mehr Prozenten ist auf die Dauer bei Netzhautablösung nicht zu rechnen. Betrachtet man nun die Heilungszahlen, die von verschiedenen Seiten in den letzten Jahren bekannt gegeben worden sind, so entfernen sich diese Ergebnisse doch erheblich von den optimistischen Zahlen der ersten Zeit. So werden aus der Lindnerschen Klinik für die Verfahren von Gonin und Guist Dauerheilungen mitgeteilt, die zwischen 33 und 44% liegen. Von Dauerheilungen kann nun bei den 19 in den letzten Jahren von Deutschmann und mir behandelten Fällen nicht die Rede sein, da nur vier Fälle bis zu 2 Jahren beobachtet sind, und auch der Zeitraum von 2 Jahren reicht nach unserer vielfach erhärteten Überzeugung noch nicht aus, um von Dauerheilung sprechen zu können. Rechnen wir zwei von vornherein für aussichtslos angesehene Fälle ab, so können wir über neun vorläufige Heilungen auf 17 Fälle berichten, in Prozenten also genau das gleiche Ergebnis von etwas über 52%, über das die Herren Larsson und Meesmann berichten. Von den acht noch nicht geheilten, stehen fünf noch in Behandlung, drei aber sind schon so weit gebessert, dass sie voraussichtlich ohne weiteren Eingriff zur Anlegung kommen werden.

Was den Vorgang der Heilung selbst betrifft, so ist bei der Kohlensäureschneebehandlung die besonders reichliche Pigmentanschwemmung in den behandelten Fundusabschnitten, die sehr geringe äussere Reaktion, sowie die Herstellung guter Funktion hinsichtlich Gesichtsfeld und Sehschärfe zu betonen. Zum Schlusse möchte ich noch erwähnen, dass von Bietti aus der Neapeler Klinik die guten Ergebnisse der Kohlensäureschneebehandlung bestätigt wurden.

Herr Arruga:

Ich möchte nur einige Worte über die Prognose von Netzhautablösungs-Operationen sagen. Wir hatten bis jetzt als schwere Fälle für die Operation die gehalten, welche alt waren oder mehrere Risse hatten. Ich halte es für das wichtigste, dass die erste Bedingung der Heilung ist, dass nach der Operation die Retina an die Chorioidea adaptiert wird. Wenn man das erreicht hat, ist die Heilung sehr wahrscheinlich, sonst ist die Heilung sehr schwer, nur die Fälle, bei denen die Retina, trotzdem sie vor der Operation sehr abgehoben war, die Tendenz durch die Ruhe zu der Adaptation an die Chorioidea hatte, können geheilt werden.

Ich halte es für nötig, bei der Operation mehrere ophthalmoskopische Kontrollen zu machen, damit man weiss, was man macht, dann lernt man viel dabei, und letztens kann man sich über die Prognose und über die möglicherweise nächsten Operationen orientieren.

Der Erfolg der Operation der Netzhautablösung hängt von der genauen Lokalisierung und von der ophthalmoskopischen Kontrolle während der Operation ab, also viel Geduld im Dunkelzimmer und viel Geduld am Operationstisch.

Über die Verbesserung der Lokalisation und der Technik durch komplizierte Apparaturen und Techniken möchte ich sagen, dass es Hauptsache ist, auch von humanitärer Seite, alles zu vereinfachen, denn es ist besser, dass statt 50 Augenärzte, welche 50% Erfolge haben, 500 Kollegen es machen mit 25% Erfolg, damit sie auch später auf 50% Erfolge kommen werden.

Herr Bartels:

Zu Lindner: Zum Aufbau des Glaskörpers. Zur Struktur des Glaskörpers erinnere ich an die Beobachtung des verstorbenen Stilling, Strassburg. Schneidet man den Augapfel frontal in zwei Hälften und schüttet etwas Methylenblau auf, so zeigt sich etwa zwischen der Mitte des Glaskörpers und der Sklera ein feiner gefärbter Ring, d. h. ein Spalt. Diese Beobachtung ist anscheinend überall übersehen.

Zu Meesmann: Das Erbrechen bei der Operation kann man nach unseren Erfahrungen gut vermeiden, wenn man vor derselben ein Vasanozäpfchen einführen lässt oder eine Tablette Vasano gibt.

Zu Larsson: Ich kann die Ausführungen Arrugas nur unterstreichen. Am schwierigsten sind die Fälle mit grosser Blase. Kann Larsson diese auch lediglich mit Oberflächenkoagulation zur Anheilung bringen?

Meines Erachtens sind diese Fälle immer noch am besten mit der Ätzmethode und Trepanation zu heilen. Ich habe dabei die besten Dauerresultate gehabt.

Herr Engelking:

Ich habe früher ebenso wie Larsson die reine Flächenkoagulation mit Trepanation vorgenommen, bin aber später dazu übergegangen, statt der letzteren multiple Stichelungen vorzunehmen, weil ich das brüske Abfliessen der subretinalen Flüssigkeit bei der Trepanation fürchte, wie mich dasselbe auch mit veranlasst hat, die Operationsmethode von Gonin zu verlassen.

Ich glaube aber, dass man auch heute noch gewisse Fälle am besten durch die Anwendung der reinen Flächenkoagulation, also ohne irgend eine nachträgliche Perforation, zur Heilung bringt. Dazu gehören z. B. gewisse Fälle von Ora-Abrissen. Andererseits aber auch Fälle mit ganz riesenhaften Lochbildungen, wie ich Ihnen hier einen demonstriere, bei dem sich das Loch über knapp eine Hälfte der ganzen Netzhaut hin erstreckte. Ich habe diesen Fall durch reine Flächenkoagulation behandelt, wobei durch die Flächenkoagulation das gesunde Gebiet völlig vom kranken abgeriegelt wurde. Wenn ich auch nicht behaupten will, dass dieser Fall endgültig zur Heilung kommen wird — ich beobachte ihn erst 8 Wochen —, so ist doch einleuchtend, dass er mit der Goninschen Operation überhaupt nicht angreifbar gewesen wäre. Aber auch eine nachträgliche Trepanation oder multiple Mikroperforationen wären hier meines Erachtens gefährlich gewesen.

Dies veranlasst mich, hier auch auf einen Vorwurf Gonins einzugehen, insofern dieser in der Schweiz. med. Wschr. 1933 es ablehnt, die Methode der Elektrokoagulation als eine andere als die seine anzuerkennen. Zweifellos handelt es sich hier aber um zwei ganz verschiedene Eingriffe mit ganz verschiedenen Heilaussichten und Indikationsstellungen, wenn sie auch in dem zweifellos grundlegenden Ziele übereinstimmen, nach dem Vorschlage von Gonin den Riss unschädlich zu machen.

Zum Vortrage von Meesmann sei erwähnt, dass wir nur selten störendes Erbrechen gefunden haben. Ich habe deshalb auch niemals zur Allgemeinnarkose gegriffen. Allerdings beschränke ich die Injektionen mit Novocain auf diejenigen Teile der Orbita, in denen ich zu operieren gezwungen bin und mache keine Ganglionanästhesie, weil ich die dadurch bedingte Bulbuserweichung fürchte.

Vielleicht beruht das Erbrechen bei seinen Fällen zum Teil auf der Ablösung von Augenmuskeln, in ähnlicher Weise wie man Erbrechen ja vielfach nach Schieloperationen findet.

Am schwierigsten ist nach meinen Erfahrungen, die sich hierin durchaus mit denen von Bartels decken, die Heilung der Fälle mit tiefen Blasen, weil es hier oft nicht gelingt, die Wirkung der Koagulation bis in den Bereich der Rissränder vorzutreiben. Ich habe mir in geeigneten Fällen dadurch geholfen, dass ich die Flächenkoagulation oder mindestens die Mikroperforationen soweit zentralwärts verlegt habe, dass bereits während der Operation die Koagulationseffekte mit dem Spiegel sichtbar waren. Dadurch wird zwar ein etwas grösserer Teil der Netzhaut für später ausgeschaltet oder unterwertig, aber die Aussicht, dass die Netzhaut sich wirklich für später anlegt, ist meines Erachtens grösser. Ein solches Vorgehen ist aber natürlich nicht in jedem Falle angängig.

Herr von Hippel:

Es wird vielleicht von mir erwartet, dass ich auf die Kritik Lindners an Baurmann antworte. Ich möchte das nicht tun, da ich mich in diesen Fragen nicht für genügend kompetent halte. Bilder, wie sie Lindner gezeigt hat, besitze ich in grösserer Zahl und habe sie auch Baurmann bekannt gegeben. Er ist also in dieser Hinsicht im Bilde und wird, wenn erst der Bericht im Druck vorliegt, Lindner selber antworten.

Herr Clausen zu Meesmann:

Bei etwa 300 operierten Fällen von Netzhautablösung habe ich eine retrobulbäre Injektion ausgeführt, ohne je schweres Erbrechen darnach beobachtet zu haben. Trotz der sehr guten Erfahrungen, die wir mit der Evipannarkose in unserer Klinik gemacht haben (vgl. Klitzsch, Klin. Mbl. Augenheilk. Bd. 92) möchte ich sie für die Operation der Netzhautablösung nicht empfehlen; denn hier liegt doch sehr viel daran, während und nach der Operation für die Spiegelkontrolle spontane Blickbewegungen vom Patienten ausführen lassen zu können. Die Trübung der Hornhaut lässt sich durch Überrieseln mit Kochsalzlösung rasch beseitigen.

Nach genauester Lokalisation koaguliere ich neuerdings zunächst mit feinster Nadelelektrode, dann wird die Koagulationsstelle mit dem Augenspiegel kontrolliert und nun kann man die weiteren Koagulationsstellen auf das genaueste in der Ruptur und deren Umgebung anbringen.

Nächst den grossen blasenförmigen Netzhautabhebungen geben die ungünstigsten Resultate die faltenreichen Netzhautablösungen, weil es bei diesen vielfach schon zu Verklebungen der Falten gekommen ist, die man mit der Koagulation ja nicht löst und nicht lösen kann. Liegt nach der Operation die Netzhaut überall an, so kann man durchweg mit einem guten Ergebnis rechnen.

Mit dem Paquelin kann man gelegentlich gute Resultate erzielen und auch sehr grosse Risse verschliessen, deren Verschluss der Elektrokoagulation erhebliche Schwierigkeiten bereiten würde. Manchmal stellen aber die nach der Verschorfung mit dem Paquelin doch häufiger auftretenden unangenehmen Retraktionsfalten das anfänglich gute Resultat völlig wieder in Frage. Neuerdings bevorzuge ich ausschliesslich das Elektrokoagulationsverfahren. Ein abschliessendes Urteil auch über das jeweils anzuwendende Elektrokoagulationsverfahren und seine Modifikationen lässt sich heute noch nicht geben.

Herr Mylius:

Bei der operativen Behandlung der Amotio ist man öfter gezwungen, infolge Recidivs oder nicht genügenden Effektes der ersten Operation am gleichen Orte zu operieren. Es stört dann sehr das nach der ersten

Operation hier entwickelte Narbengewebe. In diesem Gebiet ist auch erneute Koagulation sehr schwierig und es sind viel höhere Stromstärken erforderlich.

Am ungünstigsten sind die Fälle, in denen die Rissränder hoch abgehoben sind.

Herr Schnyder:

Katholyse, von Vogt verwendet, als neue Methode zum Verschluss des Netzhautloches und zur Heilung der Netzhautablösung.

Professor Vogt berichtete am 4. Mai 1934 in der Schweizer Ophthalmologengesellschaft über den Verschluss des Netzhautloches durch Kathodenelektrolyse. Wer die Apparatur zur bekannten Elektrolyse der Cilien besitzt (mit feinerer Nadel), kann damit das Netzhautloch verschliessen. Die Anode wird auf den Bulbus aufgelegt, die Kathode wird, nach Loslösung der Bindehaut, in die Sklera an der mit Tusche markierten Stelle kurz eingestochen. Der Einstich sei genügend tief, um die abgehobene Netzhaut zu treffen, Stromstärke $\frac{1}{2}$—1 M. Amp.

Die Vorteile gegenüber der Glühschlinge, dem Paquelin und gegenüber den Laugenoperationen sind folgende:

1. Die Vogtsche Katholyse ist von allen Netzhautoperationen die schonendste. Die Glühschlinge arbeitet mit 500—1000 Grad Celsius, ähnlich der Paquelin. Die Laugenmethode macht Zerstörungen, deren Reichweite nicht leicht zu überblicken ist. Die Diathermie mit 50 bis 120 M. Amp. schafft Brandherde; deren Nadel durchsticht ferner die abstehende Netzhaut in gefährlicher und nutzloser Art. Die Katholyse hingegen führt nur geringe Energiemengen ins Auge. Die Methode ist somit der zarten Netzhaut adäquater als die übrigen viel eingreifenderen Methoden.

2. Die bisherigen Eingriffe hatten nicht selten Narbenstränge und sekundäre Lochbildungen zur Folge, auch Linsentrübung und Neuritis n. optici und Spätblutungen, als Ausdruck von Gefässnekrosen, kamen vor. Diese unangenehmen Nebenwirkungen fehlen bei der neuen Methode.

3. Es tritt bei der Katholyse Glaskörper nur in minimalen Mengen aus, auch wenn in der gleichen Sitzung mehrere Dutzendmal eingestochen wird. Die Operation muss daher nicht, wie bei anderen Eingriffen, wegen Glaskörperverlust vorzeitig abgebrochen werden.

4. Ein Vorteil der Katholyse liegt darin, dass fast beliebig oft eingestochen werden darf, wenn man die Stromstärke $\frac{1}{2}$—1 M. Amp. nicht überschreitet und wenn die Nadel nur kurz (weniger als eine Sekunde) eingestochen wird. Man kann daher sehr grosse Lochstrecken und multiple Risse in der gleichen Sitzung behandeln. Die Vogtsche Methode ist daher viel feiner dosierbar als die übrigen Methoden. Die Stiche müssen die Lochränder und den Lochgrund treffen.

5. Die Elektrolyse wurde von Vogt in erster Linie wegen der kleinen Wasserstoffbläschen eingeführt, die bei der Verwendung der Kathode sowohl an der Nadelspitze als auch längs der ganzen Nadel auftreten und während der Operationssitzung ophthalmoskopisch die Einstichstelle verraten, so dass man sich mit Hilfe dieser Gasbläschen

zum Loch genau orientieren kann. Man macht also zunächst einen oder zwei Orientierungseinstiche an der Tuschstelle, spiegelt dann und kann darnach die Lage der weiteren Punkturen eventuell korrigieren. Sind Lochgrund und Rissränder mit einer genügenden Anzahl von Stichen getroffen, schliessen sich diese nach den Erfahrungen Vogts mit überraschender Sicherheit. Die Methode ist also einfach, ungefährlich und auffallend schmerzlos. Die Narben sind feiner als nach anderen Eingriffen. Gegenüber den Trepanationsmethoden ist die kurze Operationsdauer hervorzuheben. Voraussetzung ist eine gute Vorbereitung des Patienten am Tage vor der Operation und peinliche Schonung des Epithels vor und während des Eingriffes (keine Oberflächenanästhesie).

7. Die bisherigen Erfolge mit der Katholyse sind sehr gute. Auch über ein Jahr alte Ablösungen waren heilbar, ebenso Ablösungen mit multiplen und grossen Rissen und solche bei sehr alten Patienten.

Geschichtlich haben Schoeler und Abadie fast gleichzeitig (1893) die Elektrolyse bei Amotio verwendet, aber ohne Erfolg, da der Eingriff nicht gegen den Netzhautriss gewendet war (Abadie führte die Anode 5 Minuten lang(!) ein). A. von Szily und Machemer haben kürzlich die Anode beim Tier (nicht bei Ablösung) versucht, ebenso die bipolare Oberflächenelektrolyse.

Herr von Szily:

Die Methode und die Wirkung sowohl der ein- als der zweipoligen Elektrolyse zur Lokalisation und zum Verschluss des Netzhautrisses ist in zwei Publikationen gemeinsam mit Dr. Machemer in den Klin. Mbl. Augenheilk. und vorher in zwei Vorträgen im Verein Rhein.-Westf. Augenärzte schon veröffentlicht. Die erste dieser Mitteilungen liegt über ein Jahr zurück. Es wurde dort auch über die guten Erfolge bei der menschlichen Ammotio retinae berichtet und besonders auf die Zartheit der erzielten Narben bei der zweipoligen Oberflächenelektrolyse hingewiesen. Es ist erfreulich, dass Herr Vogt auf unsere Anregung hin sich dieses Verfahrens angenommen und mit ihm auch zufriedenstellende Resultate erzielt hat.

Herr Lindner (Schlusswort):

Das häufige, von Meesmann beobachtete Erbrechen ist wahrscheinlich darauf zurückzuführen, dass Meesmann keinen Muskel durchschneidet, sondern stark an den Muskeln zieht. Der von Gilbert erwähnte Hundertsatz von Heilungen meiner Klinik bezieht sich auf die Gesamtzahl der operierten Fälle. Da wir so gut wie jeden Patienten operierten, so würde der Hundertsatz der Heilungen bei Ausschaltung der ungünstigen Fälle wesentlich höher liegen. Die Erklärung für die weniger günstige Prognose der blasenförmigen Abhebung habe ich in meiner Arbeit 1931 gegeben. Die Goninsche Methode sollte man deshalb nicht mehr anwenden, weil bei einem anfänglichen Misserfolg ein solches Auge nur ganz ausnahmsweise durch andere Methoden zur Heilung gebracht werden kann. Bei den neueren Methoden kann man durch spätere Operationen eine viel grössere Zahl von Heilungen erzielen. Das wichtigste bei allen Operationsformen ist meines Erachtens die Setzung subretinaler Fistelstellen. Keinesfalls sollte der Glaskörper, der in den meisten Fällen von spontaner Netzhautabhebung abgehoben ist, eröffnet werden.

Herr Larsson (Schlusswort):

Betr. des Erbrechens nach Ablatio-Operationen möchte ich folgendes sagen: Ich injiziere nicht retrobulbär, bekomme jedoch sehr oft Erbrechen. Ich habe gehört, dass man in England kein Erbrechen sieht. Worauf dieser Unterschied beruht, weiss ich nicht. Ich schnitt früher die Muskeln durch, jetzt aber nicht mehr, sehe doch jetzt ebensovieles Erbrechen wie früher. Wir geben gegen diese Beschwerden Atropin und Skopolamin per os und haben damit gute Erfolge.

Herrn Engelking möchte ich antworten: Bei hohen blasigen Abhebungen legen wir die Patienten einige Tage zu Bett. Bei der Operation mache ich zuerst Flächenkoagulation, erst nachher Trepanation. Vielleicht ist das doch nicht so geeignet.

Ich habe wie Engelking auch den Eindruck, dass die Kombination von Flächendiathermie mit multiplen diathermischen Punktionen vielleicht vorteilhaft wäre, ich habe aber, wie gesagt, bisher nur mit Flächendiathermie gearbeitet, in der Absicht, zu lernen, was diese Methode allein leisten kann.

Herrn Bartels möchte ich sagen, dass ich immer bei meinen Ablatio-Operationen eine Trepanation mache, unabhängig davon, ob die Ablösung hoch oder niedrig ist.

Herr Meesmann (Schlusswort):

Der Zug am Muskel kann nicht die Ursache des Erbrechens sein, denn bei Anwendung der Evipannarkose fehlt das Erbrechen. Die Zügelnähte erleichtern das Augenspiegeln, da der Assistent durch Zug jede gewünschte Stellung des Auges leicht herstellen kann.

Begonnen wird mit der Flächenkoagulation, dann dünne Nadel, um die Rissränder mit Koagulationsherden zu besetzen, am Schluss dicke Nadel, um Abfluss der subretinalen Flüssigkeit zu erzielen.

Bei Recidivoperation ist der dünnen Nadel an Stelle der Flächenkoagulation der Vorzug zu geben.

XIX.

Der vordere Augenabschnitt bei Nierenkranken.

Von

Karl Mylius (Hamburg).

M. D. u. H.! Dem Zustand des vorderen Augenabschnittes bei Nierenleiden ist bisher auffallend wenig Beachtung geschenkt worden, obwohl gerade die Beziehungen zwischen Augenveränderungen und Nierenleiden in den letzten Jahren recht lebhaft diskutiert worden sind.

Das erklärt sich einmal daraus, dass bei Nierenkranken kaum klinisch nachweisbare Veränderungen am vorderen Augenabschnitt vorhanden waren, die an Abhängigkeitsverhältnisse denken liessen und entsprechende Fragen zur Beantwortung aufwarfen und weiter daraus, dass sich die oft sehr schweren Veränderungen einer Retinitis oder Chorioretinitis albuminurica hauptsächlich am hinteren Augenabschnitt abspielten und damit einseitig das Interesse auf diesen Teil des Auges richteten und völlig gefangen nahmen.

Allerdings hat Gilbert im Jahre 1921 auf dem Deutschen Ophthalmologen-Kongress in Wien eine umgrenzte Gruppe ätiologisch unklarer Fälle von Entzündungen in der vorderen Uvea mit Nierenleiden ursächlich in Zusammenhang gebracht, indem er für klinisch bestehende entzündliche Zustände der Regenbogenhaut eine von ihm angenommene mit dem Nierenleiden in Zusammenhang stehende Vasosklerose der Iris verantwortlich machte. Gilbert weist in seinem Vortrage auf frühere ähnliche Angaben Lebers und v. Michels hin, lehnt die Fälle dieser Autoren jedoch ab, da sie einer eingehenden Kritik nicht standhielten und zum grossen Teil ins Gebiet der Tuberkulose gehörten.

Aus meinen folgenden Ausführungen wird hervorgehen, dass ich Gilberts Anschauungen über die Bedeutung von Nierenleiden für entzündliche Prozesse der Regenbogenhaut nicht folgen kann. Ich nehme diese Feststellung hier nur vorweg, um nachher nicht darauf zurückkommen zu brauchen.

Klinisch ist, nachdem wir gelernt haben, die verschiedenen Füllungszustände und Strömungsverhältnisse im pericornealen Gefässnetz nur vorsichtig zu bewerten, tatsächlich am vorderen

Augenabschnitt selbst bei den schwersten Nierenprozessen mit Ausnahme der bekannten Schwellungen der Anhangsgebilde der Augen und gelegentlicher Blutungen in der Bindehaut so wenig festzustellen, dass es wohl verständlich ist, dass sich, wie ich bereits sagte, das Interesse fast ausschliesslich dem hinteren Augenabschnitt zuwandte. Allerdings können wir ein Zeichen so gut wie regelmäßig jedenfalls bei schwereren Fällen von Nierenerkrankungen feststellen. Dieses Symptom ist meistens nur bei erweiterter Pupille nachzuweisen, da sonst das rückfallende Licht stört, und besteht in einer mehr oder weniger diffusen leichten Trübung des Kammerwassers im Spaltlampenkegel. Manchmal finden sich anstatt der diffusen Trübung auch nur stärkere Suspensionen im Kammerwasser.

Dieser Befund, den ich bei sonst entzündungsfreien Augen fast bei allen untersuchten Nierenkranken auch bereits im jugendlichen Alter erheben konnte, findet sich sonst nur noch bei Arteriosklerotikern ohne Nierenleiden. Er ist also keineswegs pathognomonisch für ein Nierenleiden, wird von mir als Zeichen einer Zirkulationsstörung angesehen und sollte hier nur nebenbei erwähnt werden.

Berichten möchte ich nun heute über systematische pathologisch-anatomische Untersuchungen des vorderen Augenabschnittes von nierenkrank gewesenen und zumeist an Folgen dieser Nierenerkrankung verstorbenen Patienten des Barmbecker Krankenhauses in Hamburg. Diese systematische Durcharbeitung eines grösseren Materials drängte sich mir auf in Verfolg meiner pathologisch-anatomischen Untersuchungen an einer Reihe von Eklampsieaugen, deren Ergebnisse ich 1932 mitgeteilt habe. Heute verfüge ich nun über ein eigenes Material von 32 in Serien durchgesehenen Fällen, also insgesamt 64 Augen, und erhielt von meinem Amtsvorgänger, Herrn Prof. Hanssen, die dessen Sammlung einverleibten Schnitte von 54 weiteren Fällen freundlichst zur Durchsicht zur Verfügung gestellt. Herrn Prof. Hanssen möchte ich dafür auch an dieser Stelle meinen verbindlichsten Dank abstatten.

Ausgeführt wurden die Untersuchungen in der Absicht:

1. Einmal generell Klarheit über die pathologisch-anatomischen Verhältnisse am vorderen Augenpol bei Nierenleiden zu schaffen,

2. in der Hoffnung, auf einem bisher noch nicht systematisch bearbeiteten Wege neues Material zur Klärung der Genese der Hauptveränderung im Auge, der Retinitis albuminurica, zu schaffen.

Ich bin mir dabei natürlich bewusst, dass meine Untersuchungen noch nichts Abschliessendes bringen können, da das bearbeitete

Material noch zu klein ist und sich aus den Fällen neue Fragestellungen ergaben, die weiterer Bearbeitung bedürfen.

Ihnen allen sind die mehr oder weniger starken Fettablagerungen bekannt, die sich in Augen jenseits des 40. Lebensjahres im vorderen Augenabschnitt in der Hornhaut, der Lederhaut, den strukturlosen Häuten und in den Zotten unter dem Epithel mehr oder weniger stark ausgeprägt finden können. Sie sind besonders von Attias, Hanssen u. a. näher studiert und als Altersveränderungen angesprochen worden. Hierher gehört auch eine mit zunehmendem Alter auftretende Vermehrung des Bindegewebes der gesamten Uvea, die zunächst hauptsächlich in der Umgebung der Gefässe hervortritt, wie auch Drusenbildungen, Pigmentsprossungen u. dgl. Früher habe ich schon unter voller Anerkennung der Auffassung von Attias und Hanssen darauf aufmerksam gemacht, dass solche Verfettungen bei der Eklampsie bereits in starker Ausbildung in einem Alter vorkommen können, in dem sie als ausgesprochen pathologisch angesprochen werden müssen, und zwar besonders in solchen Fällen, die auf dem Boden einer chronischen Nephritis sich entwickeln. Auch bei Nierenkranken finden sich zuweilen schon im frühen Alter solche Fettinfiltrationen sowie Vermehrung und Sklerosierung des Bindegewebes in solchem Ausmaße, dass sich der Verdacht aufdrängt, dass hier infolge einer Störung des Gewebsstoffwechsels Stoffe nicht genügend verbrannt werden, wie das ja auch in der Netzhaut nachgewiesen ist. Weniger häufig als an den eben erwähnten Stellen sehen wir dann auch degenerierte und meistens mit Fett beladene Zellen an anderen Stellen, wie hier im Gewebe des Ciliarkörpers. Im Bilde handelt es sich hier um verfettete Chromatophoren, die das Gewebe des Ciliarkörpers in grosser Zahl durchsetzen.

Aber lassen wir die Frage nach der Bedeutung der mehr oder weniger starken Verfettung heute einmal offen und unbeantwortet, so ist es verständlich, dass wir mit besonderer Sorgfalt das Gefässsystem des vorderen Augenabschnittes studiert haben. Es ergaben sich hier nun zum Teil überraschende Befunde. Während man bisher mangels genügender anatomischer Untersuchungen annahm, wie dies Ginsberg im Handbuch Henke-Lubarsch bei der Bearbeitung des Kapitels Uvea besonders hervorhebt, dass arteriosklerotische Veränderungen im Corpus ciliare und in der Iris sehr selten zu sein scheinen, und dass sich bei Nierenleiden die Arterienerkrankung ebenso wie die Capillardegeneration, wie er sich ausdrückt, nur auf den hinteren Bulbusabschnitt beschränkt sei und nur ausnahmsweise sich weiter nach vorn bis zur Ora serrata erstrecke, ist es auf Grund meiner Untersuchungen erforderlich, diesen Satz gründlich abzuändern. Nur für die Iris stimme ich ihm zu. Ich habe in ihr in all den durchgesehenen Fällen nur einmal nennenswerte sklerotische Gefässveränderungen gesehen, wie ich sie Ihnen hier zeige. In allen anderen Fällen war bei sonst sehr schweren Veränderungen an anderen Gefässabschnitten des Auges nicht der geringste Parallelbefund an den Irisgefässen festzustellen. Besonders hervorheben möchte ich noch, dass ich bei gelegentlich beobachteter ödematöser Auflockerung ihres Stromas, wie sie früher bereits von Schieck gesehen ist, nur einmal einige Lymphocyten in Gefässnähe gefunden habe und dass nicht ein einziges Mal in den zahlreichen fettgefärbten Schnitten eine Verfettung der Gefässwand an den Irisgefässen festgestellt werden konnte. Diese Feststellung hat uns um so mehr überrascht, als die arteriellen Gefäßstämmchen der Iris vielfach gemeinsam mit den in die Processus ciliares hineingehenden Arteriolen aus dem Circulus arteriosus major entspringen und sich gerade an den Arteriolen der Zotten meistens sehr ausgedehnte Veränderungen im Sinne der Arteriosklerose vorfinden.

Ich gebe zu, dass ich auch für das Gefäßsystem des Ciliarkörpers und der vorderen Uvea mit Ausnahme der Zottengefässe zu ganz anderen Ergebnissen gekommen wäre, wenn ich nicht so systematisch vorgegangen wäre und jeden zehnten Schnitt mindestens einer genauen Durchsicht unterworfen hätte. Wenn Sie in den beiden nächsten Diapositiven die so auffallend verschieden starke Ausbildung der Veränderungen betrachten, die sich im selben Schnitt an den Gefässen des Strahlenkörpers rechts und links vorfanden, so bringe ich Ihnen damit gleich den Beweis, wenn ich sage, dass sich die Gefässveränderungen auch bei stärkster Ausbildung fast stets nur auf begrenzte Abschnitte des Gefässverlaufes erstrecken und dass häufig Schnitte ohne die geringste Wandveränderung plötzlich von solchen mit schwersten Alterationen abgelöst werden.

Es ist ja auch in der hinteren Uvea nicht anders, nur dass durch den dort ausgebildeten stark geschlängelten Verlauf der Gefässe die Veränderungen häufiger im Schnitt erscheinen als dies an den mehr gestreckt verlaufenden Gefässen des Strahlenkörpers und der vorderen Uvea der Fall sein kann.

Wenn ich nun nur meine eigenen 32 Fälle zugrunde lege, so konnte ich mehr oder weniger schwere Veränderungen an den Corpusgefässen und den Gefässen der vorderen Uvea in 21 Fällen nachweisen. Dabei ist der Befund an den Arteriolen der Zotten

mit Absicht nicht berücksichtigt und ausser Acht gelassen. Bei
den elf Fällen ohne Befund handelte es sich nur einmal um eine
maligne Sklerose, während die anderen hauptsächlich benigne
Sklerosen betreffen. In wenigen Fällen war eine ausgesprochene
Diskrepanz der Veränderungen zwischen rechts und links fest-
zustellen. Hier war es aber besonders deutlich, dass ein weitgehender
Parallelismus der Veränderungen zwischen vorderem und hinterem
Abschnitt vorlag, insofern sich vorn Veränderungen fast nur dann
fanden, wenn auch in der hinteren Uvea mehr oder weniger schwere
Prozesse gefunden wurden.

An den Gefässen der äussersten Netzhautperipherie habe ich
in meinen Fällen keine pathologischen Befunde erhoben.

Was nun die feinere Analyse der Gefässveränderungen im
vorderen Abschnitt der Uvea betrifft, so sehen wir mannigfaltigste
Bilder. Nur einige wenige Diapositive seien als Beispiele hier in
rascher Folge demonstriert. Eine nähere Beschreibung der Einzelheiten muss einer folgenden Publikation vorbehalten bleiben. Nur
soviel sei gesagt, dass ich neben einer ganz beginnenden Intima-
wucherung bis zu stärksten Graden und völligem Verschluss des
Gefässrohres, neben einfach sklerotisch und hyalin entarteten Gefässen, neben mächtiger Muscularishypertrophie, neben stärksten
Quellungen der Wand und hochgradiger Lipoidinfiltration auch
tropfige Entmischung der Wand und weitgehenden Zerfall gesehen
habe. In der folgenden Publikation hoffe ich, auch Endgültiges
darüber sagen zu können, ob auch an den Augengefässen an einschlägigen Fällen sich eine für die maligne Sklerose im Gegensatz
zur benignen spezifische Arteriolennekrose nachweisen lässt, wie
sie in einer kürzlich erschienenen Arbeit Schürmanns besonders
an der Niere beschrieben ist. Ich glaube, dass gerade das Gefäßsystem
des vorderen Augenabschnittes hier recht günstige Untersuchungs-
bedingungen schafft. Soviel kann auch heute bereits gesagt werden,
dass in den meisten meiner Fälle — ich nehme den Fall, dem die
zuerst demonstrierten drei Diapositive entstammten, aus — die
Gefässveränderungen des vorderen Augenabschnittes nicht als Teilerscheinung einer allgemeinen Arteriosklerose aufzufassen sind,
sondern mit dem mit dem Nierenleiden einherlaufenden allgemeinen
Gefässleiden ursächlich in Zusammenhang stehen, wie das ja auch
von den Uveaveränderungen bekannt ist.

In einzelnen Diapositiven sahen Sie nun auch Rundzellen-
ansammlungen und auch granulomartige Bildungen, wie sie besonders
von Hanssen für die entzündliche Theorie der Chorioretinitis

albuminurica herangezogen sind. Ich sah diese am vorderen Augenabschnitt jedoch nur so vereinzelt, öfters auch noch ohne direkten
Zusammenhang mit den schweren Gefässprozessen und bei stärkerer
Ausbildung nur an schwerst veränderten Gefässen, dass ich sie
ebenso wie die beobachteten degenerativen Veränderungen eher als
sekundäre Vorgänge betrachten möchte und der Überzeugung bin,
dass entzündliche Vorgänge ein wesentliches primäres Moment
bei der Entstehung der Veränderungen nicht spielen. Es braucht
dabei nicht erwähnt zu werden, dass bei den Untersuchungen am
vorderen Augenabschnitt auf Grund dieser Feststellungen nichts
über die Genese der Retinitis albuminurica ausgesagt werden soll.

Gegen die Theorie Koyanagis über die Entstehung der
Retinitis albuminurica, die allein mit der Feststellung fällt, dass
sich Veränderungen der Chorioidea und der Choriocapillaris nicht
nur am hinteren Pol finden, sondern auch in der Peripherie, und dass
über diesen peripheren Abschnitten die Netzhaut völlig intakt befunden wurde, glaube ich jedoch durch meine Untersuchungen
gewichtige Gründe beigebracht zu haben.

Der Vollständigkeit halber sei nur noch erwähnt, dass ich nur
einmal eine Blutung im Ciliarkörper und nur einmal eine in mehreren
Zotten fand, die Ihnen das letzte Diapositiv zeigt.

Aussprache.

Herr Gilbert:

Herr Mylius hat seinen interessanten pathologisch-anatomischen
Ausführungen eine klinische Einleitung gegeben, die sich mit meinem
Vortrag bei der Wiener Tagung 1921 beschäftigt. Ich habe seinerzeit ausdrücklich nicht die Parallele Nephritis-Iritis gezogen, sondern der Nephrosklerose eine Iridosklerose an die Seite gestellt und damit zum Ausdruck
bringen wollen, dass sowohl an der Niere wie an der Iris Veränderungen
vorkommen können, die gleichgeordnet ins Gebiet der Arteriolosklerose
gehören. Vereinzelte histologische Befunde hatte ich zwar selbst sowohl
am Strahlenkörper wie bei einem verhältnismäßig nicht alten Kranken
an der Iris. Ich ging auf sie damals nicht ein, weil Zweck meiner rein
klinischen Mitteilung war, darauf hinzuweisen, dass für die Genese von
Entzündungszuständen, bzw. Zirkulationsstörungen nach Operationen
Veränderungen der Gefässe der Iris sehr wohl in Betracht kommen
können. Nach den soeben gezeigten Bildern wird man allerdings weniger
mit Veränderungen an der Iris als mit solchen an den Gefässen des
Strahlenkörpers zu rechnen haben. Die Annahme, dass aber auch diese
als Ursachen postoperativer Entzündungszustände gelegentlich in Betracht kommen können, begegnet keinen Schwierigkeiten. Sprechen wir
doch gerne abgekürzt auch von einer Iritis, wo wir eine Iridocyclitis

meinen. Jedenfalls habe ich in den seit meinem Wiener Vortrag ver-
flossenen 12 Jahren zweimal postoperative Entzündungszustände im 8.
und 9. Lebensjahrzehnt gesehen, für die keinerlei andere Ursache zu
finden war, da die Operation technisch einwandfrei verlaufen war, weder
ektogene noch endogene Infektion folgte und überdies der eine der Fälle
intrakapsulär extrahiert war.

XX.

Über Bazillämie bei Augenkrankheiten.

Von

E. v. Hippel (Göttingen).

Mit 1 Tabelle im Text.

Die bekannten Untersuchungen von E. Löwenstein über den
Nachweis von Tuberkelbazillen durch die Kultur aus dem Blut
haben mich vor $2\frac{1}{2}$ Jahren veranlasst, dieser Frage meine Aufmerksamkeit zuzuwenden. Die Blutproben wurden ohne Diagnose
an Löwenstein geschickt. Die Bekanntgabe derselben erfolgte
erst nach Mitteilung des positiven Ergebnisses, also Vorsorge für
grösste Objektivität.

Bekanntlich ist die Zuverlässigkeit der Löwensteinschen
Angaben bestritten worden, am schärfsten von Kolle, der behauptet,
Löwenstein müsse einem Irrtum zum Opfer gefallen sein. Ich
habe nicht vom Standpunkt des Bakteriologen zu urteilen, soweit
ich aber sehe, kann man die positiven Angaben nur unter zwei
Voraussetzungen ablehnen:

1. Dass ein Tuberkuloseforscher von der Erfahrung Löwensteins Tuberkelbacillen nicht diagnostizieren kann oder

2. dass in seinem Laboratorium, wie Kolle andeutet, vielfach
Verunreinigung der Nährböden durch von aussen eingebrachte
Tuberkelbacillen vorkommen. Da ich diese Voraussetzungen nicht
als gegeben ansehen kann, so betrachte ich die mir von Löwenstein
mitgeteilten Befunde als tatsächlich. Die Ablehnung, weil andere
Untersucher negative oder viel weniger positive Befunde erhalten
haben, ist keine ausreichende Widerlegung. Sollten künftig
Löwensteins Befunde wirklich als irrtümlich nachgewiesen werden,
so sind auch meine heutigen Ausführungen hierüber gegenstandslos.

Löwenstein hat mitgeteilt, dass von Ophthalmologen ausser
Meller noch Meisner, Schieck und Riehm sowie Fleischer

und A. Löwenstein Blutproben geschickt haben. Mitgeteilt sind einige positive Ergebnisse von Schieck und Riehm bei Phlyktänulosa, am zahlreichsten sind offenbar die von Meller veranlassten Untersuchungen. Zahlenmäßige Angaben sind gemacht in einer Mitteilung von Urbanek und R. Meller, die in 70 selbstuntersuchten Fällen nur eine positive Blutkultur bekamen, in drei Fällen bei direkter Verimpfung des Blutes auf Meerschweinchen leichte tuberkulöse Veränderungen und in drei Fällen vorübergehende Drüsenschwellung und positive Tuberkulinreaktion sahen[1]. Bei sieben Fällen von positiven Gewebskulturen haben Meller, Purtscher und Sallmann im ganzen sechsmal gleichzeitig positiven Blutbefund gehabt, einmal war bei sympathischer Ophthalmie Blutbefund positiv, Gewebskultur negativ, in vier Fällen von Iritis und Iridocyclitis ist positiver Blutbefund mitgeteilt. Bei ungefähr 40 Fällen von posttraumatischer Iridocyclitis wurde in ungefähr 20%, das wären acht Fälle, positiver Befund angegeben.

Meine eigenen Untersuchungen umfassen 116 Fälle, von denen 27 als positiv, 89 als negativ gemeldet sind. Die Untersuchungen gehen weiter, die Zahlenangaben beziehen sich auf den Stichtag, an dem ich die Zusammenstellung gemacht habe. Die negativen überwiegen also erheblich, selbstverständlich ist das kein Grund, die Bedeutung der positiven irgendwie herabzusetzen, denn es ist natürlich, dass bei den gleichen Erkrankungen nicht zu jeder Zeit Bacillen in der Blutbahn sein werden, und dass auch nicht in jeder Blutprobe welche enthalten zu sein brauchen, ganz abgesehen von den Schwierigkeiten der Züchtung aus dem Blut.

Bei den Fällen, die wir klinisch als tuberkulös diagnostizieren, ist die Anwesenheit von Bacillen im Blut zu gewissen Zeiten eigentlich eine Selbstverständlichkeit, denn dass diese Erkrankungen nur auf metastatischem Wege entstehen können, ist anerkannt. Es ist zu fragen, ob die positiven Blutbefunde uns in unserer Diagnostik wesentlich weitergebracht haben. Bisher diagnostizieren wir unsere Augentuberkulosen aus dem klinischen Augenbefund, soweit er typisch ist, ferner aus dem Ergebnis der Tuberkulinreaktionen, wobei einer zweifellosen Herdreaktion fast sichere Bedeutung zukommt, während die lokale Reaktion und die Allgemeinreaktion nur erhöhte Wahrscheinlichkeit bedeuten. Das Ergebnis der Tuberkulinbehandlung ist für die

---

[1] Diese im Löwensteinschen Institut ausgeführten Untersuchungen stammen, wie mir L. mitteilt, aus einer Zeit, in der die Methode noch nicht völlig ausgebildet war.

Auffassung der Ätiologie zweifellos wichtig, aber nicht entscheidend, weder, wenn der Erfolg gut ist, noch wenn er ausbleibt. Meller hat allerdings geäussert, dass seine seit 10 Jahren gewonnene Überzeugung von der überragenden Bedeutung der Tuberkulose besonders bei den Erkrankungen des Uvealtractus sich in erster Linie auf die Ergebnisse der Tebeprotinbehandlung gründet. Wenn es nun gelingt, gegebenenfalls eine positive Blutkultur zu erhalten, so erscheint mir dies als eine höhere Stufe der Beweisführung gegenüber den positiven Tuberkulinreaktionen, während der Schlußstein der Nachweis in den Geweben des Bulbus selber ist. Der Nachweis im Blut bedeutet also nur eine Vermehrung unseres Beweismaterials, ohne selber entscheidend zu sein. Die histologischen Befunde haben uns ja auch schon früher wesentlich gefördert, eine Sicherheit ist aber überhaupt nur zu erlangen, wenn aus enukleierten Augen der Erreger gezüchtet und womöglich mit positivem Ergebnis verimpft wird. Für die übergrosse Zahl der Fälle bleiben wir demnach wohl für die Dauer auf den Wahrscheinlichkeitsbeweis beschränkt.

Grundsätzlich liegt dies übrigens geradeso bei der Lues. Wenn man im Sekundärstadium eine Iritis findet mit oder ohne Papeln, einen positiven Wassermann hat und die Krankheit auf spezifische Behandlung ausheilen sieht, so zweifelt niemand an der Diagnose, obwohl wir die Spirochäten im Auge auch nicht nachweisen können, weil es nicht zur Untersuchung kommt. Der Unterschied bei beiden Krankheiten ist nur das akutere Auftreten aller Erscheinungen bei Lues und die grössere Sicherheit des Erfolges bei der spezifischen Behandlung. Das sind aber quantitative Unterschiede.

Bei der Betrachtung meiner Fälle ist zunächst festzustellen, ob das Ergebnis der Blutkultur mit den Anzeichen, die wir sonst für die Diagnose der Tuberkulose haben, übereinstimmt. Wir verwenden, abgesehen vom klinischen Bilde, abgestuften Pirquet und abgestufte Intrakutanreaktion, von denen die letztere die weitaus empfindlichere ist, und ferner internistische Untersuchung einschliesslich Röntgenbefund. Der Frage der fokalen Infektion tragen wir Rechnung, indem alle Fälle zahnärztlich und auf Tonsillen und Nebenhöhlen untersucht werden. Wo etwas gefunden wird, wird grundsätzlich Sanierung vorgenommen, ich habe aber nur in ganz vereinzelten Fällen, besonders bei Iritis mit massenhafter Fibrinausscheidung, den Eindruck gewonnen, dass hier unter Umständen ätiologische Therapie getrieben wird. Die medizinische Poliklinik teilt uns fast in allen Fällen negativen Befund an den Brustorganen mit, während Meller

angibt, dass W. Neumann-Wien einen Röntgenbefund an den
Lungen feststellt, den er als geradezu typisch für die Fälle mit
Augenmetastasen hinstellt. Dieser Unterschied zwischen den
Befunden der Internisten bei ganz der gleichen Art von Fällen ist
ebenso bemerkenswert wie der zwischen Löwenstein und seinen
Gegnern.

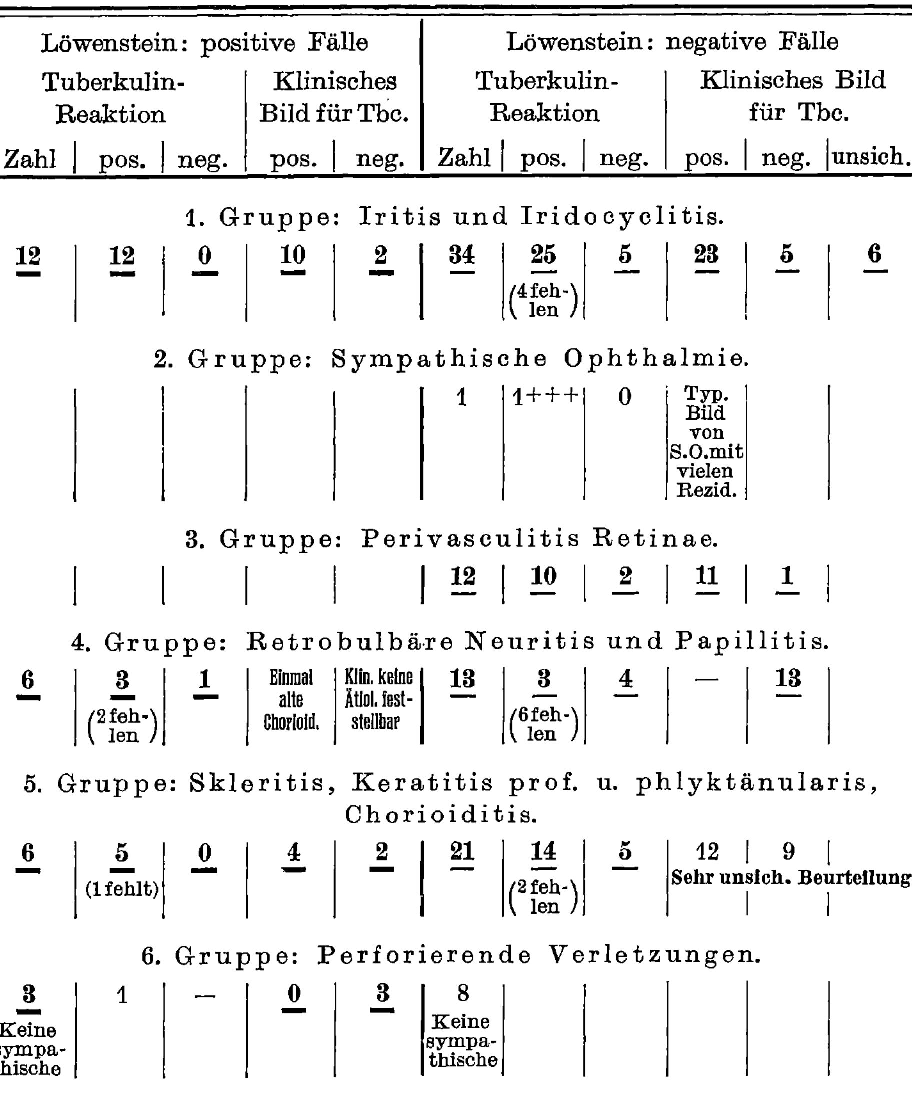

Löwenstein: positive Fälle					Löwenstein: negative Fälle					
Tuberkulin-Reaktion			Klinisches Bild für Tbc.		Tuberkulin-Reaktion			Klinisches Bild für Tbc.		
Zahl	pos.	neg.	pos.	neg.	Zahl	pos.	neg.	pos.	neg.	unsich.
1. Gruppe: Iritis und Iridocyclitis.										
12	12	0	10	2	34	25 (4 fehlen)	5	23	5	6
2. Gruppe: Sympathische Ophthalmie.										
					1	1+++	0	Typ. Bild von S.O. mit vielen Rezid.		
3. Gruppe: Perivasculitis Retinae.										
					12	10	2	11	1	
4. Gruppe: Retrobulbäre Neuritis und Papillitis.										
6	3 (2 fehlen)	1	Einmal alte Chorioid.	Klin. keine Ätiol. feststellbar	13	3 (6 fehlen)	4	—	13	
5. Gruppe: Skleritis, Keratitis prof. u. phlyktänularis, Chorioiditis.										
6	5 (1 fehlt)	0	4	2	21	14 (2 fehlen)	5	12	9 Sehr unsich. Beurteilung	
6. Gruppe: Perforierende Verletzungen.										
3 Keine sympathische	1	—	0	3	8 Keine sympathische					

Ich habe die Löwenstein-Fälle in sechs Gruppen geteilt (vgl.
Tabelle) und geprüft, wieweit der Blutbefund mit den Ergebnissen
der bisherigen Untersuchungsmethoden übereinstimmt.

In der Gruppe Iritis und Iridocyclitis ist die Übereinstimmung zwischen positivem Blutbefund und Tuberkulinreaktion
eine vollständige. Bei den negativen Fällen dieser Gruppe weichen

die Tuberkulinreaktionen und die klinischen Befunde nur unbedeutend von den Fällen der positiven Gruppe ab; Schlussfolgerung: Der positive Blutbefund bedeutet eine weitere Unterstützung der Diagnose, der negative Ausfall gibt keinen Gegenbeweis.

Die Gruppe sympathische Ophthalmie ist nur mit einem Fall vertreten, der alt war, aber immer wieder Rückfälle hatte. Blutkultur negativ, aber auffallend starke Tuberkulinreaktionen, der Verlauf bei Tebeprotinbehandlung hat einen günstigen Eindruck gemacht, insofern es immer wieder zur Ausheilung mit brauchbarem Sehvermögen kam.

Die Gruppe Perivasculitis retinae, zwölf Fälle, ist mit keinem positiven Blutbefund vertreten, ich halte dies aber für einen Zufall, denn in neun Fällen waren die Tuberkulinproben positiv, in einem negativen kam es während der Tebeprotinbehandlung zu Herd- und Allgemeinreaktion. In einem Fall fehlt die Notiz, in einem anderen war kein Anhaltspunkt für Tuberculose gegeben.

In der Gruppe retrobulbäre Neuritis und Papillitis, bei der ja Löwenstein selbst über eine grössere Anzahl positiver Befunde berichtet hat, sind sechs positive Fälle. Die Einträge über Tuberkulinreaktion und die internen Befunde sind hier unvollständig, da früher wesentlich auf multiple Sklerose und Nebenhöhlen gefahndet wurde. Bei den negativen Fällen fehlen leider auch sechs Allgemeinbefunde, man hat aber den Eindruck, dass die positiven Reaktionen an der Haut hier verhältnismäßig selten sind. Es ist bekannt, dass Löwenstein die multiple Sklerose selber auf Bacillämie zurückführen will, ich halte mich in dieser Frage vollständig zurück, mir liegt die Auffassung viel näher, dass es eine retrobulbäre Neuritis auf der Grundlage der multiplen Sklerose (Mehrzahl), sowie eine solche auf tuberkulöser Basis (Minderzahl) gibt. Wir wissen, dass im Sehnerven anatomisch Tuberkelknötchen gelegentlich vorkommen, es ist ja auch schon eine ganze Anzahl von Fällen retrobulbärer Neuritis klinisch als tuberkulös gedeutet worden. Die Fälle mit positiver Blutkultur sprechen in diesem Sinne, sie wären aber noch häufiger nachzuweisen und vor allen Dingen, wie auch Löwenstein wünscht, durch möglichst zahlreiche Untersuchungen von Liquor auf Bacillen zu ergänzen. Dies gilt auch für Fälle von multipler Sklerose ohne Erkrankung des Sehnerven, und Löwenstein bittet alle Kollegen, ihn durch Einsendung von Liquor solcher Fälle zu unterstützen.

In der Gruppe, in der wegen der geringen Zahl der Fälle Scleritis, Keratitis profunda und phlyktänularis sowie

Chorioiditis zusammengefasst sind, ist die Übereinstimmung der
positiven Fälle mit den Ergebnissen der bisherigen Untersuchungsmethoden eine nahezu vollständige. Für die negativen gilt das
gleiche wie für Gruppe Perivasculitis.

Besonders wichtig erscheint mir die Gruppe perforierende
Verletzungen. Meller und seine Mitarbeiter haben bis jetzt in
vier Fällen von sympathischer Ophthalmie aus dem verarbeiteten
Bulbusinhalt von Löwenstein eine Reinkultur von Tuberkelbacillen
erhalten, die Pathogenität ist durch Impfexperiment erwiesen. Die
Blutkultur war dreimal positiv. Ferner eine positive Gewebskultur
bei perforierender Verletzung ohne Erkrankung des anderen Auges,
endlich bei einer einseitigen und einer doppelseitigen spontanen
Uveitis. Die Wahrscheinlichkeit, dass Meller die tuberkulöse Natur
der sympathischen Ophthalmie bewiesen hat, sofern diese eine
einheitliche Ätiologie besitzt, nimmt mit jedem neuen positiven Fall
zu. Es ist gesagt worden, es handele sich in seinen Fällen nicht um
sympathische Ophthalmie, sondern um traumatische Tuberkulose,
und der Erreger der Sympathischen sei noch unbekannt. Man gerät
aber dann in erhebliche Schwierigkeiten, wenn man eine Definition
der sympathischen Ophthalmie geben will. Man könnte sie dann nur
bezeichnen als eine vorwiegend nach perforierenden Verletzungen
entstehende, auf das zweite Auge übergehende Uveitis, die klinisch
und anatomisch von der tuberkulösen nicht zu unterscheiden ist,
in deren Gewebe aber der Tuberkelbacillus nicht vorkommen darf.
Ich habe schon 1917 auf die Möglichkeit, dass der Erreger tatsächlich
der Tuberkelbacillus sein könnte, hingewiesen, aber damals aus
bekannten klinischen Gründen an der grundsätzlichen Unter-
scheidung von Tuberkulose und sympathischer Ophthalmie zunächst
festgehalten. Auch bestehen ja jetzt noch zahlreiche Schwierigkeiten, u. a. die, warum gerade perforierende Verletzungen erforderlich sind und nicht schwere Kontusionen, auch abgesehen von den
subconjunctivalen Rupturen, dieselbe Wirkung haben können, bei
denen ja doch auch ausgedehnte Blutungen und schwere Gewebs-
zerstörungen vorkommen. Dies sind noch Probleme der Zukunft.
Nehmen wir aber an, es wäre in vier Fällen von klinisch einwandfreier sympathischer Ophthalmie ein anderer Mikroorganismus durch
Gewebskultur nachgewiesen, wer würde dann zweifeln, dass der
Erreger der Sympathischen entdeckt sei? Ich glaube also, dass wir
den Mellerschen Arbeiten grösste Bedeutung zusprechen und die
weitere Entwicklung der Frage abwarten sollten. Ausserdem sollte
in jedem Fall die Gewebskultur vorgenommen werden.

Der Gedanke lag nahe zu prüfen, ob der positiven Blutkultur prognostische Bedeutung hinsichtlich der sympathischen Ophthalmie zukäme. Für unser praktisches Handeln ist sie von vorneherein nicht richtunggebend, da es viel zu lange dauert, bis das Ergebnis vorliegt. Theoretisch wäre es aber von höchstem Interesse, wenn die sich als Blutpositiv herausstellenden Fälle eine Erkrankung des zweiten Auges und bei eventueller Enukleation des ersten den typischen anatomischen Befund zeigen würden. Dass der negative Ausfall der Kultur keine Sicherheit in dieser Hinsicht bringen kann, war von vornherein zu erwarten. Nun haben aber die drei positiven Fälle[1] (zwei Eisensplitter- und eine Messerstichverletzung) bei 3, 5 und 9 Monate langer Beobachtung einen völlig glatten Verlauf genommen, kein Auge wurde enukleiert. Unter acht Fällen mit negativem Blutbefund war auch keine sympathische Ophthalmie. Die Allgemeinuntersuchung dieser drei positiven Fälle war leider unvollständig, da ich einen nicht mehr wiederbekommen konnte, die beiden anderen zeigten positive Intrakutanreaktion mit Tuberkulin bei negativem internen Befund. Es ist also hier bei klinisch sonst gesunden (zweimal allerdings bei positiver Tuberkulinreaktion) Menschen ein positiver Blutbefund erhoben worden. Dies entspricht auch anderen Erfahrungen von Löwenstein, und auch Meller hat sich besonders in seiner letzten Arbeit zu dieser Frage in dem gleichen Sinne geäussert, während Kolle gerade den Vorwurf erhebt, dass Löwenstein infolge irrtümlicher Befunde gesunde Menschen für tuberkulös infiziert erklärt. Es ist deshalb besonders hervorzuheben, dass der einzige positive Befund, den ich von Kolle erhielt, bestätigt durch drei positive Meerschweinchenversuche, einen Fall von perforierender Verletzung betrifft, den ich wegen Gefahr sympathischer Ophthalmie enukleierte, ohne dass ich histologisch (Serienuntersuchung) den geringsten Anhalt für beginnende sympathisierende Uveitis finden konnte. Es handelte sich also auch hier um einen klinisch gesunden Menschen.

34 meiner Fälle sind in Wien (Löwenstein) und in Frankfurt (Kolle) gleichzeitig untersucht worden. Davon negativ: Wien 30, Frankfurt 33; vier in Wien positive Fälle waren in Frankfurt negativ, ein in Frankfurt positiver Fall war in Wien negativ, die Blutentnahme erfolgte stets am gleichen Tage. Selbstverständlich sprechen die erwähnten Verschiedenheiten nicht für fehlerhafte Untersuchungen bei den positiven Fällen.

---

[1] Inzwischen ist ein vierter hinzugekommen.

Bei meinen weiteren Untersuchungen wird es sich nicht mehr darum handeln, möglichst viele Fälle untersuchen zu lassen, die bisherige Zahl genügt, um die ungefähre Häufigkeit positiver Befunde bei unseren Fällen zu erkennen. Vielmehr wird es die Aufgabe sein, einzelne ausgesuchte Fälle zu verschiedenen Zeiten des Krankheitsverlaufs zu prüfen, um nach Möglichkeit festzustellen, ob bei Rückfällen oder bei akuten Verschlimmerungen ein positiver Blutbefund auftritt, der vielleicht vorher gefehlt hat. Hierbei könnte eventuell später die Frage beantwortet werden, ob es wahrscheinlicher ist, dass hierbei ein neuer Schub von anderer Stelle aus in die Blutbahn erfolgt und das Auge erreicht, oder ob die bereits im Auge befindlichen Erreger unter gewissen Voraussetzungen erneute Aktivität entfalten.

Bei Durchsicht der Literatur finde ich weitgehende Übereinstimmung meiner Auffassungen mit denen von Meller, während dies früher nicht der Fall war. Meller hat (wie er angibt, seit etwa 10 Jahren) gegenüber den tuberkulösen Erkrankungen des Auges seinen Standpunkt wesentlich geändert und zwar in dem Sinne, wie er von vielen Klinikern schon erheblich länger eingenommen wurde. Seine neueren Arbeiten auf diesem Gebiet sind von grösster Wichtigkeit.

Herrn Löwenstein bin ich für sein grosses Entgegenkommen zu aufrichtigem Dank verpflichtet[1].

---

[1] Ich halte es für dringend erwünscht, dass diese Untersuchungen an zahlreichen Stellen aufgenommen werden und zwar durch Übersendung der Blutproben an Löwenstein ohne Angabe der klinischen Diagnose. Es ist offenbar bei dieser Methode nicht so, dass jeder sonst erfahrene Bakteriologe die gleichen Ergebnisse erzielt wie L. selber.

XXI.

Übertragungsversuche mit Material von menschlicher sympathischer Ophthalmie auf Hühner und Affen, nebst Bemerkungen über die Natur des Erregers.

(Mit Demonstrationen.)

Von

A. v. Szily (Münster i. W.).

Es sind jetzt genau 10 Jahre her, dass ich von dieser Stelle aus Ihnen über experimentelle endogene Infektionsübertragung von Bulbus zu Bulbus mit dem Herpeserreger berichten konnte. Sie wissen, dass es mir ferne lag, das Herpesvirus etwa für den Erreger der sympathischen Ophthalmie (s. O.) zu erklären, sondern, dass ich meine Versuche als Modellversuche bezeichnet habe. Sie sollten zeigen — und das dürfte heute wohl auch anerkannt sein —, dass einer Gruppe von unsichtbaren Keimen, als deren Vertreter für diese Ve·suche mir damals nur das Herpesvirus zur Verfügung stand, die Fähigkeit innewohnt, von einem Auge in das andere hinüberzuwandern und dort eine schwere, oft zur Erblindung und verknöchernder Phthisis bulbi führende Ophthalmie hervorzurufen.

Es war, trotz gewisser Bedenken, wie vor allem wegen der Affinität der Herpesvirus zum Zentralnervensystem und damit der Gefahr einer tödlich verlaufenden Encephalitis, selbst an die Möglichkeit einer Beteiligung des Herpesvirus an der Entstehung einer s. O. zu denken, und es sind auch im Anschluss daran von verschiedenen Autoren (Uudelt, Marchesani, Meesmann und Volmer, S. Gifford u. a.) Versuche nach dieser Richtung mit Material von menschlicher s. O. ausgeführt worden. Alle diese Versuche verliefen bekanntlich negativ, und die s. O. soll nach der übereinstimmenden Meinung auf Tiere nicht übertragbar sein.

Die experimentelle Erforschung der s. O. ist gerade hier bei uns in Deutschland durch eine ganze Reihe von sehr interessanten Theorien und Versuchen verschiedenster Art gefördert worden mit dem Endziel, die Krankheitsursache direkt nachzuweisen oder wenigstens eine der s. O. entsprechende Erkrankung beim Tier künstlich hervorzurufen. Ich erwähne nur die Theorie einer anaphylaktischen Uveitis von Elschnig und Kümmell, die tuberkulotoxische Theorie von Guillery, die Anaphylaxieversuche mit Subtilis von Marchesani und mit Blutserum von Riehm. Diesen sowohl als auch dem neuerdings von Meller erbrachten Nachweis von der Anwesenheit von lebenden Tuberkelbacillen im strömenden Blut und in der Uvea stehen, so lehrreich sie auch sind, nicht unberechtigte Bedenken gegenüber, auf die hier nicht näher eingegangen werden kann.

Ich habe mir alle Mühe gegeben, einen jeden einzelnen dieser Versuche, mit Unterstützung meiner klinischen und wissenschaftlichen Mitarbeiter, nachzuprüfen. Ich glaube daher Berechtigung dazu zu haben, wenn ich sage, dass eine befriedigende Lösung des Problems durch keinen von ihnen erbracht worden ist.

Ich bin vielmehr immer mehr in meiner ursprünglichen Ansicht bestärkt worden, dass es sich bei der menschlichen s. O. um eine infektiöse Erkrankung besonderer Art handeln muss.

Bei der grossen Seltenheit von geeigneten schweren und unbehandelten Fällen von s. O. musste ich allerdings lange warten, bis mir der Zufall einen solchen in die Hand gespielt hatte.

Zu Beginn dieses Jahres ist nun dieser von mir lang ersehnte Umstand eingetreten, indem uns ein Kollege aus dem Rheinland ein 35jähriges Mädchen zur Weiterbehandlung überwies, bei dem nach einer vor einigen Wochen von ihm auf dem linken Auge ausgeführten Starextraktion erst auf dem operierten Auge und kurz nachher auch auf dem zweiten Auge eine typische und zwar sehr schwere Form der s. O. aufgetreten war. Auf dem operierten Auge bestanden überhäutete Irisprolapse in den Schnittwinkeln, schwartige Verlegung des Kolobomgebietes, sehr erhebliche, stellenweise mit buckel- und knotenartigen Vorwölbungen, Sekundärglaukom und Amaurose. Auch auf dem zweiten, nicht operierten Auge war die Ophthalmie schon weit fortgeschritten, das Sehen fast erloschen. Auch hier waren die Medien erheblich getrübt, mit Präcipitaten, Verwaschenheit und faltiger Verdickung der Iris, Exsudat im Pupillarbereich.

Trotz Anwendung von allen zu Gebote stehenden Mitteln war der Prozess nicht aufzuhalten, und es blieb bei der praktisch fast vollständigen Erblindung auch des zweiten Auges.

Das primär erkrankte linke Auge wurde genau 2 Monate nach der Extraktion entfernt. Seine Uvea diente als Material für die Übertragungsversuche, über die hier berichtet werden soll.

Aus dem enukleierten Auge wurde unter allen aseptischen Kautelen die Uvea entfernt. Nur ein Stück der Bulbuswandungen wu.de zu.: Sicherstellung der Diagnose histologisch verarbeitet. Es ergab das typische Bild einer schweren s. O. mit allen charakteristischen Zellelementen und einer starken Tendenz zum Übergreifen der riesenzellenuntermischten entzündlichen Infiltration ins peribulbäre Gewebe entlang der Nerven und Gefässe.

Das stark zum Zerfall neigende Uveagewebe eignete sich nicht zur Stückimpfung; es wurde daher mit ein wenig physiologischer Kochsalzlösung im Mörser zerrieben und so den Versuchstieren in den Glaskörperraum injiziert. Gleichzeitig wurden auch verschiedene Nährböden beschickt und ein Teil des Uveagewebes nach dem Löwensteinschen Verfahren im hiesigen Hygienischen Institut auf Tuberkelbacillen untersucht. Alle diese bakteriologischen Untersuchungen fielen negativ aus.

Wegen der bisherigen vergeblichen Versuche der Autoren, Material von s. O. auf Kaninchen zu übertragen, habe ich dieses Mal Affen und Hühner gewählt, die letzteren namentlich aus dem Grunde, weil ich über die bei der Marekschen Hühnerseuche (vgl. auch P. Jaensch) und andere Formen von spontan bei Hühnern auftretenden Uveitiden eigene Erfahrungen habe und daher gerade diese Tiere für ähnliche Versuche für besonders geeignet hielt.

Es wurden mit dem spärlichen Material zunächst ein Affe und drei Hühner beschickt. Ich möchte gleich vorausschicken, dass sich die Infektion auch weiter von Tier auf Tier, auch vom Huhn auf Affen, übertragen lässt.

Bei dem geimpften Tier entwickelt sich eine ziemlich schwere Uveitis, die erst nach 2—3 Monaten allmählich abklingt. Namentlich bei den zuerst geimpften Tieren fiel eine starke Schwellung der Bindehaut auf, die an eine schwere Folliculosa erinnerte.

Die meistens nach 4—6 Wochen, in einzelnen Fällen aber auch erst nach 2—3 Monaten ausgeführten histologischen Untersuchungen ergaben nun einen ganz eigenartigen und überraschenden Befund, wie ich ihn bisher bei keiner anderen Erkrankung gesehen habe.

Hühner.

Das klinische Bild, das in den ersten 14 Tagen das Bild einer sich allmählich steigernden schleichenden Uveitis mit Verwaschenheit und Schwellung der Iris, Neigung zu Synechien und Präcipitaten zeigt, steigert sich im weiteren Verlauf, namentlich bei fortgesetzten Übertragungen von Tier zu Tier. Es tritt meistens auch Katarakt hinzu, die Bindehaut ist stark geschwollen mit knötchenförmigen Verdickungen.

Im histologischen Befund lenken bei den ersten Übertragungen vor allem scharf begrenzte Rundzellenanhäufungen die Aufmerksamkeit auf sich, vorwiegend im Ciliarkörpergebiet und in der Iris. Daneben sind auch der übrige Ciliarkörper, die Iris und die Ciliarfalten sehr stark diffus von Lymphocyten durchsetzt.

Die Rundzellenhaufen im Ciliarkörper sind in allen Schnitten der Serie, gewöhnlich in der Mehrzahl vorhanden. Sie gehen aus kleinsten Knötchen hervor, ohne jede nachweisbare Beziehung zu den Gefässen und wachsen allmählich zu ganz ansehnlichen Bildungen heran, die durchaus den Eindruck von echten Lymphfollikeln machen.

Gleichzeitig verdickt sich die Aderhaut durch eine diffuse Lymphocyteninfiltration, die stellenweise entlang der Gefässe ins retrobulbäre Gewebe übertritt.

Es besteht keine Spur einer Endophthalmitis septica. Auch die Netzhaut ist bei einem Teil der Impftiere unbeteiligt, obgleich die Injektion des Impfmaterials in den Glaskörperraum erfolgt ist.

Nun treten aber auch im Orbitalgewebe hinter dem geimpften Auge genau die gleichen lymphfollikelähnlichen Bildungen in grosser Zahl auf, aber auch im Fettgewebe, zwischen den Muskelbündeln und gelegentlich in der Tränendrüse. Neben diesen „Follikeln" findet man aber auch hier und da eine diffuse und unregelmäßige lymphocytäre Infiltration ohne jedes Hervortreten der Augen.

Riesenzellen fanden sich im primär geimpften Auge nur zwischen den Falten des Pekten; ob als Reste des Impfmaterials oder ob neugebildet, war nicht zu entscheiden. Hingegen konnten, bei fortgesetzten Übertragungen von Tier auf Tier, Riesenzellen in der Ciliarkörpergegend und im Granulationsgewebe um die in den Glaskörper injizierte Uvea des Spendertieres in der dritten und vierten Generation bei Weiterimpfung fast immer nachgewiesen werden.

Dieselben follikelähnlichen Bildungen wie im Auge und retrobulbär fanden sich aber auch im vorderen Teil, im subconjunctivalen Gewebe und unmittelbar unter dem Epithel, von zum Teil recht ansehnlicher Grösse.

Gelegentlich schon nach der ersten Übertragung vom Menschen, als Regel aber nach den weiteren Übertragungen von Tier auf Tier, ist die diffuse Infiltration der Aderhaut ganz erheblich. Die Zellen sind dabei ausschliesslich Lymphocyten und Plasmazellen. Die Iris und die Aderhaut sind um das Mehrfache ihres normalen Quer-

schnittes verdickt. Trotzdem lassen sich aber auch hier noch stellenweise die circumscripten, follikelähnlichen Lymphknoten nachweisen.

Die Infiltration macht aber nicht Halt an den Grenzen der
Orbita der geimpften Seite, sondern lässt sich, ähnlich wie nach
der Herpesimpfung, auch entlang der Gefässe und vor allem des
Sehnerven ins Gehirn der gegenüberliegenden Seite weiter verfolgen.

Der zur geimpften Seite gehörende Sehnerv und Tractus (die
Hühner haben bekanntlich eine totale Sehnervenkreuzung) sind
atrophisch und mit Zügen von Lymphocyten durchsetzt, die stellenweise in Haufen angeordnet sind und, was wichtig ist, zuweilen
auch wieder eine knötchenförmige Anordnung zeigen.

Ein Übertritt der Infiltration in das übrige Gehirn
findet, im Gegensatz zum Herpeserreger, nicht statt.
Daher erklärt es sich auch, dass nach Impfung mit Material von der
menschlichen s. O. bei keinem einzigen Versuchstier cerebrale Erscheinungen aufgetreten sind.

Hingegen pflanzt sich die Entzündung auf die Orbita und den
Sehnerven der gegenüberliegenden Seite fort und verursacht dort
genau die gleichen Lymphzellenknoten wie auf der geimpften Seite,
namentlich in den Sehnervenscheiden, aber auch überall im retrobulbären Gewebe, manchmal von ganz ansehnlicher Grösse und ohne
dass diesen Augen äusserlich etwas anzusehen wäre.

Im zweiten nicht geimpften Auge sind an der Uvea bei einem
Teil der Fälle gleichfalls entzündliche Veränderungen nachzuweisen.
Sie bestehen aus vereinzelten Lymphocytenherden in der Iris, einer
Infiltration der Ciliarfalten, aber auch aus einer mäßigen diffusen
Verbreiterung der Aderhaut mit einzelnen grösseren Herden. Hier
sind auch die Anfangsstadien genau zu verfolgen. Die Noxe wirkt
hauptsächlich auf die Gefässe und die adventitiellen Zellen, die sich
hier nachweislich zu Lymphocyten umwandeln.

Die Ausbreitung der wirksamen Noxe bei diesen Übertragungs-
versuchen ist eine ausgesprochen regionäre und beschränkt sich
nur auf die beiden Orbitae sowie auf den nächstgelegenen intra-
cerebralen Abschnitt der Sehbahn, ohne auf das übrige Gehirn
diffus überzugreifen. Allgemeinsymptome hat kein einziges meiner
Versuchstiere aufgewiesen. Auch die inneren Organe blieben vollkommen unbeteiligt.

Bei fortgesetzten Übertragungen ist vor allem auf Vermeidung
von sekundären Infektionen zu achten. Ganz zu vermeiden ist das

natürlich nicht, aber leicht daran zu erkennen, dass sich dann der Befund grundsätzlich ändert und ein ganz anderes Bild, nämlich das der Endophthalmitis septica zeigt. Solche Augen scheiden natürlich von vornherein aus. Daher ist steriles Arbeiten unbedingte Vorraussetzung und es empfiehlt sich, bei fortgesetzten Übertragungen jeweils ein Stück der Bulbuswandung für die histologische Kontrolle zurückzubehalten und von dem Impfmaterial jedesmal von neuem Kulturen anzulegen. Als positive Resultate dürfen nur solche verwertet werden, die nachweislich frei von sekundären Infektionen sind.

Bei gelungenen Übertragungen bestehen die entzündlichen Veränderungen noch nach 6—8 Wochen und länger. Es tritt dann allmählich eine bindegewebige Umwandlung der Uvea ein, in der nur stellenweise einzelne Lymphzellenhaufen nachzuweisen sind. In der Orbita selbst bestehen aber die „Follikel" noch viel länger. Der Endausgang auf dem geimpften Auge ist fast ausnahmslos eine mit Verknöcherung einhergehende Phthisis bulbi.

Affen.

Auch hier tritt klinisch sowohl nach der Erstübertragung als nach Überimpfung von Uvea von Tier auf Tier eine schwere Uveitis mit Präcipitaten und knötchenförmigen Verdickungen in der Iris und in der umgebenden Bindehaut auf.

Bei der histologischen Untersuchung wird das Impfresultat bei Affen gleichfalls von herdförmigen Reaktionsprodukten beherrscht, die hier besonders eindrucksvoll sind deshalb, weil sie noch mehr als beim Huhn das Bild von echten Lymphfollikeln zeigen. Im Auge selbst kommen sie in grösster Zahl in der Aderhaut vor und sind hier noch nach 3 Monaten nachzuweisen. Sie reihen sich an allen Schnitten der Serie in grosser Zahl perlschnurartig aneinander, kommen in allen Schichten der Aderhaut vor, liegen aber in späteren Stadien meistens nach innen, glaskörperwärts, wegen der hochgradigen Auflamellierung der Suprachorioidea bei fortschreitender Phthisis bulbi.

Bei stärkerer Vergrösserung tritt das Bild von echten Lymphfollikeln mit Mitosen enthaltendem Keimzentrum und umgebendem Lymphocytenwall einwandfrei hervor. Sie gehen aus kleinsten Lymphzellenanhäufungen hervor und wachsen zu ganz ansehnlicher Grösse heran.

Gerade weil solche Knoten bisher in der Aderhaut nicht bekannt waren, gewinnt der Befund an Beweiskraft als Reaktionsprodukt auf eine ungewöhnliche und ganz eigenartige Noxe. Da die Aderhaut normalerweise kein lymphatisches Gewebe, wahrscheinlich auch keine eigenen Lymphgefässe enthält, muss angenommen werden, dass diese Lymphknötchen aus den pluripotenten adventitiellen Zellen der Gefässe hervorgegangen sind. Den Beginn der Proliferation dieser perivasculären Zellen zeigten die Befunde an den zweiten (nicht geimpften) Augen bei Hühnern.

Aber wie beim Huhn beschränken sich auch beim Affen diese lymphknotenähnlichen Bildungen nicht allein auf das Augeninnere. Sie finden sich in der gleichen Weise, zum Teil als echte Lymphknoten, auch besonders zahlreich um das Auge, an der Aussenfläche der Sclera, im Perineurium der Ciliarnerven, sind aber auch überall im Bindegewebe und im Orbitalfett nachzuweisen.

Ihre Ausbreitung in grosser Zahl bis unter die Bindehaut erinnert geradezu an den Befund bei Trachom. Die sich daraus ergebenden Ausblicke experimentell weiter zu verfolgen, bitte ich mir vorbehalten zu dürfen.

Leichter als beim Huhn kommt es beim Affen zur Riesenzellenbildung auch im Augeninnern. Aber auch hier ist das nach meinen bisherigen Befunden selten. Beherrscht wird das Bild als Regel vielmehr von den geschilderten follikelähnlichen Gebilden, die auch bei Übertragungen vom Huhn auf den Affen in gleicher Weise nachzuweisen waren, d. h. vom Affen- und nicht vom Hühnertyp. Die Reaktion scheint also nicht vom Virus allein, sondern auch von der geimpften Tierart abhängig zu sein.

Am zweiten (ungeimpften) Auge ist es mir beim Affen bisher noch nicht gelungen, ausser von vereinzelten ganz deutlichen Lymphzellenansammlungen in der Uvea, eine Mitbeteiligung in Form einer echten Uveitis hervorzurufen.

Die Ergebnisse dieser Untersuchungen sind in mancher Beziehung etwas ungewöhnlich und überraschend.

Dass bei der s. O. irgendeine spezifische Noxe, unsichtbares Virus oder wie man es sonst nennen will, mit im Spiele ist, scheint damit wohl erwiesen, weil die Ophthalmie von Mensch auf Tier und von Tier auf Tier zu übertragen ist. Ein sichtbarer Keim oder gar einer bekannten Art kommt, soweit keine sekundäre Infektion auftrat, nicht in Frage, da alle darauf gerichteten Untersuchungen negativ ausfielen.

Das Übergreifen der Noxe auf die Umgebung, auf den Orbitalinhalt, den Sehnerven, auf das Chiasma und den Tractus, aber auch auf den Sehnerven, den Orbitalinhalt und das Auge der gegenüberliegenden Seite, erinnert in vieler Hinsicht an die Ergebnisse meiner Versuche über Infektionsübertragung von Auge zu Auge mit dem Herpesvirus.

Es bestehen aber bestimmte und wichtige Unterschiede, die ich hier ganz besonders betonen und in den Vordergrund stellen möchte.

Das Virus der s. O. ist — im Gegensatz zum Herpesvirus — apathogen für die Hornhaut, breitet sich im Zentralnervensystem nicht diffus aus und verursacht weder eine Encephalitis noch sonst die geringsten allgemeinen Symptome.

Wichtiger aber ist noch der ganz spezifische histologische Befund, bei welchem die geschilderten Rundzellenhaufen teilweise vom Bau echter Lymphfollikel im Vordergrunde stehen. Sie verleihen diesen Versuchen eine besondere Note und weisen darauf hin, dass wir hier einem neuen und eigenartigen Befund gegenüberstehen. Es handelt sich, soviel ich übersehen kann, um bisher ausschliesslich dieser Infektion eigentümliche Reaktionsprodukte.

Der Umstand, dass bei der Impfung follikelähnliche Bildungen in der Uvea, aber auch in allen Teilen der Orbita, ja sogar gelegentlich im Tractus opticus entstehen, wie sie uns bisher am Auge nur von der Bindehaut bekannt gewesen sind, lässt daran denken, ob nicht' vielleicht auch bei der s. O. der Erreger aus der Bindehaut ins Augeninnere hineingelangt. Es eröffnen sich aber auch Perspektiven nach anderen Richtungen, die von mir natürlich weiter verfolgt werden.

Soweit das Tatsächliche und Neuartige dieser Befunde. Ich bitte aber nicht zu meinen, dass ich nicht auch jene Umstände berücksichtigt habe, in welchen keine vollständige Übereinstimmung zwischen dem Ausgangsmaterial und dem Impfresultat besteht.

Wohl ist auch bei den Impftieren, besonders bei fortgesetzter Übertragung, die Neigung zur Bildung von Epitheloid- und Riesenzellen nachzuweisen. Was aber fehlt, ist die diffuse und gleichmäßige lymphocytäre Verdickung der Uvea, untermischt mit Nestern von Epitheloidzellen und Riesenzellen, wie sie für viele Fälle von menschlicher s. O. so charakteristisch ist. Ernst Fuchs und J. Meller haben allerdings auch auf Fälle von s. O. beim Menschen besonders hingewiesen, wo die entzündlichen Veränderungen lediglich aus vereinzelten Rundzellenherden bestanden, ähnlich unseren Impfresultaten.

Aber das typische Bild ist uns nun einmal, namentlich am zweiten Auge, so geläufig, dass ich nicht umhin konnte, mir auch diese Frage vorzulegen. Ich habe mich bemüht, die Versuchsbedingungen zu ändern. Bei einem Teil der beimpften Tiere habe ich mehrfache Verletzungen des Ciliarkörpers ausgeführt, bei anderen nachträglich eine intravenöse Injektion mit Tuberkelbacillen vorgenommen, die letztere auch mit Rücksicht auf die bekannten neuen Befunde von J. Meller. Sterile Gewebsverletzungen hatten auf das Impfresultat überhaupt keinen Einfluss. Bei einer nachträglichen Einführung von lebenden Tuberkelbacillen in die Blutbahn glaubte ich soviel feststellen zu können, dass unsere Infiltrate sowohl extra- als intraocular als Prädilektionsstellen für die Ansiedelung von tuberkulösen Herden dienen, dass aber — was wichtig ist — diese dann immer echte, typische, stellenweise auch mit Verkäsung einhergehende Tuberkel sind. Eine Beeinflussung der Gewebsreaktion im Sinne der s. O. beim Menschen herbeizuführen, ist mir bisher durch eine solche Superinfektion bei Tieren nicht gelungen.

Es bleibt also vorläufig nichts anderes übrig als anzunehmen, dass die s. O. bei der Übertragung auf Tiere in der eben geschilderten, etwas anders gearteten und milderen Form verläuft. Was aller Wahrscheinlichkeit nach aber auch des Rätsels Lösung ist, warum eine s. O. auf Tiere so schwer übertragbar ist und spontan vielleicht überhaupt nicht vorkommt.

Aussprache.

Herr Arruga:

Ich habe etwa 24 Sera gleichzeitig in Barcelona und Wien für Bacillämie untersuchen lassen. Es handelte sich um Fälle, die klinisch für Tuberkulose mehr als verdächtig waren, also für fast sicher positiv (sklerosierende Keratitis, rezidivierenden Phlyktänen, Scleritis usw.). Ausserdem sind zwei Sera von sympathischer Ophthalmie so untersucht. Das Resultat war immer negativ.

XXII.

Quantitativer Harnstoffnachweis in normalen und pathologischen Linsen.

Von

Gertrud Grümer-Schmoll (Giessen).

Mit 1 Tabelle im Text.

Nachdem man früher allgemein der Ansicht war, dass die Linse für ihre optische Funktion keine Energie verbrauche, glaubte man auch, dass nur eine ganz geringe Menge von Nährstoffen nötig sei, um die Linse während ihres Lebens zu erhalten. Schon nach Untersuchungen von Wagenmann, der zeigte, dass die Zerstörung von Ciliararterien zu Ernährungsstörungen der Linse führt, zeigte sich jedoch, dass der Linse ein gewisses Maß von Stoffwechsel zugestanden werden muss. Nach den Feststellungen von Reis, die eine stark positive Cysteinreaktion bei normalen Linsen ergaben, und bei Starlinsen mehr oder weniger negativ ausfielen, konnte Jess feststellen, dass nur das β-Krystallin eine stark positive Nitroprussidnatriumreaktion hat, während sie beim α-Krystallin nur schwach positiv ist und das Albumoid keine Nitroprussidnatriumreaktion zeigt. Mit der Abnahme des β-Krystallins und der Vermehrung des cysteinfreien Albumoid in der Starlinse verschwindet auch die positive Nitroprussidnatriumreaktion, womit die innere Atmung der Linse unmöglich wird, was sich aus den Arbeiten von Hopkins über die Bedeutung der S.H.-Gruppe im Cystein und Glutathion ergibt, die Goldschmidt auf die Linse übertragen hat. Die Versuche von Kronfeld und Bothmann über den Linsenstoffwechsel ergaben den Nachweis eines geringgradigen oxydativen und eines merklichen Spaltungsstoffwechsels, aus welchen Quellen die Linse ihre energetischen Bedürfnisse deckt. Hat die Linse jedoch einen Stoffwechsel, so müssen auch die Endprodukte dieses Stoffwechsels in der Linse nachweisbar sein. Weiterhin ist anzunehmen, dass der Stoffwechsel der Linse sich während des Lebens ändert, was mit der schon relativ frühzeitig einsetzenden Sklerosierung des Linsenkernes in Zusammenhang stehen könnte. Die Untersuchung der Altersveränderung der Linse ergibt eine starke Zunahme des Gewichts der Linse, eine mäßige Vermehrung der Lipoide, eine Zunahme des Elektrolytgehaltes, eine Zunahme des Eiweissgehaltes und vor allem aber eine

Verschiebung in der qualitativen Zusammensetzung der Eiweiss-körper. Das Gewicht der menschlichen Linse steigt nach den Untersuchungen von Pristley-Schmidt von der Jugend bis zum Alter um 47%. Die Untersuchungen von Jess an Rinderlinsen ergaben ganz ähnliche Verhältnisse und zeigen, dass das Gewicht der Linse keineswegs vom Gewicht des Tieres, sondern nur vom Alter abhängig ist. Es kommen demnach in der Linse während ihres Lebens ausserordentlich starke Umwandlungen vor, die ohne Energieverbrauch nicht denkbar sind. Bei dem Reichtum der Linse an Eiweißstoffen müsste daher auch Harnstoff, als hauptsächliches Endprodukt des Eiweißstoffwechsels im Organismus, nachweisbar sein. Ebenso müsste man aus der Menge des gefundenen Harnstoffs Vergleiche ziehen können über den Stoffwechsel normaler und kataraktöser Linsen. In der Literatur finden sich bisher nur zwei Angaben über den Harnstoffgehalt der Linse. In einer Arbeit der Amerikaner O'Brien und Salit wird der Harnstoffgehalt der Linse von zweijährigen Kälbern mit 21,11—21,4 mg-% angegeben.

Schmerl wies in normalen Kaninchenlinsen, nachdem er die Linse in eine Xanthydrollösung gebracht hatte, im Schnittpräparat typische Xanthydrol-Harnstoffkrystalle nach, die besonders reichlich in der Linsenkapsel und weniger reichlich in den Linsenfasern zu sehen waren. Bei kataraktösen Linsen konnte er auffallend weniger Krystalle feststellen. Er schliesst daraus auf eine wahrscheinliche Abnahme des Harnstoffs in der kataraktösen Linse. Da diese Bestimmung von Schmerl nur qualitativ war und die Untersuchungen der beiden anderen Autoren an nur wenig Material vorgenommen worden waren, erschien es uns wichtig, um mit Sicherheit eine Abnahme des Harnstoffs in der kataraktösen Linse feststellen zu können, den Harnstoffgehalt der normalen jugendlichen und alternden Linse quantitativ zu bestimmen, um dann Vergleiche mit dem Harnstoffgehalt kataraktöser Linsen ziehen zu können. Nach den Untersuchungen von Schmerl soll der Harnstoff in der Kapsel und den darunter liegenden Schichten enthalten sein. Es war daher unbedingt notwendig, nur Linsen in der Kapsel zu untersuchen. Es wurden dabei Linsen von Menschen, Rindern, Schweinen, Kaninchen und Katzen verwandt. Da sich in den übrigen Organen, besonders der in der Leber enthaltene Harnstoff sehr rasch nach dem Tode zersetzt, war es notwendig, die Linsen möglichst frisch zu verarbeiten. Neben der Schwierigkeit der Beschaffung lebensfrischen Materials war es nicht einfach, eine sichere Methode für den Harnstoffnachweis in kleinsten Mengen in

Organen zu finden. Als beste Methode ist der Nachweis durch Xanthydrol beschrieben. Die Xanthydrolmethode ist von Fosse für den Nachweis des Harnstoffs in Körperflüssigkeiten angegeben und musste für den Nachweis des Harnstoffs in der Linse etwas geändert werden. Bemerkt sei noch, dass die Fossesche Reaktion für Harnstoff spezifisch ist, denn andere Stoffe wie Glykokoll, Alanin, Leucin, Cystin, Lysin usw. geben sie nicht.

Die Untersuchungen wurden folgendermaßen ausgeführt:

Die frischen Linsen mit Kapsel werden gleich nach dem Herausnehmen gewogen, dann unter Zufügen von 95%igem Alkohol zerstampft. Die Einwirkung des Alkohols darf nicht allzu lange dauern, da sonst noch weitere Stoffe, die die Reaktion stören, gelöst werden. Die Lösung wird filtriert, das Filtrat muss klar sein. Im ganzen werden für eine Linse etwa 3—4 ccm Alkohol gebraucht. Das Filtrat wird in einem offenen Glasschälchen über dem Wasserbad bis auf 0,5—0,3 ccm eingedampft, anschliessend muss sofort 1 ccm Xanthydrollösung zugefügt werden. Nach 1—3stündigem Stehen sind die Dixanthyl-Harnstoffkrystalle ausgefallen, bei längerem Stehen bilden sich noch andere Krystalle, die sich dann nicht mehr vom Dixanthylharnstoff trennen lassen. Durch Absaugen wird der Dixanthylharnstoff im Goochtiegel gesammelt, getrocknet und gewogen. Zur Kontrolle muss der Schmelzpunkt des Dixanthylharnstoffs bestimmt werden, der bei 261—263° liegt. Die Krystalle haben jedoch ein so typisches Aussehen, dass sie auch durch das Mikroskop gut erkannt werden können. Die Xanthydrollösung wird hergestellt, indem 1 g Xanthydrol (Schering-Kahlbaum) mit 5 ccm Methylalkohol im Schüttelzylinder kräftig geschüttelt wird, nach 1—2 Minuten fügt man 13 ccm Eisessig hinzu und schüttelt weiter, bis die Lösung klar ist. Die etwa 5,5%ige Lösung muss vor dem Gebrauch filtriert werden und wird am besten täglich frisch hergestellt. Verwendet man zur Untersuchung grössere Linsenmengen, so kommen auf 10 g verarbeitete Linsenmasse 2 ccm Eisessig und 5 ccm Xanthydrollösung. Wenn dabei nach einstündigem Stehen die Krystalle nicht ausgefallen sind, muss noch ein zweites Mal eingedampft werden. Zur Bestimmung des Harnstoffs dividiert man den gefundenen Wert des Dixanthylharnstoffs durch sieben und berechnet den Harnstoff auf 100 g.

Um die Methode zur Bestimmung des Harnstoffs in der einzelnen Linse genau auszuarbeiten, mussten zahlreiche Versuche gemacht werden, wozu Schweine- und Rinderlinsen verwandt wurden, die jedoch meist erst 6—8 Stunden nach dem Schlachten der Tiere zur

Untersuchung kamen. Dabei stellte sich heraus, dass der Harnstoffgehalt in der Linse nach dem Tode ausserordentlich rasch abnimmt. Nach 6 Stunden ist nur noch die Hälfte des Harnstoffs in der Linse nachweisbar. Die Untersuchungen an frischen Schweinelinsen, die eine Stunde nach dem Schlachten der Tiere verarbeitet wurden, ergaben einen Harnstoffgehalt von 25,29 mg-% im Durchschnitt.

Der Durchschnittswert für die untersuchten Rinderlinsen beträgt 24,0 mg-%, dabei ist aber zu berücksichtigen, dass bereits auch 1 Stunde nach dem Tod schon eine Herabsetzung des Harnstoffgehaltes eingetreten sein kann.

Um möglichst lebensfrisches Material untersuchen zu können und eine genaue Übersicht über das Alter der untersuchten Tiere zu haben, wurden Kaninchenlinsen bekannten Alters verwendet. Die Linsen wurden sofort nach dem Tode der Tiere verarbeitet. Die Ergebnisse dieser Untersuchungen sind in folgender Tabelle zusammengefasst.

Nr.	Alter Jahre	Linse	Gewicht	Harnstoff in 100 g
		Kaninchen.		
1	$1^1/_2$	klar	0,565	54,86
			0,545	56,88
2	$1^1/_2$	klar	0,415	40,96
			0,420	47,61
3	2	klar	0,519	19,26
			0,521	19,19
4	3	klar (2 Linsen)	1,411	9,92
5	4	klar (Kernsklerose)	0,520 0,508	7,69 7,87
6	4	klar (2 Linsen)	1,225	8,97
7	4—5	klar (Kernsklerose)	0,610	6,55
8	$^3/_4$	bds. Katarakt (2 Linsen)	0,655	12,21
9	$^3/_4$	bds. traum. Katarakt	0,415 0,390	26,50 20,51
10	1	Naphthal. Katarakt	0,398	10,05
		Katzen.		
1	2—3 Mon.	klar	0,350	40,00
2	2 J.	klar (2 Linsen)	1,475	27,11

Diese Ergebnisse zeigen eine starke Abhängigkeit des Harnstoffgehaltes der tierischen Linse vom Lebensalter. Während der Harnstoffgehalt in den ersten zwei Lebensjahren zwischen 40—56,0 mg-% schwankt, erfolgt in den folgenden Lebensjahren eine starke Abnahme bis zu 6,55 mg-%. Dasselbe Resultat ergibt die Untersuchung an zwei Katzen. Der Harnstoffgehalt der Linsen der 2—3 Monate alten Katze beträgt 40 mg-%, während er bei der 2jährigen Katze nur noch 27 mg-% erreicht. Aus diesen Befunden muss man, wie zu erwarten war, schliessen, dass die jugendliche Tierlinse einen ganz beträchtlichen Stoffwechsel hat, der mit fortschreitender Sklerosierung des Linsenkernes immer geringer wird und somit später nur noch eine innere Atmung der Linse in den Rindenschichten stattfinden kann.

Ebenso war bei einem $^3/_4$ Jahre alten Kaninchen mit Katarakt der Harnstoffgehalt, der normalerweise 40 mg-% betragen müsste, auf 12,21 mg-% herabgesetzt, während bei einem ebenso alten Kaninchen mit frischer traumatischer Katarakt eine nicht so starke Verminderung eingetreten ist. Der Harnstoff betrug in diesem Fall noch 23,5 mg-%. Daraus kann man schliessen, dass eine frische traumatische Katarakt einen noch lebhafteren Stoffwechsel hat, entsprechend der von Jess festgestellten stärker positiven Cysteinreaktion bei frischen traumatischen Staren, die erst bei längerem Bestehen der Katarakt verschwindet. Ebenso fand sich eine Herabsetzung des Harnstoffs in der Linse bei einem 1jährigen Kaninchen mit Naphthalinstar, bei dem der Harnstoffgehalt nur 10,05 mg-% betrug, statt dem Alter entsprechenden Wert von 40 mg-%.

Da noch im Kurzen Handbuch der Ophthalmologie angeführt ist, dass Harnstoff bisher in der Linse noch nicht nachgewiesen und auch die in der Literatur neuerdings erschienenen Angaben von O'Brien, Salit und Schmerl keine ausreichenden quantitativen Bestimmungen der einzelnen Linsen bringen, erschien es vor allem wichtig, eine Methode herauszufinden, die gestattet, jede einzelne Linse auf ihren Harnstoffgehalt hin zu untersuchen, wie es mit der Xanthydrolmethode möglich ist. Denn nur auf diese Art gelingt es, die beträchtlichen Unterschiede des Harnstoffgehalts der tierischen Linse während der Jugend und des Alters festzustellen, und ebenso kann man jederzeit den Harnstoffgehalt jeder einzelnen kataraktös veränderten Linse feststellen und so vielleicht einen Beitrag zu den Stoffwechselveränderungen der Katarakte finden.

Für die Untersuchung an Menschenlinsen, die ja von grösstem Interesse ist, lassen sich doch die Ergebnisse vom Tier nicht ohne weiteres auf den Menschen übertragen, standen mir neun intra-kapsulär extrahierte Linsen mit Kernstar zur Verfügung und eine Linse mit angeborenem vorderen und hinteren Polstar bei einer 60jährigen Frau. Leider ist es nicht ohne weiteres möglich, normale menschliche Linsen lebensfrisch zu erhalten, es fehlt daher für den Menschen der Vergleich für den Harnstoffgehalt einer normalen menschlichen Linse.

Die Ergebnisse der Untersuchung an kataraktösen menschlichen Linsen ergeben im Durchschnitt einen Harnstoffgehalt von 19,07 mg-%. Die Linse mit Schichtstar ohne Kernstar hatte jedoch noch einen Harnstoffgehalt von 37,91 mg-%, so dass man annehmen muss, dass der Harnstoffgehalt der normalen menschlichen Linse noch wesentlich höher ist. Betrachtet man diese Ergebnisse, so ist es immerhin erstaunlich, dass trotz der bestehenden Kerntrübung in den Rindenschichten der Linse noch ein so ausgesprochener Stoffwechsel vorhanden ist.

Untersucht man reife menschliche Katarakte, die ich allerdings nicht mit vollständiger Kapsel erhalten konnte, so lässt sich in der einzelnen Linse kein Harnstoff mehr nachweisen, untersucht man jedoch drei bis vier kataraktöse Linsen mit Kapselresten zusammen, so finden sich auch da nur einige Milligramm Harnstoff. Trotzdem es sich bei diesen Untersuchungen, die hauptsächlich zur Ausarbeitung einer einfachen Methode der Harnstoffbestimmung in der einzelnen Linse dient, noch nicht um endgültige Resultate handeln kann, lässt es sich jedoch mit Sicherheit sagen, dass der Harnstoffgehalt der tierischen Linse während des Lebens eine starke Abnahme erfährt und dass auch eine Abnahme des Harnstoffs in kataraktösen Tierlinsen sicher ist. Man sieht daraus, dass auch bis ins Alter hinein die Linse einen deutlichen, jedoch gleichmäßig abnehmenden Energieverbrauch hat.

Dieser Vortrag soll daher eine Anregung sein, annormalen und pathologischen menschlichen Linsen, die bei Enukleation oder Traumen zu erhalten sind, den Harnstoff zu bestimmen, um damit vielleicht einen weiteren Einblick in den normalen und pathologischen Stoffwechsel der Linse zu erhalten.

XXIII.

Über Linsenstoffwechseluntersuchungen.

Von

H. K. Müller (Basel).

Mit 4 Tabellen im Text.

Im Laufe der letzten Zeit haben wir uns an der Basler Augenklinik bemüht, über die Bedeutung des Vitamin C[1] für die gesunde und kranke Linse näheres in Erfahrung zu bringen. Diese Untersuchungen führten unter anderem auch zu Ergebnissen, die die Vermutung aufkommen liessen, dass die Linse vielleicht selbst dieses wichtige Vitamin bilden kann. Es soll daher kurz über einige Versuche berichtet werden, die neue Anhaltspunkte für diese Annahme ergeben haben.

Hebt man in einem Becherglas mit Rinderkammerwasser eine Rinderlinse 5 Stunden im Brutschrank bei etwa 37⁰ auf, so kommt es zu einer geringen, aber in unseren Versuchen regelmäßig nachweisbaren Steigerung des Vitamin C-Gehaltes in der Linse. Aus der ersten Tabelle ist zu ersehen, dass die im Brutschrank aufbewahrten Linsen stets einige mg-% mehr Vitamin C enthalten als die zugehörigen Schwesterlinsen, die frisch aus dem Auge des kurz vorher getöteten Tieres entnommen untersucht wurden.

Zur Erklärung dieses Versuchsausfalles sind eine Reihe von Möglichkeiten gegeben. Erstens kann es sich um eine vermehrte Bildung von Vitamin C in der Linse handeln. Es ist aber auch möglich, dass das Aufbewahren von Linsen in Rinderkammerwasser, das mit der Luft in Berührung steht, eine Permeabilitätsänderung der Linsenkapsel bedingt. Durch diese könnte einerseits Wasseraustritt aus der Linse verursacht werden, so dass die Steigerung des Vitamin C-Gehaltes nur eine scheinbare wäre. Wie aber aus der Tabelle 1 auch zu erkennen ist, sind die Gewichtsveränderungen, die die Linse während des Versuches erleidet, so geringfügig, dass durch Wasserverlust der Linse die Vitamin C-Zunahme nicht erklärt werden kann. Andererseits ist aber auch daran zu denken, dass durch eine Kapseldurchlässigkeitsänderung ein vermehrtes Ein-

---

[1] Das Vitamin C wurde mit dem Farbstoff 2,6-Dichlorphenolindophenol bestimmt. Bis jetzt ist außer dem Vitamin C in der Linse und im Kammerwasser noch kein anderer Stoff bekannt, der bei den gegebenen Versuchsbedingungen diesen Farbstoff zu entfärben vermag. Es besteht aber die Möglichkeit, daß ein derartiger Körper vorhanden ist.

dringen von Kammerwasser-Vitamin C in die Linse ermöglicht wird. Dagegen spricht aber die Tatsache, dass das im Becherglas befindliche Kammerwasser durch seine Berührung mit der Luft stets weniger Vitamin C enthält als das frische Kammerwasser. Weiterhin wäre es noch möglich, dass eine Verminderung der Kapseldurchlässigkeit für das in der Linse selbst gebildete Vitamin C stattfindet, so dass das Vitamin C sich in der Linse staut und nicht an das Kammerwasser abgegeben werden kann. Die Untersuchungen der Kapselpermeabilität durch die Gewichtsbestimmung der Linse sowie der Versuch, den Austritt von Sulfhydrilkörpern und Eiweiss

Tabelle 1.

Vitamin C-Gehalt (reduzierte + reversibel oxydierte Form) von Rinderlinsen in mg-%.

Nr.	Linsen frisch aus dem Auge entnommen	Linsen derselben Tiere 5 Std. im Brutschrank aufbewahrt	Zunahme des Vitamin C-Gehaltes der Linsen während des Aufenthaltes im Brutschrank	Gewicht der Linsen in g bei Versuchs-	
				Beginn	Ende
1	40,9	43,8	+ 2,9	2,54	2,54
2	43,7	45,7	+ 2,0	2,22	2,195
3	50,0	52,8	+ 2,8	1,95	1,96
4	25,9	36,0	+ 10,1	2,95	2,935
5	29,1	32,8	+ 3,7	2,76	2,745
6	42,5	49,6	+ 7,1	2,20	2,18
7	48,3	55,9	+ 7,6	2,105	2,07
8	48,4	51,2	+ 2,8	2,40	2,41
9	41,2	43,5	+ 2,3	2,20	2,20
		Mittelwert: + 4,6			

aus der Linse in das Kammerwasser festzustellen, ergaben aber keinen sicheren Anhaltspunkt für die Annahme einer Durchlässigkeitsänderung der Linsenkapsel während des Versuches. Mir erscheint daher die Annahme, dass die Steigerung des Vitamin C-Gehaltes der Linse auf eine vermehrte Bildung von Vitamin C in der Linse selbst zurückzuführen ist, als die wahrscheinlichste.

Mit dieser Annahme erhebt sich die Frage, aus welchem Material wohl die Linse das Vitamin C bildet. Kann man an der Linse vielleicht Anhaltspunkte für die bis jetzt aus theoretischen Überlegungen abgeleitete Vermutung gewinnen, dass das Vitamin C aus dem Traubenzucker entsteht? Die chemische Formel des Vitamin C spricht ebenfalls für diese Annahme, für die sich kürzlich auch F. P. Fischer ausgesprochen hat.

Ich habe nun mit Hilfe der Hagedorn-Jensenschen Methode Zuckerbestimmungen in Rinderlinsen ausgeführt, und zwar wurde der Zuckergehalt von Kalbslinsen, von Linsen älterer Rinder und von Rinderstarlinsen bestimmt. Diese Linsensorten wurden deshalb gewählt, da wir aus unseren früheren Versuchen wussten, dass Kalbslinsen mehr Vitamin C enthalten als die Linsen alter Tiere und dass die Rinderstarlinsen immer einen stark herabgesetzten Vitamin C-Gehalt aufweisen. Wie aus der Tabelle 2 zu ersehen

Tabelle 2.

Zuckergehalt von Kalbslinsen, Rinderlinsen und Rinderstarlinsen in mg-%.

Nr.	Kalbslinsen	Linsen alter Rinder	Rinderstarlinsen
1	102,9	47,6	42,6
2	103,4	76,2	24,2
3	129,3	51,6	43,4
4	80,5	49,1	33,3
5	103,8	77,2	38,6
6	141,7	69,0	
7	97,9	82,0	
8	105,0	67,8	
9	137,4	98,7	
10	147,4	91,6	
11		71,1	
12		83,4	
13		83,7	
Mittelwert:	114,9 $\underbrace{\qquad}_{k\,=\,4,8}$	73,0	36,4
Durchschnittlicher Vitamin C-Gehalt (reduzierte Form) in mg-%.	38,8	28,6	5,9

ist, gilt für den Zuckergehalt dieser Linsen grundsätzlich das gleiche, wie für den Vitamin C-Gehalt. Die Kalbslinsen enthalten durchschnittlich mehr Zucker (115 mg-%) als die Linsen alter Tiere (73 mg%), und die Starlinsen besitzen noch wesentlich weniger (36 mg-%). Ich glaube nicht, dass dies ein zufälliges Zusammentreffen ist, sondern sehe darin einen Hinweis, dass der Zucker- und der Vitamin C-Stoffwechsel miteinander irgendwie verbunden sind.

Die Abnahme des Zuckergehaltes in den Linsen während des Alterns und bei der Starbildung beruht vielleicht unter anderem darauf, dass der Wassergehalt der Linsen sich ändert und dass wahrscheinlich auch der Zuckergehalt im Kammerwasser mit Zunahme des Lebensalters bei den Rindern abnimmt. Aus der Tabelle 3 geht hervor, dass das Kammerwasser von Kälbern durchschnittlich 58 mg-% Zucker enthält, während das von älteren Rindern nur 48 mg% besitzt. Auf ähnliche Unterschiede im Zuckergehalt von Linsen und Kammerwasser alter und junger Rinder haben schon 1929 O'Brien und Salit aufmerksam gemacht. Auffallend ist jedenfalls, dass das Kammerwasser während des Alterns bezüglich

Tabelle 3.

Zuckergehalt des Kammerwassers von Kälbern und alter Rinder in mg-%.

Nr.	Kälber	Rinder
1	70	48
2	52	27
3	49	58
4	52	41
5	39	55
6	65	36
7	47	53
8	49	60
9	76	62
10	74	38
11	58	
12	61	
Mittelwert:	57,6	47,8
	$k = 1,7$	
Durchschnittlicher Vitamin C-Gehalt (reduzierte Form) in mg-%.	15,4	19,0

seines Vitamin C-Gehaltes sich gerade umgekehrt verhält als die Linse. Das Kammerwasser älterer Rinder enthält nämlich mehr Vitamin C als das Kammerwasser von Kälbern. Die Ursachen dieser Unterschiede bedürfen noch der Klärung. Heute müssen wir uns mit der Feststellung der Tatsache begnügen, dass der Vitamin C- und der Zuckergehalt der Rinderlinsen gleichlaufende Veränderungen beim Altern und bei der Starentstehung erleiden.

Wenn wir darin einen Hinweis auf eine Verknüpfung von Zucker- und Vitamin C-Stoffwechsel in der Linse zu erblicken haben, dann muss aber auch eine Änderung des Vitamin C-Stoffwechsels, wie ich ihn in der eingangs geschilderten Versuchsreihe festgestellt habe, mit einer Änderung des Zuckerstoffwechsels ver-bunden sein. Dies ist auch tatsächlich der Fall. Bestimmt man nämlich den Zuckergehalt der Linsen, die im Kammerwasser liegend 5 Stunden im Brutschrank aufbewah.t waren, so ist dieser (siehe Tabelle 4) erheblich niedriger als der Zuckergehalt der Schwesterlinsen, die frisch aus dem Auge entnommen, untersucht wurden. Die Linsen erleiden bei diesem Versuch einen Zucker-verlust von durchschnittlich 20 mg-%. Das Aufbewahren von Rinderlinsen in Rinderkammerwasser, das mit der Luft in Be-

Tabelle 4.

Zuckergehalt von Rinderlinsen in mg-%.

Nr.	Linsen frisch aus dem Auge entnommen	Linsen derselben Tiere 5 Std. im Brutschrank aufbewahrt	Abnahme des Zucker-gehaltes während des Aufenthaltes im Brutschrank
1	89,6	80,1	— 9,5
2	94,8	83,7	— 11,1
3	115,3	89,4	— 25,9
4	111,0	88,3	— 22,7
5	113,7	93,2	— 20,5
6	100,5	93,8	— 6,7
7	118,0	72,5	— 45,5
8	101,9	65,6	— 36,3
9	80,1	77,1	— 3,0
			Mittelwert: 20,1

rührung steht, bedingt also nicht nur eine Steigerung der Vitamin C-Bildung in der Linse, sondern auch eine vermehrte Zuckerersetzung. Da wir wissen, dass eine vermehrte Glykolyse oft auf Zellatmungs-störungen zurückzuführen ist, und da wir weiterhin das Vitamin C als intermediären Atmungsstoff der Linse ansprechen können, ist es bemerkenswert, dass gesteigerte Zuckerzersetzung in der Linse wahrscheinlich zu einer vermehrten Bildung von Vitamin C führt.

Es haben sich also Hinweise dafür ergeben, dass die Linse wahrscheinlich in der Lage ist, Vitamin C zu bilden, und es scheint diese Bildung des Vitamin C mit dem Zuckerstoffwechsel in Be-ziehung zu stehen. Ich hoffe, dass die weitere Verfolgung dieser Zusammenhänge nicht nur unsere Kenntnisse über die Starent-stehung erweitern, sondern dass ihr auch allgemein biologische Bedeutung zukommen wird.

XXIV.

Über den Kontusionsstar.

Von

M. Bücklers (Tübingen).

Mit 4 Abbildungen (8 Einzelbildern) und 1 Tabelle im Text.

Der Kontusionsstar ist bekanntlich ein Sonderfall der Cataracta traumatica, bei dem es infolge einer Prellung des Auges zur Trübung der Linse kommt, ohne dass die Kapsel eröffnet wird. Ich sehe von den schweren Fällen ab, die eine Luxatio lentis und eine mehr oder weniger vollständige Katarakt zur Folge haben. Sie bereiten der Beurteilung im Hinblick auf die Entstehung keine Schwierigkeiten. Was uns hier zunächst interessieren soll, sind die zarten Trübungsblätter, die zuerst von Vogt als besondere Starform abgegrenzt und treffend als „traumatische Spätrosette"[1] bezeichnet worden sind. Rauh und Schöpfer, Ascher, Nordmann und Schläpfer haben weitere Beobachtungen beigesteuert. Handmann allein bestreitet die traumatische Genese.

Diese Kontusionsrosette kann bei der einfachen fokalen Beleuchtung und auch bei der Durchleuchtung — zumal bei enger Pupille — leicht übersehen werden. Nur das Spaltlampenmikroskop erlaubt ein Auffinden und die sichere Beurteilung dieser Katarakt. Das mag der Grund sein, weshalb sie vielen · Augenärzten noch nicht so bekannt ist, wie es ihrer Bedeutung für die Unfallpathologie entspricht. Dieses Urteil gründet sich auf mehrere Obergutachten, in denen ich mich in erheblichen Gegensatz zu den Vorgutachtern setzen musste. Deshalb scheint es mir berechtigt, Ihnen meine Beobachtungen mitzuteilen, die sich auf fast 50 Patienten der Berliner und Tübinger Augenklinik erstrecken. Bei all diesen Personen sah man in der vorderen, vereinzelt auch in der hinteren Rinde, jene blattförmigen Trübungen, die an Zahl, Form und Ausbreitung wechseln können.

Von unseren Bildern habe ich solche ausgewählt, die verschiedene Stadien der Entwicklung wiedergeben. Fünf Patienten konnten kurz nach der Verletzung untersucht werden. Als Beispiel

---

[1] Nicht zu verwechseln mit der hinten subkapsulär gelegenen und feingefiederten Katarakta traumatica, die an Schneekristalle erinnert. Diese kommt nur bei perforierenden Verletzungen der Linse vor und kann sich ganz zurückbilden.

zeige ich Ihnen hier die Trübung bei einem 18jährigen Metzgerlehrling, dem der Meister mit einem Stock auf das rechte Oberlid
geschlagen hat. Diese Tat war deshalb verhängnisvoll, weil das
andere Auge hochgradig schwachsichtig war. Man sah einen
hauchdünnen Doppelstern, dessen Innenteil etwas dichter war. Im
Lupenspiegel erkannte man nur feinste Fleckchen, und diese führten
den ersten Gutachter zu der Annahme, dass es sich um Auflagerungen
auf der Rückfläche handele, die Linse selbst also unversehrt sei.
Die Blätter der Trübung zeigten feinste Streifung, die dem Verlauf
der Linsenfasern entsprach, während die grösseren Spitzen zum

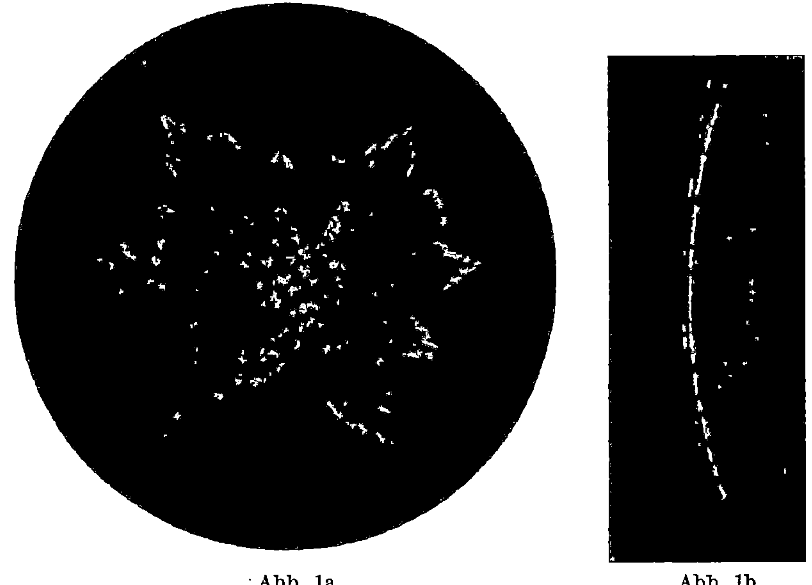

Abb. 1a.   Abb. 1b.

Abb. 1a. 18jähriger Metzgerlehrling. Vor 9 Monaten Stockschlag auf das rechte Auge.
Abb. 1b. Optischer Schnitt durch Abb. 1a. Die Trübungen liegen an der vorderen
Abspaltungszone.

Teil Sphincterrissen gegenüberlagen. Mit dem stark verschmälerten
Spaltlampenbüschel erkannte man, dass die Katarakt nicht von der
Kapsel zu trennen war und noch vor der Abspaltungszone sass.
Auch die Veränderung des Chagrins sprach für eine Alteration des
Epithels, bzw. der oberflächlichsten Faserbündel. Nach $^3/_4$ Jahren
war die Rosette deutlicher geworden und, wie Sie sehen, von der
Kapsel bereits abgerückt (Abb. 1a u. 1b).

Wir haben hier eine interessante Eigenschaft der Kontusionsrosette vor uns, dass sie nämlich mit der Zeit durch die neugebildeten Linsenfasern in die Tiefe abgedrängt wird. Diese Tatsache ist von grosser Bedeutung: denn aus der Lage zu einer
bestimmten Diskontinuitätszone lassen sich weitgehende Schlüsse

auf den Zeitpunkt des Unfalls ziehen. Das ist wichtig, wenn, wie es nicht selten vorkommt, eine zweite, aber harmlosere Verletzung erfolgt (z. B. ein oberflächlicher Hornhautfremdkörper) und der Patient, jetzt erst auf die Sehschwäche aufmerksam geworden, dieses leichte Trauma dafür verantwortlich macht und eventuell eine Rente beansprucht.

Die eigentliche Spätrosette, die, wie ihr Name sagt, erst nach längerer Zeit zur vollen Ausbildung kommt, lässt zwei verschiedene Typen erkennen: 1. Eine spitzblättrige Form, die wohl am

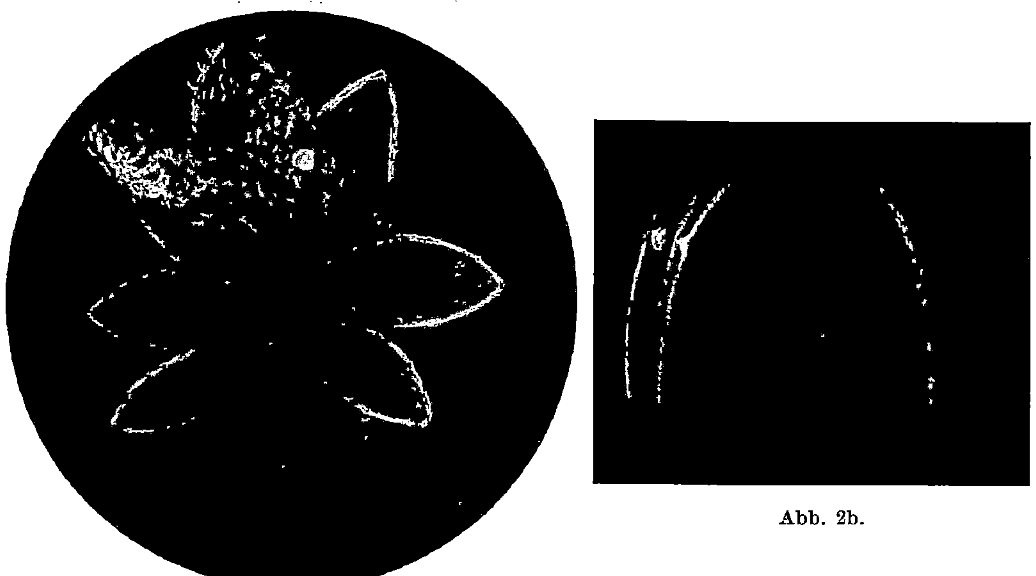

Abb. 2a.

Abb. 2a. 20jähriger Kontorist. Vor 12 Jahren flog ihm beim Holzhacken ein Stück gegen das rechte Auge. Spitzblättrige Kontusionsrosette.
Abb. 2b. Optischer Schnitt durch Abb. 2a. Lage der Trübungen: vorn und hinten in der tiefen Rinde.

häufigsten anzutreffen ist. Als Beispiel sehen Sie hier die Linsentrübung bei einem 20jährigen Kontoristen, dem vor 12 Jahren beim Holzhacken ein Scheit gegen das Auge geflogen war (Abb. 2a u. 2b). Im doppelten Abstande von der Abspaltungsfläche liegt die dünne, auf eine Zone der vorderen Rinde beschränkte Trübung; auch in der hinteren Rinde sieht man hier ausnahmsweise eine erhöhte Reflexion an entsprechender Stelle. Bei enger Pupille wird diese Katarakt mitunter mit dem Schichtstar verwechselt[1]. Sie hat zwar mit ihm gemeinsam, dass sie in einer bestimmten Zone beginnt, unterscheidet sich aber grundsätzlich dadurch, dass sie sich nur in

---

[1] Auch die im 5. Band des Kurzen Handbuches wiedergegebene „blütenförmige Trübung" bei Schichtstar (Abb. 21, S. 197) möchte ich zu den typischen Kontusionsrosetten zählen.

einer dünnen Schicht ausbreitet, während die letztere beträchtliche
Teile der Linse durchsetzt, die sich am Spaltlampenmikroskop meist
in feinste Pünktchen auflösen (Cat. pulverulenta). — Die 2. Form
zeichnet sich durch Blätter aus, die zur Peripherie hin an Breite gewinnen. Als Beispiel zeige ich Ihnen eine partielle Rosette im nasal-
unteren Quadranten des linken Auges, die, wie der optische Schnitt
erkennen lässt, unter der Alterskernoberfläche peripher mit leicht
konkaver Einziehung verläuft (Abb. 3a u. 3b). Nach dem, was
ich vorher gesagt habe, müssen wir erwarten, dass das Trauma zu

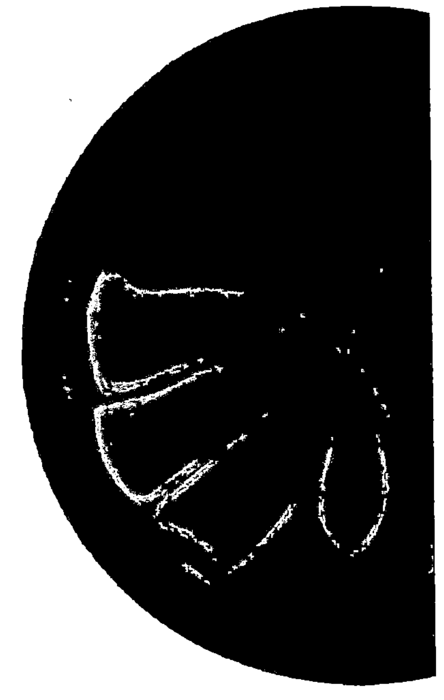

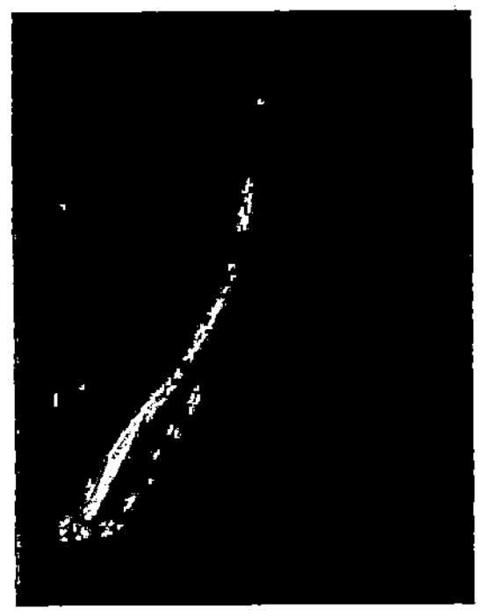

Abb. 3b.

Abb. 3a.

Abb. 3a.   58 jähriger Vertreter.   Vor 46 Jahren Pfeilschuss gegen das linke Auge.   Breit-
blättriges Rosettenfragment.
Abb. 3b.   Optischer Schnitt durch Abb. 3a.   Lage der Trübung: unter der vorderen
Alterskernoberfläche.

einer Zeit erfolgt ist, als die Alterskernoberfläche noch nicht gebildet wurde, also etwa vor der Pubertät. In der Tat hat der
jetzt 58jährige Mann im 12. Lebensjahr einen Pfeilschuss erlitten.

Für den Formunterschied der Trübungsblätter habe ich in
der Art der Verletzung keinen Anhaltspunkt finden können.

Ein kurzer Überblick über die von mir beobachteten Kon-
tusionstrübungen bestätigt, dass vorwiegend das männliche Geschlecht betroffen ist; nur 10% sind Frauen. Zahl und Art der
Blätter sind sehr wechselnd. Was die Ursache der Kontusionsrosette angeht, so sind nach meiner Statistik aufprallende Holz-

Nr.		Alter	Beruf	Blätter			Auge	Kontusion		Visus	Bemerkungen
				Zahl	Ort	Art		vor	wodurch	cc	
1	♂	20	Kontorist	7	rgs.	sp.	R	12 J.	Holzstück	$^5/_7$	
2	♂	25	Student	8	,,	,,	R	11 J.	,,	$^5/_5$ p	
3	♂	47	Schneider	8	,,	,,	L	13 J.	,,		
4	♂	42	Arbeiter				R	34 J.	,,	$^5/_5$ p	
5	♂	56	Maurer				R	16 J.	,,	$^5/_8$	
6	♂	41	Arbeiter	3			R	2 J.	,,	$^5/_{18}$	
7	♂	37	Schmied	1	temp. ob.		R	10 J.	,,	$^5/_5$	Sphincterrisse
8	♀	36	Haustochter	3	temp.		L	23 J.	,,	$^5/_{12}$	Chorioid. ruptur
9	♂	59	Bauer	6	nas. ob.	,,	L	31 J.	,,	$^5/_5$ p	
10	♂	41	Gerber	6	nas.	,,	R	6 J.	,,	$^5/_{18}$	Progr. Cat. coronar.
11	♂	56	Weber	2	temp. ob.		R	31 J.	,,	$^5/_5$	
12	♂	21	Holzdreher	4	,, ,,		R	neu	,,	$^5/_5$	Sphincterrisse
13	♂	36	Straßenwart	11	rgs.	,,	L	?	,,	$^5/_{18}$	
14	♀	28	Hausfrau				L	22 J.	,,	$^5/_{12}$	vorn und hinten
15	♂	18	Metzger	8	,,		R	neu	Stockschlag	$^5/_7$	
16	♀	53	Kochfrau	3	unten	br.	L	15 J.	Schrubber		
17	♂	6		1	,,		L	neu	Pfeilschuss	$^5/_{18}$	
18	♂	19	Lehrling	9	rgs.	sp.	R	6 J.	,,	$^5/_5$	Traum. Mydriasis
19	♂	10		7	,,		R	neu	,,	$^5/_{15}$ p	Kapselfalte
20	♂	58	Vertreter	4	nas. unt.	br.	L	46 J.	,,	$^5/_{10}$ p	
21	♂	19	Buchdrucker	8	rgs.	sp.	L	1 J.	Schreckschuss	$^5/_5$	Kapselstar
22	♂	8		8	,,	,,	R	neu	Pistolenkork	$^5/_8$	
23	♂	41	Ingenieur	6	,,	,,	L	27 J.	Steinwurf	$^5/_5$	Mikrophthalm. R

24	♂	48	Kaufmann	3	temp. ob.	br.	L	11 J.	Eisklumpen	$^5/_{25}$	Subluxation
25	♂	25	Arbeiter	9	rgs.	sp.	R	neu	Faustschlag	$^5/_{10}$	Sphincterrisse
26	♂	35	Färber		,,		L	18 J.	Verschüttung	$^5/_{6}$	Sphincterrisse
27	♂	31	Landwirt	6	,,	,,	R, L	16 J.	,,	$^5/_{12}$	Kriegsverletzungen
28	♂	45	Kaufmann				L	13 J.	,,	$^5/_{7}$ p	
29	♂	37	Arbeiter	1	temp.	,,	R	16 J.	Mine	$^5/_{12}$	Steinchen i. Cornea
30	♂	49	Bauer	2	nas.	br.	R	15 J.	Schrapnell	$^5/_{12}$	Iridodialyse
31	♂	37	Taglöhner	9	rgs.	,,	R	18 J.	Riemenschloss	$^5/_{18}$	
32	♂	64	Weber	2	nas. ob.	,,	R	56 J.	Sturz	$^5/_{8}$	
33	♂	71	Landwirt	6	oben	,,	L	?	,,	$^5/_{12}$	Kapselflecken
34	♂	23	Student				R	18 J.	,,	$^5/_{5}$	
35	♀	52	Haushälterin		rgs.		L	8 J.	,,	$^5/_{8}$	
36	♂	23	Arbeiter	6	,,	sp.	R	3 J.	Polierscheibe	$^5/_{8}$	
37	♂	5				•	L	5 J.	Zangengeburt	$^1/_{36}$	Abducensparese
38	♂	54	Schlosser	6	nas.		R	18 J.	+	$^5/_{20}$	
39	♂	45	Arbeiter	6	rgs.	br.	L	5 J.	+	?	
40	♂	59	Schweizer	5	oben	sp.	L		+		
41	♂	25	Student				R	?	?	$^5/_{5}$	
42	♂	32	Flieger	6	rgs.	br.	L	?	?	$^5/_{4}$	
43	♂	63	Altsitzer	9	,,	sp.	L	?	?		
44	♂	77	Rentner	3,6	oben	,,	R, L	?	?	$^5/_{15}$, $^5/_{35}$	Iridodialyse
45	♂	52	Stellmacher	5	nas. unt.	,,	R	?	?	$^5/_{10}$	
46	♂	29	Monteur				R	neu	Explosion	FZ	
47	♂	47	Schneider				R, L	12 J.	Verschüttung	$^5/_{5}$ p	
48	♂	40	Flaschner				R, L	19 J.	Granatexplosion	$^5/_{18}$, $^5/_{5}$	

Zeichenerklärung: rgs. = rings, sp. = spitz, br. = breit, + = Unfall erwähnt; Art des Unfalls nicht angegeben, ? = von Unfall nichts bekannt, bzw. erinnerlich.

stücke am häufigsten; dann folgen Schusswaffen. Bemerkenswert ist das Auftreten einer Spätrosette bei einem 5jährigen Kinde nach Zangengeburt.

Ganz allgemein ergibt die Zusammenstellung, dass von den 45 Patienten nur 4 von einer Prellung überhaupt nichts wussten. Wie wenig aber die fehlende Anamnese besagt, zeigt ein 77jähriger Rentner, der neben beiderseitigen Blattrübungen eine Iridodialyse hatte und sich an kein Trauma erinnern konnte. Ich ziehe daraus die Schlussfolgerung, dass **ohne Trauma nie eine Spätrosette** auftritt.

Wie weit auch die Therapie durch die Kenntnis bzw. Unkenntnis dieser Starform beeinflusst werden kann, zeigt die Behandlung eines 41jährigen Ingenieurs, bei dem rechts nach Zangengeburt ein Mikroophthalmus zurückgeblieben war. Als auch auf dem linken, bis dahin guten Auge die Sehschärfe nachliess, fand ein Kollege eine Linsentrübung und liess den Patienten daraufhin 150 Tabletten Euphakin schlucken. Diese Katarakt war aber eine typische Spätrosette, die ein Steinwurf vor 27 Jahren verursacht hatte. Selbst wenn man die Ansicht vertritt, dass die Cataracta senilis auf mangelhafte Funktion endokriner Drüsen zurückzuführen sei, dürfte es gänzlich abwegig sein, die Folgen einer Prellung durch Zufuhr von Hormonen beseitigen zu wollen. Dabei lasse ich dahingestellt, ob derart grosse Mengen von Drüsenpräparaten harmlos sind. Als Ursache der starken Sehherabsetzung fanden wir eine schwere hämorrhagische Retinitis.

Die Sehschärfe ist mitunter kaum beeinträchtigt, in vielen Fällen aber infolge der Trübung bis auf $\frac{1}{2}$, bzw. $\frac{1}{3}$ herabgesunken.

M. D. u. H.! Die letzten drei Patienten zeigten eine ganz andere, bisher kaum bekannte Katarakt, die ebenfalls traumatischen Ursprungs ist, denn die drei waren sämtlich von einer Explosion betroffen worden. Es handelt sich um zahlreiche weisse, scharf umschriebene Fleckchen von verschiedener Grösse, die hauptsächlich den Nähten entlang angeordnet sind.

Als Beispiel zeige ich Ihnen die Trübungen bei einem 29jährigen Monteur, dem eine gusseiserne Kastenglocke beim Auftauen mit Benzin explodierte (Abb. 4a). Der optische Schnitt wurde nach 1 Monat gezeichnet. Sie sehen, wie die Flecken noch unmittelbar unter der Kapsel lokalisiert sind (Abb. 4b). Auch dieser Star bleibt auf eine Zone beschränkt und rückt mit dem Alter in die Tiefe.

Er lässt sich nur mit Bildern vergleichen, wie sie V o g t als „weisse Glaukomflecken der Linse" in seinem Spaltlampen-Atlas

(2. Aufl. 1931) beschrieben hat. Hier ist auch der bisher einzige Fall erwähnt, wo auf Grund einer Explosion (einer geheizten Bettflasche) derartige Flecken entstanden sind.

Unsere beiden anderen Patienten waren Granatexplosionen ausgesetzt gewesen. Deshalb möchte ich diese Trübungen im Gegensatz zu den Glaukomflecken als „Explosionsflecken" bezeichnen.

Während bei der traumatischen Spätrosette das Auftreffen eines stumpfen Gegenstandes an umschriebener Stelle eine Er-

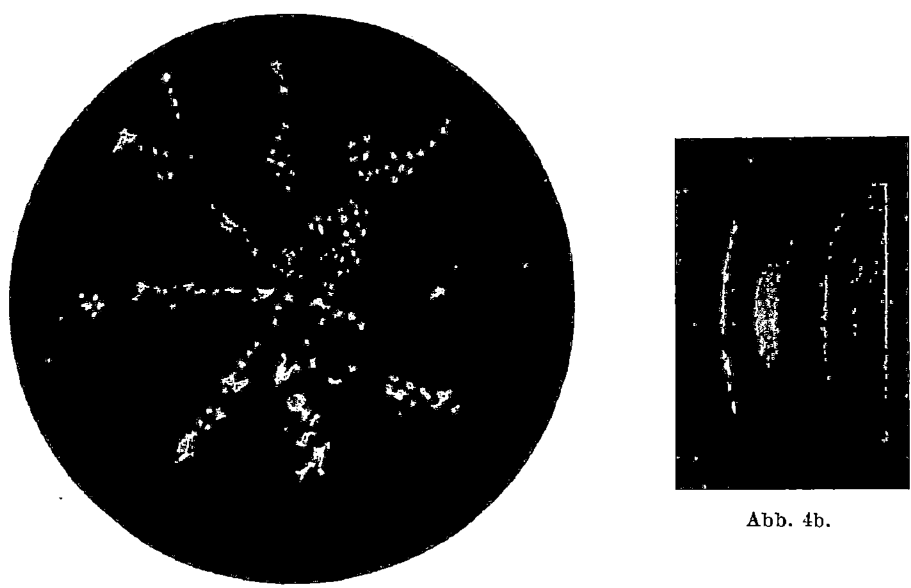

Abb. 4a.

Abb. 4a. 29 jähriger Monteur. Vor 1 Monat Explosion einer Kastenglocke. Weisse „Explosionsflecken" im Verlauf der Linsennähte.
Abb. 4b. Optischer Schnitt durch Abb. 4a. Die Flecken liegen direkt unter der vorderen Kapsel.

schütterungswelle auslöst, die zu jenen blattförmigen Trübungen führt, haben wir es bei den weissen Flecken mit einer zweifellos seltenen Starform zu tun, die wohl ähnlich wie die weissen Glaukomflecken durch eine plötzliche Drucksteigerung im Augeninnern zustande kommt.

Zusammenfassend möchte ich im Gegensatz zu Handmann nochmals betonen, dass die Bezeichnung „traumatische Spätrosette" in allen Teilen zu Recht besteht, denn dieses Krankheitsbild dürfte auch nach meinen Untersuchungen nur nach Verletzungen, ferner erst nach Ablauf einer geraumen Zeit in seiner vollen Ausbildung, und dann stets als Rosette auftreten.

12*

Schliesslich bin ich mit Ascher der Ansicht, dass Widersprüche der einzelnen Gutachter untereinander vermieden und andererseits bei der Prozessführung viel Zeit und Geld gespart werden können, wenn der Patient gleich einem erfahrenen Augenarzt überwiesen wird, der die Technik der Spaltlampenmikroskopie in ihrem ganzen Umfange beherrscht.

XXV.

Die Extraktion luxierter Linsen mit der Hochfrequenznadel.

Von

Adolf Jess (Giessen).

Mit 1 Abbildung im Text.

Auf der letzten Zusammenkunft der Deutschen ophthalmologischen Gesellschaft habe ich mein Verfahren der Linsenextraktion mit Hilfe der Hochfrequenznadel besprochen und dabei darauf hingewiesen, dass insbesondere für luxierte Linsen und Katarakte die Anheftung an die Nadel als beste Fixationsmethode anzusehen sei. Nachdem ich mein Verfahren an Tieraugen, insbesondere auch an den vorher luxierten Linsen von Katzenaugen ausprobiert hatte, berichtete ich über die ersten 17 Extraktionen normaler Stare, bei denen neunmal die Extraktion fast der ganzen Linse aus der Kapsel gelang, während achtmal noch mit der Schaufel Nachstarreste entbunden werden mussten. Meine Erfahrungen an etwa 50 Fällen kann ich nunmehr dahin zusammenfassen, dass es ausnahmsweise gelingt, nach Ankoagulieren der Linse an die Nadel den Star mit der Kapsel zu extrahieren, dass aber in der Mehrzahl der Fälle die Kapsel platzt, so dass es zur extrakapsulären Extraktion kommt. Am besten eignen sich für diese neue Methode stark sklerosierte, bräunliche Stare, weil ihre Faserschichten einen festen Zusammenhang haben; weniger eignen sich unreife Stare mit viel klarer Rindensubstanz, weil hier oft nur der festere Kern an der Koagulationspartie haftet; ganz ungeeignet sind verflüssigte Stare (Cataracta lactea). Bekanntlich hat Lacarrère in Madrid auf dem vorjährigen Internationalen Ophthalmologenkongress seine Methode mit dem sogenannten Elektrodiaphak im Film demonstriert, die er unabhängig von mir entwickelt hat (Klin. Mbl. Augenheilk. 88, 778 1932) und bei der er zwei divergent vorschnellende Drahtelektroden in das Linseninnere eindringen lässt. Ich habe aber mit einem mir von Herrn Lacarrère freundlichst zur Verfügung gestellten Diaphak im Tierexperiment keine besseren Resultate erhalten als mit meiner einfachen Nadel. Tobgy in Ägypten, der bei mir sich die Extraktion mit der Nadel ansah und dabei eine Totalextraktion mitsamt der Kapsel erlebte, hat meine Methode durch Angabe einer löffelartigen Elektrode mit drei Nadelspitzen zu vervollkommenen gesucht (Bulletin of the Ophthal. Soc. of Egypt. 26, 20, 1933). Statistische Angaben darübe·, wie oft er mit dieser Modifikation die Extraktion mit der ganzen Kapsel erreicht, fehlen aber ebenso noch wie solche von Lacarrère.

Grössere Erfahrungen mit der elektrischen Nadel bei Linsenluxation zu sammeln, ist für den einzelnen bei der verhältnismäßigen Seltenheit geeigneter Fälle schwierig. Wenn ich heute über nur wenige Extraktionen berichte, so tue ich es in der Hoffnung, dass sich in der Diskussion weitere Erfahrungen ergeben werden, und dass eventuell andere Kollegen zur Erprobung der Methode angeregt werden. Nur gemeinsame grössere Erfahrung wird uns ein Urteil über den Wert der Methode gestatten.

Ich gebe in Kürze die Krankengeschichte dreier Fälle wieder, in denen die Nadelextraktion glückte.

1. P. K., 45 Jahre (K. G. 714/33), Schlosser, wurde mir am 15. Januar 1934 von Herrn Augenarzt Dr. Altland in Duisburg zur Operation überwiesen. Vor 2 Jahren schwere Kontusionsverletzung des rechten Auges mit Linsenluxation in dem Glaskörper, die zu Sekundärglaukom führte. R. A. blass, Cornea klar, V. K. vertieft, Irisschlottern, Linse diffus zart getrübt, nach hinten nasal und unten luxiert. Temporal dringt Glaskörper am Linsenrand vorbei in die V. K. Glaskörper klar. Papille exkaviert. $S = {}^5/_{50}$. Druck = 48 mm. Gesichtsfeld nasal eingeengt. L. A. normal. + 5,5 Ds. comb. mit + 1 Cyl. Axe $80^0 = {}^5/_{7,5}$. Vorbereitung zur Staroperation. Am 22. Januar 1934 Erweiterung der Pupille mit Glaukosan. Bindehautschürze, Starschnitt, Glaskörper tritt in die Wunde, Linse sinkt nach hinten. Einführen der Nadelelektrode, 1 Sekunde Stromschluss, Linse hängt fest (s. Abb.) und wird in die Operationswunde gezogen, wo die Nadel loslässt, die Linse aber nach nochmaliger Einführung der Elektrode total entfernt wird. Wenig Glaskörperverlust. Deckung der Wunde durch die vorbereitete Bindehautschürze. Normaler Heilungsverlauf, doch legt sich die obere Irispartie nach hinten um. S. + 12 Ds. = $^5/_{15}$.

2. H. N., 16 Jahre (K. G. 836/33). Wurde im Alter von 9 Jahren zum erstenmal (1927) in der Poliklinik vorgestellt: Beiderseits

familiäre Ectopia lentis. Irisschlottern. Rechte Linse nach temporal unten, linke nach nasal oben verschoben, beide etwas zurückgesunken und an der hinteren Schale leicht getrübt. S. bds. — 14 Ds. $= {}^5/_{35}$.

Im Jahre 1934 zeigte sich die luxierte rechte Linse total getrübt, das Pupillargebiet bei normaler Pupille völlig deckend. Nach künstlicher Pupillenerweiterung sah man den nasalen oberen Linsenrand, der noch eine schmale durchsichtige Äquatorzone neben dem Rand der intensiven, schichtstarähnlichen Trübung erkennen liess, S. $= {}^{0,5}/_{50}$. Operation: Nach grossem Lappenschnitt Eingehen mit der Nadelelektrode ohne Strom. Die luxierte Linse

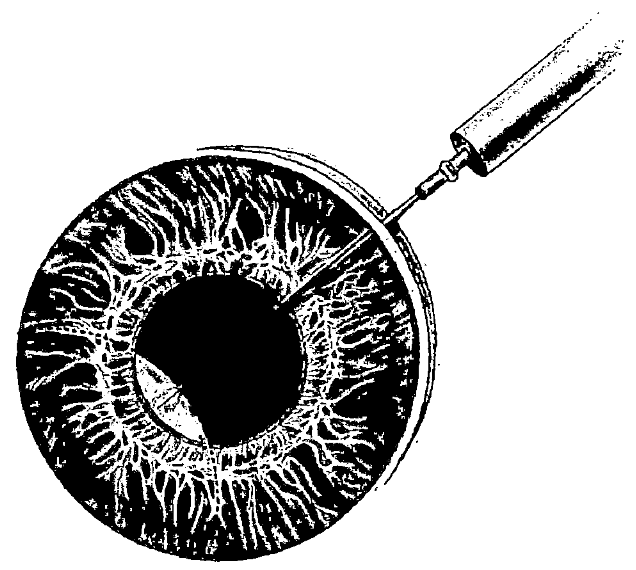

weicht vor der Nadel in den Glaskörper aus und verschwindet hinter der Iris unten aussen, steigt nach Zurückziehen der Nadel wieder empor. Darauf Eingehen mit der Nadel am Linsenäquator unter Strom. Es bildet sich ein fester Koagulationspfropf, worauf sich die Linse in der Kapsel anstandslos durch den Starschnitt herausziehen lässt. Normaler Heilungsverlauf, doch legte sich auch hier ähnlich wie im Falle 1 die obere Irispartie etwas nach hinten. S + 12 $= {}^5/_{25}$. Die 1927 festgestellte Myopie war demnach eine lentale.

3. G. G., 69 Jahre (K. G. 880/33). Im Alter von 48 Jahren (1911/12) in der Giessener Klinik wegen Glaskörpertrübungen bei excessiver Myopie mit Schwitzkur und Jodkali behandelt. R. —19 D. $= {}^5/_{25}$, L. — 8 D. $= {}^5/_{7,5}$ zum Teil ausgedehnte Kurzsichtigkeitsveränderungen des Fundus und Glaskörpertrübungen.

1934. Seit 7 Wochen starke Schmerzen im rechten Auge, das allmählich total erblindet war. Glaucoma absolutum. Druck 140 mm. Cornea stark getrübt, kein Einblick. Durchleuchtung mit Langescher Lampe: Kein Schatten. Eserin-Pilocarpin. Nach wenigen Tagen hellt sich die Cornea etwas auf, man sieht jetzt, dass die kataraktöse Linse in der V. K. liegt. Kein Lichtschein. Da der Patient zunächst keine Enukleation wünscht, wird nach Linearschnitt am oberen Limbus, der nach beiden Seiten mit der Schere erweitert wird, mit der Nadelelektrode eingegangen. Nach kurzem Stromschluss haftet die Linse fest und wird in der Kapsel anstandslos herausgezogen.

Es handelte sich also einmal um traumatische Linsenluxation mit Sekundärglaukom, einmal um kongenitale Luxation mit Katarakt, wobei besonders bemerkenswert ist, dass auch diese jugendliche (16 Jahre alt) Linse mitsamt der Kapsel folgte, und das dritte Mal um Sekundärglaukom durch in die V. K. luxierte Linse. Wenn in diesen drei Fällen die Methode von Erfolg war, so kann ich aber nicht verschweigen, dass in einem vierten mir zur Verfügung stehenden Fall von luxiertem unreifen Altersstar nur ein geringer koagulierter Teil der Linse an der Nadel haften blieb, so dass eine zweite Operation notwendig wurde.

Zum Schluss möchte ich darauf hinweisen, dass wir an der Giessener Klinik jetzt bei allen Starextraktionen die Apparatur zur elektrischen Ausziehung bereit stehen haben, dass die inaktive Elektrode stets am Arm des Patienten befestigt ist, auch wenn von vornherein die übliche Extraktion nach Elschnig geplant ist. Sobald nämlich, wie es doch immer wieder vorkommt, die intrakapsuläre Extraktion durch Einreissen der Kapsel unvollendet, die Linse in der Wunde liegen bleibt, gibt es kein besseres Mittel, die nunmehr luxierte Linse zu fassen, als die Einführung der elektrischen Nadel in den Linsenkörper, wie das folgende Beispiel es erkennen lässt.

4. P. St., 61 Jahre (K. G. 851/33). R. Cat. sen. mat. L. Cat. sen. incip. R. S. = Erkennen von Lichtschein, Projektion prompt. Extraktionsversuch nach Elschnig. Die Linse folgt, jedoch platzt die Kapsel, als der untere Linsenrand bereits in der Wunde erscheint. Sofort Einführung der bereitgehaltenen Nadelelektrode in den Linsenkörper, der nach kurzem Stromschluss sich fest an die Nadelspitze heftet und mit erheblichen Teilen der Kapsel herausgezogen wird. Normaler Heilungsverlauf. $+ 10$ Ds. S. $= {}^5/_{7,5}$.

Aussprache zu den Vorträgen XXII—XXV.

Herr Engelking:

Zum Vortrage von Jess möchte ich bemerken, dass ich Gelegenheit hatte, seine Methode, wenn auch nur in einem Falle, zur Anwendung zu bringen. Ich habe damit den besten Erfolg erzielt. Da die Linse in diesem Falle weit zurückgesunken war in den Glaskörper, bediente ich mich einer langen, sehr dünnen und mit Ausnahme der Spitze gut isolierten Nadel, die ich am Ende rechtwinklig umgebogen habe. Dadurch ist man in der Lage, die Linse von hinten zu erfassen und dann erst durch Stromschluss zu fixieren, ohne dass die Gefahr besteht, sie durch die Nadel noch weiter fortzustoßen. Ich konnte im vorliegenden Fall die Linse sehr leicht ohne Glaskörperverlust extrahieren, so dass ich die Jess'sche Methode sehr empfehlen kann.

Herr Jess (Schlusswort):

Auch von anderer Seite, nämlich von dem Ägypter Tobgy, ist bereits eine Modifikation der Elektrode zur Linsenextraktion angegeben, nachdem er die Methode bei mir gesehen hatte. Sie besteht in einer kleinen Platte, an der drei Häkchen angebracht sind. Es ist möglich, dass mit solchen Instrumenten die Linse gelegentlich noch besser gefasst werden kann als mit der einfachen Nadel. Leider sind die Fälle von luxierten Linsen zu selten, um in grösserem Umfang Erfahrungen sammeln zu können; es würde vielleicht zweckmäßig sein, wenn diejenigen, welche die Methode noch nicht geübt haben, solche Fälle weitergeben würden.

Zu dem Vortrag Müller (Basel) ist zu bemerken, dass Jess mit dem Vitamin C eine starke Ausbleichung des Pigmentes der Regenbogenhaut im Kaninchenauge erzielen konnte. Nach Injektion von wenig Ascorbinsäure in die vordere Kammer färbte sich die vorher braune Regenbogenhaut durch Ausbleichung des Pigmentes hellblau. Anatomische Untersuchungen dieser erst kürzlich erhaltenen, überraschenden Resultate stehen noch aus. Interessant könnte vielleicht diese bleichende Wirkung des C-Vitamins für die Frage des Heterochromiestares sein.

Vierte wissenschaftliche Sitzung.

Mittwoch, den 8. August, vormittags 8½ Uhr.

Vorsitzender: Herr Oloff (Kiel).

XXVI.

Sehnerventumoren und Neurofibromatose, ihre Therapie.

Von

Fleischer (Erlangen).

Die Sehnerventumoren sind immerhin eine seltene Erkrankung, so dass der einzelne nicht allzuviel solcher Fälle zu sehen bekommt. Sie haben immer schon durch ihr klinisches Verhalten, durch die meist notwendige eingreifende operative Therapie, schliesslich insbesondere auch durch ihre zunächst schwierige histologische Klassifizierung besondere Beachtung gefunden. Und es sind so im Schrifttum im Laufe der Zeit eine recht grosse Zahl gut beschriebener Fälle niedergelegt und eine Anzahl guter Übersichten erschienen; ich nenne hier insbesondere die vor nicht allzu langer Zeit im Handbuch v. Gr. S. von E. v. Hippel auch auf Grund eigener Erfahrungen erfolgte Zusammenfassung. Und es ist auch nunmehr eine gewisse Klärung über den histologischen Bau dieser Geschwülste geschaffen, indem die grössere Zahl derselben als abnorme Wucherung der Glia aufzufassen ist — freilich vielfach auch mit einer geschwulstähnlichen Vermehrung mesodermaler Bestandteile, insbesondere in den Scheiden der Nerven. Ich sage absichtlich eine gewisse Klärung ist erreicht; genauere Untersuchungen mit den neueren histologischen Untersuchungsmethoden des Nervensystems können noch viel Neues und Wichtiges bringen. Ich selbst habe gemeinsam mit Richard Scheerer (Arch. f. Ophth. Gräfe, Bd. 103, S. 46, 1920) den Namen Gliomatosis für diese Geschwulstform vorgeschlagen, unabhängig von amerikanischen Autoren, die auf denselben Namen gekommen waren. Es scheint mir diese Bezeichnung das wesentliche gut zu treffen und ist auch von v. Hippel angenommen worden.

Nun, m. H., man hat schon frühzeitig erkannt, dass diese Geschwülste — ich spreche hier nur von den Gliomatosen und lasse die Endotheliome und die reinen Fibrome der Duralscheiden ausser acht — sich sehr häufig nicht auf den orbitalen Teil der Nerven beschränken, sondern durch das Foramen opticum hindurch sich in die Schädelhöhle erstrecken, ja aufs Chiasma übergehen, und es ist eine Reihe von doppelseitigen Fällen beschrieben worden, die durch die geschwulstähnliche Vergrösserung des Chiasmas miteinander zusammenhängen. Immerhin sind diese traurigen Fälle selten. Ich habe selbst vor kurzem zwei solche Fälle gesehen: einen kleinen Jungen, der bis jetzt nur klinisch beobachtet ist, und ein 3jähriges Mädchen, das von Dr. Weigelin in Stuttgart klinisch bis zum Tode beobachtet wurde. Ich verdanke dem Kollegen Weigelin den durch die Exenteration gewonnenen beiderseitigen Orbitalinhalt. Dieser letztere Fall ist es, der mich veranlasst, hier zu sprechen. Es handelt sich nämlich in diesem Fall, wie die Sektion von Frl. Prof. Dr. Schmidtmann in Cannstatt ergeben hat, ausser der doppelseitigen Geschwulst der Sehnerven und des Chiasmas um eine allgemeine Neurofibromatose Recklinghausen mit zahlreichen Geschwülsten an den peripheren Nerven und am Sympathicus, gleichzeitigen gliomatösen Herden im Zentralnervensystem neben einer Lungentuberkulose. Auf Einzelheiten kann ich hier nicht eingehen und verweise auf eine demnächst zu erfolgende Veröffentlichung.

Die anatomische und histologische Struktur der orbitalen Sehnervengeschwülste in unserem Fall unterscheidet sich nicht von der typischen Form der „Gliomatose", wie sie mir selbst durch meine früheren eingehenden Studien an mehreren Fällen der Tübinger Klinik, zusammen mit Kollegen Scheerer, und durch weitere Fälle seither wohl bekannt ist: es besteht eine elephantiastische Verdickung der Sehnerven bis in die Papille und insbesondere auch ihrer Scheiden. (Demonstration der den dritten Ventrikel komprimierenden und dadurch zur Erweiterung der Seitenventrikel führenden Chiasmageschwulst, der Sehnerven- und peripheren Nerventumoren.)

Das Zusammentreffen der Sehnerventumoren mit einer allgemeinen Neurofibromatose ist von besonderer Bedeutung. Denn es ist dieser Zusammenhang mit einer solchen bisher bestritten oder zum mindesten nicht bewiesen worden. Es ist dieser Zusammenhang aber für unsere Auffassung vom Wesen dieser Geschwülste von Wichtigkeit, und es ist auch — wie dies vor kurzem von neuroanatomischer Seite (Hans Joachim Scherer) ausgesprochen ist —, nicht nur von kasuistischer, sondern von prinzipieller Bedeutung für die Pathogenese dieser Geschwülste des peripheren Nerven und des Zentralnervensystems.

Die Einreihung der Gliomatose der Sehnerven in das vielgestaltige Bild der Neurofibromatose ist freilich nicht neu. Sie ist wohl zuerst von Goldmann (Beitr. z. klin. Chir. H. 11, 1893) 1893 vertreten worden, insbesondere ist sie dann von deutscher Seite 1902 von Emanuel (Arch. f. Ophth. Gr. Bd. 53, S. 129) ausgesprochen worden, wohl auch schon von dem Amerikaner Byers 1901, aber sie war damals nicht genügend gestützt, so dass u. a. Sattler (,,Die bösartigen Geschwülste des Auges", Leipzig 1926, S. 248) sie entschieden verworfen hat, indem er sagt, dass der Opticus als Sinnesnerv nach seiner Genese und seinem Bau nicht mit den peripheren Nerven auf eine Stufe zu stellen sei, wenn er auch beide Geschwulstbildungen auf eine fehlerhafte fötale Anlage zurückführt. Es sind aber doch im Laufe der Jahre weitere Fälle im Schrifttum niedergelegt worden, die mit meinem heutigen kurzen Fall weitgehende Übereinstimmung zeigen; insbesondere ist unter den sieben von Martin und Cushing (Arch. of ophthalmol. Bd. 52, S. 209, 1923) beschriebenen Fällen von Chiasma-Sehnerventumoren, deren Fall 7, ein 20jähriges Mädchen, unserem Fall weitgehend ähnlich. Ein anderer ist von Goldstein und Wexler (Arch. of ophth. 7, S. 259, 1932) beschrieben, ein weiterer von v. d. Hoeve (Arch. f. Ophth. Gr. 111, S. 1, 1923) und von P. Schnyder (Schweizer Arch. f. Neur. u. Psychiatrie 23, H. 1, 1928); auch Michel (Arch. f. Ophth. Gr. Bd. 19, 3, S. 145) hat schon einen ähnlichen Fall beschrieben. (Demonstration von Abbildungen aus der Literatur.)

Wichtig für unsere Auffassung ist weiterhin die Tatsache, dass es sich in unserem Fall um einen hereditären Fall handelt: indem auch der Vater an zahlreichen Hautfibromen im Gesicht und am Rumpf leidet, die Mutter des Vaters an ,,Hirnabscess" gestorben sein soll. Das Fehlen von Heredität bei Sehnerventumoren ist nämlich angesichts ihrer Häufigkeit bei Neurofibromatose (ca. 20%) als Gegengrund für ihre Zusammengehörigkeit angeführt worden. Immerhin sind auch bei Sehnerventumoren solche hereditäre Beziehungen vereinzelt festgestellt worden, so von Sattler, Hudson, Struwe und Steuer.

M. H.! Angesichts der histologischen Übereinstimmung unseres Falles mit unkomplizierten Fällen muss auf Grund dieser und anderer Beobachtungen angenommen werden, dass die Sehnervengliomatose als homologe Bildung aufzufassen ist zu den Nervengeschwülsten und Hautaffektionen des Morbus Recklinghausen und ihren gelegentlich beobachteten zentralen Herden, bzw. nichts weiter ist als eine Teilerscheinung dieser Erkrankung. Wenn dies bisher nicht so erkannt und in Erscheinung getreten ist, so mag dies darin liegen, dass einerseits auf anderweitige Erscheinungen der Neurofibromatosis bei den von Sehnerventumoren Befallenen selbst und ihren Verwandten nicht genügend geachtet worden ist, bzw. dass sie im Leben vielfach nicht zu erkennen ist. Auch in unserem Fall ist sie nur dank einer besonders sorgfältigen Sektion, auch des Rückenmarks, entdeckt worden. Andererseits wird bei allgemeiner Neurofibromatose vielfach nicht genügend auf Erscheinungen von seiten der Augen geachtet; denn es können diese Erscheinungen durchaus nicht sehr in die Augen fallen, und es ist auch bei gliomatösen verdickten Sehnerven gelegentlich normale Funktion gefunden worden, und weiterhin kann sehr wohl die Neigung zur Bildung derartiger Geschwülste auch auf einzelne Abschnitte des Nervensystems, Sehnerven, Zentrum, einzelne peripheren Nerven, Haut beschränkt bleiben. Es wird also in Zukunft hierauf mehr zu achten sein, insbesondere dürften sich röntgenologische Untersuchungen des Foramen opticum und der Sella empfehlen, indem bei gliomatösen Chiasmageschwülsten nach Martin und Cushing der Sellaschatten sich in charakteristischer Weise nach vorne kürbisflaschenähnlich verjüngt. (Demonstration.) Auch dürfte sich genauere Sehprüfung mit Gesichtsfelduntersuchungen (atypische Hemianopsie!) empfehlen; insbesondere ist auch die Verwandtschaft der Befallenen auf homologe Erscheinungen, die sehr verschiedengestaltig sein können, zu untersuchen.

Schliesslich wenige Worte zur Therapie der Sehnerventumoren:

Die Sehnerventumoren sind bisher, da sie meist orbitale Erscheinungen machen, vom Ophthalmologen operativ angegangen worden und im allgemeinen — soweit es nicht, wie früher, wo meist von vorne her vom Konjunktivalsack aus operiert wurde, zu infektiöser tödlicher Meningitis gekommen ist — mit gutem Erfolg, indem teils nach Knapp, teils insbesondere nach Krönlein durch temporale Resektion der äusseren Orbitalwand sich ein genügender Zugang zu den Tumoren schaffen lässt. Dadurch lässt sich auch der Bulbus erhalten — mit gutem Erfolg hinsichtlich der Heilung und Beseitigung der Vordrängung des Augapfels. Aber ungenügend ist der Erfolg hinsichtlich der vollständigen Beseitigung des Tumors — der sehr häufig, wie wir gehört haben, sich durch das

Foramen opticum intracraniell nach hinten erstreckt. Nun, m. H., die Gutartigkeit des ganzen Prozesses äussert sich darin, dass lokale Rezidive in der Orbita bei der Gliomatose — anders anscheinend bei Endotheliomen — fast nie beobachtet wurde; es kommt also nicht zum Weiterwuchern des Tumors nach vorne trotz unvollständiger Entfernung, und zwar nach Hudson auch nach langjähriger Beobachtung — merkwürdigerweise! Angesichts des Fehlens lokaler Rezidive könnte man sich also mit der bisherigen orbitalen Operation begnügen! Aber wie steht es mit dem intracraniellen zurückgebliebenen Teil der Geschwulst? Uns Ophthalmologen entschwinden unsere Patienten nach Abheilung der Orbitaloperation wohl meist aus dem Gesichtskreis, und es scheinen mir genügende Unterlagen über das weitere Schicksal der so Operierten nicht vorzuliegen. Immerhin liegen Berichte von Hudson von einer ganzen Anzahl von späteren Todesfällen vor: durch die intracranielle Geschwulst selbst (2 mal), durch Gehirnsymptome (9 mal), und auch nach Dandy (Americ. J. of ophth. 5, S. 169, 1922) und Byers soll ein hoher Prozentsatz von intraorbital Operierten später an intracraniellen Tumoren sterben. Dandy tritt daher dafür ein, dass, wenn durch Krönlein eine vollständige Entfernung nicht möglich ist, eine intracranielle Entfernung gemacht werden muss. Cushing ist vorsichtig, in dem er Dandy hinsichtlich der Operabilität von solchen prächiasmalen Tumoren als überenthusiastisch bezeichnet. M. H., ich glaube aber doch, dass der Standpunkt von Dandy konsequent und der Überlegung wert ist. Die Fortschritte der Hirnchirurgie lassen die Möglichkeit der Entfernung von Tumoren des Sehnerven vor dem Chiasma nicht mehr als so gefährlich erscheinen, und ich möchte mich eher dafür als dagegen aussprechen: bei ausgesprochener Erweiterung des Foramens opticum — was röntgenologisch festgestellt werden kann, oder bei operativ festgestellter intracranieller Entwicklung des Tumors ist die intracranielle Operation durch temporäre Resektion des Stirnbeins in Erwägung zu ziehen; Voraussetzung ist natürlich das Vorhandensein eines in solchen Operationen geübten Chirurgen. Dieses Vorgehen müsste aber zunächst noch gestützt werden durch statistische Untersuchungen über das Schicksal unserer Orbitaloperierten, wozu ich anregen möchte, und es werden weiterhin auch in geeigneten Fällen Versuche angezeigt sein, ob nicht auf weniger gefährliche Weise, durch Strahlentherapie, insbesondere Radium, wie dies auch von Cushing empfohlen wurde, eine Heilung oder Verhinderung des weiteren Wachstums solcher intracranieller Tumoren möglich ist.

Aussprache.

Herr Gilbert:

Zur Frage der Heridität dieser schweren Erkrankung möchte ich die Daten einer Familie mitteilen, in der die Erkrankung seit drei Generationen bekannt ist. Ich selbst sah die inzwischen verstorbene Mutter, die mehrere der von van der Hoeve beschriebenen Netzhautherde und Opticusatrophie zeigte. Ihre sämtlichen vier Kinder, zwei Söhne und zwei Töchter, sind an Neurofibromatose erkrankt; die drei älteren boten Augensymptome. Der älteste, von mir nicht untersucht, starb, doppelseitig erblindet, im Zustand vollständiger Verblödung nach mehrjährigem Aufenthalt in der Irrenanstalt. Der zweite, einige Jahre jüngere, befindet sich heute in der Irrenanstalt, Augen- und Cerebralerscheinungen sind noch nicht so weit fortgeschritten wie bei dem ältesten, aber sie sind progredient. Die Dritterkrankte, eine Schwester von jetzt 27 Jahren, bietet doppelseitige hochgradige Sehstörung infolge von Netzhaut- und Sehnervenerkrankung und beginnenden rechtsseitigen Exophthalmus. Die im 15. Lebensjahr erkrankte jüngste Schwester ist bisher von Augensymptomen frei. Die Familie selbst sieht den Zustand als so unabänderlich an, dass die beiden zuletzt erkrankten Schwestern auf Fortpflanzung verzichtet haben, noch ehe die einschlägigen Gesetze kamen.

Herr Hoffmann:

Die Ausdehnung der die Orbita ausfüllenden Tumoren nach hinten in die mittlere Schädelgrube lässt sich sehr gut an Röntgenaufnahmen der Schädelbasis erkennen, was an einem entsprechenden Bilde eines Falles von Recklinghausenscher Erkrankung im Bereich der rechten mittleren Schädelgrube und Orbita gezeigt wird.

XXVII.

Gefässveränderungen bei Phthisis bulbi.

Von

Reichling (Berlin).

Im Zusammenhang mit einer histologischen Bearbeitung von Gefässveränderungen bei den verschiedensten Erkrankungen des Auges ergab sich die Frage: Gibt es bei der Phthisis bulbi besondere oder besonders häufige Gefässveränderungen?

Beim Vergleich der modernen pathologisch-anatomischen Literatur mit der ophthalmologischen befand sich die letztere im Rückstand. Die Beschreibungen und Benennungen der intraocularen Gefässveränderungen werden in der ophthalmologischen Literatur der grossen Zahl und Vielgestaltigkeit nicht gerecht. Beispielsweise findet man etwa ein halbes Dutzend verschiedener Benennungen für gleichartige Gefässerkrankungen. Es wird gesprochen von einer Homogenisierung und Hyalinisierung und auch von einer Verbreiterung der Intima und der Media, von fibröser Verdickung der Adventitia. Alle diese Bezeichnungen werden aber zusammengefasst unter den allgemeinen Begriff der „Sklerose" oder „Sklerosierung" der Gefässe. Mit den Ausdrücken Sklerose und Sklerosierung werden Zustände bezeichnet, die durchaus verschiedenartiger, bzw. sogar heterogener Natur sind. In zahlreichen Fällen liegt der Schwerpunkt der Gefässwandveränderungen auf einer Flüssigkeitsdurchtränkung der verschiedenen Gewebe der Gefässwand. Dies ist besonders dort der Fall, wo sich histolytische (gewebsauflösende) Vorgänge im Gefolge der Flüssigkeitsdurchtränkung der Gefässwand abspielen. Hieraus geht hervor, dass die Ausdrücke „Sklerose" und „Sklerosierung" nicht in allen Fällen eine Berechtigung haben, bei denen sie angewandt werden; Sklerose bedeutet eine Verhärtung. Von den Flüssigkeitsdurchtränkungen der Gefässwand darf folgerichtig angenommen werden, dass sie zu dem Gegenteil der Verhärtung, d. h. zu einer Erweichung führen. Ausgenommen sind diejenigen Zustände, bei denen im Anschluss an die Gefässwanderweichung eine Organisierung stattfindet.

Zu den logischen Mängeln gehören ferner noch: das Fehlen einer geeigneten Einteilung der bestehenden Gefässwandveränderungen und das Fehlen einer sowohl systematischen als auch umfassenden einheitlichen Erklärung.

Die vorliegenden Untersuchungen erstrecken sich auf 19 Fälle von Phthisis bulbi aus verschiedener Genese und von verschiedener Krankheitsdauer (5 Wochen bis zu 50 Jahren). Meist handelt es sich um die Folgen einer perforierenden Verletzung. In einem Falle (Bulbus 444) trat die Phthise als Folgezustand zahlreicher, seit der Kindheit abgelaufener Hornhautentzündungen mit sekundärer Irisveränderung auf; in einem anderen Falle (Bulbus 473) war eine Venenthrombose voraufgegangen.

Bei der Verarbeitung der Augen wurde grundsätzlich die Paraffineinbettung angewandt. Sie ist die einzige Methode, welche die hinreichend sichere Beurteilung feiner Einzelheiten innerhalb der pathologisch veränderten Gefässwandschichten ermöglicht. In einigen Fällen wurde so vorgegangen, dass der Bulbus nach ausreichender Härtung in säurefreiem Formalin horizontal in der Weise halbiert wurde, dass möglichst an beiden Hälften je eine Sehnervenhälfte erhalten blieb. Die eine Hälfte wurde in Paraffin und die andere zum Zweck der Anstellung von Fett- und Markscheidenfärbungen in Gelatine eingebettet. In anderen Fällen wurde der Bulbus zwecks Ausführung der Malloryfärbung sofort nach der Enukleation nach der Zenker-Methode fixiert. Hierbei musste natürlich auf Fettfärbung verzichtet werden. Waren die Bulbi zunächst in säurefreiem Formalin fixiert, so wurden die gewonnenen Paraffinschnitte vor Ausführung der Malloryfärbung mit Zenkerscher Lösung vorbehandelt. In wieder anderen Fällen wurde zur Fixierung gewöhnliches Formalin (4—10%) verwandt. Auch in diesen Fällen wurden die Schnitte mit Zenker vorbehandelt.

An sämtlichen Augäpfeln wurden, soweit möglich, Hämatoxylin-Eosin, Mallory, Elastica-van Gieson, Sudan- und Markscheidenfärbungen angestellt. Bei geeignetem Material wurde auch die Weigertsche Fibrinfärbung, Schleimfärbung (Mucikarmin, Kresylechtviolett) und Eisenreaktion vorgenommen. Für das Studium der Veränderungen der elastischen Membranen erwies sich oftmals als besonders vorteilhaft die reine Elasticafärbung.

Vielfach wurden die Schnitte in kleineren und grösseren Serien untersucht. In einzelnen Fällen wurden die bereits in Zelloidin eingebetteten Bulbi vollständig entzelloidiniert mit Äther und 100% Alkohol, dann der Vorbehandlung zur Paraffineinbettung unterworfen und in Paraffin eingebettet. In bezug auf die im Rahmen dieser Untersuchungen sehr wichtige Malloryfärbung gaben die auf diese Weise gewonnenen Schnitte allerdings viel weniger gute Resultate, als die Schnitte von Bulbis, welche von vornherein in säurefreiem Formalin oder in Zenkerscher Flüssigkeit fixiert worden waren.

In der Pathologie hat sich die Einteilung der Arterien in grosse, mittlere und kleine, ferner in Arteriolen und Capillaren eingebürgert. Am Auge haben wir es in der Hauptsache mit Capillaren und Arteriolen zu tun. Nur die Arteria centralis mit ihren ophthalmoskopisch sichtbaren mittleren Verzweigungen sowie einzelne Gefässe des Zinnschen Gefässkranzes haben Anspruch auf die Bezeichnung als kleine Arterien. Die Capillaren bestehen aus einem Endothelrohr, dem aussen ein Grundhäutchen angelagert ist. Das Grundhäutchen ist die Fortsetzung der Lamina elastica interna. Umgeben ist dieses Grundhäutchen von spärlichen adventitiellen Zellen. Herzwärts geht die Capillare in die Arteriole über. Zwischen Grundhäutchen und Adventitia schiebt sich eine Muskelschicht (Media) ein. Das Grundhäutchen selbst wird zur eigentlichen Grenzmembran (Elastica interna), welche sich unter anderem durch die Einlagerung einer elastischen, mit Resorcin-Fuchsin färbbaren Substanz vom Grundhäutchen der Capillare unterscheidet. An den Gefässen des normalen Auges ist, auch bei sorgfältiger Untersuchung zahlreicher Schnitte, ein zwischen Endothel und Grundhäutchen eingelagertes Gewebe nicht zu finden. Trotzdem muss angenommen werden, dass auch an dieser Stelle ein unter normalen

Umständen nicht sichtbares Gewebe eingelagert ist. In pathologischen Fällen wurde in überraschender Häufigkeit zwischen Endothel und Grundhäutchen, bzw. zwischen Endothel und Elastica interna eine mehr oder minder breite Gewebsschicht gefunden; an grossen Arterien ist sie auch im normalen Zustand vorhanden, an Arteriolen und Kapillaren wird sie nur unter pathologischen Verhältnissen manifest. Es handelt sich um dieselbe Gewebsschicht, die Schürmann und Mac Mahon[1] bei den Gefässveränderungen im Verlauf der malignen Nephrosklerose in den allerverschiedensten Veränderungsarten und -graden angetroffen haben. Sie wird von ihnen als subendotheliale Grundsubstanz bezeichnet. Es ist anzunehmen, dass sie im normalen Gefäss in einer Form vorgebildet ist, die mit den heutigen histologischen Methoden nicht deutlich genug dargestellt, d. h. nicht sichtbar erfasst werden kann. Es soll hier vorweggenommen werden, dass durch die vorliegenden Untersuchungen die Auffassungen von Schürmann und Mac Mahon über die subendotheliale Grundsubstanz in jeder Beziehung bestätigt wurden.

In dieser subendothelialen Grundsubstanzzone spielen sich die vielgestaltigsten Veränderungen ab, und zwar sowohl bei der Phthisis bulbi als auch bei anderen Augenerkrankungen mit histologisch erfassbaren Gefässwandveränderungen. An diesen Stellen, wie auch in den anderen Schichten der krankhaft veränderten Gefässwand gibt es zwei Arten von Vorgängen, die grundsätzlich unterschieden werden können: gewebsauflösende (histolytische) einerseits und gewebsneubildende (hyperplastische) andererseits. Beide Arten von Vorgängen sind bei der Phthisis bulbi an sämtlichen Gefässwandschichten zu beobachten. Sie beruhen nach Schürmann und Mac Mahon auf der teilweisen oder völligen Aufhebung der Blutgewebsschranke. Diese Blutgewebsschranke wird dargestellt durch das Endothel. Ihre Aufhebung beruht auf einer Läsion des Endothels (Bakterien, Bakterientoxine, organische und anorganische Gifte, Antigen-Antikörpergemische). Die in der zitierten Arbeit formulierte und von den Autoren ausgearbeitete Dysorietheorie ermöglicht eine zusammenfassende Deutung der pathologischen Veränderungen der Gefässwand. In der Pathologie des zentralen Nervensystems tritt im letzten Jahrzehnt immer mehr der Begriff der Blut-Liquor-Schranke in den Vordergrund. Es ist

---

[1] P. Schürmann und H. E. Mac Mahon: Die maligne Nephrosklerose, zugleich ein Beitrag zur Frage der Bedeutung der Blutgewebsschranke. V. A. Bd. 291, S. 47, 1933.

eigenartig, dass dieser Begriff zunächst nur für das zentrale Nervensystem aufgestellt wurde und jahrelang nur für dieses Geltung
hatte, ohne für die übrigen Gewebe und Organe des Körpers neu
entdeckt, bzw. übernommen zu werden. Mit Ausnahme der Geschwülste ist dieser Begriff jetzt auch für die übrigen Gewebe
eingeführt worden und zwar als Blutgewebs-Schranken-Begriff.
Ganz besonders gilt dies für die Pathologie der Niere. Die Untersuchungen von Schürmann und Mac Mahon, die sich mit dem
Blutgewebs-Schranken-System an anderen Organen als an dem
zentralen Nervensystem beschäftigen, gehen aus von zwei benach-
barten, lebenden Massen: von der Gefässwand einerseits und dem
im Gefäßsystem zirkulierenden Blut andererseits. Normalerweise
durch das Endothel als Schranke voneinander getrennt, sollen diese
beiden Systeme schädigende Wirkungen auf- und miteinander
entfalten, sobald die Schranke zerstört oder als geschädigt anzusehen ist.

Leider war es nicht möglich, die Abbildungen der Augen-
befunde an dieser Stelle wiederzugeben, diese werden späterhin
veröffentlicht werden. Infolgedessen musste auf Einzeldarstellungen
verzichtet werden, weil sie ohne beigegebene Figuren missverständ-
lich wirken würden oder wirken könnten. Ich beschränke mich
auf die Angabe der Resultate.

Die Befunde ermöglichten nach dem Gesagten die folgenden
neuen Feststellungen innerhalb der Frage nach den krankhaften
Gefässveränderungen phthisischer Augen.

1. Für die Feststellung und Beurteilung der Vielgestaltigkeit
und der Verschiedenartigkeit der pathologischen Gefässwandveränderungen von phthisischen Augen genügen die allgemein üblichen Präparationsmethoden des Bulbus nicht.

2. Überblickt man die erhobenen Befunde an den pathologisch veränderten Gefässen phthisischer Augen, so muss man
bekennen, dass die aus dem verschiedenen Grad der funktionellen
Störung des Endothels (Aufhebung der Blutgewebsschranke) zu
folgernden verschiedenartigen und -gradigen Veränderungen der
(inneren und äusseren) Deckzellenschicht der Gefässwand einer
histologischen Analyse im einzelnen mit den heute zur Verfügung
stehenden Mitteln in zuverlässiger Weise nicht zugänglich sind.
Man kann wohl etwas darüber aussagen, ob das Endothel in einem
bestimmten Fall im bestimmten Gefäss noch vorhanden ist oder
nicht, ob es ganz oder nur in einem Teil des Gefässrohres zerstört
ist; damit ist man aber auch schon ziemlich am Ende. Es ist daher

auch nicht möglich, für die histologischen Veränderungen des Endothels eine Einteilung zu geben.

3. In allen übrigen Schichten der Gefässwand ist grundsätzlich zwischen zwei Typen histologischer Veränderungen zu unterscheiden: histolytischen und hyperplastischen, bzw. hypertrophischen. Damit ist die Einteilung der pathologischen Gefässwandveränderungen bei Phthisis bulbi von selbst gegeben.

XXVIII.

Ein Fall von angeborener blauanomaler Trichromasie (Tritanomalie).

Von

Oloff (Kiel).

Frau E., 35 Jahre alt. Anfang April 1934 Untersuchung durch O. wegen Augen- und Kopfschmerzen nach leichter Quetschung der rechten Augengegend. Objektiver Augenbefund und Adaptation regelrecht.

Bei der Gesichtsfelduntersuchung fiel eine ausgesprochene Inversion der peripheren Farbengrenzen für Blau und Grün auf, wobei in der Benennung der Farben regelmäßig Blau und Grün verwechselt wurden. Auf Befragen erklärte die Patientin, sie könne schon seit längerer Zeit beide Farben nicht richtig unterscheiden, verwechsele z. B. regelmäßig blaue und grüne Lichtsignale der Kriegsmarine, die Steuerbord grüne Positionslaterne der Schiffe erscheine ihr blau. Nach kurzem Hinsehen auf nebeneinanderliegende grüne und blaue Gegenstände werde sie so nervös und müde, dass sie schliesslich jeden farbigen Eindruck verliere. Bei der Einrichtung einer neuen Wohnung vor 7 Jahren habe sie zu den blauen Möbelbezügen des Wohnzimmers ihrem Empfinden nach passende blaue Tapeten ausgesucht. Als sie das nach ihren Angaben neu tapezierte Zimmer betrat, sei ihr jedoch zu ihrer grossen Überraschung gesagt worden, dass die Tapeten eine giftgrüne Farbe hätten. Familienanamnese noch nicht abgeschlossen. Die bei der Patientin von O. mehrfach wiederholt vorgenommene genauere Farbensinnprüfung (grosses Nagelsche Anomaloskop, Farbenkreisel, Spektroskop, Farbentafeln, Wollproben) sprach mit grösster Wahrscheinlichkeit für eine angeborene Störung im Sinne der von

Engelking entdeckten Tritanomalie. Rot-Grün-Blindheit, oder Rot-Grün-Anomalie konnten mit Sicherheit ausgeschlossen werden. Bei der Prüfung mit den üblichen Tafelproben versagten die Cohnschen Täfelchen und die älteren Auflagen der Stillingschen Tafeln vollkommen. Die Blau-Gelb-Tafeln von Podesta und von Vierling wurden sehr unsicher, bzw. direkt falsch gedeutet. Bei der zur Ermittlung feineren Blausinns dienenden Prüfung mit der Stilling-Hertelschen Tafelprobe Gruppe 15 erkannte Patientin nur die Vexierzahlen, erwies sich also als blauschwach.

Ähnlich wie bei den drei Fällen von Engelking bestand auch hier gleichzeitig eine Erhöhung der spezifischen Farbenschwelle für Blau. Für das Vorhandensein eines anomal-trichromatischen Farbensystems sprach neben den von der Patientin geklagten Ermüdungserscheinungen ferner noch ein gesteigerter Simultankontrast am Anomaloskop.

Nach den Erfahrungen von O. ist für derartige Untersuchungen der Farbenkreisel — am besten in der von v. Hess und von Engelking abgeänderten tubusartigen Beobachtungseinrichtung — unentbehrlich.

Der vorliegende Fall stellt auch insofern etwas neues dar, als hier zum erstenmal über Blauschwäche bei einer Frau — die drei von Engelking entdeckten Fälle waren, wie meist bei der anomalen Trichromasie, sämtlich Männer — berichtet wird.

XXIX.

Über die physiologische Bedeutung der Farbensehschärfe bei verschiedenen Adaptationszuständen.

Von

E. Engelking (Köln a. Rh.).

Mit 4 Tabellen im Text.

Bei Anwendung farblosen, gemischten Lichtes und helladaptiertem Auge besteht bekanntlich eine ziemlich einfache gesetzmäßige Beziehung zwischen der Intensität des Lichtes und der dabei erzielbaren Sehschärfe. Berücksichtigt man auch die verschiedenen Adaptationszustände des Auges, z. B. bei schwachen Lichtern, so zeigt die Sehschärfe nach Kuhl „für alle Grade der Beleuchtungsstärke bis zur Blendungsgrenze eine lineare Abhängigkeit vom Logarithmus der subjektiven Beleuchtungsstärke".

Wir messen jedenfalls den Beleuchtungswert eines Lichtes durch den bei dem betreffenden Lichte vorhandenen Sehschärfenwert.

Im Sehschärfenwert erfassen wir aber eine ganz bestimmte Funktion des Sehorganes, die sich mit anderen Funktionen des Auges, wie z. B. den Flimmerwerten, den Stereowerten usw. durchaus vergleichen lässt.

Der Kuhlsche Satz bezieht sich auf farbloses, gemischtes Licht. Über den Beleuchtungswert farbiger Lichter dagegen gehen die Ansichten noch weit auseinander. Richtet er sich einfach nach der „Helligkeit" der betreffenden Farbe, oder spielen auch andere Momente, z. B. der Farbcharakter als solcher eine Rolle ?

Der Beginn meiner auf diese Fragen gerichteten Untersuchungen reicht bereits in das Jahr 1919 zurück. Damals habe ich im v. Kriesschen Physiologischen Institut mit Eckstein Experimente über die Beziehungen der Sehschärfe im farbigen Licht zu den sogenannten Minimalfeldhelligkeiten der Farben angestellt, die auch zu ganz eindeutigen Ergebnissen führten, aus äusseren Gründen aber unvollendet liegen geblieben sind. 1923 hat dann Kohlrausch kurz über ähnliche Versuche mit spektralen Lichtern berichtet, deren Resultate sich mit den unsrigen im wesentlichen deckten, aber in einem unversöhnlichen Gegensatz, z. B. zu den Beobachtungen von Pauli u. a. stehen.

Dies hat mich veranlasst, den ganzen Fragenkreis hier noch einmal unter besonderer Berücksichtigung der verschiedenen Adaptationszustände aufzugreifen. Ohne im übrigen auf das umfangreiche Schrifttum einzugehen, möchte ich die Ergebnisse dieser Untersuchungen mitteilen.

Bezüglich der Versuchsanordnungen im einzelnen sei auf meine ausführliche Veröffentlichung (Kl. M. f. A.) verwiesen.

Zur Herstellung der farbigen Lichter habe ich Schottsche Filter benutzt, die durch eine dahinterstehende Lampe bestimmter und jeweils konstanter Intensität beleuchtet wurden.

Zunächst brachten wir die verschiedenen farbigen Lichter auf gleiche Helligkeit. In ausgedehnten Beobachtungsreihen zweier Versuchspersonen wurde die Intensität der betreffenden Lichter, nämlich je eines Rot, Orange, Gelb, Grün, Blau und Weiss so lange verändert, bis die Minimalfeldhelligkeiten aller Lichter genau übereinstimmten. Dazu war für jede Farbe ein bestimmter Lampenabstand der zur Beleuchtung benutzten

Lichtquelle von dem als Beobachtungsschirm dienenden Graukarton erforderlich.

Für die verschiedenen Farben gleicher Minimalfeldhelligkeit wurde sodann bei tadelloser Helladaptation die Sehschärfe geprüft. In dem erwähnten grauen Umfelde wurde dazu das Loch des Minimalfeldes auf einen Kreis von etwa 1 cm Durchmesser vergrössert und zwischen Graukarton und Farbfilter ein Gitter aus gleich breiten durchsichtigen und undurchsichtigen Streifen einer photographischen Platte angebracht. Das Gitter war ohne Wissen des Beobachters drehbar, und dieser hatte die jeweils vorliegende Richtung der Stäbe anzugeben.

Die Versuchsperson näherte sich dem Gitter allmählich unter Führung einer Stirnstütze, die an einem Meßstabe entlang glitt, bis die Richtung der Gitterstäbe eben richtig erkannt wurde. Falsche Aussagen wurden möglichst vermieden. Die gefundene Entfernung wurde als Maß der Sehschärfe aufnotiert.

Vielfach wiederholte Versuche ergaben für die beiden Beobachter in übereinstimmender Weise, dass bei unwissentlichem Vorgehen die Sehschärfe für alle Farben gleicher Minimalfeldhelligkeit genau die gleiche ist.

Die Farbensehschärfe war also unter den erwähnten Bedingungen lediglich von der Helligkeit, genauer gesagt, von der einen farblosen Helligkeitswert darstellenden Minimalfeldhelligkeit der Farbe abhängig, nicht aber vom Farbcharakter als solchem. Die Bestimmung der Sehschärfenwerte der Farben stellt demnach in Übereinstimmung mit der Ansicht von v. Helmholtz, König, Kohlrausch u. a. eine Methode der heterochromen Photometrie dar.

Die in der Literatur vielfach vertretene Meinung, dass die Sehschärfenwerte und Beleuchtungswerte verschiedener Farben nicht übereinstimmten, wird demnach bestritten! Insbesondere hat sich auch die von Pauli mitgeteilte Stufenfolge nicht bestätigen lassen, derzufolge der Beleuchtungswert von Blau, Grün, Rot, Gelb und Weiss sich verhalten wie 1:1,39:2,24:4,40:5,74.

Farben gleicher Helligkeit haben für das gut helladaptierte Auge gleiche Sehschärfenwerte.

Anders liegen allerdings die Verhältnisse, wenn bei abnehmender Beleuchtung der Adaptationszustand des Auges sich ändert. Hier ändern sich, wie ich feststellen konnte, auch die Sehschärfenwerte in sehr interessanter Weise.

Wird die Sehschärfe für Farben gleicher Minimalfeldhelligkeit bei sehr geringer Beleuchtung und gut dunkeladaptiertem

Auge geprüft, unter Bedingungen also, für die eine Erkennung der Farben nicht mehr möglich ist, so zeigt sich eine Verschiebung der Sehschärfenwerte im Sinne des Purkinjeschen Phänomens. Bezüglich der genannten Versuchsbedingungen sei auch hier auf die grössere Arbeit verwiesen. Hier teile ich nur zwei Tabellen mit, die die Mittelwerte aus je einer grösseren Reihe von Beobachtungen enthalten. Vergleichbar sind jeweils nur die horizontal nebeneinander stehenden Zahlen, die in Zentimetern den Abstand der Versuchsperson vom Gitter und damit das Maß der Sehschärfe angeben.

Tabelle 1.

Versuch	Grau	Rot	Grün
1 a	140,8	116,2	157,0
1 b	136,6	124,0	148,3
2 a	94,0	76,6	115,0
2 b	135,3	122,6	170,6

Tabelle 2.

Versuch	Grau	Blau
1	94	109
2 a	135,3	169,3
2 b	108,2	130,4

Man erkennt ohne weiteres, dass Minimalfeldhelligkeiten und Sehschärfenwerte nun nicht mehr übereinstimmen. Vielmehr ist die Sehschärfe für Rot erheblich geringer, für Grün und Blau erheblich grösser als die für Grau. Da nun bekanntlich die Dämmerungswerte minimalfeldgleicher oder auch peripheriegleicher Farben in gleichem Sinne verschieden sind, so darf im Hinblick auf unsere Versuche gesagt werden: Die Sehschärfenwerte minimalfeldgleicher Farben zeigen sich bei herabgesetzter Beleuchtung und dunkeladaptiertem Auge im Sinne der Dämmerungswerte dieser Farben verändert.

Stellt man die gleichen Versuche unter Beleuchtungs- und Adaptationsbedingungen an, bei denen nach unseren Erfahrungen Tages- und Dämmerungsapparat der Nezthaut gemeinsam funktionieren, wo also eine Art Zwischenzustand zwischen Hell- und Dunkeladaptation besteht, so könnte man geneigt sein zu erwarten, dass sich jetzt Sehschärfen ergeben, die zwischen den beiden mitgeteilten Extremwerten liegen.

Die Erfahrung lehrt aber, dass das nicht der Fall ist! Vielmehr offenbart sich hier eine wesentlich kompliziertere Gesetzmäßigkeit.

Für Beleuchtungsintensitäten und einen Adaptationszustand, in dem die Farben wohl noch als solche erkennbar waren, das Grau aber und Blau z. B. schon exzentrisch deutlich heller erschien als zentral, ergab sich als Ergebnis zahlreicher Versuche folgendes eigentümliche Bild:

Tabelle 3.

Adaptationszustand	Versuch	Grau	Rot	Versuch	Grau	Rot
Helladaptation	1 a	199,0	200,0	2 a	317,6	317,0
Leichte Dunkeladaptation; Farben gut erkannt	1 b	330,7	367,7	2 b	177,0	202,3
Mäßige Dunkeladaptation; Farben erkannt. Grau exzentrisch heller, zentral besser erkennbar	1 c	70,7	111,4	2 c	64,6	105,5

Tabelle 4.

Adaptationszustand	Versuch	Grau	Blau	Versuch	Grau	Blau
Helladaptation	1 a	—	—	2 a	181,5	180,6
Leichte Dunkeladaptation; Farben gut erkannt	1 b	250,4	250,6	2 b	148,4	145,4
Mäßige Dunkeladaptation; Farben erkannt. Grau exzentrisch heller, zentral besser erkennbar	1 c	54,2	52,6	2 c	52,6	53,4

Es zeigt sich, dass die Sehschärfenwerte nicht einfach eine Änderung im Sinne des Purkinjeschen Phänomens erfahren, etwa derart, dass die Sehschärfe für Rot gegenüber der für Grau allmählich sänke, die für Blau aber stiege usw. Es springt vielmehr in die Augen, dass im Gegensatz zum Purkinjeschen Phänomen die Sehschärfe für Rot, die bei Helladaptation der für das minimalfeldgleiche Grau genau gleich war, mit sinkender Beleuchtung und steigender Dunkeladaptation gegenüber der für Grau in erkennbarer und zum Teil erheblicher Weise ansteigt!

Andererseits würde man vielleicht bei der Prüfung mit Blau angesichts der bekannten sehr frühzeitigen und starken Aufhellung dieser Farbe bei steigender Dunkeladaptation auch eine entsprechende Steigerung der Sehschärfe erwarten. Aber auch diese tritt, wie die Tabelle zeigt, nicht ein. Die Sehschärfe hält sich vielmehr während des ganzen Versuches etwa in gleicher Höhe mit dem Kontrollgrau.

Wir haben also einen Effekt entgegengesetzt dem Sinne des Purkinjeschen Phänomens vor uns! Diese Tatsache erschien mir selbst anfangs so auffallend, dass ich zur Klärung des Sachverhaltes eigens verschiedene neue Versuchsreihen angestellt habe. Sie führten durchweg zu dem gleichen Resultat, so dass ich an der Richtigkeit der Beobachtungen der beteiligten Versuchspersonen nicht zweifeln kann.

Zur Erklärung dieser interessanten Erscheinung möchte ich von einer Beobachtung ausgehen, die ich im Jahre 1924 in Gemeinschaft mit Poos habe machen können, als wir die Beziehungen des Stereophänomens zur Eindruckshelligkeit verschiedenfarbiger Lichter studierten.

Wir fanden damals, dass bei sinkender Beleuchtung und steigender Dunkeladaptation Eindrucksgleichheit und Stereophänomen sich in verschiedener Weise ändern, und insbesondere, dass der Stereowert für Rot bei sinkender Beleuchtung im Gegensatz zum Purkinjeschen Phänomen auffallend steigt, während umgekehrt der Stereowert des Blau in erkennbarer Weise sinkt, um erst bei noch weiter fortschreitender Adaptation wieder anzusteigen, im Rahmen der Versuchsanordnung aber bis zum Ende nicht in gleichem Maße wie der des Rot (Arch. f. Ophth. Bd. 114, S. 369ff.).

Wir konnten damals zeigen, dass der Grund für diese Erscheinungen in der unterschiedlichen Empfindungszeit der Zapfen und Stäbchen der Netzhaut liege.

Ich glaube, dass die Erklärung der neuerdings von mir gefundenen Abweichungen vom Purkinjeschen Phänomen in einer ähnlichen Richtung gesucht werden muss, nämlich ebenfalls in dem Unterschiede der Funktionsweise der Stäbchen und Zapfen. In den wiedergegebenen Tabellen ist bereits bemerkt worden, dass unter den vorliegenden Bedingungen das Grau — dasselbe galt auch für das Blau! — exzentrisch bereits deutlich heller erschien, gleichwohl aber bei zentraler Fixation die Richtung der Gitterstäbe eher etwas leichter feststellbar war.

Bei der Prüfung der Sehschärfe für Blau und Grau vermittelten also die exzentrischen Netzhautteile einen stärkeren Helligkeitseindruck als die zentralen. Die zentralen Bilder mussten sogar im Simultankontrast noch dunkler erscheinen, als es etwa bei isoliert fovealer Betrachtung der Fall gewesen wäre. Andererseits verfügten aber die heller sehenden stäbchenreicheren Netzhautteile über eine geringere Sehschärfe. Bei der Sehschärfenprüfung mit Rot fallen diese Störungsmomente weg, weil der (exzentrische) Dämmerungswert für Rot sehr gering ist. Die auffallend hohe Sehschärfe für Rot gegenüber der geringen für Grau und Blau, kurz das dem Sinne des Purkinjeschen Phänomens entgegengesetzte Verhalten, erklärt sich also aus der Eigenart der Zusammenarbeit des ganz verschieden funktionierenden Zapfen- und Stäbchenapparates während dieses Mischzustandes zwischen reiner Hell- und Dunkeladaptation.

Bei guter Helladaptation, wo nur der Tagesapparat der Netzhaut funktioniert, entspricht der Beleuchtungswert farbiger Lichter den Minimalfeldhelligkeiten. Im reinen Dämmerungssehen, wo nur der Dämmerungsapparat funktioniert, den Dämmerungswerten. In jenem Zwischenbereich aber, in dem eine je nach der Beleuchtungsstärke wechselnde Zusammenarbeit beider Apparate vorausgesetzt werden muß, stimmen die Sehschärfenwerte der Farben nicht ohne weiteres mit dem farblosen Helligkeitswert der Farben überein. Hier können vielmehr unter bestimmten Bedingungen Sehschärfen zustande kommen, die dem Sinne des Purkinjeschen Phänomens entgegengesetzt sind.

Die Bestimmung der Sehschärfenwerte stellt also nur bei guter Helladaptation eine Methode der heterochromen Photometrie, ähnlich der der Minimalfeldhelligkeiten, der Peripheriewerte, Stereowerte usw. dar.

Aussprache zu den Vorträgen XXVIII und XXIX.

Herr Comberg
fragt den Herrn Engelking, ob nicht vielleicht auch das Fluoreszenzlicht der Linse, welches bei der Anwendung der kürzeren Wellenlängen auftritt, eine Störung herbeiführen könnte, die die Herabsetzung der Sehschärfe des dunkel adaptierten Auges mitbedingt.

Herr Engelking (Schlusswort):
Zum Vortrage von Oloff: Ich danke Herrn Oloff herzlich für seine sehr interessanten und gründlichen Untersuchungen. Ich glaube, dass es ihm in der Tat gelungen ist, hier einen weiteren typischen Fall

von Tritanomalie zu entdecken, und es ist mir besonders wertvoll zu erfahren, dass ihn die Anwendung meiner Proben in den Stillingschen Tafeln dabei unterstützen konnte. Ich hoffe daraus schliessen zu dürfen, dass sie ihren Zweck zu erfüllen geeignet sind. Es wäre mir von Interesse zu erfahren, ob im vorliegenden Fall eine Verkürzung des kurzwelligen Spektralendes vorlag, ferner, ob auch eine Schwäche des Gelbsinnes vorhanden, und ob sie gleich stark wie die für Blau oder geringer war, weil das ein gewisses Interesse auch für die Einordnung dieser ganzen Anomalie in das System der Farbensinnstörungen überhaupt haben könnte.

Herrn Comberg möchte ich entgegnen, dass der von ihm vermutete Effekt für meine Untersuchungen kaum in Frage kommen dürfte. Er hätte sonst bei den Versuchen im reinen Dämmerungssehen besonders deutlich in die Erscheinung treten müssen, was aber nicht der Fall ist. Im Gegenteil richtet sich die Sehschärfe dabei ausschließlich nach dem Dämmerungswert der benutzten Lichter.

Herr Oloff (Schlusswort):

Mit dem Spektroskop und mit dem grossen Nagelschen Anomaloskop war niemals eine Verkürzung der kurzwelligen Endstrecke nachzuweisen. Es hätte sich höchstens um eine ganz geringfügige Verkürzung, vielleicht abhängig von dem jeweiligen Ermüdungszustand der Patientin, handeln können. Für diesen Nachweis fehlte mir aber ein grosser Spektralapparat (Helmholtz).

Nach dem Ergebnis der Untersuchung am Farbenkreisel und mit den Engelking-Ecksteinschen peripheriegleichen invariablen Perimeterobjekten war nur die spezifische Schwelle für Blau ziemlich erheblich erhöht, eine nennenswerte Erhöhung der Gelbschwelle bestand nicht.

XXX.

Über die Bedeutung des Blutbildes und der biologischen Leukocytenkurve für die Augenheilkunde.

Von

Hans Schmelzer (Erlangen).

Dass die hämatologischen Untersuchungsmethoden bis heute in der Ophthalmologie noch nicht so recht Fuss fassen konnten, ist wohl in der Hauptsache darin begründet, dass man anfänglich zu sehr darauf aus war, mit ihrer Hilfe in der Diagnose ätiologisch unklarer Fälle weiterzukommen. In dieser Hinsicht leisten aber diese Methoden für den Augenarzt wenig (Vollmer u. a.), sodass es verlorene Zeit opfern schien, wenn man sich weiter damit befasste.

Versteht man es als Augenarzt aber, die hämatologischen Untersuchungsmethoden in p r o g n o s t i s c h e r Beziehung zu nützen, so ist man überrascht, welch tiefen Einblick sie in den Krankheitsablauf gerade klinisch und ätiologisch unklarer und oft schwer zu beurteilender Augenleiden verschaffen können. Zu dieser Erkenntnis hatte mich schon die Beschäftigung mit der Senkungsreaktion der roten Blutkörperchen (S.-R.) geführt, worüber ich bereits vor 5 Jahren berichten konnte: ich hatte gefunden, dass ektogene Augenentzündungen wohl wegen der relativen Kleinheit des Auges nicht oder nur selten imstande sind, eine Beschleunigung der S.-R. herbeizuführen — es sei denn, dass eine Panophthalmie, eine Orbitalphlegmone oder dgl. vorliegen —, dass endogene Augenentzündungen zwar häufig mit einer beschleunigten S.-R. einhergehen, man dann aber niemals weiss, ob das dadurch erwiesene Allgemeinleiden auch sicher ätiologische Bedeutung für den gleichzeitig bestehenden krankhaften Prozess am Auge hat. In p r o - g n o s t i s c h e r Hinsicht aber hatten meine Untersuchungen klar ergeben, dass man aus dem Verhalten der S.-R. bei immer wiederholten Proben oft wichtige Schlüsse für den weiteren Verlauf der Erkrankung ableiten kann. Im Blutbild und noch mehr in der biologischen Leukocytenkurve, die aus einer Serie von Blutbildern entsteht, vermutete ich eine noch feinere Hilfsmethode, um über den Verlauf einer schweren Augenentzündung und darüber hinaus über den Erfolg einer eingeschlagenen Kur Klarheit zu gewinnen, unabhängig vielleicht von dem schwerer zu beurteilenden klinischen Krankheitsbild und Krankheitsverlauf. Unser Interesse galt vor allen Dingen der Keratitis parenchymatosa, der Uveitis verschiedener Ätiologie und der tabischen Opticusatrophie, sowie den dabei eingeschlagenen Kuren, nämlich der Tuberkulinkur mit Tebeprotin, der Fiebertherapie (mit Anästhesulf) und der spezifischen Luesbehandlung.

Aus diesen Gründen will ich auch hier gar nicht auf eine Besprechung meiner grossen Reihe von Blutuntersuchungen zu diagnostischen Zwecken (über 140 Fälle) eingehen, sondern mich gleich den Ergebnissen zuwenden, die ich mit der biologischen Leukocytenkurve (b. L.-K.) gewonnen habe. Diese wird aus einer Serie von Blutbildern erstellt, die in bestimmten zeitlichen Abständen abgenommen wurden. Auf der Abszisse werden die Zeit, auf der Ordinate die Prozentzahlen des weissen Blutbildes — in verschieden grossem Maßstab — angegeben. Die Werte der einzelnen Formen der Leukocyten werden in dieses Ordinatensystem eingetragen und untereinander zu Kurven verbunden. Ich folgte hierin ebenso wie in der Technik und Beurteilung des weissen Blutbildes ganz und gar V. Schilling, der bekanntlich in vieler Hinsicht im Gegensatz steht zu Arneth. Letzterer fordert nämlich, die mit Auszählung des Blutbildes gefundene prozentuale Verteilung der weissen Blutzellen in absoluten Zahlen ihrer mengenmäßigen Verteilung im Blut auszudrücken, indem man die gefundenen Werte auf die gleichzeitig festgestellte Gesamtzahl der Leukocyten (normal: 6—8000) bezieht. Diese Methode ergibt sicherlich die genaueren und zuverlässigeren Werte; aber sie ist so zeitraubend, dass sie im gewöhnlichen klinischen Betrieb und auch für den praktischen Arzt kaum in Frage kommt. Nach Schilling bringt uns in praxi die Arnethsche Untersuchungsmethode auch nicht weiter — wenigstens nicht in der weit überwiegenden Zahl der klinisch interessierenden Fälle —, weshalb es keinen methodischen Fehler bedeute, wenn man sich im grossen und ganzen auf das weisse Blutbild und die biologische Leukocytenkurve allein verlässt, die Gesamtzahl der Leukocyten nur nebenbei vermerkt und darauf achtet, ob sie im grossen und ganzen zu der Bewegung des Blutbildes und zu dem klinischen Krankheitsbild in keinem Widerspruch steht.

Auf Grund ihrer langjährigen Beobachtung des weissen Blutbildes im Vergleich mit dem Krankheitsablauf der verschiedensten Erkrankungen haben nun Schilling und seine Schule einige Grundregeln aufgestellt, welche die inneren Zusammenhänge zwischen der Beschaffenheit des weissen Blutbildes und dem Krankheitsbild, bzw. Krankheitsablauf dartun sollen und die ich meinen Ausführungen des leichteren Verständnisses halber vorausstellen möchte:

1. Das Blutbild bezieht sich in der Regel nur auf infektiöse und toxische Prozesse, schliesst also ungünstige Einwirkungen funktioneller Art nicht ein!

2. Jede Entfernung vom Normalbild ist ungünstig, jede Wiederannäherung ist günstig zu werten!

3. Eine akute Infektionskrankheit lässt meist folgende drei Phasen im Blutbild, bzw. in der biologischen Leukocytenkurve erkennen, wie Ihnen folgende Kurve eines septischen Prozesses aus Schilling, „Das Blutbild" (1933, S. 292) demonstrieren soll: 1. die „neutrophile Kampfphase" der ersten Tage mit einer relativen Vermehrung der neutrophilen Leukocyten und innerhalb dieser Reihe wieder mit starker Vermehrung der jugendlichen und stabförmigen Zellen, also die sogenannte Linksverschiebung nach Arneth; 2. die „monocytäre Abwehr- oder Überwindungsphase",

die meist rasch vorübergeht; 3. die „lymphocytär-eosinophile Heilphase", die langsam abklingt im Gegensatz zur Linksverschiebung der Neutrophilen (K.-V.), die gewöhnlich immer schnell absinkt.

4. Aus der regelmäßigen Folge der Phasen wird sich in der Regel ein günstiger biologischer Ablauf des Krankheitsprozesses ableiten lassen, aus dem Verharren in der Kampfphase dagegen wird sich leicht eine schlechte Prognose ergeben, die infaust zu stellen ist bei anhaltender Vermehrung der Neutrophilen und starker Kernverschiebung nach links, d. h. relativ stärkerer Zunahme der jugendlichen Kernformen.

5. Andauernde Monocytose weist auf andauernde Abwehr des Körpers gegen chronische Infektion hin, wie z. B. Lues, Tuberkulose, Malaria. Bei scheinbar klinischer Heilung dieser Krankheiten bietet oft allein noch die Monocytose des Blutes einen Hinweis auf die (latente) Fortdauer der Infektion.

6. Die Lymphocytose beherrscht oft das Bild bei relativ gutartigen chronischen Infektionen, die auf dem Wege langsamer Ausheilung sind, wie z. B. bei gutartiger Tuberkulose. Eine gewisse Eosinophilie geht mit ihr meist Hand in Hand. Für sich allein findet man sonst eine Eosinophilie bei Dermatosen, bei Wurmkrankheiten, vor allem aber bei allergischen Erkrankungen. Abgesehen von diesen Krankheitsformen ist eine mäßige Eosinophilie immer ein prognostisch gutes Zeichen, ihr Verschwinden aus dem Blute dagegen ein sehr ernstes Symptom gegenüber normalem Vorhandensein (2—4%), ähnlich wie ein Lymphocytensturz immer bedenklich ist.

All diese Erfahrungssätze fasst Schilling dahin zusammen: der prognostische Wert der hämatologischen Untersuchungsmethoden liegt darin begründet, dass der Ablauf der verschiedenen Phasen des Blutbildes dem klinischen Befund kurz vorauseilt und dass sich aus dem Blutbild der Krankheitsverlauf oft sicherer und schneller beurteilen lässt.

Festzustellen, ob dies auch für entzündliche und toxische Augenleiden zutrifft, für welche und mit welchem Erfolg, hatte ich mir zur Aufgabe gestellt. Um möglichst sicher zu beurteilende Ergebnisse zu erzielen, wurden die Untersuchungen (S.-R., Blutbild, Leukocytenzählung) immer in der Frühe am nüchternen klinischen Patienten vorgenommen.

Ich zeige nun einige charakteristische Kurven (Demonstration 11 verschiedener Kurven!), die folgendes erkennen lassen:

Spritzt man bei einer Iridocyclitis unbekannter Ätiologie — nach Ausschluss von Diabetes, Lues oder einer nachweisbaren fokalen Infektion als Grundleiden — $^1/_{10}$ mg Tebeprotin (Toenissen) subcutan zu diagnostischen Zwecken ein und verfolgt dann in gleicher Weise wie die Temperatur und klinische Reaktion auf die Einspritzung auch täglich das weisse Blutbild in den folgenden Tagen, so kann man immer wieder im grossen und ganzen einen bestimmten Verlauf der biologischen Leukocytenkurve (b. L.-K.) beobachten: die Kurve kann nahezu gleichförmig verlaufen, ohne Hebungen und Senkungen; dann besteht keinerlei Tuberkulinempfindlichkeit und demnach auch kein tuberkulöses Grundleiden. In solchen Fällen liegt z. B. häufig eine rheumatische Iridocyclitis vor, besonders dann, wenn gleichzeitig die S.-R. beschleunigt ist. Es kann aber auch Tuberkulose im Stadium der Anergie bestehen, welche Frage wohl ziemlich sicher durch eine klinische und röntgenologische Lungenuntersuchung geklärt werden könnte. In anderen Fällen steigt am Tage nach der diagnostischen Injektion die Prozentzahl der Lymphocyten an, mit diesen meist auch die Zahl der Eosinophilen, wohingegen die Neutrophilen und manchmal auch die Kernverschiebungszellen leicht zurückgehen. Am 3. oder 4. Tage post inj. ist meist wieder die Kurve einreguliert. Dieses Verhalten deutet zusammen mit mäßiger klinischer Reaktion auf deutlich ausgebildete Allergie gegenüber dem Tuberkelbacillengift; die so reagierenden Fälle scheinen uns zur Durchführung einer Tebeprotinkur vor allen anderen geeignet und erfolgversprechend für eine klinische und biologische Heilung. Der umgekehrte Verlauf der b. L.-K., nämlich anfängliches Steigen der Neutrophilen und K.-V.-Zellen und im Gegensatz dazu Fallen der Lymphocyten und auch der Eosinophilen, weist unseres Erachtens auf herabgesetzte Allergie bei tuberkulösem Grundleiden (Hilusschatten oder Strangzeichnung im Röntgenbild) hin und fordert zu vorsichtigem Vorgehen und strenger Überwachung bei der Durchführung einer Tuberkulinkur auf. Ganz auf eine Tuberkulinkur verzichten oder zumindest erst nach längerer Wartezeit damit beginnen und dann sehr vorsichtig vorgehen soll man aber, wenn nach der diagnostischen Einspritzung neben starker klinischer Reaktion ausgesprochene Eosinophilie im Blutbild auftritt. Denn dann scheint immer Überempfindlichkeit gegen Tuberkulin zu bestehen; durch Zuführung weiterer Tuberkulinmengen könnte dann leicht grösserer Schaden gestiftet werden als wenn man die Tuberkulintherapie ganz unterlässt. Dass wir überhaupt am liebsten auf die Tuberkulintherapie verzichteten zugunsten klimatischer und diätetischer Behandlung aller tuberkulösen Augenleiden, ist keine Frage; aus wirtschaftlichen Erwägungen aber werden wir vorderhand noch weiter der Tebeprotinkur in geeigneten Fällen treu bleiben und sie so weit als möglich mit allgemeinen Heilmaßnahmen unterstützen müssen.

Im Verfolg der Fiebertherapie in Fällen von tabischer Opticusatrophie und Keratitis parenchymatosa (Behandlung mit Anästhesulf, einem kolloidalen Schwefelpräparat) trat einige Male eine auffallende Eosinophilie im Verlaufe der Behandlung auf, deren Bedeutung noch nicht ganz sicher erfasst werden kann. Darüber hinaus aber beobachteten wir dabei ein buntes Blutbild, anscheinend ein gutes Zeichen für die starke Beeinflussung des Krankheitsprozesses durch die Fiebertherapie; zumindest findet der bisher von uns beobachtete günstige klinische Verlauf der Fieberbehandlung (vier Fälle) im weissen Blutbild, bzw. in der b. L.-K. keine Gegenanzeige. Nur in einem klinisch unbefriedigend verlaufenden Fall trat hohe Eosinophilie im Verlauf der Kur auf, die vielleicht als Ausdruck zu starker allergischer Reaktion (Überempfindlichkeit) zu deuten ist und daher Abbruch der Fiebertherapie hätte rätlich erscheinen lassen! Bei der Durchführung einer Schmierkur mit grauer Salbe, in einem Fall noch unterstützt mit Eigenserumeinspritzungen unter die Bindehaut der an Keratitis parenchymatosa erkrankten Augen, beobachteten wir in drei Fällen einen gleichförmigen Verlauf der b. L.-K. oder ein allmähliches Ansteigen der Lymphocyten; letzteres darf wohl prognostisch günstig gewertet werden.

Zusammenfassend ist zu sagen, dass es zwar noch weiterer Untersuchungen bedarf, um den Wert der b. L.-K. neben der Beachtung der S.-R. gerade für die chronisch entzündlichen Erkrankungen der Gefässhaut und der Hornhaut, für die tabische Opticusatrophie u. a. darzutun. Uns erscheinen diese beiden Hilfsmethoden aber schon heute als eine Bereicherung der gerade für die Beurteilung dieser Krankheitsprozesse so wichtigen biologischen Untersuchungsmethoden, die wir nicht mehr missen möchten.

XXXI.

Experimentelles und Klinisches über das Hornhautepithel.

Von

W. Comberg (Rostock).

Mit 4 Abbildungen im Text.

A. Einleitung. Löhlein hat vor 6 Jahren die Regeneration der Hornhaut des Kaninchenauges nach Abrasio studiert. Es rückt sehr schnell eine Anzahl von Epithelzellen vom Limbus corneae nach der Mitte vor, besonders stark von Oberlid und Gegend der Palpebra tertia her, unter Mitwirkung der Massage durch Lidbewegungen. Die Feststellungen werden besonders genau, weil auch pigmentierte Limbuszellen aus den tieferen Lagen in Bewegung geraten und wirbelartige Züge und Schneckenfiguren bilden, die den Weg markieren. Interessant ist, dass pigmentartige Wirbelbildungen auch am menschlichen Auge vorkommen und zwar in Verbindung mit der Hornhautlinie oder früher sogenannten Staehlischen Linie. Vogt hatte 1923 das erste hier demonstrierte Bild in den Klinischen Monatsblättern abgebildet. Ich selbst hatte im Januar des gleichen Jahres die hier noch einmal gezeigte und 1928 mit anderen Bildern demonstrierte Linie beobachtet.

Vogt hatte in dem einzigen histologisch untersuchten Fall von Hornhautlinie einen Bruch der Bowmanschen Membran festgestellt. Ich selbst hatte 1928 als erster darauf hingewiesen, dass die fast immer vermehrte Sichtbarkeit der Hornhautnerven und das Vorhandensein trüber Hornhautflecke auf pathologische Vorgänge hinweisen, auch dass die Hornhautlinie oft mit Wirbelbildung zu den Flecken in Beziehung tritt.

So hatte ich schon vor etwa 5 Jahren die Überzeugung gewonnen, dass die Hornhautlinie nicht nur häufig mit Veränderungen in Zusammenhang steht, die durch die Bowmansche Membran hindurchreichen, sondern dass diese Linie wegen ihrer typischen Lage unterhalb des Hornhautscheitels, wegen ihres durchschnittlich horizontalen Verlaufs zu der Grenze zwischen oberen und unteren Epithelwachstum Beziehungen haben müsse, die ungefähr an gleicher Stelle liegt.

Ich beschloss Kaninchenversuche anzustellen und auch weitere klinische Beobachtungen abzuwarten.

B. **Kaninchenversuche.** 14 Augen von sieben Tieren wurden nach Abrasio und Anbringung künstlicher Verletzungsstellen der Bowmanschen Membran (durch den Kauter) beobachtet. Es zeigte sich:

1. bei der Regeneration an vielen Augen eine Affinität der Pigmentzüge zu dem Rand der Verletzungsstellen;

2. an zwei Tieren eine Affinität zu der Vereinigungslinie zwischen oberem und unterem Epithelwachstum. (Demonstration von Bildern der Kaninchenversuche.)

C. **Klinische Beobachtungen an der Hornhautlinie des Menschen.** Es zeigte sich:

1. eine grosse Instabilität des Verlaufs in grösseren Zeiträumen;

2. Neu- und Rückbildung von Aufzweigungen und Wirbeln der Hornhautlinie bei längerer Beobachtung;

3. erneut eine sehr deutliche Beziehung der Wirbelbildungen zu Hornhautflecken;

4. in einem Falle von epibulbärem Pigmenttumor nach der Bestrahlung ein deutliches Hereinwachsen des Pigmentes in eine Linie, deren Lage der Hornhautlinie durchaus entspricht;

5. bei einem Jugendlichen eine bandförmige Trübungszone mit einer pigmentierten Linie, welche ebenfalls der Lage der Hornhautlinie entspricht.

D. **Schlüsse aus Tierversuchen und klinischen Beobachtungen.** Die Tierversuche ergaben zwar mit voller Deutlichkeit eine Affinität der pigmenthaltigen Zellen zu Erkrankungsstellen, an welchen die Bowmansche Membran verletzt ist. Die Hornhautlinien zeigen aber in ihren Aufzweigungen, in ihrem ganzen Verhalten eine solche Instabilität und eine so weite Erstreckung auch abseits der Verletzungs- resp. Erkrankungsstelle, dass man ihr Auftreten allein aus den tiefen Hornhautveränderungen nicht erklären kann. Die am Kaninchen ebenfalls festgestellte Affinität des Pigmentes zu der Vereinigungslinie des oberen und unteren Epithelwachstums und die durchschnittlich horizontale Lage der Hornhautlinie des Menschen unterhalb des Hornhautzentrums weisen eher darauf hin, dass die Hornhautlinie des Menschen der physiologischen Wachstumsgrenze zwischen oberem und unterem Hornhautepithel entspricht.

Die **Wirbel**linien des Menschenauges kommen dann offenbar durch den stärkeren Wachstumsreiz zustande, den das Epithel an der Grenzlinie dort bekommt, wo ein lokaler Krankheitsprozess mit Durchbruch der Bowmanschen Membran und der zugehörigen

Stoffwechseländerung vorhanden ist. Die Wirbellinienbildung ist nur der Ausdruck einer vermehrten lokalen Zellproduktion an diesen Stellen (vergl. Abb.).

Wegen des Auftretens einer Linie an gleicher Stelle bei der Vitalfärbung gesunder Hornhäute, wegen der Beobachtung bei herpetischen und anderen frischen Erkrankungen jugendlicher

Abb. 1—4. Schema zur Erklärung von Wirbelbildungen an der Epithelwachstumsgrenze der Hornhaut.

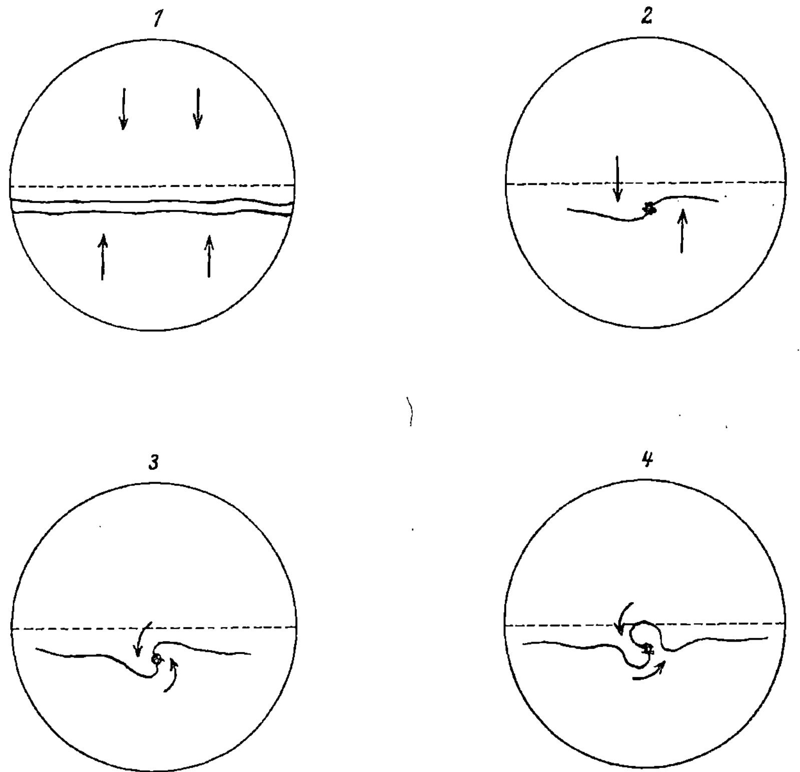

Abb. 1. Oberes und unteres Epithel treffen sich bei stärkerer Regeneration mit den vom oberen und unteren Limbus corneae erfolgenden Nachschüben in einem Gebiet unterhalb der Hornhautmitte. Soweit die autochthone Regeneration nicht genügt, liegt hier eine Epithelwachstumsgrenze, die z. B. bei der Hornhautlinie sichtbar wird.

Abb. 2. Ein Hornhautherd wirkt als Reizpunkt für das autochthone Epithelwachstum.

Abb. 3 u. 4. Es entsteht daraus eine Wirbelfigur für die Grenzlinie. Die Spitze produziert neue Zellmassen, die zum Teil nach rückwärts wandern und dort zur Bildung von Verzweigungen der Grenzlinie Anlass geben, zum anderen Teil den Kopf der Zellmasse um den Hornhautherd in einer Drehbewegung nach vorn wandern lassen.

Menschen, wegen der Neigung zu Wirbelbildung und der Ergebnisse der Kaninchenversuche halte ich es für ganz unwahrscheinlich, dass der Bruch der Bowmanschen Membran das einzige essentielle Moment sei.

In Zukunft wird man bei einer Reihe von klinischen Bildern dem Gedanken Rechnung tragen müssen, dass die Grenze des oberen und unteren Hornhautepithelwachstums, welche sich ungefähr an gleicher Stelle findet wie die senile Hornhautlinie, zu pathologischem Geschehen Anlass geben kann. Dies geschieht eventuell schon frühzeitig bei mangelhaftem Wuchs des Epithels (z. B. Erbanlage), auch im Alter oft ohne auffallende anderweitige Erkrankung des Auges, schliesslich auch öfter nach Einwirkung äusserer und innerer Schädlichkeiten.

Dazugehörige klinische Bilder sind:

1. Die Hornhautlinie an typischer Stelle in ihren verschiedenen Formen.

2. Die bandförmige Trübung der Hornhaut
     a) auf Grund erblicher Anlage,
     b) als typische Degeneration nach Krankheiten.

3. Die fast stets im Epithelwuchsgrenzbezirk am stärksten hervortretende Dystrophia epithelialis Fuchs.

4. Auch die typische gleichfalls stets etwas unterhalb der Hornhautmitte liegende rezidivierende Erosion.

XXXII.

Beitrag zur Zellatmung der Hornhaut.

Von

Walter Rauh (Gießen).

Physiologisch-chemische und kolloid-chemische Untersuchungen des letzten Jahrzehntes haben gezeigt, dass der Stoffwechsel von Linse und Hornhaut nicht so gering sein kann, wie man früher angenommen hat. Durch die Erkenntnis, die die allgemeine Physiologie über Oxydation und Zellatmung gewonnen hat, sind grundlegende Tatsachen über den Sauerstoffverbrauch der einzelnen Gewebsteile des Auges gefunden worden. Cytologische Untersucher haben sich nun weiterhin bemüht, durch bestimmte Reaktionen die Strukturelemente in der Zelle zu finden, in oder an denen die einzelnen Stoffwechselvorgänge sich abspielen mögen. Eine gerade für die Oxydationsvorgänge wichtige Reaktion stellt bekanntlich die intracelluläre Indophenolblausynthese dar (Nadireaktion). In Gegenwart von Sauerstoff und einem oxydationsbeschleunigenden Agens, einer Oxydase, tritt diese Reaktion bekanntlich in körniger Form in der Zelle ein. Gräff hat gezeigt, dass die Stärke dieser Reaktion die oxydative Leistung einer Zelle erkennen lässt. Eine derart wichtige Reaktion ist natürlich auch an den Geweben der Augen erprobt worden. Es seien die Untersuchungen von Schmelzer und Schall hier genannt. Da die Ergebnisse an der Hornhaut widersprechend sind, habe ich mit etwas abgeänderter Methode die Hornhaut der Ratte in verschiedenen Entwicklungsstadien auf den Ausfall der intracellulären Indophenolblausynthese geprüft. Von der Abänderung der Methode soll hier soviel mitgeteilt sein, dass auf Gefrierschnitte vor Anstellung der Reaktion verzichtet wurde, dass die lebensfrische Cornea im ganzen in die Reagenzien eingelegt wurde. Die durchsichtige Cornea lässt sich bequem mit dem Mikroskop untersuchen. Andererseits ist es möglich, nach Ablauf der Reaktion die Indophenolblaukörnchen für einige Zeit haltbar zu machen und die Cornea nach Einbettung in Gelatine zu schneiden.

Das Ergebnis, dessen Einzelheiten einer weiteren Veröffentlichung vorbehalten bleiben sollen, ist folgendes:

In der Zeit nach der Geburt bis zum Öffnen der Lidspalte zeigt das in den ersten Tagen noch einschichtige Epithel überall eine grobkörnige Reaktion. Ebenso ist in der Substantia propria diese Reaktion vorhanden. Schnittpräparate erweisen, dass die blauen Körnchen ihren Sitz in den fixen Hornhautzellen haben. Nach Öffnung der Lidspalte tritt eine Wandlung der Reaktion im Epithel ein. Die Lidspaltenzone färbt sich etwas intensiver blau als die von den Lidern bedeckten Teile und ist von dieser Zone durch einen schmalen Saum von Epithelzellen getrennt, der ohne jegliche körnige Reaktion bleibt. Bei älteren Tieren ist dann das gesamte Epithel der Lidspaltenzone frei von der körnigen Reaktion und nur die vom Ober- und Unterlid bedeckten Teile weisen sie auf. Verschliesst man das Auge aber für 2 Tage völlig, so bleibt diese eigenartige Erscheinung aus und alle Epithelzellen sind mit der Reaktion versehen. In der wachsenden Cornea ändert sich auch in der Substantia propria die Reaktion insofern, als massenhafte Wanderzellen mit bekannter intensiv körniger Indophenolblaureaktion auftreten. Sie sind besonders zahlreich in den peripheren Teilen der Cornea. Quer- und Flachschnitt ergeben, dass die fixen Hornhautzellen während des ganzen Lebens und zu allen Zeiten die intracelluläre Indophenolblausynthese beibehalten. Die starke Reaktionsfähigkeit des Endothels ist bekannt.

Die Erscheinungen am Epithel der Cornea mit dem wechselnden Verhalten im Bereich der Lidspalte erklären, warum die Ergebnisse anderer Untersucher widersprechend sind. Es besteht aber kein Zweifel, dass das Epithel in jedem Lebensalter dieser Reaktion fähig ist, dass es lediglich physiologische Umstände sind, die das Eintreten in bestimmten Teilen und zu bestimmten Zeiten verhindern. Im Gegensatz zu den bisherigen Beobachtungen ergibt sich ferner, dass auch die Substantia propria in den fixen Hornhautzellen stets eine intracelluläre Indophenolblausynthese aufweist. Sämtliche cellulären Bestandteile der Rattencornea haben also histochemisch nachweisbare oxydative Leistungen. Es ist natürlich schwer, aus dem Ausfall dieser biologischen Reaktion allein über die Grösse der Oxydationsvorgänge und damit über die Intensität des Stoffwechsels etwas Exaktes zu sagen, solange den Vergleichen mit anderen Organen konstante Maße fehlen.

XXXIII.

Herdlokalisation in Fällen doppelseitiger Keratitis neuro-paralytica.

Von

W. Riehm (Würzburg).

Eine doppelseitige Keratitis neuro-paralytica ist zweifellos etwas relativ Seltenes.

Die Mitteilung solcher Fälle ist daher schon allein aus diesem Grunde von einigem Interesse.

Diese Fälle verdienen aber um so mehr Aufmerksamkeit, als das Symptom der Doppelseitigkeit, wie mir scheint, tatsächlich in gewisser Weise die topische Diagnose des Krankheitsprozesses erleichtern kann.

Die Vorstellung über Art und Sitz der Störung dürften durch die von Behr entwickelte Auffassung geklärt sein.

Behr nimmt als wesentliche Ursache des Hornhautprozesses eine trophische, sich im Sinne einer Reizung äussernde Störung an, die auf jene Sympathicusfasern einwirkt, die vom sympathischen Geflecht der Carotis stammend, sich im Bereich des Ganglion Gasseri und des intrakraniellen Verlaufs des Ramus ophthalmicus dem 1. Trigeminusast zugesellen.

Eine Keratitis neuro-paralytica soll jedenfalls immer dann auftreten müssen, wenn durch den Herd einmal das nächsthöhere Zentrum im Ganglion cervicale supremum ausgeschaltet wird und gleichzeitig im Bereich des Herdes eine Reizwirkung auf den peripheren Sympathicusstumpf und damit auf das erhalten gebliebene nächsttiefere Sympathicusganglion (im Ganglion ciliare, bzw. akzessorische Sympathicusganglien der Orbita) ausgeübt wird. Diese a b n o r m e , durch das übergeordnete Ganglion n i c h t m e h r g e z ü g e l t e t r o p h i s c h e E r r e g u n g im Ganglion ciliare bewirkt so in der in ihrem Stoffwechsel und ihrer Ernährung besonders empfindlichen Hornhaut den Krankheitsprozess und zwar vorwiegend in den zentralen Teilen.

Wir hatten nun Gelegenheit, kurz hintereinander zwei Fälle mit doppelseitiger Keratitis neuro-paralytica an der Würzburger Klinik zu beobachten.

Das eine war ein 4jähriges Mädchen (S., Gertrud), das im Juni 1932 mit einer Keratitis neuro-paralytica zunächst nur auf dem rechten Auge in die Klinik aufgenommen wurde. Es war hier zu einem tiefen Ulcus gekommen, das zeitweise bis zum Deszemet reichte. Beiderseits war die Hornhautsensibilität bereits völlig erloschen. Eine auffallende Hypotonie wurde nicht festgestellt, auch kein abnormes Cilienwachstum. Gesichtsfeld soweit zu prüfen o. B., ebenso die Papille links.

Da das Kind in seinem Habitus einen anormalen Eindruck machte, wurde es in der Kinderklinik untersucht.

Auf Grund einer starken Fettentwicklung im Bereich des Beckengürtels, verbunden mit abnormem Hochwuchs, tatzenförmigen Händen, beschleunigter Ossification der Handwurzelknochen, diffuser Hypalgesie wurde eine h o r m o n a l e Störung angenommen und, obwohl die Sella nicht verändert schien, an einen Hypophysenprozess gedacht.

2 Monate nach der Aufnahme, im August, trat auch auf dem zweiten Auge eine Keratitis neuro-paralytica in Form einer oberflächlichen Erosion auf. Eine weitere Beobachtung und Untersuchung war jedoch nicht möglich. Auf Wunsch der Eltern musste das Kind entlassen werden.

Im Jahr 1934 stellte es sich wieder vor, rechts mit einer dem damaligen tiefen Defekt entsprechenden dichten Hornhautnarbe. Links war die Erosion ebenfalls abgeheilt, jedoch waren einige strich- und punktförmige Stellen im Epithel noch immer fluorescein-positiv.

Die nochmalige neurologische Untersuchung in der Inneren Klinik (Priv.-Doz. Dr. H. R. Müller) ergab diesmal deutlichere Anzeichen für einen Prozess an der Hirnbasis, nämlich eine doppelseitige Olfaktoriusstörung, doppelseitige, alle drei Äste umfassende Trigeminushypästhesie und allgemeine Hypästhesie sowie eine Andeutung von Ataxie. Die Wachstumsanomalien (Tatzenhände, etwas myxödematöser Habitus usw.) bestanden nach wie vor. Während der Prüfung des Grundumsatzes trat Fieber auf, so dass der als normal befundene Wert eher als zu niedrig gedeutet werden konnte. Es stellte sich Keuchhusten heraus, der eine weitere Untersuchung in dieser Richtung unmöglich machte.

Als Diagnose wurde ein benigner Prozess (Tumor?) im Bereich des Hypophysenganges, bzw. des Bodens des dritten Ventrikels angenommen.

Der zweite Patient war ein 44jähriger Mann (K. Georg), der erstmals im Mai 1933 mit einer Keratitis neuro-paralytica auf dem linken Auge in die Klinik aufgenommen wurde. Es hatte sich ein tiefer Defekt ausgebildet und auch die Iris war in Form einer Iritis beteiligt. Schon bei der Aufnahme wurde festgestellt, dass die Hornhautsensibilität nicht nur auf dem kranken, sondern auch auf dem zunächst noch gesunden rechten Auge erloschen war.

Nach wechselndem Verlauf der Keratitis traten 2 Monate später auch rechts die Anzeichen einer Keratitis neuro-paralytica auf, aus denen sich schnell das typische Bild wie links entwickelte.

1934 trat zu diesem Bilde plötzlich eine rechtsseitige Abducensparese. Neurologisch fand sich ausserdem (Priv.-Doz. Dr. H. R. Müller): Beiderseits Lähmung des Trigeminus in allen drei Ästen für alle Qualitäten. Leichte Symptome im Sinne einer spastischen Halbseitenlähmung rechts, ebenso eine zentrale Facialislähmung rechts, ferner ein trophisches Geschwür an der linken Nasenspitze neben dem Septum, im Liquor deutliche Zellvermehrung bei negativem Wassermann, röntgenologisch Anzeichen für allgemeinen Hirndruck. Infolge der Hornhauttrübung war der Fundus rechts nicht zu spiegeln. Links war das Bild des Augenhintergrundes nur unsicher zu erkennen, jedoch schien keine Stauungspapille höheren Grades vorzuliegen.

Als Diagnose wurde ein sicherer Prozess im Zentralnervensystem angenommen, wahrscheinlich ein Meningeom in der Frontoparietalgegend links, verbunden mit Symptomen eines chronischen Hydrocephalus.

Betrachten wir diese Fälle darauf, wie man sich die durch den Herd ausgelöste doppelseitige Keratitis neuro-paralytica zu erklären hat, so ist die Erklärung nicht schwer, wenn man sich auf den Boden der Behrschen Auffassung stellt.

Im ersten Fall ein Prozess in der Medianebene und zwar in der Gegend des Hypophysenstiels, der zunächst einmal die doppelseitige Olfaktorius- und Trigeminuslähmung verursacht hatte. Mit der doppelseitigen Trigeminusschädigung konnte aber sehr leicht eine nach beiden Seiten (in vorliegendem Fall offenbar rechts früher und stärker als links) gerichtete Reizwirkung auf die sich in derselben Gegend der Trigeminusbahn zugesellenden Sympathicusfasern verbunden sein.

Im zweiten Fall kann es sich auf Grund des klinischen Bildes wohl nur um eine Fernwirkung auf dieselbe Stelle handeln, die von dem gerade darüber gelegenen linksseitigen Herd in der Frontoparietalgegend ausging.

In der Literatur ist von den Mitteilungen über doppelseitige Keratitis neuro-paralytica nur eine Arbeit von Gaedertz verwertbar (Z. Augenheilk. 52 (1927).)

Dieser Fall war ganz anders gelagert. Es handelte sich um eine Gewerbeschädigung mit doppelseitiger Trigeminuslähmung und doppelseitiger Keratitis neuro-paralytica. Für die Intoxikation kam wahrscheinlich Trichloräthylen in Frage, ein Stoff, der den Trigeminus elektiv zu schädigen vermag.

Bei der Auswertung des Symptoms einer doppelseitigen Keratitis neuro-paralytica dürften solche Fälle mit einer Vergiftung wohl kaum Schwierigkeiten machen.

Abgesehen davon ist es aber vielleicht möglich, das Symptom der doppelseitigen Keratitis neuro-paralytica bei der topischen Diagnose als einen Hinweis darauf zu verwerten, dass entweder ein Prozess direkt an der Hirnbasis in der Gegend des Hypophysenstiels auf beide Seiten wirkt, oder aber, dass ein Herd vorliegt, der auf dieses Gebiet eine Fernwirkung ausübt derart, dass der Druck genau von oben kommend beide Seiten in Mitleidenschaft zieht. Dieser Lage entsprechen aber gerade Prozesse in der Frontoparietalgegend auch dann, wenn sie einseitig sind.

XXXIV.

Herpes corneae und Trauma.

Von

Karl Schmidt (Bonn).

Mit 2 Tabellen im Text.

Im „Kurzen Handbuch der Ophthalmologie" schreibt Schieck, „es ist selbstverständlich, dass das Fussfassen der im Conjunctivalsack vorkommenden Herpeserreger durch eine wenn auch leichte Läsion der Epitheldecke wesentlich begünstigt wird". Grüter betont, dass er das Trauma nicht als ursächliches, sondern nur als begünstigendes Moment für die Ansiedelung des Virus bei dazu disponierten Menschen ansehe. Ihm und andern ist es auch gelungen, Herpes der Hornhaut beim Kaninchen unter Vermeidung jeglicher Verletzung experimentell zu erzeugen. Es liegen nun eine Reihe von Beobachtungen von Bader, Becker und Klauber vor, die über sicheren Zusammenhang zwischen Hornhautherpes beim Menschen und Trauma berichten. Während wir unsere eigenen Untersuchungen dieser Frage vornahmen, erschien eine Arbeit von Faverey über die Zusammenhänge zwischen Herpes corneae und Unfall. F. konnte lediglich in drei Fällen von 233 einen sicheren Zusammenhang zwischen Trauma und Hornhautherpes feststellen. Nach seiner Ansicht ist traumatischer Herpes daher ausserordentlich selten und darf in der Regel, vielleicht sogar immer verneint werden. In den letzten Jahren habe ich selbst häufiger Gelegenheit gehabt, gutachtlich zu der Frage eines traumatischen Hornhautherpes Stellung zu nehmen. Dabei wurde von den Befürwortern eines ursächlichen Zusammenhanges die Ansicht Schiecks immer ins Feld geführt. Um selbst ein klares Bild über die tatsächlichen Verhältnisse zu gewinnen, habe ich zusammen mit Lueg im ganzen 414 Fälle unserer Klinik, die in den letzten 10 Jahren zur Beobachtung kamen, durchgearbeitet und zum Teil nachuntersucht, über die ich im folgenden berichten möchte:

Bei der Beurteilung, ob eine herpetische Hornhauterkrankung vorliegt oder nicht, stossen wir auf gewisse Schwierigkeiten. Nach Grüter dürfen wir die Keratitis dendritica, vesiculosa, disciformis, profunda und bullosa wohl als sicher herpetisch ansprechen. Vielleicht ist auch die Keratitis superficialis punctata, die Buchstaben- und Gitterkeratitis, sowie die rezidivierende Erosio und der Zoster ophthalmicus herpetischer Natur. Da bei der letzten Gruppe von Erkrankungen die Ätiologie aber nicht immer klar und vielleicht auch nicht immer einheitlich ist, haben wir unser gesamtes Material in „sicher herpetische" und „fraglich herpetische" Erkrankungen eingeteilt. Sicher herpetische Hornhauterkrankungen stellten wir in 230 Fällen und zwar:

<pre>
Keratitis dendritica 132
    „   vesiculosa 23
    „   disciformis 47
    „   profunda 25
    „   bullosa   3
</pre>

Fraglich herpetische Hornhauterkrankungen = 184, und zwar:

<pre>
Keratitis superficialis punct. 165
Buchstabenkeratitis   4
Gitterkeratitis   1
Rezidivierende Erosio   5
Zoster ophthalmicus   9
</pre>

Teilen wir nun die sicher herpetischen nach ihrer angegebenen Entstehungsart ein, so findet sich folgendes Bild.

Tabelle 1.

Diagnose	Kerat. dendr.	Kerat. vesic.	Kerat. discif.	Kerat. prof.	Kerat. bullosa
Insgesamt	132	23	47	25	3
Pneumonie	2	—	—	—	—
Angina	2	—	—	—	—
Erkältung	7	2	4	—	—
Grippe	6	—	1	—	—
Brechdurchfall	1	—	—	1	—
Fieberh. Erkrankung	3	—	—	—	—
Spontan	95	16	33	17	3
Angebl. Verletzung .	16	5	9	7	—
Erwiesene Verletzung	—	4	—	—	—
	0 %	17,4 %	0 %	0 %	0 %

Wir müssen uns nun mit den Fällen, bei denen eine Verletzung als Ursache angegeben ist, etwas näher beschäftigen. Sehen wir uns die Vorgeschichten dieser Fälle an, so sind eigentlich alle Angaben nichtssagend. Einer gibt z. B. an, vor 4 Wochen sei Strassenstaub ins Auge gekommen und seit 2 Tagen bemerke er ein Fremdkörpergefühl; dem andern ist angeblich vor einigen Wochen ein Kuhschwanz ins Auge geschlagen, wieder andere geben eine Verletzung erst 14 Tage und länger nach Beginn der Behandlung an, auf jeden Fall ist keine einzige der 16 in Frage kommenden Vorgeschichten bei der Keratitis dendritica in irgend einer Form so stichhaltig, dass aus ihr allein ein Rückschluss auf einen ursächlichen Zusammenhang gemacht werden kann. Kein einziger dieser Fälle bot irgend ein Zeichen einer Hornhautverletzung oder einer äusseren Gewalteinwirkung auf das Auge überhaupt, sondern sie alle kamen, ganz gleichgültig ob die angebliche Verletzung einen Tag oder vier Wochen zurücklag, mit einer voll ausgebildeten typischen Dendritica in unsere Behandlung. Wir dürfen also sagen: Unter unsern 132 Fällen von Keratitis dendritica lässt sich bei keinem einzigen der Wahrscheinlichkeitsbeweis für einen Zusammenhang zwischen der Hornhautverletzung und dem Ausbruch der Errkankung erbringen. Wesentlich interessanter ist die Gruppe der Keratitis vesiculosa. Hier gaben fünf eine Verletzung an und bei vier von diesen konnten wir die Entstehung einer typischen Vesiculosa, die in einem Falle später in eine schwere Profunda überging, beobachten. Wegen der Wichtigkeit dieser Fälle bringe ich zwei etwas ausführlicher. Am 21. Oktober Hornhautfremdkörper rechts, der bei uns am 22. Oktober entfernt wurde. Am 25. Oktober von der nahezu geschlossenen

Verletzungsstelle ausgehend feinste Bläschenbildung, die trotz
Jodierung zunächst fortschreitet. Am 4. November deutliche sub-
epitheliale und parenchymatöse unscharf begrenzte Trübungen mit
ausgesprochener Herabsetzung der Hornhautsensibilität. 2. Fall.
Am 24. Februar Fremdkörperverletzung der linken Hornhaut. Am
25. wird in der Poliklinik ein Fremdkörper entfernt. Am 27. über
die ganze Hornhaut verstreut, von der Verletzungsstelle ausgehend
feine Epithelbläschen, die an einzelnen Stellen rinnenförmig zu-
sammengeflossen sind. Interessant ist es bei diesem Fall, dass es
am 27. gleichzeitig zu einem ausgedehnten Herpes simplex der
Stirn kam. Die beiden anderen Fälle liegen ganz ähnlich. Wir
können also an diesen vier Fällen sicher feststellen, dass sich an
eine Hornhautverletzung eine herpetische Hornhautentzündung
anschliessen kann. Da die herpetischen Veränderungen frühestens
nach 48 Stunden festgestellt wurden, muss dieser Zeitraum als
Mindestzeitraum gelten, der zur Entwicklung eines Hornhautherpes
nach einer Hornhautverletzung erforderlich ist. Bei den anderen
Gruppen der sicher herpetischen Hornhauterkrankungen liegen die
Verhältnisse genau so wie bei der Keratitis dendritica. In keinem
einzigen der Fälle, wo eine Verletzung als Ursache angegeben war,
konnte der Wahrscheinlichkeitsbeweis für einen ursächlichen Zusammenhang erbracht werden.

Tabelle 2.

Diagnose	Kerat. superfic. punctata	Buchst.-Kerat.	Gitter-Kerat.	Zoster ophth.	Rezid. Erosio
Insgesamt	165	4	1	9	5
Pneumonie	1	—	—	—	—
Angina	1	—	—	—	—
Erkältung	3	1	—	—	—
Grippe	—	—	1	—	—
Spontan..........	135	—	—	—	1
Angebl. Verletzung .	26	3	—	1	4
Erwiesene Verletzung	3	—	—	—	1
d. h. in %	1,8 %	0 %	0 %	0 %	20 %

Bei den fraglich herpetischen Hornhauterkrankungen zeigt sich
das gleiche Bild. Studiert man auch hier die Vorgeschichte genauer,
so sind auch sie fast immer völlig unzulänglich. Verletzungsfolgen
liessen sich nur in vier Fällen nachweisen. In diesen vier Fällen hat
einmal der erstbehandelnde Arzt eine sichere Erosio nach Kalk-

verätzung festgestellt. Der Augenarzt, der den Verletzten 8 Tage nach der Kalkverätzung sah, stellte eine sehr ausgedehnte Keratitis superficialis punctata fest und überwies uns den Patienten. Im nächsten Fall entwickelte sich unter unserer Beobachtung von einer noch nicht festen Narbe nach einem Ulcus serpens eine recht langwierige Keratitis superficialis. Im andern Fall wurde uns von auswärts ein Patient zugewiesen, der vor 11 Tagen eine Hornhautverätzung nach Angabe des überweisenden Arztes durchgemacht hatte. Auch hier bestand eine sehr ausgedehnte Keratitis superficialis punctata, und wir müssen uns auch hier wie im ersten Fall dieser Gruppe auf die Angaben des erstbehandelnden Arztes verlassen. Auch bei einer rezidivierenden Erosio bestand zunächst eine Kalkverätzung. 14 Tage nach scheinbarer Vernarbung der Verätzung hob sich plötzlich das Epithel an der Verätzungsstelle wieder ab, und dieser Vorgang wiederholte sich nun verhältnismäßig oft, dabei kam es im Laufe der Zeit zu einer mäßigen Infiltration der tieferen Hornhautteile. Bei allen anderen Erkrankungen wurde zwar gelegentlich eine Verletzung als Ursache angegeben, konnte aber niemals wahrscheinlich gemacht werden.

Fassen wir nun die Ergebnisse unserer Untersuchungen bzw. Beobachtungen zusammen, so zeigt sich: Bei 230 sicher herpetischen Hornhauterkrankungen wird 37mal eine Verletzung als Ursache der Erkrankung angegeben, nur 4mal lässt sich aber der Beweis für einen ursächlichen Zusammenhang zwischen Trauma und Ausbruch der Erkrankung erbringen, das sind also 1,7% der Fälle. Bei den fraglich herpetischen 184 Hornhauterkrankungen wird 34mal eine Verletzung angegeben, aber nur 4mal konnte ein Zusammenhang nachgewiesen werden, das sind etwa 2,2% der Fälle. Betrachten wir das Material insgesamt, so wurde bei 414 Fällen 71mal eine Verletzung als Ursache beschuldigt, das sind 17%. Nachgewiesen werden konnte ein ursächlicher Zusammenhang aber lediglich in acht Fällen, das sind nicht ganz 2%. Daraus geht hervor, dass selbst die Angaben über eine Verletzung nicht so häufig sind, wie man vielleicht nach der von Schieck geäusserten Ansicht glauben müsste, aber nur in ganz seltenen Fällen lässt sich diese Angabe wahrscheinlich machen. Auch wir stimmen daher Faverey zu, wenn er sagt, dass ein traumatischer Hornhautherpes ausserordentlich selten vorkommt. Nach unserer Anschauung ist es unbedingt nötig, Richtlinien für die Anerkennung eines ursächlichen Zusammenhanges zwischen Trauma und Hornhautherpes aufzustellen, nach denen man sich in fraglichen Fällen richten kann.

Die Angaben des Erkrankten selbst sind mit grösster Vorsicht zu behandeln. Da erfahrungsgemäß ein Hornhautherpes fast regelmäßig mit einem Fremdkörpergefühl beginnt, ist es menschlich durchaus verständlich, wenn in der Vorgeschichte gelegentlich Angaben über irgend eine unkontrollierbare Verletzung des Auges gemacht werden. Wir müssen aber fordern: 1. Eine Verletzung der Hornhaut muss vom Arzt nachgewiesen sein. 2. Die Entwicklung des herpetischen Krankheitsbildes muss in zeitlich sicherem Zusammenhang an die festgestellte Verletzung und von dieser ausgehend beobachtet werden. Als Mindestzeitraum, der zur Entwicklung des herpetischen Krankheitsbildes nach einer Hornhautverletzung erforderlich ist, muss nach unserer Erfahrung eine Spanne von 48 Stunden gelten, als längster Zeitraum, innerhalb dessen sich nach einer Verletzung noch eine herpetische Hornhauterkrankung entwickeln kann, nehmen wir 5 Tage an. Bei der sehr weit ausgebildeten Technik der Spaltlampenuntersuchung muss jeder Augenarzt in der Lage sein, eine oberflächliche Verletzung der Hornhaut von einer beginnenden herpetischen Infiltration zu trennen. Derjenige praktische Arzt, der dazu nicht in der Lage ist, darf nach unserer Auffassung derartige Fälle nicht behandeln und sich auch nicht gutachtlich darüber äussern. Die Feststellung einer bereits bestehenden Entzündung, ohne dass noch die Folgen des Traumas erkennbar sind, besagt garnichts für die Annahme eines ursächlichen Zusammenhanges.

Als Spätfolge können diejenigen Fälle gelten, wo auf dem Boden einer traumatischen Hornhautnarbe eine herpetische Keratitis entsteht. Wir nehmen dabei an, dass die durch die Narbe hervorgerufene Gewebsschwächung ein begünstigendes Moment für die Ansiedelung des Herpesvirus ist. Bei allen anderen Fällen, die diesen Forderungen nicht genügen, lehnen wir unter allen Umständen einen Zusammenhang ab, denn die eigene gutachtliche Tätigkeit hat uns gezeigt, dass wir der Beurteilung der Frage eines ursächlichen Zusammenhanges zwischen Hornhautverletzung und Hornhautherpes ins Uferlose kommen, wenn wir uns nicht streng an die aufgestellten Richtlinien halten. Diese Richtlinien entsprechen zum Teil wörtlich den Richtlinien, die für die Anerkennung eines ursächlichen Zusammenhanges zwischen Trauma und Keratitis parenchymatosa aufgestellt worden sind und die allgemeine Anerkennung gefunden haben. Ich glaube auch, dass bei Befolgung der von uns aufgestellten Forderungen für den traumatischen Hornhautherpes bald unnötige Streitverfahren, die lediglich viel Zeit und Geld kosten, vermieden werden.

XXXV.

Beiträge zum mikroskopischen Bild des Hornhautherpes.

Von

Wilhelm Grüter (Marburg).

Mit 6 Abbildungen im Text.

In den grundlegenden Fragen der herpetischen Keratitis herrschen noch manche Unklarheiten.

Den Kliniker interessieren in erster Linie zwei Fragestellungen: 1. Gibt es spezifische Reaktionsprodukte im Epithel der geimpften Kaninchencornea und kann man aus dem mikroskopischen Bilde differentialdiagnostische Schlüsse ziehen? 2. Wie reagieren die feinsten Hornhautnervenendigungen auf das neurotrope Herpesvirus?

Zu 1.

Es ergab sich, dass der mikroskopische Ablauf der Hornhautinfektion durch das Herpesvirus ein gesetzmäßiger (Abwehrreaktion) und ebenso wie bei der von uns vergleichend untersuchten Vaccinekeratitis der Ausdruck einer pathologisch gesteigerten Reaktion der normalen Elementarbestandteile der Zelle ist. Von wichtigen Einzelheiten im mikroskopischen Bilde des Herpes ist folgendes kurz zu sagen: Die entzündliche Vakuolisierung des Golgiapparates gibt dem mikroskopischen Bilde das Gepräge. Derselbe tritt als hauben- oder kranzförmiges (vakuolisiertes) Gebilde, welches die Kernzone umlagert, deutlich hervor. Insbesondere machen sich die Teilungspole durch ausgesprochene Chromophilie (sowohl bei Osmiumfärbung wie bei anderen Methoden) bemerkbar. Auch der diffuse Golgiapparat, welcher im Cytoplasma verstreut liegt, zeichnet sich ab in Gestalt zahlreicher vakuolisierter Gebilde, welche vielfach Teilungspole (chromophile Pünktchen) aufweisen. Es handelt sich dabei keineswegs um eine spezifische Reaktion, sondern nur um eine charakteristische Reaktion für Herpes. So ergaben u. a. parallele Untersuchungen bei der Vaccinekeratitis des Kaninchens verwandte Bilder. Indessen tritt bei letztgenannter Entzündung die Reaktion des Golgiapparates mehr in Gestalt einzelner um die Kernzone gelagerter geblähter Vakuolen auf. Bei diesen ist die Chromophilie des Teilungspoles (Guarnierisches

Körperchen genannt) besonders deutlich ausgeprägt, weshalb man diese Feststellung des Guarnierischen Körperchens bisher zu differentialdiagnostischen Zwecken bei der Impfkeratitis durch Vaccine benutzt hat. Vier Abbildungen (frisches Abrasiomaterial von 24stündiger Impfkeratitis bei Herpes und Vaccine, frisch gefärbt, sowie zwei entsprechende mikroskopische Schnittbilder, welche den Bau des Golgiapparates bei diesen beiden Entzündungen erkennen lassen) mögen das Beschriebene erläutern. Es eignet sich mithin auch das mikroskopische Bild der Herpeskeratitis zur Diagnose, falls Verdacht auf Herpes besteht.

Zu 2.

Was nun die zweite Frage, wie die feinsten Hornhautnervenendigungen auf das neurotrope Virus reagieren, anbetrifft, so liegen bis jetzt eingehende systematische Untersuchungen darüber nicht vor. Somit war für mich ein Anlass gegeben, in einer grösseren Zahl von Experimenten diese Frage zu überprüfen.

Will man sich Rechenschaft über die pathologischen Veränderungen des cornealen Nerven geben, so muss man sich zunächst ein klares Bild über die normale Anatomie desselben verschaffen.

Untersuchungen darüber liegen von Dogiel und seinen Schülern vor. Auch sind hier die Arbeiten von Attias zu erwähnen. In letzter Zeit ist noch eine Untersuchung dieses Themas von Egorow in Graefes Archiv erschienen. Aus dieser gesamten Literatur ergibt sich folgendes: Die durch die Bowmansche Membran tretenden feineren Nervenäste bilden einen ausgedehnten basalen Epithelplexus. Von diesem dringen in zahlreichen Windungen die feinsten Ästchen einerseits bis zu den mittleren Epithellagen, andererseits ziehen weitere Äste bis in die obere Epithelschicht und enden daselbst mit feinen Endknöpfchen. In der mittleren Epithelschicht bilden sich ähnliche, wenn auch feinere Plexus als im basalen Epithel. Ein Plexus der obersten Schicht des Epithels ist bisher nicht beschrieben. Ich verweise bezüglich der bisherigen topographischen Befunde auf die Abb. 13 und 14 von Egorow.

Da nun zweifellos bei der herpetischen Keratitis, insbesondere bei der epithelialen Ausbreitung derselben die Topographie der feineren Trigeminusendigung eine nicht unwichtige Rolle spielt, so kam es mir darauf an, die bisherigen Befunde, soweit sie sich auf das Hornhautepithel erstrecken, nachzuprüfen.

Methodik: 1. Es wurde die von Dogiel in die Untersuchung der feineren Nervenelemente der Hornhaut eingeführte Technik verwandt. Und zwar wurde so vorgegangen, dass man beim mit Chloralhydrat (um Nervenschädigung durch Inhalationsnarkotica zu vermeiden) betäubten Kaninchen alle 5 Minuten in die Vena femoralis je 1 ccm körperwarmer Farblösung (Methylenblau) von $^1/_{16}$ bis 1%, in der Konzentration sich steigernd, injizierte, bis das Tier zum Exitus kam. Die sofort herausgenommenen Bulbi wurden in der üblichen Weise in eine gesättigte Lösung von pikrinsaurem Ammonium für 30—60 Minuten übertragen; dann in 5%iges molybdänsaures Ammonium (24 Stunden) gebracht; schliesslich gewässert und eingebettet.

2. In Ergänzung der Dogielschen Methode wurde von Arnstein folgende Technik verwandt: Die enukleierten Bulbi werden halbiert, Glaskörper und Linse entfernt und der verbliebene Scleralsack, in den eine 4—5%ige Methylenblaulösung eingegossen wurde, in ein Glasgefäss mit der gleichen Farblösung gehängt. Dieses Verfahren änderte Agababow bei seinen Untersuchungen über die Nerven der Chorioidea so, dass er eine Methylenblaulösung von 1:10000 verwandte. Die Färbung trat rascher ein, wenn das über dem Glasbecher hängende Auge für 1 Stunde in den Thermostaten kam.

Wir sind bei diesem Teil unserer Untersuchungen in folgender Weise vorgegangen: Am lebenden Tier wurden in örtlicher Cocainbetäubung 4, ein Quadrat bildende, tiefe Hornhautschnitte an der Grenze des Limbus gelegt und dann $^1/_4$ Stunde auf 37^0 erwärmte Methylenblaulösung ($^1/_4$%ig) wiederholt aufgeträufelt. Anschliessend Enukleation des Bulbus und Entfernung des hinteren Abschnittes. Der verbliebene vordere Abschnitt kam in eine mit $^1/_4$%iger wässriger Methylenblaulösung gefüllte Glasschale und wurde für 1 Stunde in den Thermostaten gestellt. Den geeigneten Zeitpunkt für die Unterbrechung der Färbung beobachteten wir durch Kontrolle des Präparates unter dem Mikroskop. Anschliessend die übliche Weiterbehandlung nach Dogiel.

Bei dem Dogielschen Färbeverfahren treten, wie beabsichtigt, allein die Nervenelemente durch ihre bläuliche Färbung hervor. Von den übrigen Gewebselementen sind keinerlei Einzelheiten zu erkennen. Daher war diese Methode nicht bei weiteren von mir ausgeführten Untersuchungen, die sich auf die Beziehungen zwischen Nerv und Lymphbahn im cornealen Epithel erstreckten, zu verwenden. Die technische Schwierigkeit wurde durch eine kombinierte Methylenblau-Giemsa-Methode einigermaßen überwunden. Der üblichen verdünnten Giemsalösung wurde nach der Vorschrift von Lindner (Z. Augenheilk. 57, S. 508 u. f., 1925) alkoholisch gesättigtes Methylenblau zugesetzt. Um eine möglichst scharfe Differenzierung der Farbtöne im Schnittpräparat herbeizuführen, fügten wir bei der Entwässerung durch Aceton einige Tropfen 0,1 n-Natronlauge hinzu. Die Farbdifferenzierung ist, wie schon Lindner, der sie für Zellstudien verwandte, feststellte, keineswegs vollkommen zuverlässig. In geeigneten Fällen der von uns untersuchten herpetischen Keratitis (nicht bei normalen Augen) traten bei Anwendung dieser Methode sowohl die feineren Trigeminusendigungen als auch die umgebenden Zellelemente hervor.

Es werden in 19 Mikrophotographien und vier Zeichnungen die Resultate vorgeführt. Zu der photographischen Technik der Präparatwiedergabe ist kurz fogendes zu erwähnen: Die von der Firma Leitz-Wetzlar hergestellte „Mifilmca" gestattet Originalaufnahmen unter Verwendung der Ölimmersion auf dem üblichen Kinonormalfilm (verwandt wurde der Perutz-Fliegerfilm). Man erhält Bildformat von 24 × 36 mm. Diese sind leicht auf ein Bildformat von 9 × 12 cm zu vergrössern, wodurch man eine Flächenvergrösserung: 1147fach erhält. Die Bildschärfe solcher Vergrösserung steht den Aufnahmen mit den üblichen mikrophotographischen Apparaten (Winkel-Zeiss u. a.) nicht nach.

Resultate.

Normales Nervenbild.

a) Querschnittsbild vom Kaninchen: An diesen wird das bekannte Durchtreten des Trigeminus durch die Bowmansche Grenzmembran gezeigt; ferner der basale epitheliale Plexus; weiterhin die aufsteigende Verästelung bis zu den oberen Epithellagen.

b) Flachschnitt vom Kaninchen und Mensch: In Ergänzung der bisherigen Befunde wird folgendes vorgeführt: 1. Die Nerven endigen in der mittleren Epithelzone nicht nur als Endkolben, sondern es zeigen sich auch wurzelartige Zwischenstücke mit kurzen Verästelungen, die knollenartige Enden haben. Von diesen verbreiten sich zahlreiche kleinere und grössere Netze in die epitheliale Mittelzone. 2. In der oberen Epithellage treten eigenartig verzweigte grössere Nervenplexus auf. Diese enden, wie die photographische Darstellung in mehreren Ebenen zeigt, nicht frei in Kolben oder Endplatten, sondern sie senden Fasern nach verschiedenen Richtungen aus; diese biegen sich um und steigen wieder zur basalen Zone hinab. 3. Ferner fanden wir in Ergänzung früherer Befunde von Dogiel und Egorow beim Kaninchen auch in der

Abb. 1. Flachschnitt von der mittleren Epithelzone. Wurzelartiger Plexus mit feinen netzförmigen Verzweigungen. Vergrösserung 574 mal.

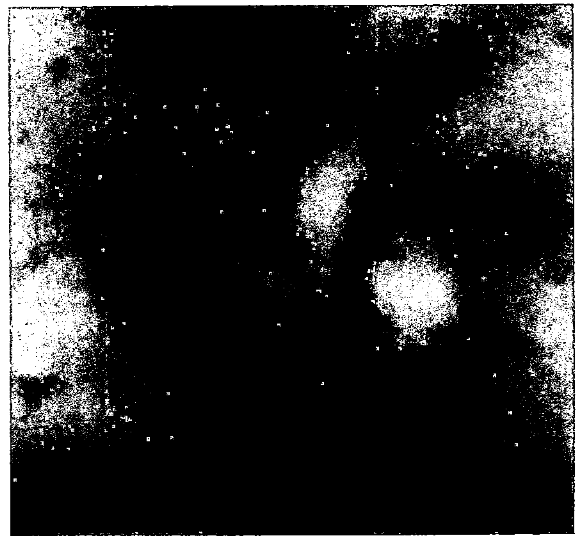

Abb. 2. Das gleiche wie Abb. 1. Vergrösserung 1147 mal.

15*

Abb. 3. Flachschnitt vom obersten Epithelplexus mit basalwärts abbiegenden Nervenfäden. Vergrösserung 574 mal.

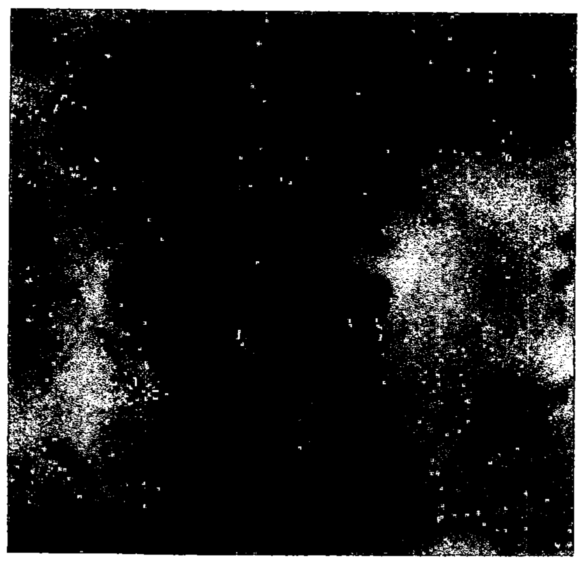

Abb. 4. Das gleiche wie Abb. 3. Vergrösserung 1174 mal.

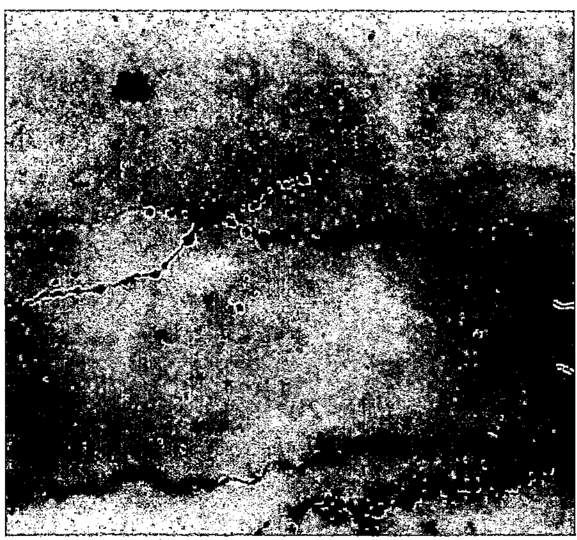

Abb. 5. Flachschnitt von mittlerer Epithellage. Normale Nervenvarices.
Vergrösserung 1147 mal.

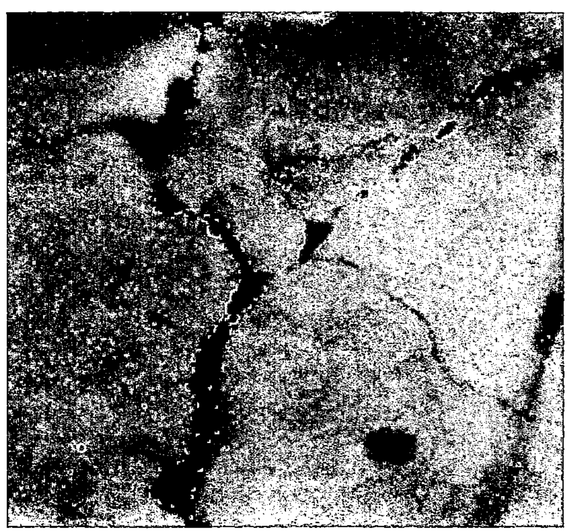

Abb. 6. Flachschnitt von mittlerer Epithellage bei herpetischer Keratitis. Korallenstockform der Nerven. Vergrösserung 1147 mal.

oberen Epithellage Endapparate in Gestalt von vieleckigen und unregelmäßig gezackten Endplättchen. Verschiedene dieser Gebilde endigen in Blattform mit feiner Rippenzeichnung. Zweifellos dürften die gleichen Gebilde auch im cornealen Epithel des Menschen sich finden, da die verschiedensten Beobachter darüber berichten, was wir ebenfalls bestätigen können, dass in der feineren Verteilung der Hornhautnerven die Befunde bei Tier und Mensch nahezu identisch sind.

Nervenveränderung bei der herpetischen Keratitis.

Infolge der schädigenden Wirkung des herpetischen Giftes lässt sich die Methylenblau-Methode von Dogiel nur im Beginn der Entzündung anwenden, d. h. bei Verwendung eines normal-virulenten Stammes ergeben sich innerhalb des ersten bis zweiten Entzündungstages jeweils noch positive Resultate. Es zeigte sich nun bei der herpetischen Epithelveränderung folgendes: Alle feineren und gröberen varicösen Nervenknoten kommen in eine entzündliche Schwellung und Wucherung, so dass der Nerv, an dem sonst die varicösen Knoten kaum auffallen, einen mit zahlreichen Auswüchsen bedeckten groben Faden darstellt (Korallenstockform). Es handelt sich um entzündliche Teilungsvorgänge in den varicösen blasigen Knoten. Der weitere Ablauf der Nervenentzündung entzieht sich der mikroskopischen Beobachtung, weil bei zunehmender Nekrose, wie gesagt, die Präparate schlecht oder gar nicht mehr den Farbstoff annehmen. So ist es wohl zu erklären, dass man über die Mitbeteiligung des Trigeminus bei der herpetischen Entzündung des Hornhautepithels bisher noch keine positiven Feststellungen hat machen können.

Literatur:

Dogiel: Die Nerven der Cornea des Menschen. Anat. Anz. Bd. 5, 1890, S. 483.

Arnstein, K.: Siehe bei Agababow.

Agababow, A.: Über die Nerven in den Augenhäuten. Graefes Archiv f. Ophthalmol. Bd. 83, 1912, S. 317.

Attias, G.: Die Nerven der Hornhaut des Menschen. Graefes Archiv f. Ophthalmol. Bd. 83, 1912, S. 206.

Egorow, Ilja: Nervenelemente der Cornea im Meerschweinchenauge. Graefes Archiv f. Ophthalmol. Bd. 131, 1934, S. 531.

Aussprache zu den Vorträgen XXXI—XXXV.

Herr Marchesani:

Ich habe vor einigen Jahren auf andere Weise versucht, den indirekten Beweis zu erbringen, dass der Herpes corneae fast nie etwas mit einem Trauma zu tun hat. Bei einer statistischen Zusammenstellung der Fälle von Herpes corneae durch mehrere Jahre zeigte sich, dass sich jeweils sehr ausgesprochen eine Häufung von Herpesfällen in den Monaten Februar-März findet. Zur selben Jahreszeit findet sich in den gleichen Jahren eine Häufung von Grippefällen. Im Vergleich dazu zeigen die Fälle von Ulcus serpens corneae, einer Erkrankung, die sicher auf eine Verletzung zurückzuführen ist, eine Häufung in den Sommermonaten. In den Jahren, in denen keine ausgesprochenen Grippeepidemien vorkamen, zeigte auch das Vorkommen des Herpes corneae keine so deutlichen jahreszeitlichen Schwankungen.

Herr S c h i e c k:

Meine Darstellung im Handbuche halte ich völlig aufrecht. Da B u s a c c a nachgewiesen hat, dass manche Personen das Herpesvirus im Bindehautsack auch ohne Erkrankung haben, andererseits der Inhalt der Herpesbläschen bei Ritzen der Hornhautdecke des Kaninchens einen Herpes corneae erzeugt, ist es die Pflicht jeden Augenarztes, auch die traumatische Ätiologie jeweils in Betracht zu ziehen. Übrigens kann man nach einer Hornhautverletzung schon nach einem Tage und nicht erst nach 48 Stunden den Herpes angehen sehen. Vergleiche die im Kurzen Handbuche veröffentlichte Abbildung des frischen Herpes simplex, die ich selbst am Tage nach der fraglichen Verletzung an der Spaltlampe gezeichnet habe.

Herr K l e i b e r:

Im Heeressanitätsdienst ist die Frage nach dem Zusammenhang zwischen Trauma und Herpes corneae zur Klärung der Dienstbeschädigungsfrage von besonderem Wert. Im Standortlazarett Berlin sind in letzter Zeit gehäufte Fälle von Herpes corneae im Anschluss an Verletzungen beobachtet worden. Über drei wird berichtet, zweimal Keratitis disciformis im unmittelbaren Anschluss an Verletzung durch Schlag mit dem Pferdeschwanz und an Verletzung durch einen Eisenfremdkörper, einmal Keratitis dendritica im Anschluss an eine Kalkverletzung der Hornhaut.

Herr K r ü c k m a n n:

Ich bitte Herrn G r ü t e r um Auskunft, ob die Körnchen, welche die Kernmembran garnieren, als physikalisches Geschehnis oder als biologischer Vorgang aufzufassen sind.

Herr S c h m i d t (Schlusswort):

Es kann nicht bestritten werden, dass in seltenen Fällen ein ursächlicher Zusammenhang zwischen Hornhautherpes und einer Verletzung besteht. Gewarnt muss jedoch vor der Überschätzung des Traumas werden. Denn nach der Statistik von F a v e r y und unserer eigenen ist traumatischer Hornhautherpes zweifellos sehr selten. Die Eigentümlichkeit des Dienstes im Heere mag es mit sich bringen, dass dort traumatischer Hornhautherpes häufiger zur Beobachtung kommt.

Herr Grüter (Schlusswort):

Die gezeigten Veränderungen in Gestalt feinster vakulärer Gebilde mit dunklen Polen sind keine physikalischen Veränderungen, sondern biologische. Man kann eindeutig einen typischen Teilungsvorgang der feinsten Vakuolen in der Zelle beobachten, der eine Gesetzmäßigkeit aufweist.

XXXVI.

Über den Einfluss der Gammastrahlen auf den Ablauf anaphylaktischer und allergischer Vorgänge am Auge.

Von

J. Blaickner (Salzburg).

Für die Analyse der Wirkung der Röntgen- und Gammastrahlen auf tuberkulöse Erkrankungen des Auges kommen mehrere Möglichkeiten des Strahleneinflusses in Betracht. Neben der Einwirkung auf die lebenden Tuberkelbazillen selbst, sowie auf das tuberkulöse Gewebe ist auch eine Einwirkung auf den Ablauf gewisser serologischer Reaktionen in Betracht zu ziehen. Was die Einwirkung der Röntgen- und Gammastrahlen auf die Tuberkelbazillen selbst anlangt, so wissen wir aus zahlreichen Versuchen, dass sie gerade hier nahezu gleich Null ist. Etwas eindeutiger und nachweisbarer ist die Strahlenwirkung auf das tuberkulöse Gewebe. Was die serologischen Reaktionen betrifft, so wäre es am meisten wünschenswert, wenn wir bezüglich der eigentlichen Immunitätsreaktionen beim tuberkulösen Prozess Untersuchungen anstellen könnten. Aber gerade hier bestehen grösste Schwierigkeiten. Einerseits sind die Immunkörper, welche im Gefolge einer tuberkulösen Infektion auftreten, in vitro schwer darstellbar und noch schwerer quantitativ zu erfassen, andererseits fehlt für den Ablauf der menschlichen in jahrzehntelangen Schüben einhergehenden Tuberkulose das Vergleichsobjekt der tierischen Experimentalpathologie, im besonderen für die zu Bestrahlungsexperimenten einzig in Betracht kommenden kleinen Laboratoriumstiere. Etwas besser steht es mit der Durchforschung der tuberkulotoxischen Allergie, denn diese hat in den anaphylaktischen Erscheinungen ein gutes Analogon. Zwar ist die tuberkulotoxische Allergie für den Anaphylaxieversuch nicht direkt zugänglich, denn die bisher bekannten Tuberkulinpräparate sind keine geeigneten Anaphylaktogene. Aber der Parallelismus zwischen der tuberkulotoxischen Allergie und der Anaphylaxie geht doch so weit, dass vorsichtige Schlüsse von der einen auf die andere Verlaufsart erlaubt sind.

Ich habe daher den Einfluss der Gammastrahlen auf den Ablauf anaphylaktischer Vorgänge am Auge in folgenden Versuchsanordnungen nachzuweisen versucht. Unter Zugrundelegung der durch v. Szily und Arisawa in grossen Versuchsreihen am Kaninchen gewonnenen Erfahrungen und unter peinlichster Einhaltung aller von diesen Forschern angegebenen Kautelen wurden fünf Versuchsserien mit zusammen 25 Kaninchen bearbeitet. Was die Anordnung des Anaphylaxieversuches selbst betrifft, so fallen meine Serien sämtlich unter Typus II oder V der v. Szilyschen Versuchsanordnung. Verschieden gewählt wurden bei den einzelnen Versuchen die zur ersten und zur Reinjektion verwendeten Konzentrationen des Rinderserums. Ebenso wurde die zeitliche Verteilung der Radiumbestrahlungen innerhalb enger Grenzen variiert. Die Dosis der Einzelnbestrahlung blieb jedoch in jedem einzelnen Falle unverändert. Die Bestrahlungsart war folgende: An einem Korb aus starkem Messingdraht, welcher vorne einen Ring für die Schnauze, rückwärts eine entsprechende Öffnung zum Durchstecken der Ohren und am Halse zwei Ösen zum Durchziehen von Bändern, welche kreuzweise um den Hals und unter den Vorderbeinen durch auf den Rücken geführt und geknüpft wurden, besitzt, sind seitwärts in Augenhöhe zwei Bügel zum Befestigen der Radiumträger angebracht. Als Radiumträger wurden zwei Dominiciträger zu je 50 mg-Element in 0,2 mm Platin verwendet. Diese wurden mit 2 mm Messing gefiltert und in eine 9—10fache Lage dünner Gase eingewickelt und an den Korbbügeln angenäht. Die Entfernung der Radiumträger vom Kaninchenauge war $1\frac{1}{2}$—$2\frac{1}{2}$ cm. Die Bestrahlungszeit betrug 2 Stunden, bestrahlt wurden stets beide Augen. Es ergibt sich demnach folgende Anordnung:

1. Serie mit vier Kaninchen (Nr. I—IV), beobachtet vom 18. Januar bis 12. April 1933. Sensib. 24. Januar: 0,1 ccm unverdünntes Rinderserum in die Hornhaut beider Augen. Reinjektion 3. März: 0,1 ccm Rinderserum gleicher Serie 1:4 mit physiologischer Kochsalzlösung verdünnt, intralamellär in beide Corneae. Bestrahlungsart: Kaninchen Nr. I und II 6 Tage vor der Sensib. zum ersten, 6 Tage nach der Sensib. zum zweiten, 4 Tage vor der Reinjektion zum dritten Male. Kaninchen Nr. III wurde nicht bestrahlt. Kaninchen Nr. IV 3 Tage vor der Reinjektion einmalig bestrahlt.

2. Serie mit fünf Kaninchen (Nr. V—IX), beobachtet vom 19. April bis 19. Juni 1933. Sensib. 7. Mai: 5 ccm unverdünntes Rinderserum in die Ohrvene. Reinjektion 20. Mai: 0,1 ccm Rinderserum gleicher Serie 1:1 mit physiologischer Kochsalzlösung verdünnt in beide Corneae. Bestrahlungsart: Kaninchen Nr. V, VI und IX 18 Tage vor der Sensib. zum ersten, 4 Tage vor der Sensib. zum zweiten und 3 Tage vor der Reinjektion zum dritten Male. Kaninchen Nr. VII und VIII wurden nicht bestrahlt.

3. Serie mit fünf Kaninchen (Nr. X—XIV), beobachtet vom 11. Juni bis 10. August 1933. Sensib. 20. Juni: 0,1 ccm unverdünntes Rinderserum intralamellär in die Cornea beider Augen. Reinjektion 4. Juli: 0,1 ccm Rinderserum gleiche Serie 1:1 verdünnt mit physiologischer Kochsalzlösung intralamellär in beide Corneae. Bestrahlungsart: Kaninchen Nr. X, XII und XIII 9 Tage vor der Sensib. zum ersten, 2 Tage vor der Sensib. zum zweiten, 2 Tage vor der Reinjektion zum dritten Male.

4. Serie mit fünf Kaninchen (Nr. XV—XIX), beobachtet vom 12. Juni bis 10. August 1933. Sensib. 20. Juni: 5 ccm unverdünntes Rinderserum in die Ohrvene. Reinjektion 4. Juli: 0,1 ccm unverdünntes Rinderserum gleicher Serie intralamellär in die Corneae beider Augen. Bestrahlungsmodus: Kaninchen Nr. XV, XVI und XIX wurden 8 Tage vor der Sensib. zum ersten, 1 Tag vor der Sensib. zum zweiten, 1 Tag vor der Reinjektion zum dritten Male bestrahlt. Zwei Kaninchen bleiben unbestrahlt.

5. Serie mit 6 Kaninchen (Nr. XX—XXV), beobachtet vom 8. April bis 23. Juni 1934. Sensib. 24. April. 10 ccm Rinderserum unverdünnt in die Ohrvene. Reinjektion 6. Mai. 0,1 ccm unverdünntes Rinderserum gleicher Serie intralamellär in beide Hornhäute. Bestrahlungsart: Kaninchen Nr. XX, XXII, XXIII wurden 16 Tage vor der Sensib. zum ersten, 1 Tag vor der Sensib. zum zweiten, 1 Tag vor der Reinjektion zum dritten Male bestrahlt. Drei Kaninchen wurden nicht bestrahlt.

Was die Versuchsergebnisse in jeder einzelnen Serie, sowie verschiedene Einzelheiten anlangt, muss auf die ausführlichere Arbeit hingewiesen werden. Das Gesamtergebnis stellte sich folgendermaßen dar:

I. Sämtliche Tiere erwarben ebenso wie in den Versuchen von v. Szily und Arisawa, gleichgültig, ob sie von der Cornea oder vom Gefäßsystem aus sensibilisiert wurden, eine deutliche, meist sogar hochgradige Anaphylaxie.

II. Die bestrahlten Tiere reagierten sowohl auf die primäre Hornhautinjektion wie auf die Reinjektion eher rascher und, was die Füllung des Gefäßsystems anlangt, meist im Anfang deutlich stärker als die unbestrahlten.

III. Die entzündliche Infiltration des Hornhautgewebes erreichte jedoch bei den bestrahlten Tieren nicht die Stärke wie bei den nichtbestrahlten. Gelbeitrige Infiltrationen um die Stichstellen blieben bei den bestrahlten Tieren im auffälligen Gegensatz fast ausnahmslos aus.

IV. Die Wiederherstellung des geschädigten Gewebes (Durchsichtigkeit der Hornhaut) nahm bei den bestrahlten Tieren einen meist um etwa eine Woche kürzeren Zeitraum in Anspruch.

Wenn wir uns jetzt fragen, welche Bedeutung etwa diesen Versuchsergebnissen für die Beurteilung der Einwirkung der Gammastrahlen auf den Ablauf anaphylaktischer Erscheinungen zugebilligt werden kann, so müssen wir vorerst in Erwägung ziehen, welche Möglichkeiten nach den uns bisher bekannten Wirkungen der Gammastrahlen auf das lebende Gewebe von vornherein zu erwarten gewesen wären.

Wenn wir bei den die Lebensprozesse herabstimmenden Strahlenwirkungen beginnen, so war vor allem an eine unspezifische Herabsetzung der Entzündungsbereitschaft der lebenden Zellen der Augengewebe, eine sogenannte Adiaphorie zu denken, wie sie bekanntlich die theoretische Grundlage für die Röntgenbehandlung der Ekzeme bildet. In zweiter Linie kam die Möglichkeit einer spezifischen Desensibilisierung und einer dadurch bewirkten Hemmung der anaphylaktischen Entzündung in Betracht. Bekanntlich ist es ja einigen Forschern gelungen, durch intensive Röntgenbestrahlung den anaphylaktischen Shock bei Meerschweinchen und Kaninchen zu hemmen oder wesentlich abzuschwächen. Die dritte Möglichkeit endlich, welche auch durch die relativ geringe angewandte Strahlenmenge und durch die zeitliche Anordnung der Bestrahlungen uns nahegelegt erscheint, ist eine durch Strahleneinwirkung bedingte Steigerung der vitalen Vorgänge.

Diese dritte Möglichkeit wurde durch unsere Versuche bestätigt. Auf welche Faktoren allerdings im einzelnen diese Wirkung zurückzuführen ist, geht aus unseren Versuchen nicht klar hervor und ist auch nach dem heutigen Stande der Forschung keineswegs zu beantworten. Eine Reizwirkung auf die Hornhautzellen und auf das Gewebe der Uvea muss wohl sicher angenommen werden. Allzu hoch möchte ich sie doch nicht veranschlagen, denn mindestens das Hornhautgewebe gehört keineswegs zu den empfindlichsten Geweben des menschlichen und tierischen Organismus. Ein Einfluss der Gammastrahlen auf das Gefäßsystem, insbesondere auf die Durchlässigkeit der Gefässwände für Blut- und Gewebskolloide, die ja von anderer Seite vielfach auch experimentell festgestellt wurde, muss auch für unseren Versuch angenommen werden. Das mehrfach von mir beobachtete raschere Einsetzen und der raschere Ablauf der anaphylaktischen Reaktion ist jedenfalls dadurch am besten zu erklären. Ich halte zwar die physikalische Theorie der Anaphylaxiewirkung, wie sie insbesondere von Doerr aufgestellt wurde, für die wahrscheinlichste, und als Ort des Ablaufes der zellschädigenden Antigenantikörperreaktion müssen wir nach all unseren heutigen Kenntnissen die oberflächlichsten Schichten der Zellen auffassen. Jedoch kann ich nicht mit Riehm annehmen, dass nur die ortsständigen oder gar nur die von den betreffenden Gewebszellen erzeugten Antikörper eine Rolle spielen und die im Kreislauf vorhandenen Antikörper bei der Gewebsanaphylaxie ausser Betracht kämen. Die Tatsache der passiven Anaphylaxie sowie die meisten Ergebnisse der Immunitätslehre sprechen dagegen. Man muss meines Erachtens dem Zustrom von im Kreislauf befindlichen Antikörpern sicher Bedeutung beimessen. Inwieweit das gegenseitige Verhältnis von Antigen und Antikörper, insbesondere ein etwaiger Antikörperüberschuss für den Ablauf der anaphylaktischen Reaktion eine grössere Rolle spielen als bisher angenommen werden konnte, darüber lassen auch neueste Arbeiten von Cappelli, Tannenberg und Bayer kaum Vermutungen aufkommen. Ein solcher Zustrom von Antikörpern aus dem Kreislauf in die einzelnen Organgewebe kann nun wahrscheinlich durch Wirkung der Gammastrahlen erhöht werden, und ich glaube auch meine eigenen Versuchsergebnisse dahin deuten zu dürfen. Neben dem rascheren Zustrom von Antikörpern aus dem Blut ins Gewebe mag auch ein rascherer Abtransport von Antigen aus dem Gewebe in den Kreislauf in Betracht kommen.

Folgerungen, welche aus unseren Anaphylaxieversuchen auf die Wirkung der Gammastrahlen auf tuberkulöse Augenerkrankungen wegen der besonderen Ähnlichkeit beider biologischen Vorgänge gezogen werden können, ergeben sich demnach von selbst. Die günstige Wirkung der Röntgen- und Radiumstrahlen auf manche Gruppen der Augentuberkulose ist nicht durch eine unspezifische oder spezifische Desensibilisierung der Gewebe zu erklären, sondern neben der direkten Strahlenwirkung auf das tuberkulöse Gewebe selbst ist es wahrscheinlich der durch niedrige Strahlendosen gesetzte Zellreiz und hauptsächlich der verstärkte Zufluss von Antikörpern aus einem antikörperreichen Organismus, dem der günstige Einfluss auf den Krankheitsverlauf zuzuschreiben ist. Die klinischen Erfahrungen, welche ich an einem verhältnismäßig grossen Material mit der Radiumbehandlung der Augentuberkulose machen konnte, bestätigen diese experimentellen Ergebnisse. Es sind vorwiegend die hochallergischen Individuen des zweiten Rankeschen Stadiums, insbesondere die schweren exsudativen Formen, welche auf Gammastrahlen besonders gut reagieren. Dass wir den Gehalt des Organismus an wirksamen antituberkulösen Antikörpern heute noch schwer nachweisen können, sondern auf den Nachweis der tuberkulotoxischen Allergie angewiesen sind, ist eine bedauerliche Lücke in unserer heutigen klinischen Indikationsstellung. Dass beide Vorgänge nicht miteinander parallel gehen müssen, wissen wir, und dass sie manchmal wahrscheinlich nicht parallel gehen, erklärt jedenfalls eine gewisse Zahl unserer Misserfolge.

Für die Indikationsstellung der Radium- oder Röntgenbehandlung tuberkulöser Augenerkrankungen im Vergleich zu einer Tuberkulinbehandlung derselben, insoweit eine solche vom allgemein körperlichen Standpunkt aus überhaupt in Betracht kommt, möchte ich im Gegensatz zu Werdenberg sagen: Gammastrahlen und Tuberkulinbehandlung decken sich nicht, sondern ergänzen sich.

XXXVII.

Neuere Erfahrungen mit der Ultraviolettbehandlung des Ulcus serpens.

Von

W. Hoffmann (Königsberg i. Pr.).

Mit 2 Tabellen im Text.

Als Birch-Hirschfeld vor fast 20 Jahren die Ultraviolettbehandlung des Ulcus serpens in erheblich veränderter Form aufnahm, die Hertel im Jahre 1907 schon versucht hatte, da spielte diese Behandlung zunächst nur die bescheidene Rolle einer Hilfsmaßnahme. Die eingeführten Methoden, z. B. die Kauterisation oder das Touchieren mit 20%iger Zinksulfatlösung blieben in der Königsberger Klinik nebenher noch in Übung. Aber bald wuchs durch zunehmende Erfahrung und Verbesserung der Technik die Bestrahlung zur selbständigen Behandlung heran. Sie machte die Anwendung anderer Eingriffe immer seltener notwendig. Dabei sank die Verlustziffer, die vor Einführung der Lichtbehandlung 32% betragen hatte, bis 1924 auf 8,5%. In der letzten Zusammenfassung im Jahre 1928 betrug sie bei 571 Fällen nur noch 6,1%. Inzwischen haben wir in der Behandlung neben den unterstützenden Maßnahmen, wie Atropin und Wärmeanwendung, uns nur noch auf die Bestrahlung beschränkt und andere Eingriffe, wie die Kauterisation, selbst die Spaltung nach Saemisch überhaupt unterlassen. Nur gelegentlich, in 15 Fällen, wurde durch Punktion der Vorderkammer das eingedickte Hypopyon abgelassen. Die Resultate seit 1928 geben also ein ungetrübtes Bild von der Leistungsfähigkeit der Lichtbehandlung. Wenn wir unsere Erfahrung nach einem Zeitraum von 6 Jahren bekannt geben, geschieht es einmal aus dem Grunde, über eine genügend grosse Zahl von Beobachtungen zu verfügen, bei der Zufälligkeiten keine entscheidende Rolle mehr spielen, zum anderen deshalb, um auch über den späteren Verlauf nach Abschluss der Behandlung unterrichtet zu sein.

Die Technik der Bestrahlung ist im wesentlichen die gleiche geblieben, wie sie schon mehrfach von uns beschrieben ist. Wir benutzten für gewöhnlich die Bogenlampe mit dem Blau-Uviolfilter von Schott & Gen. Nur in vereinzelten hartnäckigen Fällen wurde das Quecksilberdampfpunktlämpchen herangezogen. Als Kohlen verwandten wir ausschliesslich die Eisen-B-Kohle von Gebr. Siemens. Wenn auch damit die Abnutzung der Quarzlinse grösser ist, so bedeutet die Zeitersparnis für uns einen so erheblichen Vorteil, dass wir den Nachteil der stärkeren Abnutzung darum in Kauf nehmen. Seit 1 Jahr versuchen wir ein neues Filter, das wir der Liebenswürdigkeit eines amerikanischen Kollegen verdanken. Es ist das Red Purple Corex „A"-Glas Nr. 986 der Corning-Glaswerke in Corning N. Y. Es lässt ausser etwas Rot kein sichtbares Licht hindurch, Ultraviolett dagegen bedeutend mehr als das Blau-Uviolglas, nämlich mindestens bis zu 270 mμ. Da es auch Infrarot stärker absorbiert als das Schottsche Glas, ist es diesem physikalisch in jeder Beziehung überlegen. Dadurch kommt das Bogenlicht dem Quecksilberdampflicht an Ultraviolett fast gleich und vermeidet mit Sicherheit Blendung durch sichtbares Licht. Wir haben es bisher nur in den schwersten Fällen angewandt und die besten Erfahrungen damit gemacht. In dem Material, über das ich berichten will, wirkt sich der Gebrauch dieses neuen Filters aber noch nicht aus.

In den 6 Jahren von 1928 bis 1933 sind genau 400 Fälle von Ulcus serpens jeder Grösse behandelt worden, vom stecknadelkopfgrossen Infiltrat mit trübem Kammerwasser oder höchstens strichförmigem Hypopyon bis zum perforierten, die ganze Hornhaut einnehmenden Geschwür. In 34 Fällen liessen sich Diplobacillen als Erreger feststellen. In weiteren 34 verlief die Untersuchung des Abstrichs ergebnislos. In dem Rest von 332 Geschwüren wurden Pneumokokken nachgewiesen. Um einen besseren Einblick in die Zusammensetzung des Materials zu geben, habe ich es nach der Schwere der Erkrankung eingeteilt, obwohl ich mir bewusst bin, dass einer solchen Einteilung immer etwas willkürliches anhaftet. Neben den entzündlichen Erscheinungen und der Höhe des Hypopyons richtete ich mich vor allem nach der Grösse des Ulcus, weil von ihr die Bestrahlungszeiten wesentlich abhängen. Unter die kleinen Geschwüre rechne ich solche bis zu 3 mm Durchmesser, die der Brennfleck noch vollständig bedeckt. Die mittleren gehen bis zu 6 mm, die grossen darüber hinaus. Eine letzte Abteilung umfasst die Geschwüre, welche schon bei der Aufnahme die ganze Hornhaut ergriffen hatten.

Tabelle 1.

	Kleine Geschwüre				Mittlere Geschwüre			
	Alter in Jahren				Alter in Jahren			
	bis 29	30—49	50—69	über 70	bis 29	30—49	50—69	über 70
Fälle	21	18	16	0	35	54	60	22
Verluste.....	0	0	0	0	0	0	0	1
Insges. Fälle .	55				171			
Verluste.....	0 %				1 = 0,6 %			

	Grosse Geschwüre				Ganze Hornhaut			
	Alter in Jahren				Alter in Jahren			
	bis 29	30—49	50—69	über 70	bis 29	30—49	50—69	über 70
Fälle	15	31	71	28 (5)	1	1	18	9 (3)
Verluste.....	1	4	10	5 (1)	0	0	9	3 (1)
Insges. Fälle .	145				29			
Verluste.....	20 = 13,8 %				12 = 41,5 %			

400 Fälle, davon 33 Verluste = 8,25 %
377 Fälle, davon 20 Misserfolge = 5,2 %

Nach diesen Gesichtspunkten teilt sich unser Material folgendermaßen ein (Tabelle 1): Kleine Geschwüre waren es 55, mittlere 171, grosse 145, die ganze Hornhaut umfassende 29. Unter den letzten 29 befanden sich 11 Augen, die schon vollständig erblindet waren. In sieben Fällen hatte sogar schon eine Perforation mit Irisprolaps stattgefunden. Hier blieb nichts anderes übrig, als die Exenteratio bulbi. Zwei weitere Geschwüre betrafen Augen mit absolutem Glaukom. Auch bei diesen war die Entfernung des Auges die günstigste Behandlung für die Patienten. Diese 13 Fälle scheiden für die Beurteilung aus, da die Strahlenbehandlung entweder gar nicht oder nur so lange angewandt wurde, bis der Patient mit der Entfernung des Auges einverstanden war. Ausser diesen 13 gingen noch 20 Augen verloren. Das bedeutet etwa 5,2%. In vier dieser Fälle wurde der Erfolg der Therapie durch andere Erkrankungen vereitelt. Und zwar trat bei zwei Patienten von 72 und 84 Jahren plötzlich eine Herzinsuffizienz ein, die sofortige Beendigung der augenärztlichen Behandlung und Verlegung in die Medizinische Klinik notwendig machte, wo sie dann gestorben sind. Ein dritter musste wegen Pneumonie, der vierte wegen Magengeschwürs und Blutbrechens verlegt werden. Da wir nicht weiter bestrahlen konnten, gingen die Augen verloren. Acht Augen sind nachträglich, nachdem das Geschwür abgeheilt war, wegen eines Glaukoms entfernt worden, das durch kein Mittel zu beeinflussen war. Nur in acht Fällen liess sich das Geschwür nicht zum Stillstand bringen, so dass schliesslich nur die Exenteration übrig blieb. Die Verluste trafen lediglich die Pneumokokkengeschwüre, die Diplobacillenulcera sind sämtlich geheilt, meistens mit erstaunlich gutem Sehvermögen. Tabelle 1 zeigt die Verteilung der Verluste auf die einzelnen Gruppen. Die kleinen Geschwüre wurden sämtlich geheilt. Von den mittleren ging nur eins verloren, bei dem 72jährigen Mann mit der Herzinsuffizienz. Zahlreicher werden die Verluste erst bei den grossen Geschwüren. Hier finden sich ausser den zwei absoluten Glaukomen noch 18 Fälle = 12,6%. In der letzten Gruppe, welche die fast aussichtslosen Fälle umfasst und zu der auch die 11 schon erblindeten mitgezählt sind, waren es immerhin noch 17 Augen, die erhalten werden konnten, obwohl dieser Ausgang von vornherein wenig wahrscheinlich erschien. Das Sehvermögen betrug dann allerdings nur Erkennen von Lichtschein mit richtiger Projektion. Einmal aber Fingerzählen in 1 m.

Das Sehvermögen, welches bis zur Entlassung erzielt wurde, erreichte in 170 Fällen (42,5%) $^5/_4$ bis $^5/_{10}$, in 59 Fällen (14,75%)

$^5/_{15}$ bis $^5/_{50}$. 44 (11%) behielten Fingerzählen in 4 bis 1 m, 44 (11%) Handbewegungen oder Lichtschein mit richtiger Projektion, 50 Fälle (12,5%), die vorher schon kein volles Sehvermögen wegen Pannus bei Granulose, Myopie oder Schielamblyopie hatten, erreichten die alte Sehschärfe wieder. Das Ergebnis stellt sich noch günstiger, wenn man durchweg das Sehvermögen 1—2 Jahre später hätte prüfen können, was sich nicht völlig durchführen liess. In einigen Fällen aber, die wegen Rentenverfahrens zur Nachuntersuchung kamen, waren erstaunliche Besserungen festzustellen. Viermal hatte sich das Sehvermögen von Handbewegungen auf $^5/_{15}$ gehoben, viermal von Fingerzählen in 2 m bis auf $^5/_{7,5}$. Verschlechterungen wurden dagegen nicht beobachtet. Die Besserungen traten spontan auf, ohne weitere Behandlung mit Dionin oder anderen Salben. Diese Beispiele zeigen, zu welcher weitgehenden Aufhellung die Hornhautnarben nach der Bestrahlung fähig sind. Dabei waren es nicht einmal junge Menschen, sondern Patienten im Alter von 57—69 Jahren.

Wie weit das Alter für Entstehung und Verlauf des Ulcus serpens eine Rolle spielt, geht ebenfalls aus der Tabelle hervor. Unter den leichten Fällen überwiegen die Kranken unter 50 Jahren um mehr als das Doppelte. Bei den mittleren beteiligen sich beide Altersstufen ungefähr in gleicher Weise, während bei den schweren sich das Verhältnis umgekehrt hat, die Patienten über 50 Jahre etwa $^2/_3$ der Fälle ausmachen. Die ganz schweren Fälle bestehen fast nur aus alten Leuten.

Tabelle 2.

	Alter in Jahren			
	bis 29	30—49	50—69	über 70
		34+70	83+82	51+8
Gesamt	72	104	165	59
Verluste	1	4	19	9
%	1,4	3,9	11,5	15,25
Misserfolge	1	3	9	7
%	1,4	2,9	5,8	12,3

Noch deutlicher wird der Einfluss des Lebensalters, wenn wir die Verluste betrachten (Tabelle 2). Unter 72 Patienten unter 30 Jahren ging nur ein Ulcus zugrunde, von 104 der nächsten Reihe verloren wir nur vier, oder wenn wir die von vornherein amaurotischen Augen abrechnen, nur drei. Das sind etwa 3%.

In der nächsten Gruppe der Kranken von 50—69 Jahren betrug die Zahl der Verluste unter 165 Patienten 19 oder nach Abzug der amaurotischen Augen 9 = 5,8%. Unter den 59 ältesten Patienten gingen 9 Augen oder nach Abzug der erblindeten 7 = 12,3% verloren. Im ganzen ist also eine nicht unerhebliche Steigerung der Verluste zu bemerken, wenn das 50. Lebensjahr überschritten ist. Allerdings spielt das Alter dabei nicht die einzige Rolle, sondern mehr der allgemeine Kräftezustand. Unser ältester Patient von 94 Jahren wurde trotz der Grösse des Geschwürs geheilt und zwar in verhältnismäßig kurzer Zeit.

Unser Material an Ulcus serpens-Fällen betrifft, wie die Zusammenstellung zeigte, vorwiegend schwere Fälle und hat sich gegenüber den früheren Zusammenstellungen kaum geändert. Wenn wir unter 387 Fällen nur 20mal einen Misserfolg erhielten, d. h. in 5,2%, dann ergibt sich daraus eine weitere Besserung gegenüber den früheren Jahren, in denen zuletzt 6,1% Verluste vorkamen. Der Erfolg ist um so bemerkenswerter als, wie anfangs schon betont, die Behandlung im wesentlichen nur in der Bestrahlung bestand.

Seitdem an unserer Klinik alle Fälle von Ulcus serpens der Lichtbehandlung unterworfen werden, das sind etwa 15 Jahre, ist unser Material auf 958 Fälle gestiegen. Von diesen wurden 55 Augen entfernt, das ergibt einen Verlust von 5,75%. In einem Material von diesem Umfang spielt der Zufall keine grosse Rolle mehr. Wenn also in 94% das Geschwür geheilt werden konnte, dann ist das Ergebnis lediglich als ein Erfolg der Strahlenbehandlung anzusehen. Unsere neueren Erfahrungen mit dieser Therapie entsprechen daher durchaus den alten, die Birch-Hirschfeld vor 10 Jahren hier bekannt gab:

„Das ultraviolette Licht hat sich uns in den vergangenen 6 Jahren bei der Behandlung entzündlicher Hornhauterkrankungen als ein so wertvolles Heilmittel erwiesen, dass wir seine Hilfe nicht mehr entbehren möchten."

XXXVIII.

Über die Wirkung der fraktionierten Röntgenbestrahlung auf das Auge.

Von

Gasteiger (Innsbruck).

Die Erfolge, die mit der fraktioniert-protrahierten Röntgenbestrahlung bei der Behandlung maligner Tumoren erzielt wurden, haben das Interesse für diese Methode in erhöhtem Maße wachgerufen und zu Studien über die Wirkungsweise dieser Bestrahlung auf verschiedene Organe Anlass gegeben. Der angegebene Vorzug der Methode liegt darin, dass sie eine viel grössere Schonung der gesunden Gewebe ermöglichen soll als andere Verfahren. Von manchen Autoren, wie Miescher und Kohlsdorf, wurde die Meinung vertreten, dass die Schonung des gesunden Gewebes in erster Linie der Fraktionierung (Verteilung der Dosen auf einen Zeitraum von 4 Wochen) zu danken sei. Daraus ergab sich von selbst die Frage nach der Wirkung dieser Bestrahlung auf das Auge. Wohl hat Rohrschneider schon mit Verabreichung von Einzeldosen gearbeitet, doch wurden bloss acht Einzeldosen in 8—14-tägigen Abständen gegeben. Das Wesen der jetzt propagierten Fraktionierung besteht aber darin, dass innerhalb einer Zeit von 3—4 Wochen täglich eine kleine Einzeldosis bei hoher Spannung, starker Filterung und niedriger Strahlenintensität verabfolgt wird.

Wir haben zu unseren der Beantwortung der angedeuteten Frage gewidmeten Versuchen Kaninchen benützt und ein Auge der Tiere innerhalb von 35 Tagen 30mal mit einer Dosis von 106 R bestrahlt. Die Gesamtdosis betrug also 3180 R. Zur Bestrahlung diente ein Radio-Silex-Therapieapparat mit einer Scheitelspannung von 140 K. V. Die Strahlung war durch 0,4 Zn + 2 mm Al gefiltert und der Abstand Fokus-Bulbusoberfläche betrug 40 cm. Die makroskopische Beobachtung der Tiere ergab zunächst ausser einem Ausfall der Cilien und eines Teiles der Lidhaare, der 3 Wochen nach Beendigung der Bestrahlung festgestellt wurde, nur eine Conjunctivitis, die in einer Woche abklang. Erst 6 Monate nach der letzten Bestrahlung entwickelten sich bei allen Tieren ungefähr gleichmäßig Linsentrübungen, die in ihrer Entwicklung und in ihrem Aussehen durchaus dem entsprachen, was wir durch Rohr-schneider, Meesmann u. a. über die Morphologie der Strahlen-katarakt wissen; es handelte sich also um stern- oder schildförmige Trübungen in der Gegend des hinteren Linsenpoles, an die sich peripherwärts zartere netzartige Trübungen und Vakuolen an-schlossen; auch unter der vorderen Kapsel wurden Vakuolen fest-gestellt. Eine Trübung der ganzen Linse kam in der Beobachtungs-zeit nie zur Entwicklung. Es muss erwähnt werden, dass auch die unbestrahlten Augen der Tiere einen typischen Röntgenstar bekamen, was wohl auf den frontalen Strahlengang zurückzuführen ist. Peter hat übrigens bei seinen Versuchen ebenfalls auch am un-bestrahlten Kontrollauge Starbildung beobachten können. Ebenso wie die klinischen Befunde annähernd bei allen Tieren überein-stimmten, so wiesen auch die histologischen Befunde eine weit-gehende Übereinstimmung auf. Die Untersuchung der Bindehaut ergab starke Infiltration besonders im Bereiche des Limbus, wo reichlich Rundzellen gefunden wurden; in den übrigen Teilen handelte es sich meist um Zellen, die den Plasmazellen ähnlich sehen, was Gestalt der Zelle und Lage der Kerne anlangt; allerdings zeigt das Chromatingerüst nicht ganz die bei dieser Zellart sonst typische radspeichenartige Anordnung. Auch Leukocyten fanden sich in grosser Zahl; ebenso wurden reichlich Becherzellen gefunden. Die Epithelien zeigten teilweise Verwerfung der Zellagen und geringere Färbbarkeit, die vor allem in den basalen Teilen ausgesprochen war; auch Zerfall der Kerne wurde wiederholt festgestellt. Diese Ver-änderungen der Conjunctiva waren in den einzelnen Augen in verschiedenem Maße ausgeprägt, doch überall zu sehen. Auch die unbestrahlten rechten Augen wiesen sie auf.

Die Hornhaut war bei zwei Augen (ein bestrahltes und ein unbestrahltes) vollkommen normal, während bei drei Augen (zwei bestrahlte und ein unbestrahltes) Veränderungen wahrgenommen wurden, die bei einem (bestrahlten) Auge geringfügig, bei den beiden anderen Augen aber sehr deutlich ausgesprochen waren. Diese Veränderungen betrafen das Epithel der Hornhaut, deren schwerste in dem stellenweise vollkommenen Fehlen des Epithels bestand; zwischen solchen Stellen fanden sich oftmals Epithel-inseln mit mehr oder minder schweren Veränderungen desselben, z. B. schlechter Färbbarkeit der Kerne und Verminderung der Schichten, wobei ganz unregelmäßige Formen der Epithelzellen auftraten. Das Chromatin der Kerne war vielfach verklumpt und stellenweise fand sich völliger Zerfall der Kerne. An anderen Stellen wieder waren vor allem die basalen Zellen von Vakuolen durchsetzt. Auch Abstossung von Kernen aus dem nekrotischen Gebiet wurde beobachtet. Die Grösse der ganz vom Epithel entblössten Stellen betrug nie mehr als höchstens 1 mm im Durchmesser, die Gebiete des veränderten Epithels aber nahmen ein grösseres Gebiet ein. Das Parenchym der Hornhaut zeigte keine wesentlichen Veränderungen, doch war an einzelnen, den geschädigten Epithelgebieten entsprechenden Stellen eine gewisse Kernvermehrung, Aktivierung, des Gewebes zu sehen. Besonderes Interesse verdienen die Befunde an der Netzhaut, die Herr Prof. Birch-Hirschfeld und Prof. Hoffmann, die die Liebenswürdigkeit hatten, mehrere Präparate durchzusehen, bestätigen konnten. Sie konnten nicht nur an den bestrahlten, sondern auch an den unbestrahlten Augen, an denen sie allerdings weniger ausgesprochen waren, erhoben werden. Die Schnitte waren zur Untersuchung der Netzhaut teils nach Nissl, teils mit Thionin-Erythrosin gefärbt worden. Die Veränderungen betrafen die Ganglienzellen und äusserten sich in Vakuolenbildung, Schrumpfung der Zellen und Zerfall und Verklumpung der Nissl-Schollen. Die Kerne zeigten unregelmäßige (eckige, nierenförmige) Gestalt, Verklumpung der Chromatinsubstanz, Schrumpfung und völligen Zerfall. In den bestrahlten Augen bestand auch eine Verminderung der Ganglienzellen, was wohl auf den völligen Zerfall und Resorption derselben zurückzuführen ist. Die Limitans interna fehlt in den geschädigten Augen. Die übrigen Schichten der Netzhaut weisen keine Veränderungen auf.

Wenn wir diese Ergebnisse überblicken, so kann festgestellt werden, dass bei fraktionierter Röntgenbestrahlung von Kaninchenaugen mit einer Dosis von 3180 R klinisch neben Ausfall der Cilien und Conjunctivitis typischer Röntgenstar auftrat. Histologisch wurden ausserdem Veränderungen an der Bindehaut, am Hornhautepithel und den Netzhautganglienzellen gefunden. Die Veränderungen an Bindehaut und Netzhaut wurden in allen — auch den unbestrahlten — Augen nachgewiesen, während nur ein Teil der Augen (darunter auch ein unbestrahltes) von Hornhautschäden befallen war.

Aus diesen Resultaten muss der Schluss gezogen werden, dass auch fraktionierte Bestrahlung mit hohen Dosen keinesfalls als für das Auge ungefährlich bezeichnet werden kann. Auf der anderen Seite ist aber doch festzustellen, dass die Schäden wohl geringer sind als die, die bei einmaliger Bestrahlung mit einer so hohen Dosis auf Grund der Literatur erwartet werden könnten. Ich möchte hier noch ganz kurz über einen Fall berichten, der im Laufe eines Monats wegen eines in die Orbita durchgebrochenen Oberkiefersarkoms fraktioniert 4410 R erhalten hatte und an dessen Augen bis zu seinem über 5 Monate später erfolgten Tode keinerlei klinisch nachweisbare Schäden aufgetreten waren. Zur histologischen Untersuchung konnten wir die Bulbi leider nicht erhalten. Auch dieser Fall scheint mir in demselben Sinne zu sprechen. Jedenfalls kann in Fällen, in denen wegen der Art des Leidens (maligner Tumor) eine gewisse Gefährdung des Bulbus in Kauf genommen werden muss, erwartet werden, dass diese bei fraktionierter Bestrahlung geringer ist als bei einmaliger Verabfolgung so hoher Dosen. Es wird Aufgabe weiterer Versuche sein, die Schädigungsdosis für dieses Verfahren für die einzelnen Teile des Auges genau zu bestimmen.

XXXIX.

Experimentelle Untersuchungen über die funktionelle Struktur der Sclera.

(Mit Demonstrationen.)

Von

Werner Kokott (Köln).

Die Augenheilkunde hat stets ein hohes Interesse an der Erforschung des Sclerabaues gehabt, und es sind zahlreiche Untersuchungen über diesen Gegenstand durchgeführt worden: zum Teil waren es rein histologische, zum Teil physikalisch-chemische oder elastrometrische Untersuchungen. Erst die jüngeren morphologischen Arbeiten, wie z. B. die ausgezeichnete Untersuchung von Becher und Fischer, bringen eine systematische Zusammenfassung des histologischen Bildes der Sclerafaserung im Sinne einer Scleraarchitektur. Auf diese Untersuchung nehmen wir Bezug und beabsichtigen den Nachweis zu führen, dass die so aufgedeckte Struktur der Sclera funktionell bedingt ist.

Die erste Frage heisst nun: „Was verstehen wir unter einer funktionellen Struktur?“

Funktionelle Strukturen sind dazu bestimmt, durch die Funktion entstehende Spannungen aufzunehmen. Sie verhalten sich dabei so wie entsprechende Strukturen der Technik, die nach den Gesetzen der Statik dazu geschaffen worden sind, Spannungen in gleichgeformten und beanspruchten leblosen Konstruktionen abzubauen. Man kennt solche funktionellen Strukturen im menschlichen Körper schon länger. Das bekannteste Beispiel ist die Spongiosastruktur des Oberschenkels. Sie ist mit der Konstruktion eines Kranes verglichen worden.

Gerade bei diesen Untersuchungen an Knochen und Knorpel erkannte man die Bedeutung einer besonderen Untersuchungsmethode: der Spaltlinienprüfung; denn bei der Untersuchung beider Organe zeigte sich, dass die Spaltlinien sich mit den Hauptspannungslinien oder Trajektorien decken. Diese Untersuchungsmethode wurde von uns auch bei der Sclera angewandt. Die Spalte entstehen dadurch, dass wir mit einer drehrunden Nadel in ein entsprechend präpariertes Gewebe senkrecht hineinstechen. Die entstehende Öffnung ist ein Spalt, der in der Richtung der Faserung zeigt. Die Erfahrung hat gelehrt, dass die Spaltmethode uns ein Bild aller die Oberfläche berührenden Faserkombinationen entwirft.

Die Resultate dieser Untersuchungen am Ochsenauge wurden von mir zusammen mit denen des menschlichen Auges im Jahre 1933 veröffentlicht (Das Spaltlinienbild der Sclera, Klin. Mbl. 1934, Bd. 32, Febr.-Heft).

Wenn wir nun die gestellte Frage lösen wollen, wieweit die Sclerastruktur funktionell bedingt ist, dann müssen wir neben dem Spaltbild auch die durch die einwirkenden Kräfte in der Sclera entstehenden Spannungen kennen lernen.

Die Gesamtheit der Spannungen eines Körpers ist vereinigt in seinem Kraftfeld. Unter dem Kraftfeld eines Körpers versteht man alle in jedem Zeitpunkt jedem Raumpunkt zugeordneten Kräfte.

Zur Darstellung des Kraftfeldes ist es notwendig, die Körperform und die einwirkenden Kräfte zu kennen. Das Kraftfeld ist abhängig insbesondere auch von den sogenannten Randbedingungen des Feldes.

Die Sclera stellt sich bezüglich ihrer Körperform dar als eine fast den ganzen Umfang des Bulbus einnehmende Kalotte, in die eine zweite Kalotte von anderer Konsistenz eingelassen ist. Beide zusammen umschliessen den flüssigen, bzw. halbflüssigen Bulbusinhalt. Die Begrenzung der Sclera nach der Cornea zu im Limbus corneae stellt den Rand im Sinne des statischen Gesetzes dar. Daraus ergeben sich die Randbedingungen.

Die einwirkenden Kräfte, die schwer zu analysieren sind, müssen wir hinsichtlich dreier Begriffe kennen:

1. hinsichtlich ihrer Grösse,
2. ihrer Richtung und
3. ihres Angriffspunktes.

Der Augenbinnendruck, ein hydrostatischer Druck von messbarer Grösse, greift allseitig gleich gross, senkrecht von innen her auf der Sclerawand an und wird so abgebaut, dass er in den inneren Schichten am stärksten aufgenommen wird.

Die geraden Augenmuskeln wirken zweifach auf den Bulbus:

1. Sie üben einen tangentialen Zug auf den Bulbus aus. Der Angriffspunkt ist der Muskelansatz, die Kraftrichtung ist die Zugrichtung. Die Grösse ist unbekannt.

2. Sie haben ferner eine Druckkomponente im Bereich der Abrollungsstrecke. Die Grösse ist unbekannt. Der Angriffspunkt ist Abrollungsstrecke. Die Richtung steht senkrecht zur Bulbuswand.

Auf die schrägen Muskel, die bei unserem Versuchstier fehlen, verzichten wir in der Besprechung.

Die von den Augenmuskeln produzierten Kräfte werden aufgenommen von dem Bulbuslager.

Gehen wir von den im Kleinen Handbuch von Cords dargestellten mechanischen Beziehungen des Bulbus aus, so handelt es sich um einen kugelartigen Körper, der in einem Hohlkegel drehbar aufgehängt ist. Sicher spielen für die Aufhängung des Bulbus die von Cords angeführten Fascien eine grosse Rolle. Im rein mechanischen Sinne ist es aber wohl so, dass das durch die Muskelfascien gleichmäßig transportabel gemachte Fett der Orbita ein bewegliches Widerlager für den Bulbus darstellt. Dieses Widerlager dient dazu, die durch die Muskelkraft erzeugte Kraft aufzunehmen und abzubauen.

Die im Orbitalfett vorhandene formveränderliche, druckfeste Aufnahmequelle übt einen hydrostatischen Druck auf die hintere Kalotte senkrecht zur Bulbuswand aus. Die Grösse ist gleich der Gesamtheit der Gegenkräfte, da der Bulbus keine wesentliche Bewegung nach hinten ausführt.

Es verbleibt noch der Besprechung der Musculus ciliaris. Mit seinen verschiedenen Teilen wirkt er längs seiner Ansatzlinie im Sinne einer Randbildung der Sclera am Limbus corneae, indem er einen Zug ausübt, der senkrecht zur Wand stehend nach innen gerichtet ist. Die Grösse der Kraft ist unbekannt.

Die Kenntnis von Körperform und Kraftquellen gestatten uns, das Kraftfeld der Sclera zu entwerfen. Wir vernachlässigen dabei bewusst den Zeitfaktor, d. h. wir verzichten auf die zeitliche Variabilität der Kraftquellen, um so vereinfachte Verhältnisse zu schaffen.

Die Darstellung des Kraftfeldes in einem Modell, das gleichgeformt und gleichbeansprucht ist, kann durch Rechnung und durch das Experiment erfolgen.

Wir gehen dabei aus von dem physikalischen Gesetz der Unabhängigkeit der Kräfte. Dieses gestattet uns, die Kraftfelder von zwei oder mehreren auf einen Körper wirkenden Kräfte bei der Darstellung zu trennen, um sie erst später zu kombinieren.

Greifen wir so das durch den Binnendruck erzielte Kraftfeld heraus, so kommen wir zu folgendem Ergebnis: Nehmen wir an, wir untersuchen den Spannungszustand eines dünnwandigen Gefässes, etwa einer Ballonhülle, von den gegebenen Bedingungen, auf die ein Binnendruck p ausgeübt werde, so können wir annehmen, dass die Spannungen gleichmäßig über die ganze Dicke der Wand verteilt werden.

Auf Grund von Berechnungen, über die ich in meiner ausführlichen Arbeit genaue Auskunft geben werde, und unter Einsetzung der Randbedingung, dass die Zirkulärspannung am Rande gleich der Meridionalspannung sei, ergibt sich ein bestimmter Verlauf der Kraftlinien. Sie ziehen bogenförmig, hauptsächlich meridional gerichtet, vom Rand nach dem hinteren Pol zu.

Aus der Berechnung ergibt sich ferner, dass der Verlauf der Kraftlinien unabhängig ist von der numerischen Grösse des Druckes p und lediglich eine Funktion der Form und der Randbedingungen des gegebenen Körpers darstellt.

Bei der experimentellen Darstellung der Kraftfelder greifen wir von den vorhandenen Kräften zwei Muskeln heraus, die im Sinne des Agonisten und Antagonisten auf einen Körper von gegebenen Bedingungen wirken.

Das dazu benötigte Modell bestand aus einem Gummiballon, an dem die Zugkräfte (Muskeln) durch Filzstreifen nachgeahmt worden waren. Die Randbedingungen wurden dargestellt durch einen aufklebbaren Filzring. Zur Darstellung der unter dem Einfluss des Zuges in der Ballonwand entstehenden Kraftlinien wurde ein in der Technik gebräuchliches Verfahren verwandt: Ein auf dem Ballon aufgezeichnetes Punktnetz beginnt bei der unter dem Einfluss der Zugkräfte eintretenden Verformung in Richtung der Kraftlinien zu wandern. Diese Wanderung wird photographisch festgehalten. Jeder Punkt des Netzes zeichnet auf der Platte die Richtung einer Kraftlinie auf. Als Widerlager diente an Stelle des idealen Fettpolsters ein Stück Holz, so dass der Gegendruck am hinteren Pol anzugreifen hat.

Die Kombination der so erzeugten Kraftlinienbilder zeigt folgendes Resultat:

1. Zwischen dem Kraftansatz und dem Rande verlaufen konvergent auf den Ansatz zustrahlende Kraftlinienbüschel.

2. Zwischen Kraftansatz und Äquator besteht ein vorwiegend zirkulärer Kraftlinienfluss, der jedoch über der Mitte des Ansatzes nach vorn eingebuchtet erscheint. Diese Biegungen waren photographisch nicht genau zu erfassen.

3. Von dem Äquator an besteht ein vorwiegend meridionaler Kraftlinienverlauf, und zwar so, dass zu beiden Seiten eines etwa dem Kraftansatz entsprechenden Sektors ein Längszug nach hinten zieht, von dem fächerförmig nach innen und aussen Kraftlinien ausgehen.

Zusammenfassend können wir somit feststellen:

Wir kennen das Kraftlinienbild eines scleraähnlich geformten dünnwandigen Körpers von ähnlichen Randbedingungen unter der Einwirkung des Binnendruckes p. Ferner ist uns das Kraftfeld eines gleichen Körpers bekannt, der unter dem Einfluss zweier antagonistisch wirkender Zugkräfte steht, deren Wirkung in einer Kraftsenke abgebaut wird. Kombinieren wir je zwei Paare solcher antagonistischen Zugkräfte, deren Verbindungslinien einen Winkel von 90^0 miteinander einschliessen, so ergibt sich durch Überlagerung ein weiteres Kraftfeld.

Wir haben nun sowohl bei der Rechnung wie bei der experimentellen Darstellung der Kraftfelder die Voraussetzung gemacht, dass die Kraft allein auf einen gegebenen Körper wirke. Wir haben ferner angenommen, dass der Binnendruck auf einen idealen dünnwandigen Körper wirke.

Wir wissen aber, dass beim lebenden Auge die beanspruchte Wand eine gewisse messbare Dicke besitzt und dass alle Kräfte gleichzeitig auf die Körper einwirken. Dann wird die innerste Schicht der Wand in einer Art und Weise beansprucht werden, wie sie dem von uns entworfenen Spannungsbild unter dem Einfluss des Binnendruckes entspricht. Auf die weiter aussen liegenden Schichten wirkt der Druck in immer geringerem Maße und wird endlich aussen gleich Null werden müssen, wenn die Scleraform erhalten bleiben soll.

Etwas ähnliches gilt auch von dem Spannungsbild der äusseren Zugkräfte, die nunmehr auf einen gegebenen Körper von messbarer Dicke der Wand einwirken sollen.

Es entspricht aussen dem von uns entworfenen Bild. Die Kraftwirkung muss nach innen immer mehr abnehmen, damit muss sich auch das Spannungsbild ändern. Wenn wir somit jetzt in einem Körper von bekannter Form und bekannten Randbedingungen mit einer gewissen messbaren Dicke der Wand sämtliche Kräfte angreifen lassen, dann muss zwischen dem uns bekannten Spannungsbild der Aussenschicht und der Innenschicht ein Übergangsgebiet liegen, das unserer Betrachtung jedoch nicht zugänglich ist. Wir können von diesem Gebiet nur eines sagen: Die Kraftlinien dieses Gebietes müssen geeignet sein, sowohl den Binnendruck wie die durch die Zugkräfte entstehenden Spannungen aufzunehmen.

Uns ist jedoch sowohl durch die morphologische Untersuchung wie auch durch die statische Deutung nur das Aussen- und das Innenrelief zugänglich. Vergleichen wir Spaltbild und Spannungsbild der Aussenseite miteinander, so ergibt sich folgendes Resultat:

1. Zwischen Limbus und Muskelansatz ist die Übereinstimmung keine vollständige. Es gelingt im Versuch infolge der Grenzen der Methodik nicht, die gegebenen Randbedingungen völlig nachzuahmen.

2. Zwischen Muskelansatz und Äquator ist eine verblüffende Übereinstimmung zwischen Spaltbild und dem Spannungsbild festzustellen.

3. Zwischen Äquator und hinterem Pol ist die Übereinstimmung ebenfalls eine gute: Wir finden hier die charakteristische Gliederung in Sektoren und die meridionale Spitzbogenbildung in beiden Fällen.

Nehmen wir endlich die durch den Binnendruck erzeugten Kraftlinien und vergleichen sie mit dem von Becher und Fischer dargestellten Faserverlauf auf der Innenseite der Sclera, so ergibt sich auch hier eine ausgezeichnete Übereinstimmung in der Verlaufsrichtung.

Greifen wir nunmehr auf die eingangs gegebene Definition zurück, dass wir unter funktionellen Strukturen solche verstehen, die durch die Funktion entstehende Spannungen aufnehmen können, so dürfen wir feststellen, dass die durch die histologische Methode und die Spaltmethode aufgedeckte Sclerastruktur des Aussen- und des Innenreliefs der Sclera sehr wohl in der Lage ist, die unter dem Einfluss der einwirkenden Kräfte entstehenden Spannungen nach statischen Gesetzen aufzunehmen und abzubauen. Wir sind damit berechtigt, festzustellen, dass die Sclera eine funktionelle Struktur darstellt. (Die ausführliche Darstellung folgt in den Klinischen Monatsblättern für Augenheilkunde.)

XL.

Zur Genauigkeit der Fehlsichtigkeitsbestimmung.

Von

Th. Graff (Rathenow).

Mit 4 Abbildungen im Text.

Zwei Zahlenangaben sind das Ziel, wenn wir eine Fehlsichtigkeitsbestimmung vornehmen; der Brechwert des berichtigenden Brillenglases und die Sehschärfe, die durch dieses erreicht wird. Jener Brechwert ist zwar der wichtigere, die Sehschärfe ist ja hier „Mittel zum Zweck", doch ist auch ihr Zahlenwert oft wichtig. Leider ist er aber in so hohem Ausmaße von Nebenumständen abhängig, dass die einfache Angabe, in dem oder jenem Fall sei die Sehschärfe 1 gewesen, eigentlich nur zeigt, dass jenes Auge einigermaßen sehtüchtig gewesen sein muss. Stelle ich dann aber etwa bei einer erneuten Bestimmung fest, dass sich die Sehschärfe dieses Auges auf $^9/_5$ steigern lässt, so weiss ich darum noch lange nicht, ob dieses Auge inzwischen wirklich sehtüchtiger geworden ist. Kann doch jener geringere Grad von Sehschärfe z. B. auch auf schwächere Beleuchtung der damals verwendeten Sehprüftafel oder etwa auf Prüfung bei einer Beleuchtung, auf die das Auge noch nicht adaptiert war, zurückzuführen sein.

Als ich mir daher die Aufgabe stellte, eine Sehprüftafel (Abb. 1) zu schaffen, die gleichmäßig hell auf ihrer ganzen grossen Fläche sein sollte (wir erzielten dies, wohl der einzige praktisch gangbare Weg, durch indirekte Durchleuchtung), suchte ich diese zugleich so zu gestalten, dass eine möglichst sichere Sehschärfenangabe dadurch möglich werde. Nun wächst ja bekanntlich mit steigender Beleuchtung der Tafel auch die Sehschärfe (Königsche Kurve) (1) bis zu einem ziemlich konstanten Wert (siehe Abb. 2), um dann, infolge Überstrahlung, wieder abzufallen. In dem Gebiet oberhalb 500 Lux (die obere Grenze ist noch nicht bestimmt worden, doch dürfte sie oberhalb 50 000 Lux liegen) ist die Sehschärfe also gegen Änderungen in der Beleuchtung ganz empfindlich; eine solche Beleuchtung herrscht aber meist in hellen Räumen bei freundlichem Tageslicht. Daher kann man sehr wohl fordern, dass die Sehprüftafel mit etwas mehr als 500 Lux zu beleuchten sei, ohne dass damit die Prüfung unter unnatürlichen Verhältnissen erfolge.

Nun sind ja die Königschen Zahlen und damit der Wert 500 Lux bei beleuchteten Zeichen gewonnen; ich hatte daher noch festzustellen, ob auch bei durchleuchteten Tafeln dort jene Unempfindlichkeit gegen Helligkeitsänderungen vorhanden sei. Ich habe die Durchleuchtung so variiert, dass sie Beleuchtungen von

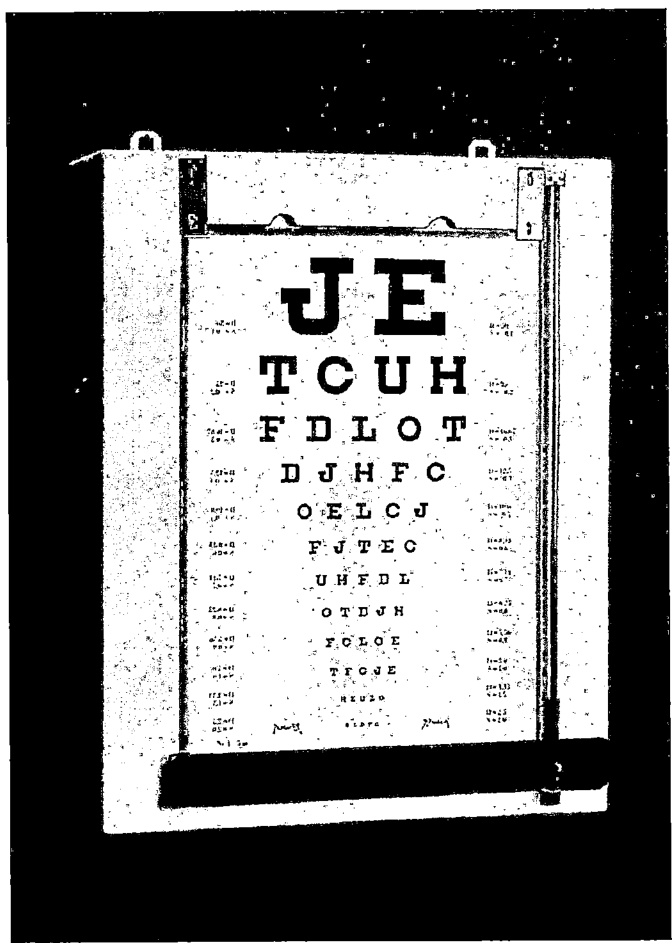

Abb. 1.   Gleichmäßig durchleuchtete Sehprüftafel.

etwa 500 bis 2000 Lux entsprach (die Leuchtdichten lagen dabei zwischen den gemessenen Werten von $^1/_4$ bis $^3/_4$ Stilb); die Zeichen waren schwarz auf hellem Grund. Es ergaben sich in diesem Gebiet in der Tat keine Schwankungen in den Werten der Sehschärfe. Dagegen erwiesen sich helle Buchstaben auf schwarzem Grund als ungeeignet, da bei diesen schon deutliche Zeichen von Überstrahlung zu bemerken waren. Bei meinen systematischen Versuchen lagen die höchsten jeweils erzielten Sehschärfen bei 1,8, in schöner Übereinstimmung mit König (1), Stock und Henker (2) und Kühl (3).

Dagegen zeigte sich, dass die Beleuchtung des Untersuchungsraumes nicht ganz ohne Einfluss ist; in einem nur mit 20 Lux an
der Wand hinter der hell durchleuchteten Tafel beleuchteten Raum
lagen die erzielten Sehschärfen vielfach etwas tiefer als im hellen
Raum, was leicht durch unzureichende Adaptation der aus hellen
Räumen kommenden Prüflinge erklärbar ist. Die Unterschiede in
den Sehschärfen bei ganz extremen Raumbeleuchtungen von 20
und 1200 Lux waren aber stets nur gering. Wir kommen also, in

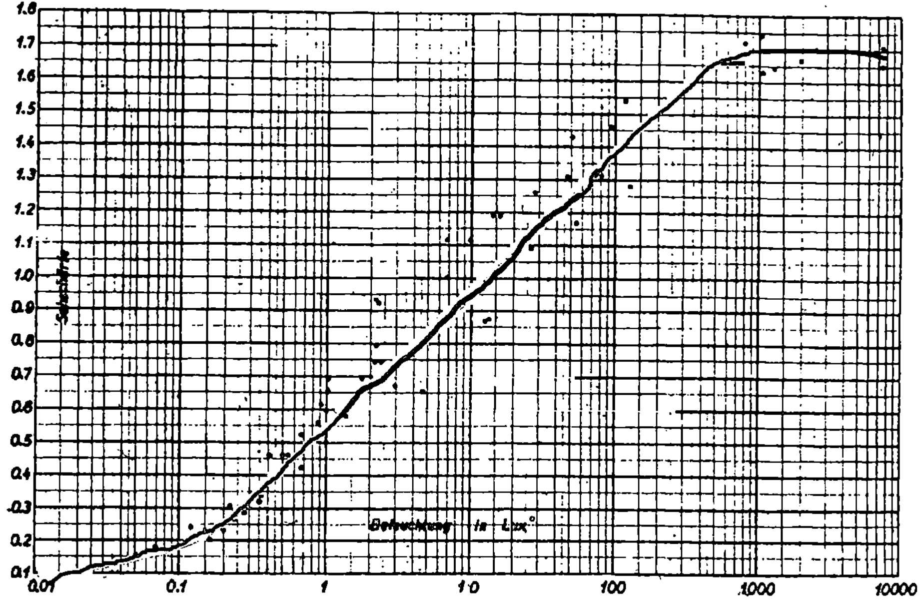

Abb. 2. Beziehung zwischen Sehschärfe und Tafelbeleuchtung.

Übereinstimmung mit den Forderungen, die Minokosi (4) kürzlich
erhoben hat, zu den gleichmäßigsten Sehschärfen bei Tafelbeleuchtungen von etwas über 500 Lux in gut und hell beleuchteten
Räumen.

Dies hat auch auf die Genauigkeit des ermittelten Brechwertes
einen günstigen Einfluss. Um das zu zeigen, muss ich auf meine
Versuchsreihen etwas näher eingehen. Jedes Prüflingsauge wurde
mindestens 6mal, und das an verschiedenen Tagen und zu verschiedenen Zeiten, vorgenommen. Die Tafel stand in 10 m Entfernung. Im Sinne grösserer Sicherheit und Einfachheit arbeitete
ich nicht mit der Probierbrille, sondern mit der Sehprüfscheibe
„Corrector" von Busch (5). Etwa vorhandener Astigmatismus
des Auges wurde zuvor ausgeglichen und dann der Reihe nach

sphärische Gläser vorgeschaltet. Nach dem besten neuzeitlichen Verfahren (6) wurde dabei stets in Richtung von Plus nach Minus fortgeschritten, also mit den stärksten Plus- bzw. mit den schwächsten

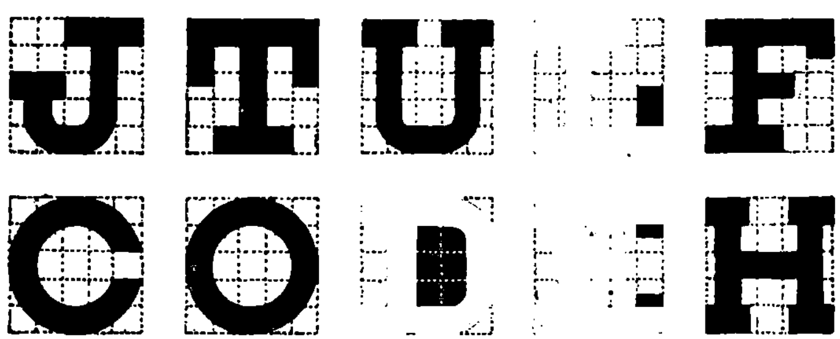

Abb. 3. Sehprüfzeichen nach L. v. Blascovics.

Minusgläsern angefangen. Der Prüfling las die Zeile mit der kleinsten Schrift, die er noch zu erkennen vermochte; dann gings um $^1/_4$ dptr weiter. Als Zeichen dienten die Snellenschen Buchstaben mit den leichten Abänderungen (Abb. 3), die v. Blascovics (7) zu dem Zwecke

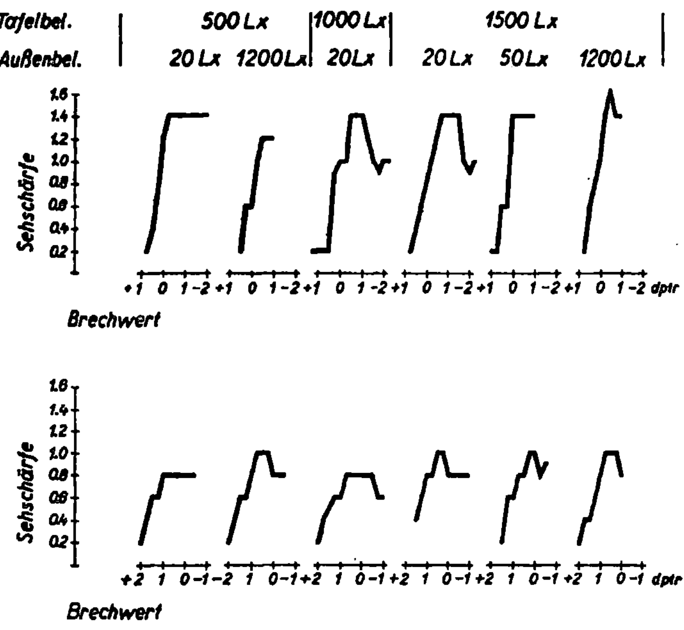

Abb. 4. Beziehungen zwischen Sehschärfe und Brechwert bei verschiedenen Beleuchtungen; erste Zeile Prüfling S. (♀), zweite Zeile Prüfling K. (♂).

vorgenommen hat, die leider recht grossen Unterschiede in der Erkennbarkeit der verschiedenen Typen möglichst zu beseitigen. Die Sehschärfen wurden in Diagramme eingetragen und so Kurven gewonnen, von denen Ihnen die Abb. 4 einige zeigt. Da jeder Zeile der Sehprüftafel ja nur ein Sehschärfenwert entspricht, so müssen diese Kurven eckig sein. Die linke Ecke des oberen horizontalen Stückes bezeichnet dann den gesuchten Brechwert des richtigen Brillenglases. Es ist daher klar, dass die Bestimmung dieses Wertes am genauesten ist, wenn die Kurve recht steil zu diesem ansteigt, also die ganze Prüfung so angelegt ist, dass sie einen möglichst hohen Maximalwert ergibt. Das ist aber gerade bei den Beleuchtungen von Tafel und Raum der Fall, die wir auch als zur Gewinnung stabiler Sehschärfen am besten geeignet erkannt haben.

Es ist aber von Wert, zu betrachten, ob denn alle diese Fehlsichtigkeitsbestimmungen bei einem jeden Prüfling zu ein und demselben Brechwert geführt haben oder nicht. Nun, die Verschiedenheiten sind da ziemlich gross: es kamen Abweichungen bis zu $\frac{1}{2}$ dptr von einem mittleren Wert vor. Diese Abweichungen zeigen aber keinen festen Zusammenhang mit den verschiedenen Beleuchtungen; sie sind anscheinend etwas geringer bei heller Raumbeleuchtung, hängen jedoch ganz offenbar überwiegend ab von dem seelisch-körperlichen Befinden des Prüflings, seiner Spannkraft, die er auf die wenigen Sekunden der eigentlichen Ablesung konzentrieren lernt, und daher auch von der Übung, die sich ja bei solchen Versuchsreihen stets äussern muss.

Wenn jene Abweichungen auch etwas auf das verhältnismäßig schematische Vorgehen in jenen Prüfreihen zurückzuführen sind und sich bei sorgfältiger Fehlsichtigkeitsbestimmung fraglos noch einschränken lassen, so glaube ich doch in Ihrer aller Sinne zu sprechen, wenn ich die Stufe von $\frac{1}{4}$ dptr, die wir in Deutschland für die schwachen und mittleren Brechwerte der Brillengläser heute allgemein durchgeführt haben, bestimmt für hinreichend klein erkläre. Jeder von uns weiss, dass namentlich bei Zylindergläsern $\frac{1}{4}$ dptr mehr oder weniger nur in seltenen Fällen die Sehleistung merklich beeinflusst. Diese praktischen Grenzen sind entscheidend für die Genauigkeit der Brillengläser und der Scheitelbrechwertmesser, mit denen sie nachgeprüft werden.

Lehnen wir so die in den angelsächsischen Ländern aufkommende Stufe von $\frac{1}{8}$ dptr ab, so wollen und dürfen wir umso mehr Wert auf punktuelle Abbildung legen; denn es ist wirklich ganz sinnlos, im Scheitel Fehler von $\frac{1}{8}$ dptr zu rügen, wenn man ein paar Millimeter neben dem Scheitel des Brillenglases erheblich grössere sphärische wie auch zylindrische Fehler, die ja das Blicken sehr stören müssen, hinnimmt; und das ist der Fall bei flachen Brillengläsern. Zwar ist es bei starken Pluswirkungen grundsätzlich unmöglich, die punktuelle Abbildung und Refraktionsrichtigkeit sphärischer Gläser noch so genau zu erzielen wie bei den übrigen Brechwerten; doch ist es auch hier sehr wohl möglich gewesen, durch richtige Durchbiegung die Fehler auf einen ganz geringen Bruchteil der Beträge einzuschränken, die sie bei den flachen Gläsern desselben Brechwertes haben. Ähnliches gilt von dem lästigen Fehler der Verzeichnung, der ebenfalls bei diesen möglichst punktuell abbildenden Gläsern recht günstig liegt.

Literatur.

1. H. v. Helmholz, Physiologische Optik. Bd. II, S. 312 f. d. 2. Aufl. (1911).

2. W. Stock, Schiessbrillen und andere optische Korrektionen. Ber. dtsch. ophth. Ges. 1916, 40, S. 281 f.

3. A. Kühl, Über die mögliche Leistung einer subjektiven Refraktionsbestimmung. Arch. f. Ophth. Gr. 1933, 129, S. 455 ff.

4. Minokosi, Über die Beeinflussung der Sehschärfe durch die Änderung der Helligkeit der Umgebung. Act. Soc. Ophth. Jap. 1933, 37, S. 1009.

5. K. Albrecht, Vereinfachte Sehprüfung. Bl. f. Unters.- u. Forsch.-Instr. 1933, 7, S. 23 f.

6. Th. Graff, Zur Begründung der Nebelmethode. Bl. f. Unters.- u. Forsch.-Instr. 1934, 8, S. 20 f.

8. L. v. Blascovics, Über Verwendbarkeit von Buchstaben und Zahlen bei Sehschärfe-Untersuchungen. Klin. Mbl. Augenheilk. 1923, 71, S. 440 ff.

XLI.

Über die physiologische Wirkung von Blendschutzgläsern.

Von

A. Kühl (Charlottenburg).

Mit 6 Abbildungen im Text.

Farbige Brillengläser, die in erster Linie zum Schutz des Auges vor Strahlungsschäden, d. h. im sichtbaren Gebiet zum „Blendschutz", gelegentlich auch zur Förderung von Heilprozessen verwendet werden, sind in neuerer Zeit (F. Leiber, DRP. 301745, vergl. Roesen, Archiv f. Augenheilkunde 1923, Heft 3/4) auch konstruiert worden in der Absicht, bestimmte Sehqualitäten: Farbenwahrnehmung, Helligkeitskontrast, Sehschärfe usw. zu steigern. Dass dieses Ziel jeweils in einem begrenzten Bereich der Sehqualitäten durch speziell und meist sehr intensiv gefärbte Filter erreicht werden kann, ist von vornherein klar und im übrigen ja auch praktisch bewiesen. Über die hier anzuschliessende Frage indessen: in welchem Maße ändern nun die gewöhnlich zum Strahlungsschutz verwendeten zwar auch, aber meist nicht so intensiv, gefärbten Brillengläser in erwünschter oder unerwünschter Richtung die Sehqualitäten für den Träger? — gehen die Ansichten erheblich auseinander. Da eine begründete Antwort, beispielsweise schon im Hinblick auf den gesteigerten Autoverkehr auch praktisch nicht unwichtig erscheint, soll in kurzen Strichen das Ergebnis entsprechender Untersuchungen hier skizziert werden.

Wenn man die Fragen nach Veränderung der Farbenwahrnehmung, Helligkeit, Sehschärfe, Erkennungszeit möglichst aus den Grundlagen der physiologischen Optik allgemeingültig beantworten will, so besteht die Hauptarbeit in ausgedehnten numerischen Rechnungen, die für den vorliegenden Fall mein Mitarbeiter, Dr. Noteboom, in dankenswerter Vollständigkeit durchführte. Wir haben als wichtigste Vertreter der üblichen Blendschutzgläser

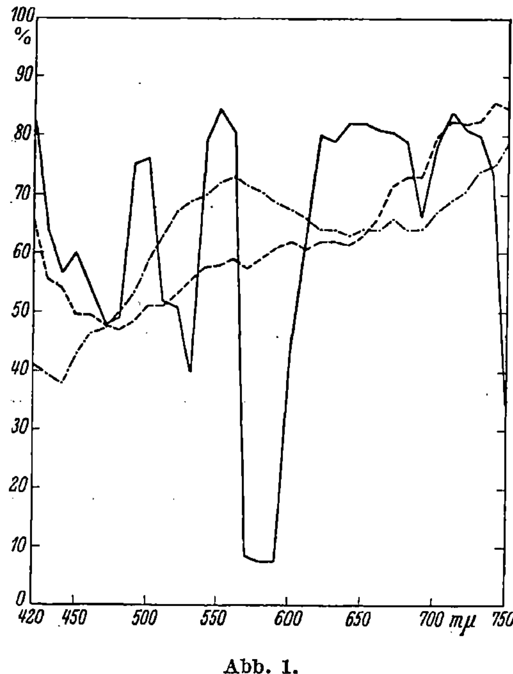

Abb. 1.

Die spektralen Lichtdurchlässigkeitskurven
von Neophan -Glas (2 mm dick) ————,
  „   Ultrasin C- „   (1,6 mm „) — — —,
  „   Hallauer 62- „   (1,8 mm „) — . — .
bei gleicher Durchschnittshöhe von 63%.

ein braungraues (Ultrasin C), ein grüngraues (Hallauer), ein kobaltblaues, ein amethystblaues und ein blaugraues (Neophan) Glas in die Untersuchung einbezogen. Um eine klare Ausgangsbasis für Vergleiche zu schaffen, mussten die fünf gewählten Blendglassorten auf gleiche Durchlässigkeit im Gebiet der sichtbaren Wellenlängen 420—750 $\mu\mu$, des energiegleichen Spektrums, abgestimmt werden. Da das interessante blaugraue Neophanglas nur in einer einzigen Farbdichte im Handel ist, diente seine Lichtdurchlässigkeit bei einer Glasdicke von 2 mm, nämlich 63%, als Richtzahl für alle (Abb. 1 u. 2). Die Untersuchung bezieht sich infolgedessen auf Gläser von gleicher, aber mäßiger Dämpfung der Gesamtenergie um rund $^1/_3$ (genau 37%) ihres Betrages, aber von verschiedener Färbung und von verschiedener Form ihrer Durchlässigkeitskurve. Die Form der Durchlässigkeitskurve ist bei vier Gläsern ungefähr die einer einfachen Wellenlinie durch die Breite des sichtbaren Spektrums, nur die Kurve des blaugrauen Neophan zeigt durch mehrfache tiefe Taleinschnitte eine bemerkenswert andere Gestalt. Im einzelnen verläuft nach Abb. 1 u. 2 die Kurve des braungrauen (Ultrasin C) Glases, abgesehen von einer schwachen Senke im Blauen (450—500 $\mu\mu$) im Sichtbaren nahezu horizontal und zeigt einen Gipfel im Rot (670 bis 750 $\mu\mu$); das Hallauerglas zeigt in seiner Kurve nach einer Senke im Violett (430 $\mu\mu$) den bekannten Gipfel im Gelbgrün (560 $\mu\mu$) und einen leichten Anstieg im äussersten Rot (750 $\mu\mu$). Die Kurven des Kobalt- und Amethystglases sind einander ähnlich mit Gipfeln im Violett (420 $\mu\mu$) und äussersten Rot; ihr Hauptunterschied zeigt sich in einer Senke des Kobaltglases im Gelb und Orange (590—660 $\mu\mu$). Diese vier Gläser erhalten also ihren typischen Farbton zur

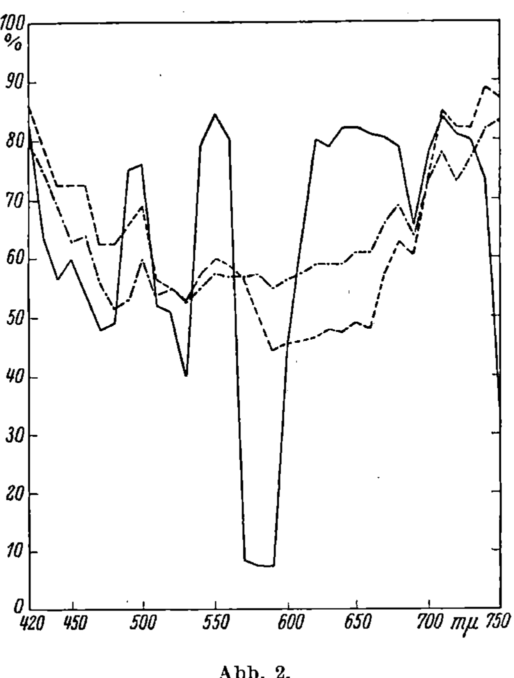

Abb. 2.

Die spektralen Lichtdurchlässigkeitskurven von Neophan   -Glas (2 mm dick) ————,
„ Kobaltblau- „ (4 mm „) — — —,
„ Amethyst - „ (3 mm „) —·—·—.
bei gleicher Durchschnittshöhe von 63%.

Hauptsache durch eine oder durch Mischung zweier vorherrschender Durchlässigkeitsstellen. Das Neophanglas verdankt dagegen nach seiner Kurve (abgesehen von dem physiologisch wenig wirksamen Anstieg im äussersten Violett) seinen typischen Farbton der Mischung dreier besonderer Durchlässigkeitsstellen im Blau (490 $\mu\mu$), Gelbgrün (550 $\mu\mu$) und Orange bis Rot (620—730 $\mu\mu$). Hierdurch (man braucht nur an die drei Grundfarben des Farbendreiecks bzw. an die Dreifarbenraster im Bilddruck und in der Photographie zu denken) wird dieses Glas zu einem physiologisch besonders interessanten Vergleichsobjekt, denn nach der Absicht seines Erfinders, Prof. Weidert (DRP. 527053) soll durch Überlagerung dieser drei Durchlässigkeitskomponenten über die physiologische Wirksamkeit der drei Farbvalenzen unseres Sehorgans eine merkbare Vertiefung der Farbenwahrnehmung erzielt werden.

Wenn auch physiologisch jeder Farbeindruck auf unendlich verschiedene Weise durch Mischung herstellbar ist, so lässt sich doch sagen, dass fast alle in der Natur und im Verkehr wirklich vorkommenden Farben Lichtremissionskurven von der Form einer einfachen Wellenlinie durch das sichtbare Spektrum zeigen (ähnlich den Durchlässigkeitskurven der vier zuerst genannten Blendgläser). Man wird also für einen praktisch sehr weit reichenden Überblick die Untersuchung der Wirkung der Gläser beschränken dürfen auf eine kleine Zahl von über den ganzen Farbkreis verteilten, wirklich herstellbaren Farben mit solchen einfachen Remissionskurven. Wir wählten hiernach je eine Anstrichfarbe von bekannter Remission im Rot, Orange, Gelb, Gelbgrün, Blau, Violett und Purpur, sowie ein im Signalwesen benutztes Grünfilter von bekannter Transmission. Für die Anstrichfarben wurde unter Annahme ihrer Bestrahlung mit weißem Sonnenlicht und für das Grünfilter unter Annahme seiner Durchstrahlung mit Licht einer gasgefüllten Wolframlampe rechnerisch der Farbort im Farbendreieck bestimmt, wie es Abb. 3 zeigt. Eine zwanglose Kurve zwischen diesen Farborten zeigt dann die Lage aller ähnlich beschaffenen Zwischenfarben des ganzen Farbkreises an. Eine weitere rechnerische Behandlung der vorigen Farbwerte und des Sonnenweiss mit den Durchlässigkeitskurven unserer fünf Blendgläser ergibt die ebenfalls in Abb. 3 verzeichneten Farborte für die Betrachtung der acht untersuchten Farben durch die Blendgläser unter der Voraussetzung, dass das Auge dabei seine Farbenauffassung nicht ändert, d. h. in Wirklichkeit nur für ganz kurze Durchblicksmomente. Man erkennt, dass unter dieser Voraussetzung das Weiss durch das braungraue (Ultrasin C) Glas einen rötlichen Ton, durch das grüngraue (Hallauer) einen grünlichen Ton, durch Neophan und Kobalt einen bläulichen und durch Amethyst einen rot-violetten Ton erhält. Die untersuchten acht Farbpunkte werden im grossen und ganzen in gleicher Richtung wie das Weiss verlagert, aber mit deutlicher Abweichung vor allem beim Rot 616, Orange 592, Grün 511 und Purpur (498) durch Neophan gesehen. Wenn man sich klar macht, dass die auf Grund unserer Unterlagen hier dargestellten Farbpunktsverlagerungen im wesentlichen angeben, nach welcher Lichtwellenlänge sich das Maximum der ursprünglichen Remissionskurve jeder Farbe bei Filterung durch die Blendgläser verlagert, so lässt sich aus Abb. 3 eine wichtige Folgerung ziehen. Nach Sehschärfenmessungen von Arndt und Dressler in monochromatischen Lichtern gleicher physiologischer Intensität (vgl. „Das Licht" 1933, S. 231) verläuft die relative Sehschärfe, unter der Voraussetzung, dass das Farbdreieck nur von Mischungen monochromatischer Lichter mit Weiss erfüllt gedacht wird, gemäß den mit S = 1,0; 0,90; 0,80 usw. in Abb. 3 verzeichneten Kurven gleicher Sehschärfe. Ein Blick auf die Farbpunktsverlagerungen

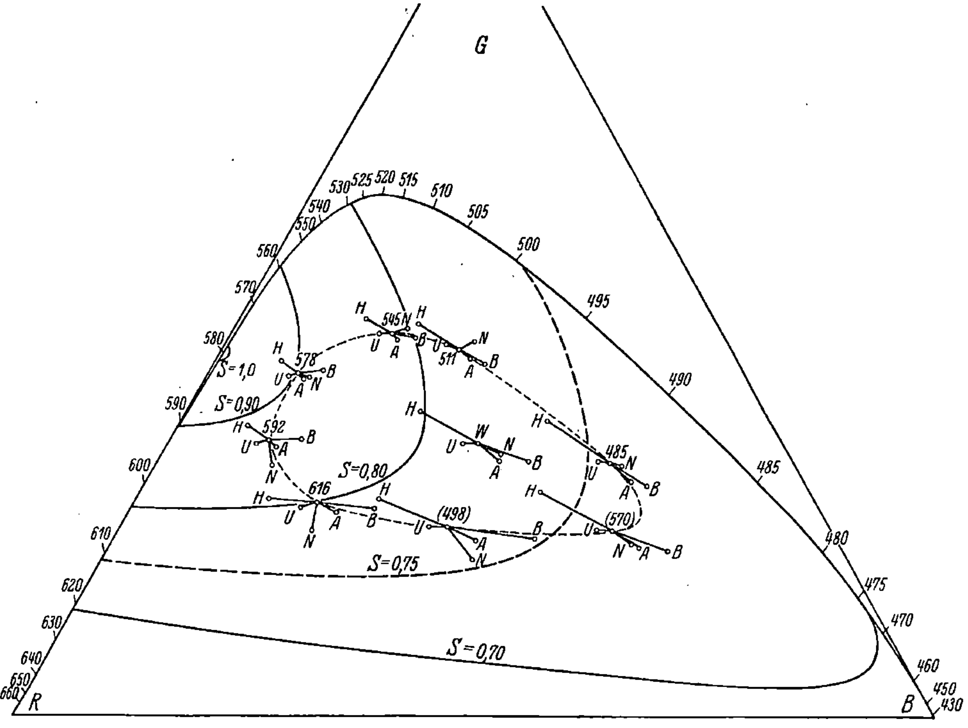

Abb. 3. Das Farbdreieck RGB mit der Kurve der Spektralfarben, den Kurven gleicher Sehschärfe (S = 1,0; 0,90 etc.) und den „natürlichen" Orten der untersuchten, nach ihrem Spektralton bezeichneten Farben 616, 592, 578, 545, 511, 485, (570), (498). Die Orte N, U, H, B, A geben die objektive Verlagerung der „natürlichen" Farborte und des Sonnenweiss W infolge der Absorption der Gläser Neophan (N), Ultrasin C (U), Hallauer (H), Kobaltblau (B) und Amethyst (A) an.

lehrt also, dass besonders das graugrüne (Hallauer) Glas, in geringerem Maße auch das braungraue (Ultrasin C) Glas die Tendenz zeigen, die Sehschärfe zu steigern, während die blauen Gläser einschliesslich des Neophan die Tendenz haben, die Sehschärfe zu mindern.

Diese Tendenz wird in ihrem Effekt verstärkt, wenn man auf Grund der spektralen Empfindlichkeit des Auges die physiologischen Intensitäten der acht Farben und des Weiss beim Blick durch unsere fünf Blendgläser berechnet. Zwar wird bis auf unwesentliche Unterschiede durch jedes Glas für sich die Intensität aller Farben gleichmäßig herabgesetzt, aber die mittlere Intensität der Gläser untereinander zeigt doch stärkere Unterschiede, sie beträgt beim Blick durch das

braungraue Glas   graugrüne Glas
(Ultrasin C)   (Hallauer)
$57\,^1/_2\,\%$ $67\,^1/_2\,\%$

kobaltblaue Glas   amethystfarbene Glas   Neophan
$54\,^1/_2\,\%$ $56\,^1/_2\,\%$ $52\,^1/_2\,\%$

Wie ja von vornherein zu erwarten, ergeben also die blauen Blendgläser, besonders das Neophan, bei gleicher Lichtdurchlässigkeit geringere physiologische Intensität als das braungraue (Ultrasin C) und besonders das graugrüne Hallauerglas. Die Extreme (Hallauer zu Neophan) verhalten sich wie $67\,^1/_2 : 52\,^1/_2 = 1{,}265$; d. h.: bei gleicher Lichtdurchlässigkeit erscheint die Umwelt dem Auge durch graugrüne Blendgläser (Hallauer) in einer um $26\,^1/_2\,\%$ höheren physiologischen Intensität als durch das blaugraue Neophan; dies Ergebnis ist natürlich für Sehschärfe und Fernsicht, z. B. durch Autobrillen, bei schwächerer Beleuchtung um so wesentlicher, als nach Gehlhoff und Schering (Z. f. techn. Phys. 1923, S. 321) gleichzeitig grüne Lichter (z. B. entgegenkommender Scheinwerfer) an sich erheblich weniger leicht blenden als blaue.

Um zu einer Beurteilung der bei längerem Blick durch Blendgläser veränderten Farbauffassung des Auges zu gelangen, muss zu dem vorigen noch der Umstimmung des Auges auf die mittels der farbigen Gläser veränderte Allgemeinbeleuchtung Rechnung getragen werden. Das ist bei unseren heutigen Kenntnissen zwar nur genähert möglich, aber angesichts der wenig intensiven Farbe der fünf untersuchten Gläser doch in guter Übereinstimmung mit der Erfahrung. Wir führten die Berechnung durch unter der Annahme: das durch die Farbgläser objektiv getönte Weiss wird nach Umstimmung für Weiss gehalten, die übrigen Farben werden nach ihrer relativen Lage zu dem umgestimmten Weiss und den unveränderten Grundfarben beurteilt. Das in Abb. 4 und 5 dargestellte Ergebnis veranschaulicht hiernach also die Farbenänderungen der Umwelt, die bei längerem Tragen unserer Blendschutzgläser auftreten. Die Farborte für das freie Auge sind durch schwarze Punkte bezeichnet, die Orte für das mit farbigem Glas bewaffnete Auge sind durch kleine Kreise dargestellt und jeweils durch einen für jedes Glas gekennzeichneten Kurvenzug verbunden.

Mit wenigen Ausnahmen gruppieren sich die Kreise eng um die schwarzen Punkte als Zeichen, dass im grossen und ganzen die Farbauffassung des Auges von der Umwelt durch die Färbung der Schutzgläser sehr wenig beeinflusst wird. Wenn man sich bei der Betrachtung im einzelnen erinnert, dass eine seitliche Abweichung des neuen Farbortes von der Verbindungslinie des Weisspunktes W mit dem alten Farbort (schwarzer

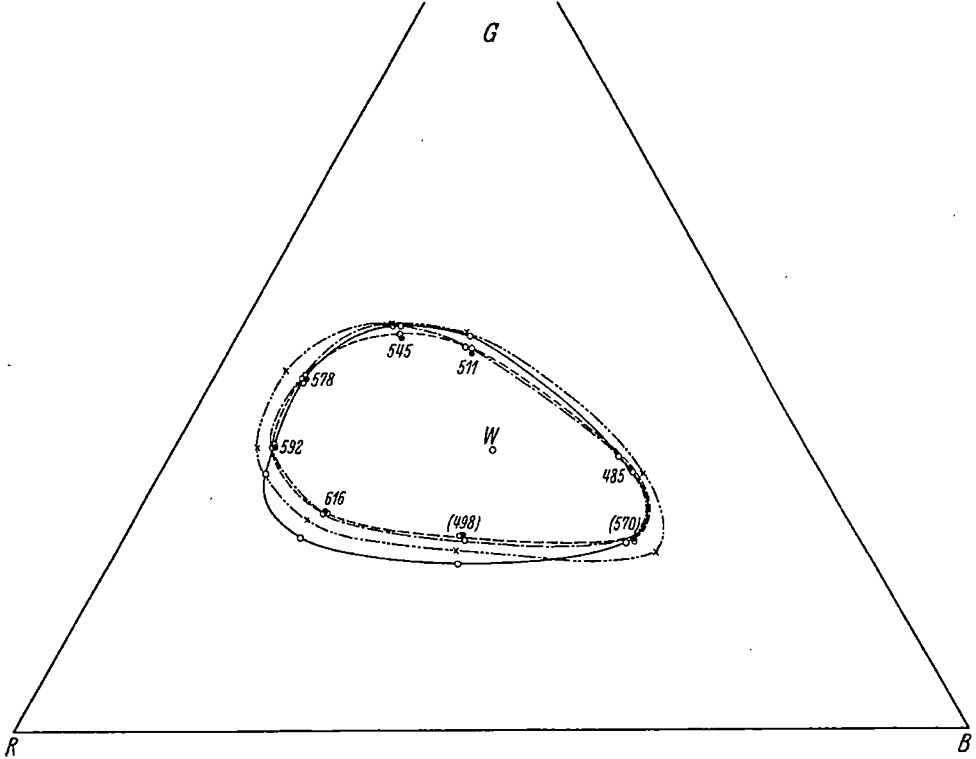

Abb. 4. Die „natürlichen" ••• und die bei Betrachtung durch Neophan ———, Ultrasin C — — — und Amethyst —·—· „umgestimmten" o o o Farborte im Vergleich zu den auf die natürlichen Farborte bezogenen Sättigungsstufen ×— ·· — · ·—×.

Punkt) eine Änderung des Farbtons, dass dagegen eine Verschiebung des Farbortes längs dieser Verbindungslinie vom Weisspunkt fort eine Farbensättigung bedeutet, so kann man aus Abb. 4 und 5 ablesen, dass alle Gläser die Farben, welche den Komponenten ihrer Eigenfarbe naheliegen, teils einer Farbtonänderung, teils einer Sättigungssteigerung unterwerfen. Als Extreme fallen auf einerseits das braungraue (Ultrasin C) Glas durch die Kleinheit dieser Änderungen, also durch die praktisch vollkommene Wahrung der natürlichen Farben, andererseits das blaugraue Neophanglas durch die verhältnismäßige Grösse der Änderungen, nämlich sowohl der

Sättigung der Purpurfarben und des Grün, wie der Farbtonänderung im Blau und Orange.

Es ist damit rechnerisch erwiesen — und durch den ausgezogenen Kurvenzug für Neophan in Abb. 4 und 5 besonders verdeutlicht —, dass diese Schöpfung Prof. Weiderts absichtsgemäß eine höhere Sättigung der grünen, roten und Purpurfarben — nicht allerdings der blauen Farben — hervorruft als die bisher bekannten

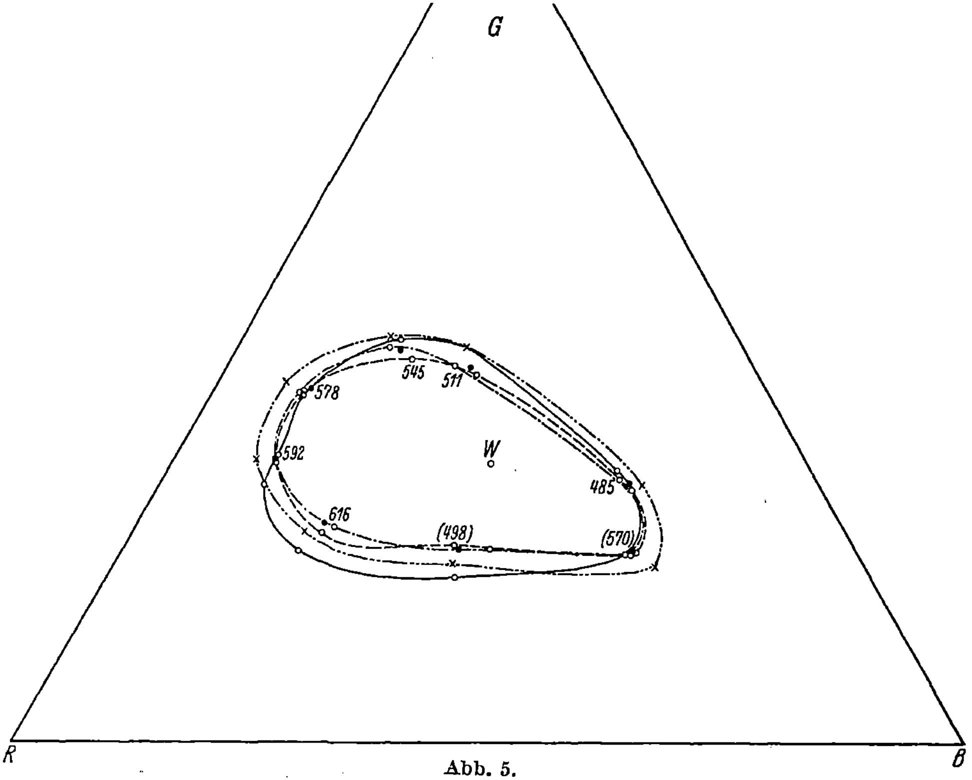

Abb. 5.
Die „natürlichen" • • • und die bei Betrachtung durch Neophan ————, Hallauer —·— — und Kobaltblau —·—·— „umgestimmten" Farborte o o o im Vergleich zu den auf die natürlichen Farborte bezogenen Sättigungsstufen ×—··—··—×.

Schutzgläser. Wie weit diese, wie gesagt physiologisch höchst interessante Tatsache von praktischer Bedeutung ist, hängt ab vor allem von der Stärke der Sättigung im Verhältnis zu der vom menschlichen Auge bei Vergleichsmessungen gerade merkbaren Sättigungsstufe. Nach den ausführlichen Messungsreihen von Jones und Lowry (Journ. of the Opt. Soc. Am. XIII 1926, S. 25) über die merkbaren Farbenreinheitsgrade errechneten wir als mittlere Sättigungsstufe der untersuchten Farben in Abb. 4 und 5 den Abstand der Kreuzchen, die durch die ———··—··-Linie verbunden sind, von den Farborten. Hiernach liegen die Farbsättigungen im Bezirk der grünen Farben sämtlich noch unterhalb der Merkbarkeitsgrenze, während im Gebiet der roten und Purpurfarben die Farbsättigung durch Neophanglas die Merkbarkeitsgrenze deutlich überschreitet. Für Farbtonänderungen an ungesättigten Farben liegen leider keine numerisch gleich sicher auswertbaren Messungen vor, doch lässt sich aus den bekannten Farbtonvergleichen an Spektrallichtern (König, Physiol. Optik 1929, S. 111) abschätzen, dass nur die grössten Verschiebungen dieser Art in Abb. 4 und 5 die Merkbarkeitsgrenze deutlich überschreiten. Das normale Auge wird also bei direktem Vergleich die genannten stärksten Änderungen in Ton und Sättigung zwar feststellen können, aber im praktischen Gebrauch (d. h. ohne direkten Vergleich) keine Störung seiner natürlichen Farbenwahrnehmung durch irgend eines der üblichen Blendschutzgläser bemerken. Im besonderen muss angesichts der nur im Rot und Purpur über der Schwelle liegenden Sättigungserhöhung der Farben durch Neophan die von Prof. Birch-Hirschfeld (Z. f. Augenheilkunde 1932, 77, S. 161) an das Neophanglas geknüpfte Hoffnung, hierin ein „wesentliches Hilfsmittel gegen Farbenschwäche" zu finden, leider als unerfüllt bezeichnet werden.

Zum Schluss noch die praktisch wichtige Frage nach der Abhängigkeit des Schutzes gegen Blendung von der Eigenfarbe der Gläser, die man nach unseren bisherigen Kenntnissen geneigt sein könnte, zugunsten der grünen Gläser zu beantworten. Wenn der Blendschutz als unabhängig von der Glasfarbe angenommen wird, so lässt sich aus den bekannten Adaptationsmessungen von Blanchard (König, Physiol. Optik 1929, S. 51) (s. Abb. 6) ableiten, dass dann beispielsweise die Zeit, die ein geblendetes Auge benötigt, um nach Aufhören der Blendung ein bestimmtes Sehzeichen wieder zu erkennen, in zahlenmäßig fester Art nur von der Lichtdurchlässigkeit des Glases abhängt. Da nun die so gewonnene Formel (Kühl, Z. ophthalm. Optik 1934 Heft 5) die bekannten Messungsreihen von Hartinger und Fertsch (Z. ophthalm. Optik 1933, 21, S. 129) zu dieser Frage an graubraunen (Umbral) Gläsern und blaugrauen (Neophan) Gläsern innerhalb der unvermeidlichen Messungsfehler völlig bestätigt, so muss man schliessen, dass innerhalb der möglichen Messgenauigkeit bei allen üblichen Blendschutzgläsern mäßiger Absorption (bis etwa 50%) der Blendschutz nur von der Lichtdurchlässigkeit, nicht aber von der Farbe oder gar der besonderen Form der Absorptionskurve abhängt; die trotzdem zu erwartende Abhängigkeit von der Glasfarbe dürfte sich sonach erst bei dichteren Gläsern (über 50% Absorption) bemerkbar machen.

Zusammenfassung: Die untersuchten Blendschutzgläser: braungrau (Ultrasin C), graugrün (Hallauer), kobaltblau, amethyst und blaugrau (Neophan) sind bei gleicher und mäßiger Lichtabsorption (37%) in bezug auf den Schutz vor Blendung gleichwertig. Das graugrüne und vermindert auch das graubraune Glas ergeben gegenüber den blauen Gläsern höhere Sehschärfe, physiologisch grössere Helligkeit und damit bessere Fernsicht.   Die

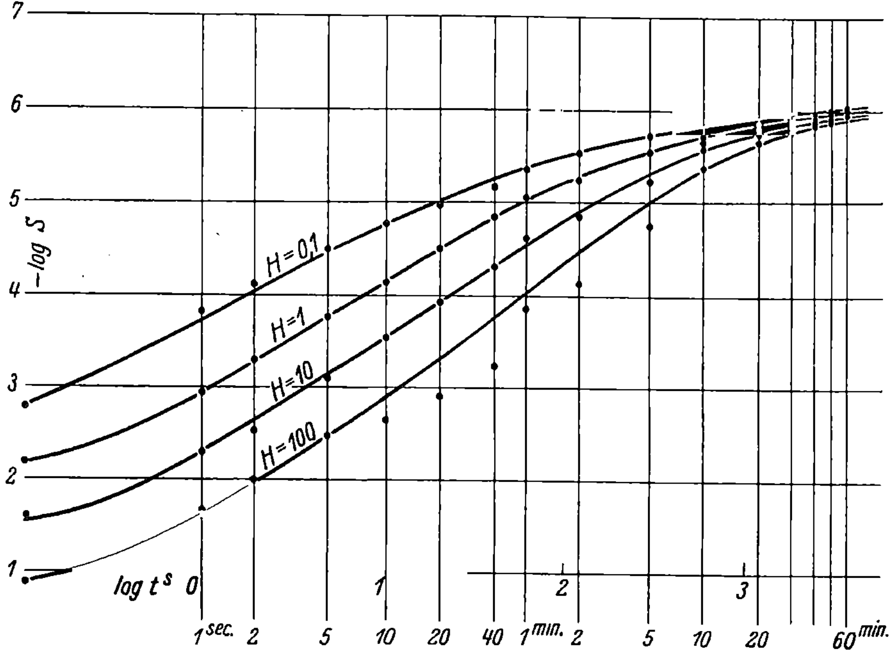

Abb. 6. Der zeitliche Verlauf (des negativen Logarithmus) der Reizschwelle (Dunkeladaptation) nach Verlöschen einer adaptierten Umfeldbeleuchtung von den Stärken H = 0,1 bis H = 100.

Farbenauffassung bleibt infolge der Umstimmung des Auges praktisch durch die Eigenfarbe der Gläser ungestört; bei genauerem Vergleich ergibt das braungraue Glas die geringsten Änderungen gegenüber den natürlichen Farben, während die übrigen Gläser an einzelnen, für jedes Glas verschiedenen Stellen des Farbkreises an sich unerwünschte Farbtonänderungen, jedoch höchstens um eine bis zwei Farbtonstufen, verursachen, und das blaugraue Neophanglas ausserdem eine für manche Zwecke erwünschte Sättigungssteigerung, allerdings nur bis zu kaum zwei Sättigungsstufen, im Bereich der Farben Tiefrot bis Violettpurpur aufweist.

XLII.

Aus dem röntgendiagnostischen Material der Halleschen Klinik.

Von

K. Velhagen jun. (Halle).

Mit 8 Abbildungen (18 Einzelbildern) im Text.

Die Hallesche Klinik besitzt eine eigene Röntgenanlage. Wenn ich mir erlaube, hier einiges aus dem im Laufe der Zeit angesammelten Material von Aufnahmen und Erfahrungen vorzubringen, so soll dies zugleich der Rechtfertigung für eine solche Anlage dienen und zur Beantwortung der Frage, ob sie neben den sonstigen Röntgenabteilungen der anderen Fächer eine Daseinsberechtigung hat.

Ich bemerke dabei, dass wir in Halle ein eigentliches Sonderröntgeninstitut nicht haben, und dass wir in der Auswertung unserer Platten in engster Zusammenarbeit mit den Kollegen der Grenzgebiete standen.

Der Raummangel verbietet, auf die Literatur einzugehen. Ich möchte aber doch vorausschicken, dass aus dem ganzen Gebiete die Arbeiten von Thiel und Hoffmann einfach nicht wegzudenken sind.

Auf die Fragen der intraokularen Fremdkörper und der Tränensackpathologie will ich hier nicht eingehen und nur bemerken, dass wir mit bestem Erfolg das Lokalisationsverfahren nach Comberg verwenden und die Darstellung der Tränenwege mit Jodipin als Kontrastmittel.

Bei Fremdkörperverdacht machen wir meist auch Stereoaufnahmen und zwar nach dem Vorschlag von Lyding aus der Leipziger Klinik mit der Langenbeckschen Wippe. Wir haben dadurch einerseits noch eine zweite Lagebestimmung und andererseits einen Weg, um Plattenfehler, die ja unvermeidlich sind, nicht mit Fremdkörperschatten zu verwechseln.

Aus der Pathologie der Orbita zeige ich je einen Bruch der äusseren und inneren Wand bzw. der Nase. Klinisch wurde zunächst ein Hämatom gefunden. Es folgt eine Crista septi, die insofern interessant ist, als dabei gleichseitiger anfallsweiser Schnupfen mit starkem Tränen und Augenschmerzen bestand, also eine Störung im Sinne des Syndroms des Nervus nasalis nach Charlin. Zur Kasuistik der Orbitalpathologie gebe ich zwei Fälle von Orbitalphlegmone bei Kindern, die vom Siebbein ausging, sowie eine Reihe von Tumoren, zuerst einen Fall von Endotheliom, der zufällig mit einem Kieferhöhlenempyem der anderen Seite kombiniert war, sowie ein in die Nebenhöhlen eingebrochenes Sarkom, dem sich ein Fall von gummöser Erkrankung des Orbitaldaches und der Schädelbasis anschliesst. Ist in allen diesen Fällen die Differentialdiagnose zwischen entzündlichen und infiltrierenden Geschwulst-

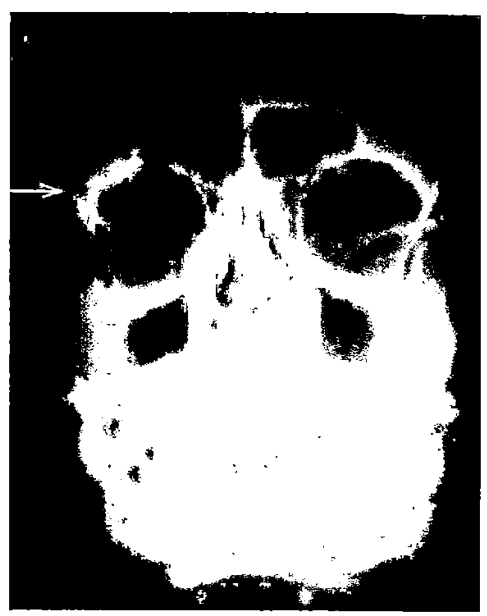

Abb. 1.
Retrobulbär gelegene Dermoidcyste.

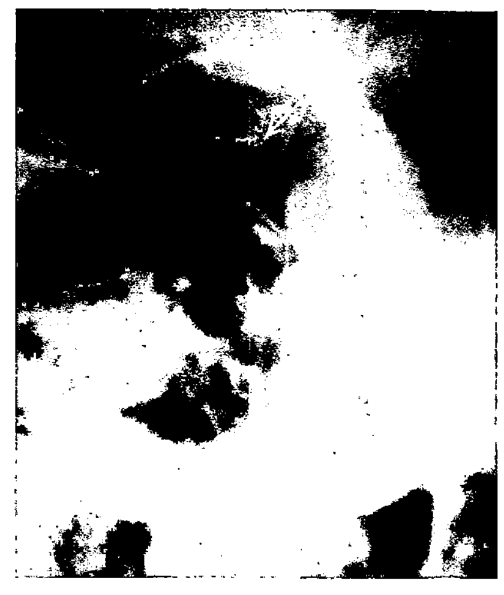

Abb. 2.
An den Canalis opticus heranreichende
Bruchlinie nach Schädeltrauma.

prozessen nur schwierig, so ist sie klarer bei den folgenden Fällen von Osteosarkom der vorderen Schädelbasis, von Osteom der Orbita und von retrobulbärem Dermoid (Abb. 1).

Die Deutung von Aufnahme des Canalis opticus ist sehr schwierig, da schon geringste Änderungen der Projektionsrichtung das Bild völlig verändern können, wie eine Stereoaufnahme von einem normalen Fall zeigt. Unter mehreren Fällen von Atrophia nerv. o. nach Schädeltrauma fanden wir nur einmal (Abb. 2) eine Bruchlinie in der Nähe des Foramen opticum, zugleich auch eine pseudoglaukomatöse Atrophie. Eine auffallende Weite des Kanals fand sich bei einem Fall von neuritischer Atrophie mit abnorm dickem Schädel und fest verschlossenen Nähten. Wassermann negativ. Hier dürfte ein zurückliegender Druckprozess vielleicht bei der Erweiterung mitgespielt haben.

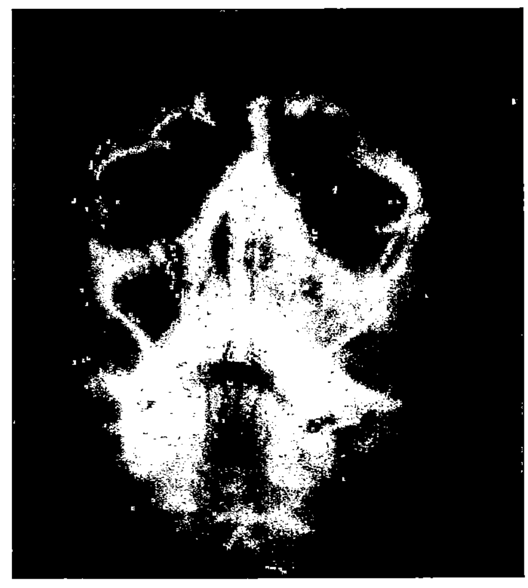

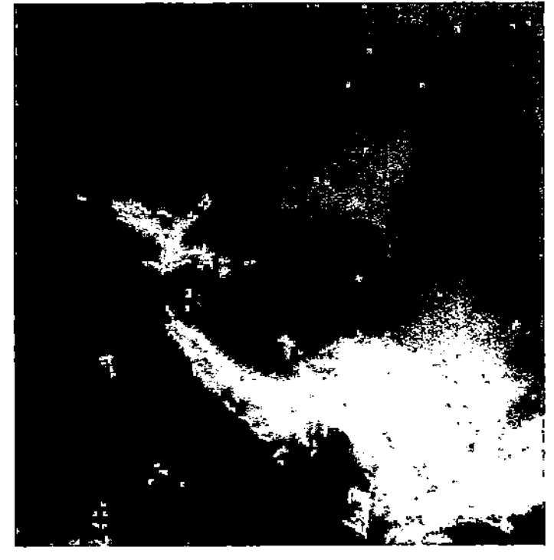

Abb. 3a.
Kieferhöhlenempyem mit Zentralskotom.

Abb. 3b.
Hypophysentumor in diesem Falle.

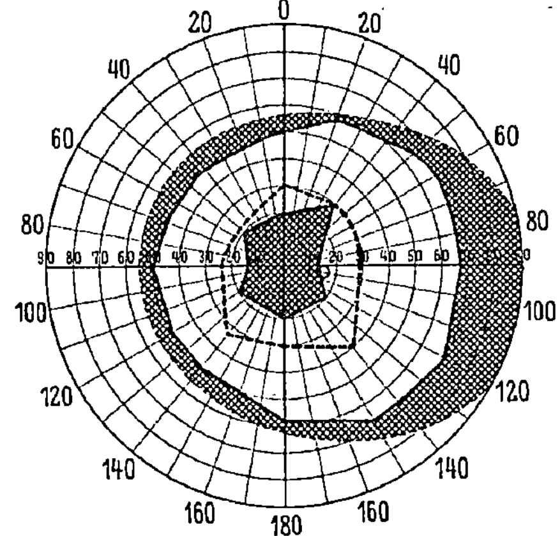

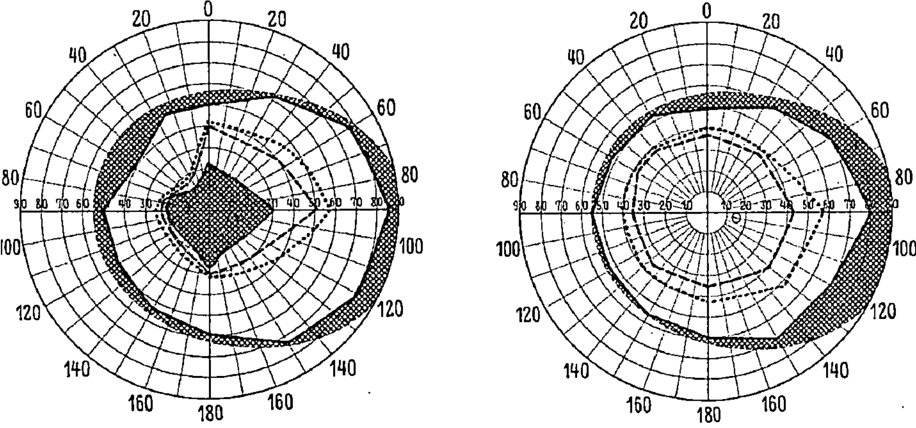

Abb. 3c—d. Gesichtsfeld dieses Falles vor, während und nach der Behandlung.
(Hypophysenbestrahlung nach Kieferhöhlenspülung.)

Trotzdem die intrasellaren Tumoren in unserem Material sehr zahlreich sind, möchte ich die bekannten typischen Bilder hier nicht zeigen, sondern nur einige Fälle, die besonders lagen, mitteilen.

Die 34jährige Frau M. W. wurde uns vom Rhinologen, der auch schon geröntgt hatte, überwiesen. Diagnose: akute Sehstörung bei Kieferhöhleneiterung rechts. Wir fanden S.R. = $^5/_{36}$ und ein grosses Zentralskotom (Abb. 3 c—d) und eine Verschleierung der Kieferhöhle (Abb. 3 a). Es schien sich hier nun wirklich um einen Fall von retrobulbären Neuritis bei Nebenhöhlenentzündung zu handeln. Weil wir nun dieses Vorkommnis für ganz ausserordentlich selten halten, so machten wir noch eine seitliche Schädelaufnahme und fanden einen riesigen intrasellaren Tumor (Abb. 3 b). Wir glauben, dass es sich um einen Fall von Zentralskotom bei Hypophysentumor gehandelt hat. Vor kurzem hat ja u. a. Vogelsang hierüber berichtet. Über einen Fall von sicherer Nebenhöhlenerkrankung mit retrobulbärer Neuritis verfügen wir nicht.

Vom allgemeinpathologischen Standpunkt sehr wichtig sind folgende Fälle: 39jährige Lehrerin C. H.: Basedow zusammen mit Glaucoma simplex und Akromegalie. Sie finden den typischen akromegalen intrasellaren Tumor, symmetrische Vertiefung der Sella, Verengerung des Sellaeingangs. Bei der 34jährigen Frau E. G. besteht ein grosser intrasellarer Tumor, der auch zu Exophthalmus und bitemporaler Hemianopsie geführt hat und sehr gut auf Röntgenbehandlung anspricht. Zugleich hat die Kranke eine tapetoretinale Degeneration, bei der jetzt einzelne typische Knochenkörperchen-Pigmentierungen beginnen. Ein weiteres Beispiel polyglandulärer Störung ist die 65jährige Frau M. D., die zugleich eine Retinitis diabetica und einen intrasellaren Tumor hat. Gesichtsfeld uncharakteristisch. Bei dem 23jährigen Mädchen H. M. besteht Genitalhypoplasie, Amenorrhoe, Ablatio mit Cyclitis bei Emmetropie und eine auffallend kleine Sella. Ähnlich liegt der Befund bei der 28jährigen Frau P., die neuritische Atrophie bei Hyperthyreoidismus aufweist ohne irgendwelche sonstigen internen oder innersekretorischen Zeichen, ausser etwa den Beginn des Leidens nach Schwangerschaft.

Sehr schwierig zu beurteilen und ausserordentlich wichtig sind die sekundären Veränderungen der Sella bei Druckprozessen irgendwo im Schädelinnern. Ein lehrreiches Beispiel ist der 42jährige E. Z. Er war seit Jahren wegen Druckerhöhung mit Röntgenstrahlen behandelt und stets beschwerdefrei geworden.

In unsere Beobachtung gelangte er durch den Internisten, der auf Grund des Röntgenbefundes einen intrasellaren Tumor annahm. Trotzdem auch das Gesichtsfeld bitemporale Einengung aufwies und trotz der Erweiterung der Sella (Abb. 4a) lehnten wir wegen der riesigen Stauungspapillen die Diagnose ab, da wir Stauungspapillen bei intrasellaren Prozessen für ausserordentlich selten halten. Nach 1 Jahr hatte die Zerstörung der Sella weitere Fortschritte (Abb. 4b) gemacht. Der Internist blieb bei seiner Diagnose. Die Autopsie ergab eine chronische Meningitis mit Hydrocephalus internus und externus. Das Gesichtsfeld war übrigens allmählich

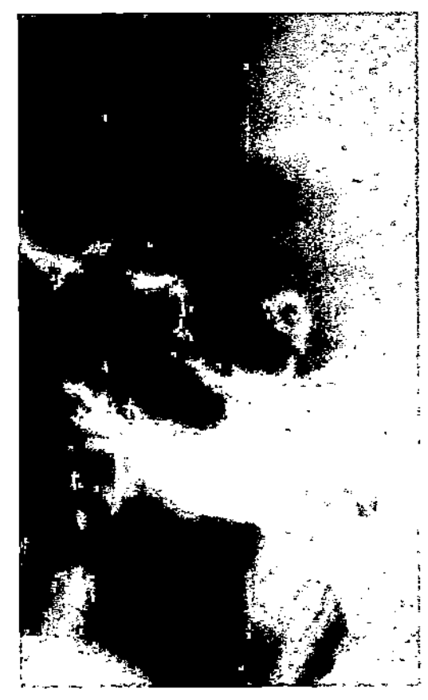

Abb. 4a.
Sellausur bei Meningitis serosa,
Stauungspapillen und bitem-
poraler Hemianopsie.

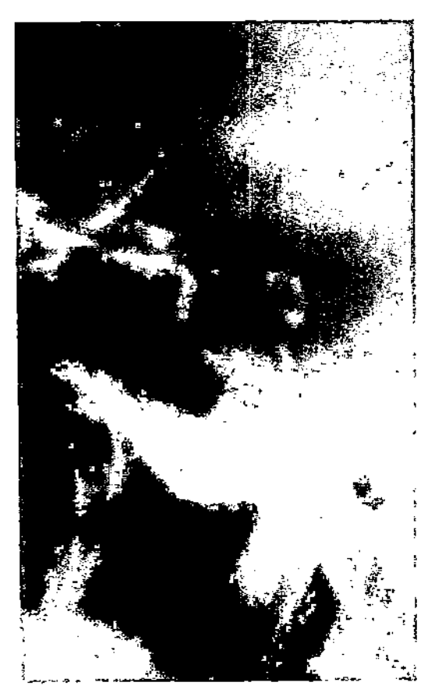

Abb. 4b.
Der gleiche Fall 12 Monate
später.

verändert und auf einen kleinen nasalen Rest verfallen, wie das ja oft der Ausgang von Stauungspapillengesichtsfeldern ist. Wichtig ist, dass alle diese Fälle, wenn auch oft nur vorübergehend, bitemporale Hemianopsie zeigen können, oft durch Druck oder Druckkrisen im dritten Ventrikel.

Es folgen Beispiele von Sellausuren bei Stirnhirntumor, Kleinhirntumor, Neuritis luetica mit Drucksteigerung, bei Sarkom des Scheitelbeins.

Von suprasellaren Tumoren zeige ich nur zwei. Man findet Kalkschatten, die wohl zu den Neubildungen gehören. Bemerkenswert ist der erste Fall. Hier erfolgte Erblindung nach Stauungspapille. Es war eine isolierte Netzhautblutung der Ausbildung der Stauungspapille ½ Jahr vorausgegangen.

Die Tatsache, dass suprasellare Prozesse das volle Bild des Chiasmasyndroms geben können, wird in geradezu klassischer

Weise erhellt von folgendem Fall. Bei der 56jährigen Patientin befand sich seit 30 Jahren ein Geschoss im Schädelinnern. Sie erlitt nunmehr einen schweren Fall. Darauf bekam sie einen Diabetes

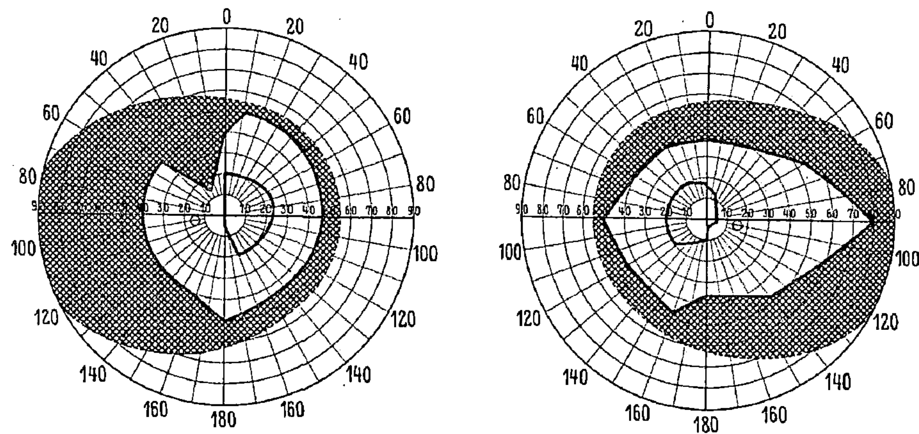

Abb. 5a. Gesichtsfelder bei Geschoss auf der Sellalehne und Diabetes insipidus.

insipidus und eine bitemporale Hemianopsie (Abb. 5a). Das Geschoss ruht auf der Sellalehne (Abb. 5b) und hat ein Experiment über die Bedeutung der suprasellaren Gegend ausgeführt, wie es einleuchtender nicht sein könnte.

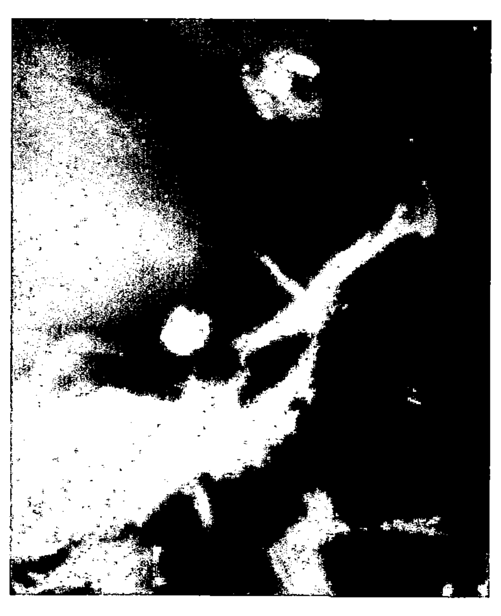

Abb. 5b.
Seitliche Röntgenaufnahme dieses Falles.

Die Betrachtung der Sellagegend führt zu den Pseudoglaukomen und unklaren Atrophien, ein Kapitel, wo wir Thiel viel Anregungen verdanken. Auch wir können einige Fälle von glaukomähnlichen Atrophien, bei denen sich mit den bekannten Verfahren eine Druckerhöhung nicht provozieren liess, zeigen, und bei denen sich Kalkschatten, die den Wandungen der grossen Basisarterien oder ihrer unmittelbaren Nachbarschaft anzugehören scheinen, in die Sella und zum Teil auch in die Orbita projizieren. Bei allen Fällen wurden auch Stereoaufnahmen gemacht, die zeigten, dass die Schatten neben der Sella lagen und ihr nicht angehörten. Bemerkenswert der Fall

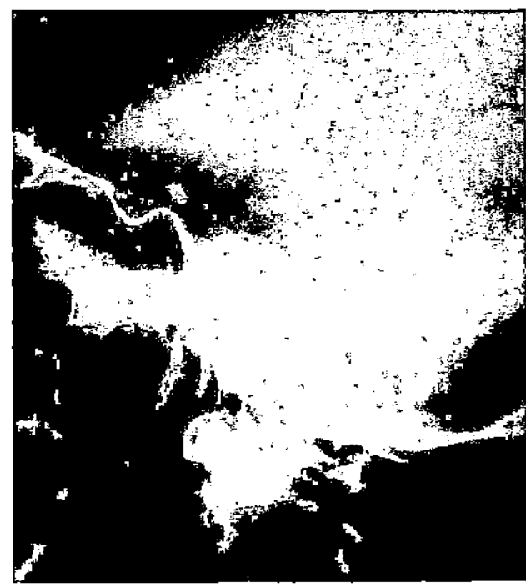

Abb. 6a. Gefässkalkschatten in
der Sella bei arterieller Hypertonie und Pseudoglaukom (auch
sehr grosse Keilbeinhöhle).

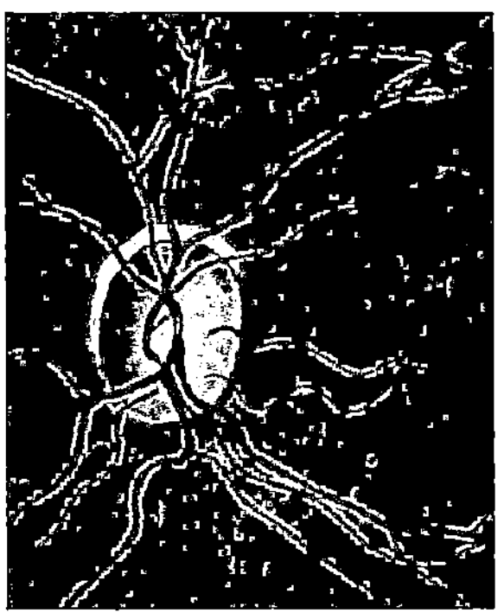

Abb. 6b. Papillenbefund in
diesem Fall (beide Augen den
gleichen Befund).

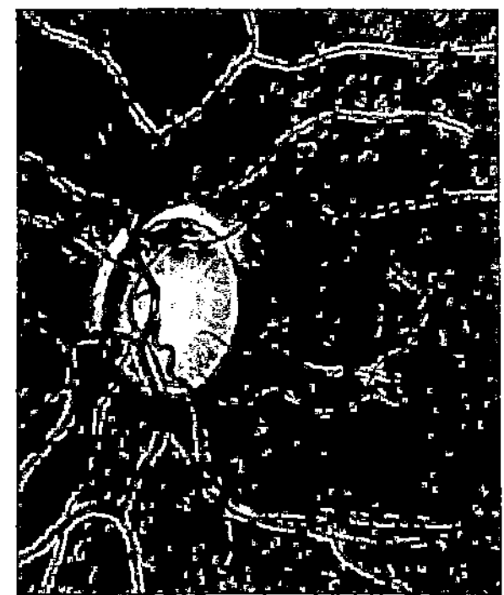

Abb. 6c. Der gleiche Fall 2 Monate später.

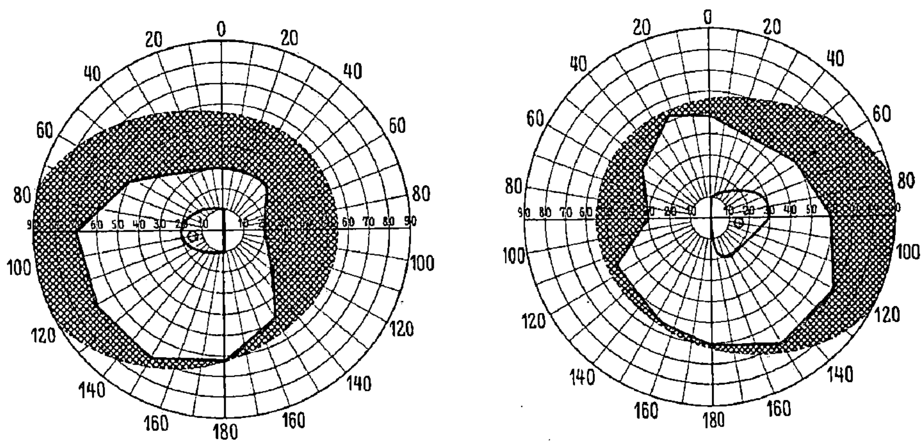

Abb. 6d. Gesichtsfelder im gleichen Fall.

der 69jährigen Frau L. S. (Abb. 6a—d) wegen seines raschen Verlaufs. Die Funduszeichnungen (Vorweisungen) zeigen den raschen Fortschritt der Atrophie und der nasalen Verschiebung, die sich aus dem Vergleich der in 8 Wochen Abstand gemachten Zeichnungen

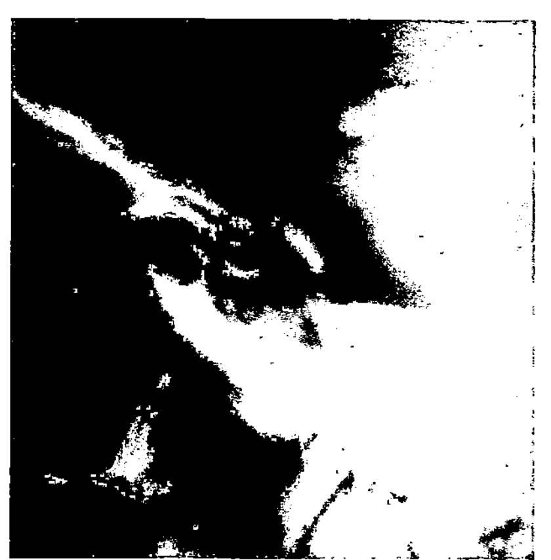

Abb. 7a.
Auffallend dicke Processus clinoidei.

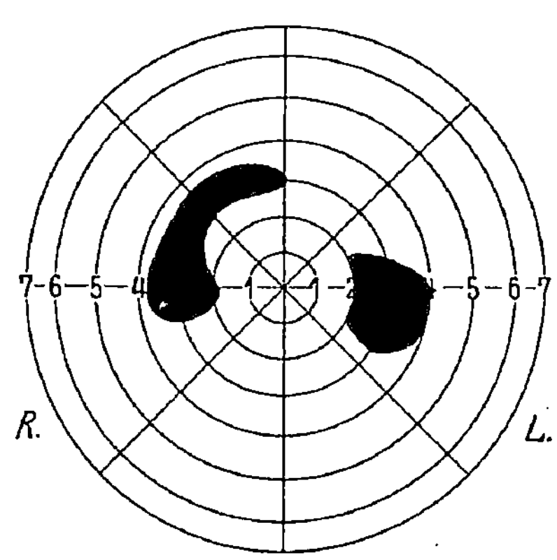

Abb. 7b.
Vergrösserung der blinden Flecke in diesem Fall.

(Abb. 6b und 6c) ergibt. Blutdruck 200 mm. Es folgen weitere Beispiele der beschriebenen Schatten. In den Gesichtsfeldern fand sich zum Teil nasale, zum Teil uncharakteristische Einengung und Vergrösserung des blinden Fleckes.

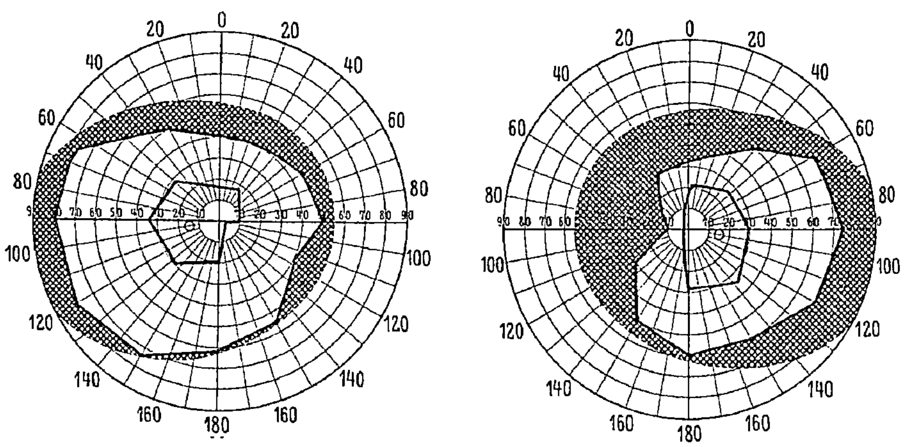

Abb. 7c.   Gesichtsfelder in diesem Fall.

Man kann wohl nicht leugnen, dass die Beachtung der Kalkschatten geeignet ist, manchen Fall von Pseudoglaukom zu klären, wenn es selbstverständlich auch ohne Sehnervenleiden vorkommt und das Sehnervenleiden ohne solche Schatten. Vor allem ist es aber wohl angebracht, nun auch einmal Fälle von echtem Glaucoma

simplex zu röntgen, besonders solche, wo die Atrophie trotz Druck-
herabsetzung fortschreitet. Ich behalte mir vor, hierauf später
zurückzukommen.

Eine besondere Frage ist die der Verdickung der Processus
clinoidei. Sie ist noch schwieriger als die der Carotisschatten.
Ich glaube aber doch, dass man auf sie in Verbindung mit unklarer
Atrophie achten müsste. Ich fand sie in zwei Fällen von Pseudoglaukom als einzigen auffallenden Befund, daneben das charakteristische Skotom vom blinden Fleck aus (Abb. 7a und 7b). Das
gleiche gilt für Sellabrücken. Dass
diese eine nicht seltene Anomalie
sind, ist bekannt. Ein grösseres
Material hierüber werde ich an anderer
Stelle mitteilen. Ein Beispiel zeige
ich hier. Ich fand sie oft als Neben-
befund, und doch habe ich auch zwei
Fälle von Atrophie mit einseitigen
Sellabrücken. Bei dem einen war
der Visus auf der Seite der Brücke
schlechter. Vielleicht spielen hier doch
senile Verdickungen oder Exostosen
oder Verknöcherung von vorher
knorpeligen Elementen eine Rolle.

Ein Gebiet, das noch weiterer
Bearbeitung bedarf, ist die abnorme

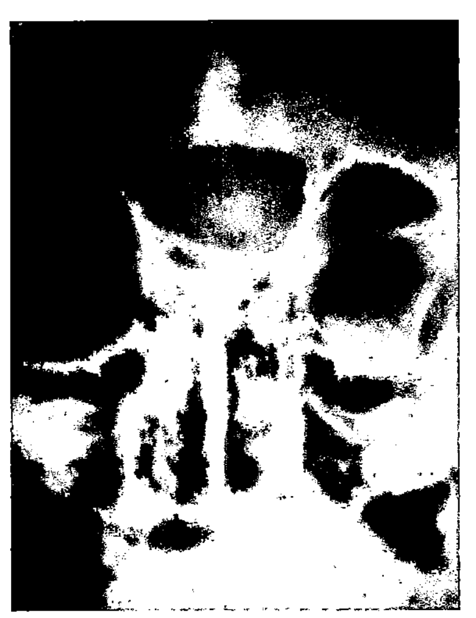

Abb. 8. Encephalocele.

Pneumatisierung der Nebenhöhlen, nachdem von Bindescu die
Frage des Pneumosinus dilatans als Ursache von Atrophien auf-
geworfen wurde. Ich verfüge über ein grosses Material sehr grosser
Keilbein- und Siebbeinhöhlen. Auch unter diesen finden sich
einige unklare Atrophien, von denen ich ein Beispiel zeige.

Von Veränderungen des Schädels als Ganzen noch zwei Fälle:
1. ein Fall von Turmschädel, der wohl als Crouzonsche Erkrankung
anzusehen ist. Praktische Erblindung durch neuritische Atrophie,
Spitzschädel, Strabismus divergens, Exophthalmus durch Kürze
der Orbita, Prognathie des Unterkiefers, intrakranielle Druck-
zeichen. 2. eine grosse Encephalocele bei einer alten Frau. Man
glaubt einen Schädel mit drei Augenhöhlen (Abb. 8) oder vielleicht
das Röntgenogramm eines Cyclopen vor sich zu haben.

Ich konnte nur Stichproben aus unserem Material geben,
glaube aber gezeigt zu haben, dass eigene Röntgenabteilungen der
Augenkliniken oder wenigstens unter eigener Regie betriebene es

erlauben, viele Fälle weiter zu klären als es sonst möglich ist, weil man eben ohne Schwierigkeiten sofort die Aufnahme da hat. Sie gestattet vor allem, die Breitenarbeit zu leisten, die allein es ermöglicht, die Frage der Bedeutung mancher Abweichungen, die angesichts der grossen Variabilität des Schädels sehr schwierig ist, an dem nötigen grossen Material unter eigener ophthalmologischer Fragestellung weiter zu fördern.

Aussprache.

Herr Hoffmann:

Herr Hoffmann macht auf den Wert der Spezialaufnahmen für die Röntgendiagnostik aufmerksam. Besonders die Basisaufnahmen sind wertvoll, wenn es sich um Prozesse entzündlicher Natur oder um Neubildungen in der Nasen-Rachengegend handelt. Bei den Hypophysenaufnahmen ergibt eine in frontonuchaler Richtung gemachte Aufnahme einen guten Überblick über die Veränderungen am Dorsum sellae, bei der das Dorsum sellae durch das Foramen occipitale auf die Platte projiziert wird. Zum Schluss wird ein Röntgenbild von einer Schussverletzung des linken Auges bei einem 6jährigen Kinde gezeigt, welches den Eindruck einer Perforation im Bereich des Orbitaldaches erweckte. Es handelte sich aber um eine Luftblase im Glaskörper des verletzten Auges.

XLIII.

Über symmetrische aleukämische Lymphadenose der Orbita.

Von

Konrad Dzigielewski (Posen).

Mit 2 Abbildungen im Text.

Gewisse Systemerkrankungen des lymphatischen Apparates interessieren den Ophthalmologen insofern, als das Auge oder seine Umgebung in den Prozess mit einbegriffen ist. Gewöhnlich kommt es dann zu einer diffusen Wucherung des in der Orbita präexistenten Lymphgewebes oder metaplastisch von den Endothelien der Lymphbahnen aus. Die in der Literatur beschriebenen Fälle weisen stets auf die Schwierigkeiten hin, die sich bei der Abgrenzung der Lymphadenose gegen entzündliche Pseudotumoren erheben. Ganz einwandfreie Fälle von aleukämischer Lymphadenose sind bisher verhältnismäßig wenige beschrieben worden, da oft eine dauernde hämatologische Untersuchung nicht angestellt wurde. Ich möchte einen

Fall mitteilen, der im histologischen Bilde von den bisher beschriebenen einen Unterschied aufweist.

Der Patient J. W., 61 Jahre alt, wurde am 21. November 1932 in der Univ.-Augenklinik zu Posen aufgenommen. Gibt an, nie krank gewesen zu sein. Lues negiert, keine Krankheiten in der Familie. Klagt über Tränenträufeln. Die Schwellung der Lider bestehe seit Monaten. Kein Doppelsehen. Aufnahmebefund: Allgemeinzustand befriedigend. Haut und Schleimhäute gut durchblutet. Körperwärme dauernd normal. Lymphknoten der Hals-, Achsel- und Leistengegend vergrössert, indolent. Nase und Nasennebenhöhlen frei. Röntgenaufnahme des Schädels normal. Lungen klinisch o. B. Röntgenbild des Thorax zeigt vermehrten Hilusschatten mit einigen Kalkfleckchen beiderseits. Leber nicht vergrössert, Milz nicht tastbar. Wassermann, Sachs-Georgi und Kahn im Blut negativ. Blutbild: Hgl. 95, Erythrocyten 5 360 000, Leukocyten 7300, Neutrophile 60%, Lymphocyten 33%, Eosinophile 4%, Monocyten 3%, Bence-Jonesscher Eiweisskörper im Harn negativ.

Augenuntersuchung: Auf beiden Seiten sind Ober- und Unterlider stark vorgetrieben. Unter der Fascia tarso orbitalis fühlt man grosse, nicht verschiebliche Tumormassen von derber Konsistenz, indolent, mit leicht höckeriger Oberfläche. Der Orbitaleingang ist ringsum gleichmäßig infiltriert. Mäßiger Exophthalmus. Augen frei beweglich.

Pupillarreaktion normal. Beiderseits besteht Conjunctivitis. Hornhaut rechts zentrale zarte Trübung ca. 3 mm. Augenhintergrund beiderseits: Papillengrenzen unscharf, Venen stark gefüllt und geschlängelt. Gesichtsfeld normal.

Vis. o. d. — $^5/_{35}$. Astigm. mixtus, keine Korrektion.

Vis. o. s. — $^5/_{15}$ mit sph. — 1,25 D $^5/_5$.

Klinisch wurde die Diagnose Lymphomata orbitarum gestellt.

Am 29. November 1932 Probeexcision. Im histologischen Präparat (Abb. 1) sieht man eine dichte Ansammlung von kleinen Zellen mit sehr kleinem Protoplasmasaum, charakteristisch für kleine Lymphocyten. Die Ansammlung ist eine gleichmäßige, Keimzentren fehlen völlig. Ausserdem sieht man zwischen den kleinen Lymphocyten zerstreut vielmals grössere Zellen als diese mit grossem Protoplasmasaum und gewöhnlich exzentrisch gelegenem Kern. Diese Zellen enthalten in ihrem Protoplasma bei gewöhnlicher Färbung viele mit Eosin sich schwach rot färbende Einlagerungen. Bei Vorbeizung mit alisarin-sulfosaurem Natrium und Phosphorwolframsäure und Nachfärbung mit Fuchsin sieht man viele Körner

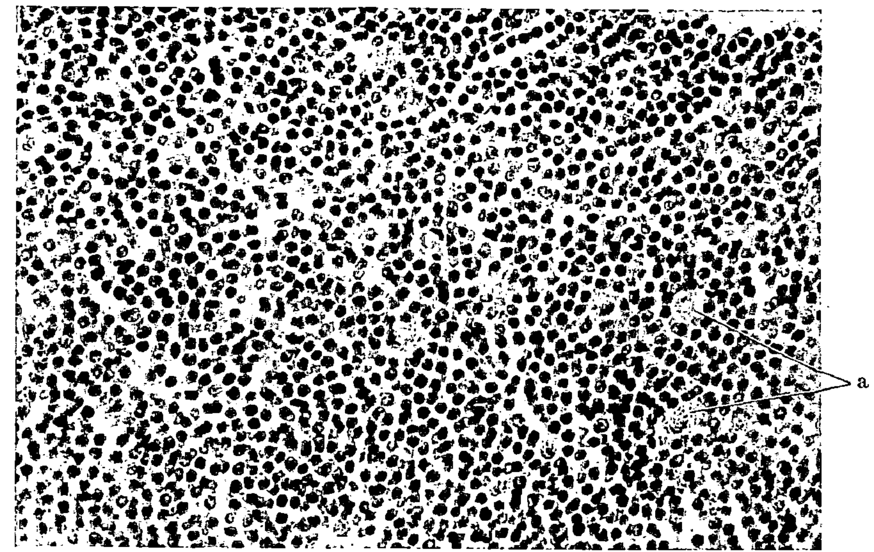

Abb. 1. Schnitt durch den Tumor. Dichte Ansammlung von kleinen Lymphocyten, dazwischen grosse helle Zellen, die in Hypertrophie begriffenen Zellen des reticulo-endothelialen Systems (a).

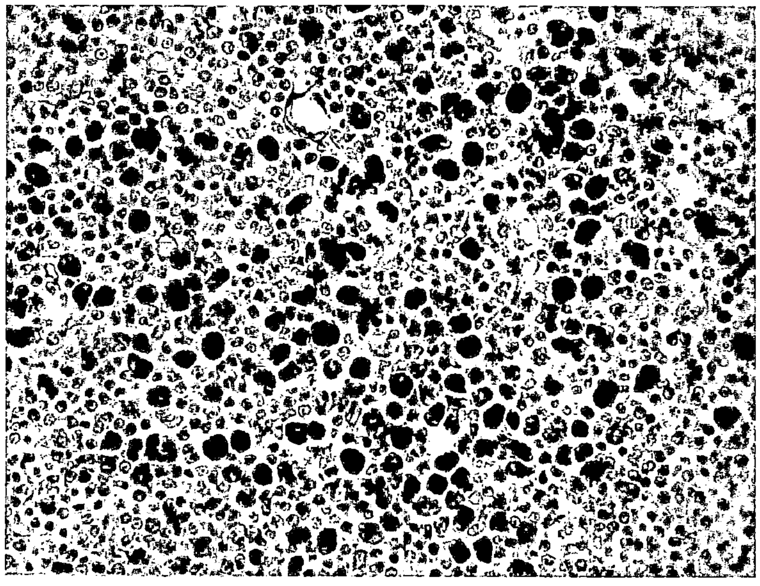

Abb. 2. Halslymphknoten. Durch die spezielle Färbung der phagocytierten Massen ist die Hypertrophie der Zellen des rediculo-endothelialen Systems kenntlich gemacht. (Schwarz gefärbte Zellen.)

und Schollen, mit denen der Zelleib prall angefüllt ist (Abb. 2).
Um die Natur dieser Einlagerungen zu erforschen, wurden Färbungen
auf Fette und Glykogen angestellt, welche negativ ausfielen. Es
handelt sich höchstwahrscheinlich um einen Eiweisskörper, der
in grossen Mengen von den betreffenden Zellen phagocytiert wird.
Was die Abkunft dieser Zellen anbetrifft, so kann gesagt werden,
dass sie als Abkömmlinge der Reticulumzellen erkannt werden,
welche in den Lymphknoten in starker Hypertrophie begriffen
sind. Ausserdem findet man im Präparat vereinzelt Plasmazellen,
keine Eosinophile. An den Blutgefässen konnten keine Veränderungen
nachgewiesen werden. Ziehl-Neelsonsche Färbung auf Tuberkelbacillen negativ. Ebenso wurde ein Lymphknoten der Halsgegend
untersucht. Die Struktur des Lymphknoten ist völlig verwischt,
es ist kein Keimzentrum zu sehen. Die Zellen bestehen in der
Mehrzahl aus kleinen Lymphocyten, dicht nebeneinander gelagert,
mit vielen, meist haufenförmig gelegenen grossen Zellen, welche die
früher beschriebenen Einlagerungen enthalten und vom reticulo-
endothelialen System abstammen. Die Randsinus sind stark
erweitert, in ihrem Lumen befinden sich gequollene Endothelien,
wenig Leukocyten und Erythrocyten.

Die Therapie bestand in dreimaliger Röntgenbestrahlung von
insgesamt 75% HED. Der Erfolg war ein sehr schneller, 10 Tage
nach der ersten Bestrahlung war kein Tumor mehr zu fühlen.
Objektiv wurde eine auffallende Besserung am Augenhintergrund
festgestellt. Die ständige hämatologische Kontrolle gab ungefähr
die gleichen Werte wie bei der ersten Untersuchung. Die Lympho-
cytenwerte schwankten von 30—35%. Die letzte Blutuntersuchung
fand vor einer Woche statt. Die Kontrolle des Blutbildes muss
dauernd fortgesetzt werden, da noch nach Jahren der Übergang einer
aleukämischen Lymphadenose in echte lymphatische Leukämie zu
befürchten ist. Für die starke Vermehrung der Zellen des reticulo-
endothelialen Systems wird als Ursache eine Infektion angenommen,
deren Stoffwechselprodukte den Reiz zur Hypertrophie des lymphatischen Apparates abgegeben haben. Der Charakter dieser Infektion
konnte bisher noch nicht festgestellt werden, da weitere histo-
chemische Untersuchungen der phagocytierten Massen noch im
Gange sind.

Demonstrations-Sitzung.

Montag, den 6. August 1934, nachmittags 3 Uhr.
Vorsitzender: Herr M e e s m a n n (Berlin).

I.

Herr W i l h e l m G r ü t e r (Marburg): E i n e L e i c a - S t e r e o -
A p p a r a t u r z u r P h o t o g r a p h i e d e s v o r d e r e n
A u g e n a b s c h n i t t e s.

Mit 1 Abbildung im Text.

Zur dokumentarischen Festhaltung krankhafter Veränderungen
am Auge erweist sich die Stereo-Photographie als sehr wertvoll.
In Zusammenarbeit mit der Marburger Universitäts-Augenklinik
wurde von den Optischen Werken L e i t z (Wetzlar) eine Stereo-

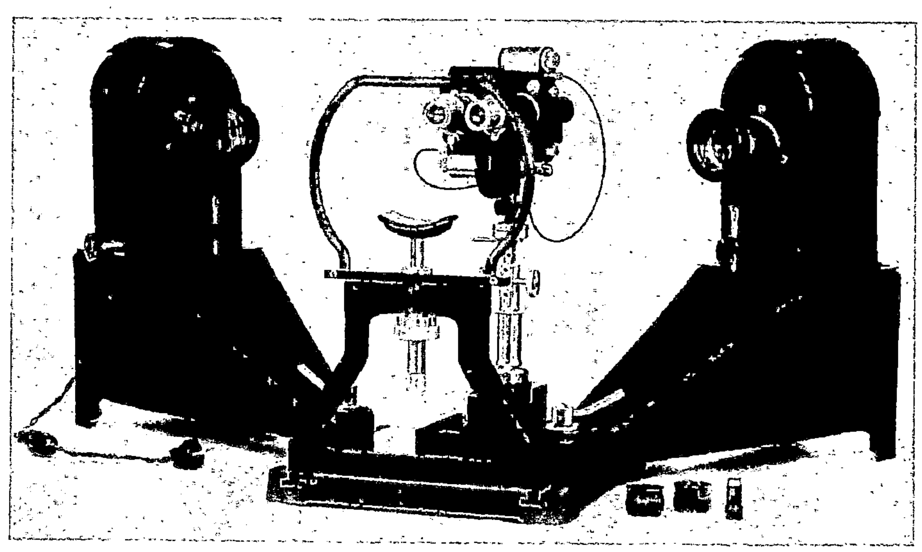

Apparatur zur Photographie des vorderen Augenabschnittes entwickelt, die im folgenden beschrieben wird:

Sie besteht aus einer Grundplatte mit Kinnstütze für den
Patienten, einem verschiebbaren und in der Höhe verstellbaren
Träger für zwei Leica-Kameras, sowie zwei schwenkbaren Be-
leuchtungseinrichtungen.

1. Die Kinnstütze ist dem Ophthalmologen seit langem vom
Corneal-Mikroskop her bekannt. Sie ermöglicht eine genaue Festlegung des Objekts.

2. Der Kameraträger ist auf einem stabilen Fuss, der auf der
Grundlage der Apparatur horizontal verschiebbar ist, montiert. Er

besitzt einen Zahntrieb, um eine schnelle und genaue Höheneinstellung der beiden Kameras zu ermöglichen. Auf dem Träger sind zwei Leica-Kameras so angeordnet, dass die optischen Achsen ihrer Objektive sich am Orte des aufzunehmenden Objektes schneiden. Zu diesem Zweck bilden die Auflageflächen für die beiden Kameras einen Winkel miteinander, der für verschiedene Aufnahmeabstände durch Einsetzen eines keilförmigen Zwischenstückes verändert werden kann.

In der Mitte zwischen beiden Kameras ist ein Einstellfernrohr angeordnet, dessen optische Achse gleichfalls durch den Schnittpunkt der optischen Achsen der beiden Leica-Objektive hindurch geht.

Die genaue Scharfeinstellung der beiden Kameras geschieht auf folgende Weise:

Bei einer Aufnahme im Verkleinerungsmaßstab 1:2 werden zwischen jede Kamera und ihr Objektiv Zwischenringe eingeschraubt, die mit der Gravierung „M. 1:2" versehen sind. Falls nun die Objektive auf Unendlich eingestellt werden, so ist eine Aufnahme genau im Maßstabe 1:2 möglich. Der Kameraträger wird sodann auf der Grundplatte so lange nach vorne oder hinten verschoben, bis das Objekt im Einstellfernrohr genau scharf erscheint. Hierdurch wird der richtige Abstand der Kameras vom Objekt gesichert. Soll nun eine Aufnahme im Verkleinerungsmaßstab 1:1,5 gemacht werden, so werden die beiden vorher erwähnten Zwischenringe mit der Gravierung „M. 1:2" ausgewechselt gegen solche mit der Gravierung „M. 1:1,5", wie sie vorne auf dem Bilde zu sehen sind. Zugleich wird das Objektiv des Einstellfernrohres gegen ein anderes vertauscht, das gleichfalls im Vordergrunde der Figur abgebildet ist. Ausserdem muss das schon genannte keilförmige Zwischenstück zwischen die beiden Leica-Kameras eingesetzt werden, um den dem verringerten Objektabstand entsprechenden grösseren Winkel zwischen den optischen Achsen der Kamera-Objektive zu erzielen. Nunmehr wird der Kameraträger so weit nach vorne geschoben, bis das Objekt im Fernrohr wieder scharf erscheint, wodurch der für eine Abbildung im Maßstabe 1:1,5 erforderliche Abstand der Kameras vom Objekt sichergestellt wird.

Zur Erzielung einer genau gleichzeitigen Belichtung der in den Kameras befindlichen Filme werden die Verschlüsse beider Kameras zugleich durch einen Doppelauslöser betätigt.

3. Eine ausreichende und gleichmäßige Beleuchtung des Objektes wird durch zwei seitliche Beleuchtungseinrichtungen ge-

währleistet. Jede dieser Beleuchtungseinrichtungen besteht aus einem Gehäuse, das an der Grundplatte der Apparatur schwenkbar angelenkt ist. Zur Erleichterung der Schwenkbewegung tragen die Füsse der Beleuchtungsgehäuse Rollen.

Im Inneren der gut entlüfteten Beleuchtungsgehäuse sind Glühlampen von je 400 Watt angeordnet, deren Licht durch Kondensoren parallel gemacht und durch ein Wärmeschutzfilter gefiltert wird, so dass auch bei länger andauernden Serienaufnahmen eine schädliche Erwärmung des Objektes nicht eintreten kann. Die Glühlampen sind von aussen zentrierbar und können daher stets leicht in den Brennpunkt der zugehörigen Kondensoren gebracht werden. Das Oberteil jedes Beleuchtungsgehäuses ist in mäßigen Grenzen neigbar, so dass die Höhe, in der die beleuchtenden Strahlen das Objekt treffen, genau reguliert werden kann.

Um verschieden gefärbte Objekte in der Aufnahme mehr oder weniger hervortreten zu lassen, können Farbfilter in den verschiedensten Farben in den Strahlengang der Beleuchtungseinrichtung gebracht werden.

Der Vorteil der Leica-Stereo-Apparatur besteht darin, dass man serienweise ohne Kassettenwechsel 36 Aufnahmen im Format von 24 × 36 mm machen kann. Dieselben werden beliebig vergrössert. Dank der vorzüglichen Leica-Optik zeichnen sich die Aufnahmen durch eine sehr grosse Tiefenschärfe aus, ein Vorteil, den die bisherigen photographischen Stereoapparate nicht in gleichem Maße bieten. Die Verwendung von zwei Lampen von je 400 Watt gestattet Momentaufnahmen. Es ist ferner bei der Anordnung der Beleuchtungsvorrichtung dafür gesorgt, dass man sowohl im schräg auffallenden Licht, wie auch bei seitlich durchfallendem Licht, wobei die Hornhaut von rückwärts durchleuchtet wird, Aufnahmen machen kann. Schliesslich war es bei allerfeinsten Veränderungen der Cornea (winzige Wasserbläschen bei Herpes, minimale Epithelerosionen usw.) von Vorteil, im einseitig starken Schlaglicht zu photographieren.

Anschliessend werden verschiedene Leica-Stereo-Bilder (Herpes corneae, Keratitis vaccinalis in den verschiedenen Stadien, Keratitis neuroparalytica und Keratitis parenchymatosa) vorgeführt.

II.

Herr Thiel (Berlin): Demonstrationen:

1. Ein neuer Apparat zur Prüfung der Sehschärfe.

2. Hilfsgeräte für Röntgenaufnahmen des Schädels.

3. Verwendung von Metalldampflampen beim Augenspiegeln.

Mit 7 Abbildungen im Text.

1. Ein neuer Apparat zur Prüfung der Sehschärfe.

Den üblichen Sehprobengeräten haften gewisse Fehler an, durch die eine exakte Bestimmung der Sehschärfe erschwert wird.

1. Wird die Sehprobentafel im ganzen dem Prüfling dargeboten, so hat er Gelegenheit, sich die Zeichen einzuprägen und sie auswendig zu lernen. Eine Verbesserung ist zweifellos durch diejenigen Apparate erreicht worden, bei denen nur einzelne Reihen nacheinander sichtbar werden. Da jedoch die Folge der Prüfzeichen in den einzelnen Reihen unveränderlich ist, ist auch in diesem Falle ein schnelles Auswendiglernen einer ganzen Reihe nicht ausgeschlossen. Will man diesen Fehler vermeiden, so braucht man eine grössere Zahl verschiedener Sehprobentafeln, deren Auswechseln zeitraubend ist und bei Simulationsproben z. B. nicht unauffällig vorgenommen werden kann.

2. Ferner ist die Beleuchtung bei den Sehproben meist sehr ungleichmäßig. Hier bieten die modernen Apparate mit transparenten Tafeln wesentliche Vorteile. Durch die normale Abnutzung bzw. Erneuerung der Glühlampen ändert sich jedoch ebenso wie bei Schwankungen im Stromnetz die Lichtintensität in nicht messbarer Weise. Wenn auch für die Sehschärfenbestimmung in der Praxis eine gleichzeitige Messung der Beleuchtungsstärke der Sehprobentafel nicht unbedingt erforderlich ist, so kann sie doch bei wissenschaftlichen und gutachtlichen Nachuntersuchungen eine Rolle spielen.

Die genannten Nachteile werden bei dem neu konstruierten Sehprobengerät nach Möglichkeit vermieden, ohne die Apparatur unnötig zu komplizieren.

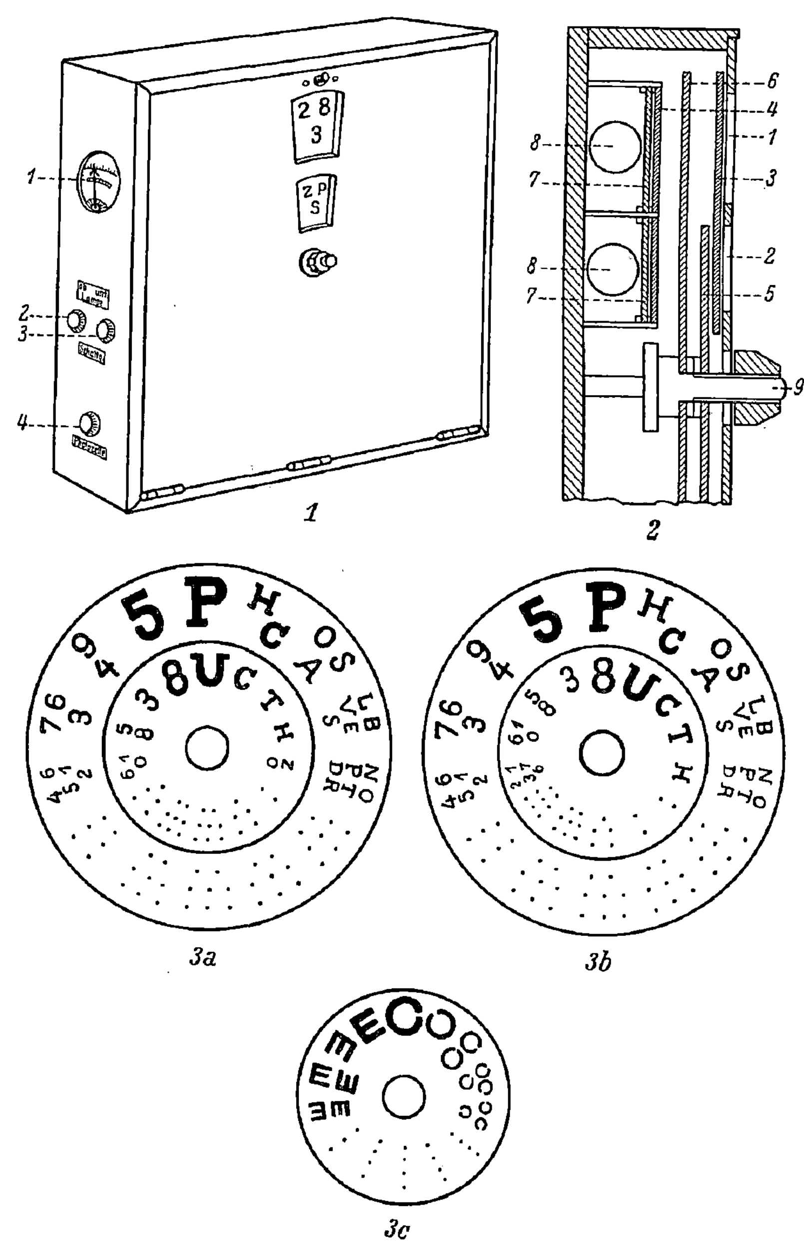

Abb. 1.

1 **Sehprobengerät schräg von vorn.**
    1 Luxmesser, 2 u. 3 Regulierwiderstände, 4 Schalterknopf für Photozelle.
2 **Seitenschnitt.**
    1 u. 2 Blendenöffnung
    3 u. 4 Graufilter
    5 kleine ⎱ transparente Prüfzeichenscheibe
    6 grosse ⎰
    7 Mattglas
    8 Glühlampen
    9 Achse.
3a Grundstellung der Prüfzeichenscheiben.
3b Beispiel für eine andere Kombination der Prüfzeichen durch Verstellung der kleinen Prüfzeichenscheibe um einen Sektor.
3c Auswechselbare kleine Prüfzeichenscheibe mit Haken und Ringen.

Zwei verschieden grosse runde Scheiben, die auf einer Achse hintereinander drehbar angebracht sind, sind in 14 gleichgrosse Sektoren eingeteilt. In diesen Sektoren sind die einzelnen Prüfzeichen radiär angeordnet. Beide Scheiben, die unzerbrechlich sind, liegen hinter einer Blende, deren Öffnung der Grösse der Sektoren entspricht. In ihr erscheinen die Prüfzeichen. Das Neue ist jedoch, dass die kleinere Scheibe gegen die grosse beliebig verstellt werden kann. Auf diese Weise ist es möglich, Zeichen beliebiger und beliebig veränderlicher Kombination nacheinander sichtbar zu machen. Es ist ausgeschlossen, dass der Prüfling sich die Kombination merken kann (Abb. 1).

Die einzelnen Zeichen erscheinen als Transparent. Die Beleuchtung schaltet sich automatisch in dem Augenblick ein, in dem die Scheiben still stehen und sich Prüfzeichen in der Blendenöffnung befinden. Beim Rotieren der Scheiben erlischt die Beleuchtung selbständig. Dadurch wird die Möglichkeit beseitigt, dass der Prüfling schon während der Verstellung die Aufmerksamkeit auf das neue Zeichen richtet.

Die Zeichen jeder der beiden Scheiben haben voneinander getrennte Lichtquellen. Abwechselnd können die Zeichen der einen oder der anderen Scheibe oder gleichzeitig beide sichtbar gemacht werden. Auf diese Weise wird ebenfalls das Auswendiglernen der Zeichen erschwert.

Die Prüfzeichen sind endlich nur dann wirklich erkennbar, wenn die Beleuchtung eingeschaltet ist. Ein in der Blende angebrachter Schirm aus Farbglas (z. B. Grauglas) verhindert nämlich, dass die Zeichen durch von aussen auffallendes Licht mehr oder weniger stark sichtbar werden.

Am Platz des Untersuchers befindet sich zur Bedienung der gesamten Apparatur ein kleiner handlicher Schaltkasten. Der die Scheiben bewegende Motor ist umsteuerbar, d. h. die Scheiben können sich rechts- und linksherum drehen und um ein oder beliebig viele Sektoren weiterrücken. Endlich ist Vorsorge getroffen, dass die Scheiben schnell in die Ausgangsstellung zurückgebracht werden können.

Die Konstanz der zur Beleuchtung verwandten beiden Lichtquellen kann durch eine Zusatzapparatur, bestehend aus einer vorklappbaren Photozelle, einem Luxmesser und zwei Regulierwiderständen, genau kontrolliert werden. Die Handhabung ist ausserordentlich einfach. Weiterhin ist auch die Möglichkeit gegeben, die Helligkeit der Lichtquellen so messbar zu variieren, dass eine Adaptationsprüfung mit dem Sehprobengerät ausgeführt werden kann.

Endlich kann nach Abklappen der Blende die kleine Sehprobentafel abgenommen und gegen eine andere mit Prüfzeichen für Analphabeten oder Kinder ausgewechselt werden (Pflügersche Haken und Landoltsche Ringe). Erwähnt sei noch, dass sich auch der Apparat zu Unterrichtszwecken vorzüglich eignet, indem man eine kleine Scheibe z. B. mit Punkten oder Strichen verwendet, um den Unterschied zwischen der Winkelsehschärfe und dem Formensinn zu demonstrieren. (Hersteller E. Sydow-Berlin).

2. Hilfsgeräte für Röntgenaufnahmen des Schädels.

An der uns zur Verfügung stehenden Röntgenapparatur (Trito-Heliodor-Siemens-Reiniger-Werke) haben wir einige einfache Hilfsmittel angebracht. Durch sie wird:

1. die Lagerung des Patienten bei der Aufnahme sowie die Einstellung des Zentralstrahles wesentlich erleichtert,

2. die Schärfe und Gleichmäßigkeit der Röntgenbilder verbessert.

a) Die kleine gewölbte Bucky-Blende mit Stereo-Tunnelkassette ist kippbar auf dem Lagerungstisch angebracht. An einem Stab mit Gradeinteilung kann ihr Neigungswinkel abgelesen werden. Auf die Blende werden abwaschbare Cellonplatten, in die die verschiedenen Filmformate eingeritzt sind, mit Stiften unverrückbar befestigt (Abb. 2). Da ihre Rückseite mit schwarzem Lack bespritzt ist, wirken die Cellonplatten wie Halbspiegel. Ferner befindet sich zu beiden Seiten der Blende je eine schwenkbare Soffittenlampe, durch die der der Blende aufliegende Schädel gleichmäßig angestrahlt wird. Die Einstellung symmetrischer Schädelaufnahmen z. B. in der Medianebene ist mittels der als Hohlspiegel wirkenden Cellonplatte wesentlich müheloser und genauer, da geringe seitliche Neigungen sich in einer starken Verzerrung des Spiegelbildes erkennen lassen (Abb. 3).

b) An Stelle teurer automatischer Vorrichtungen zur Verschiebung der Röntgenröhre bei Stereoaufnahmen benutzen wir einen Hebel. Dieser ist mit einem Handgriff bedienbar. Die Röntgenröhre wird gleichzeitig seitlich verschoben und gedreht. Der Vorteil der Einrichtung ist:

kurze Pause zwischen den beiden Stereoaufnahmen,
keine Vignettierung (Abb. 4).

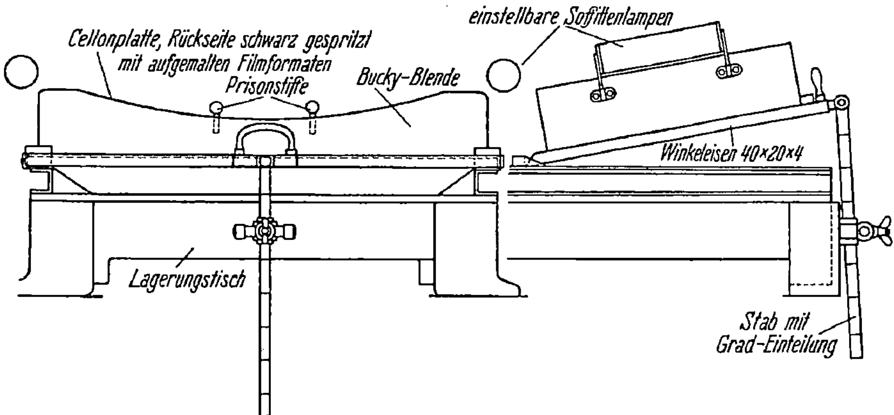

Abb. 2. Lagerungstisch mit kippbarer Buckyblende (Rollblende).

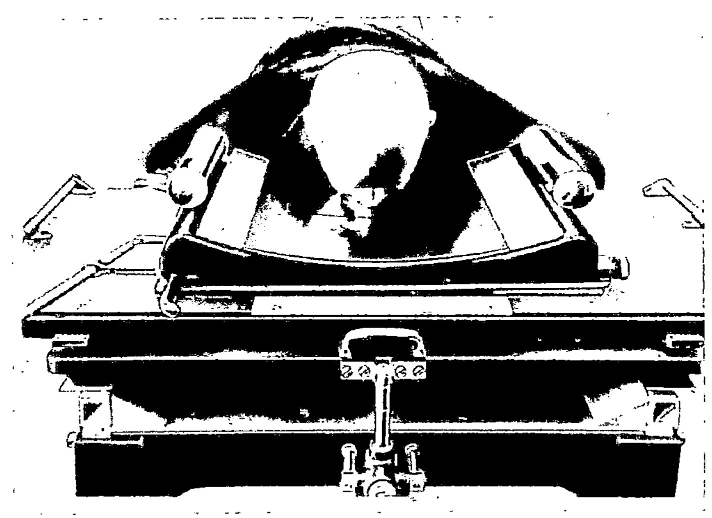

Abb. 3. Lagerung eines Kranken zur p.-a.-Übersichtsaufnahme. Die Medianebene steht senkrecht zur Plattenebene, wie das nicht verzerrte Spiegelbild deutlich erkennen lässt.

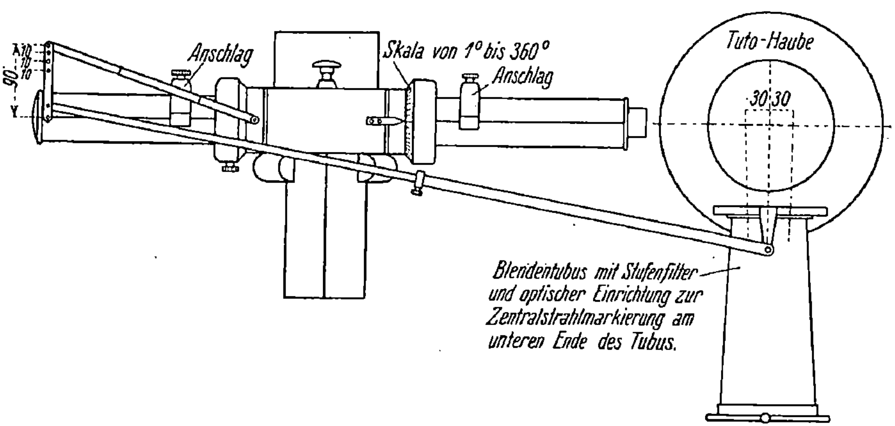

Abb. 4. Vorrichtung zum gleichzeitigen Verschieben und Drehen der Röntgenröhre bei Stereoaufnahmen.

c) Schwierigkeiten bereitet meist die Einstellung des Zentralstrahles. Sie kann durch eine optische Einrichtung, die in eine Laufschiene am unteren Ende des Blendentubus eingeschoben wird, erleichtert werden (Abb. 5 eingetragen als D R G M). Ein beliebig gestaltetes leuchtendes Spaltbild (Kreis-, Fadenkreuz) wird mit Hilfe eines um 45 Grad geneigten Planspiegels lotrecht nach unten auf die Bucky-Blende, bzw. auf den einzustellenden Schädelteil entworfen. Da sich der Mittelpunkt des Spiegels im Zentrum des Strahlenkegels befindet, wird die Richtung des Zentralstrahles durch das vom Spiegel entworfene Spaltbild markiert.

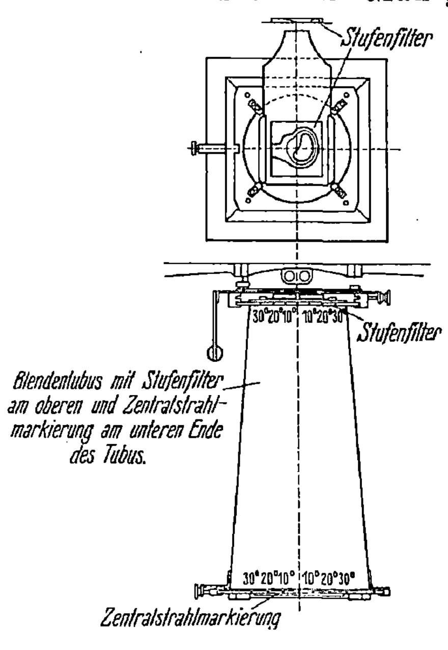

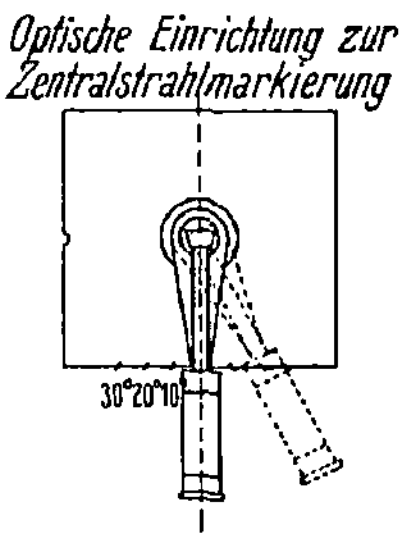

Abb. 5. Oben: Schnitt und Aufsicht auf ein Stufenfilter, das in die Laufschienen einer Drehscheibe am oberen Tubusende eingeführt wird.
Mitte: Schnitt durch den Blendentubus mit Stufenfilter am oberen und Zentralstrahlmarkierung am unteren Ende.
Unten: Aufsicht auf die optische Einrichtung zur Zentralmarkierung.

d) Die Schärfe eines Röntgenbildes wird bekanntlich durch Verwendung von Blenden wesentlich gesteigert. Wir begnügen uns nun nicht mit der Bucky-Blende als Sekundärblende, sondern verwenden noch Tubusblenden. Das Wesentliche ist jedoch, dass die Blendenöffnung dem Schädelumriss nachgebildet ist. Auf Grund zahlreicher Messungen haben wir für die wichtigsten Übersichtsaufnahmen des Schädels drei Blenden entworfen: je eine für die postero-anteriore Übersichtsaufnahme, für die postero-anteriore Aufnahme der Nebenhöhlen und für die bitemporale Übersichtsaufnahme (Abb. 6 und 7).

e) Die Gleichmäßigkeit des Röntgenbildes ist besonders bei Schädelaufnahmen wegen der verschiedenen Dichte und Dicke des Objektes nur schwer zu erzielen. Bei der bitemporalen Aufnahme des Schädels z. B. werden Augen- und Nebenhöhlen meist so stark überstrahlt, dass feinere pathologische Veränderungen an ihnen nicht nachweisbar sind. Eine Über-

belichtung der Randpartien lässt sich nun durch Zwischen-
schalten eines abgestuften Metallfilters (Aluminium, Kupfer,
Zinn), wie es Pickhan in ähnlicher Weise zur seitlichen Schwanger-
schafts- und Beckenaufnahme verwendet, vermeiden. Wird die

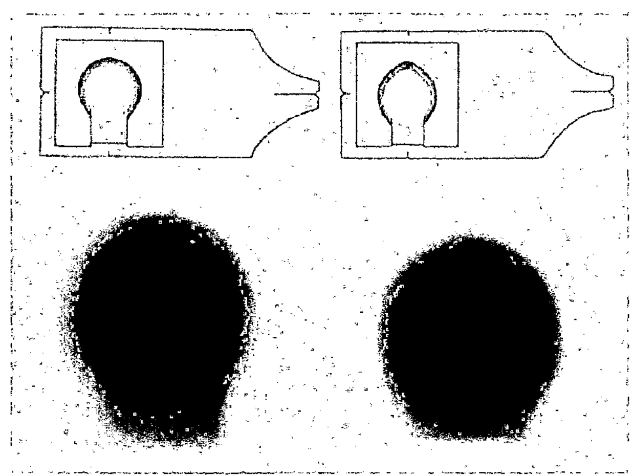

Abb. 6. Oben: Stufenfilter für die p.-a.-Übersichtsaufnahme des Schädels und p.-a.-Auf-
nahme der Nebenhöhlen.
Unten: Objektlose Aufnahmen lassen die Wirkung der Blenden erkennen. Abschwächung
der Röntgenstrahlen in den Randpartien!

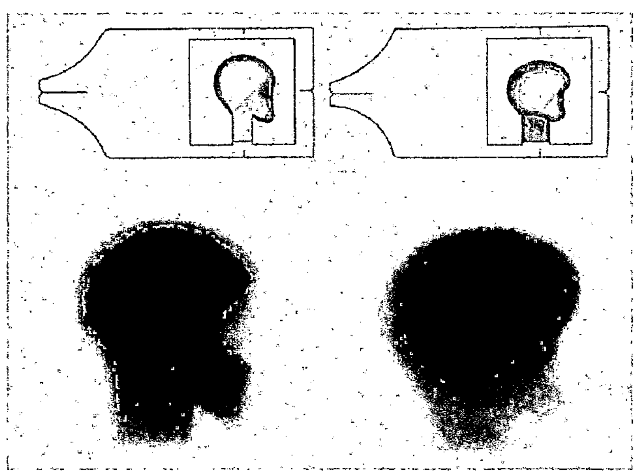

Abb. 7. Oben: 2 Stufenfilter für die seitliche Übersichtsaufnahme des Schädels.
Unten: Objektlose Aufnahme (vgl. Abb. 6).

Blendenöffnung stufenförmig nach innen abgeschrägt, so erreicht
man eine gleichmäßig zunehmende Filterung der Aussen-
zone des Strahlenkegels. Die Randpartien erhalten somit
weniger Röntgenlicht als die dichtere und dickere Mitte des Schädels.
Die mit Hilfe des Stufenfilters aufgenommenen Übersichtsauf-

nahmen des Schädels zeichnen sich durch eine überraschende Gleichmäßigkeit aus. (Einzelheiten siehe spätere Veröffentlichung.)

3. Verwendung von Metalldampflampen beim Augenspiegeln.

Die von der Firma Osram-Berlin hergestellten Quecksilber-Dampflampen eignen sich besser als Bogen- und Nitralampen zur rotfreien Ophthalmoskopie, weil sie gerade in dem gewünschten Bereich des Spektrums strahlen. Das Spektrum der Quecksilberentladung besteht nämlich im sichtbaren Gebiet im wesentlichen aus vier Linien.

Spektrum der Quecksilberentladung im sichtbaren Gebiet. (Nach H. Krefft und E. Summerer.)

Wellenlänge in A. E.	Farbe	Relative Augenempfindlichkeit %
5770—5790	gelb	88,9
5461	grün	98,4
4358	blau	1,8
4047	violett	0,07

Die relative Helligkeitsempfindung des Auges ist, wie die Tabelle zeigt, für Gelb und Grün, d. h. gerade für diejenigen Farben, die wir zum Rotfrei-ophthalmoskopieren in erster Linie benötigen, sehr gross. Der Rotanteil ist in der spektralen Energieverteilung so gering, dass er nicht ins Gewicht fällt, bzw. durch ein Filter ohne Schwierigkeiten beseitigt werden kann. Ultraviolettes Licht, das auf das Auge des Untersuchers und Untersuchten einen schädlichen Einfluss ausüben könnte, wird zum grossen Teil schon durch den Glasmantel der Quecksilberdampflampe, weiterhin durch den in die Apparatur eingebauten Glaskondensor und das Farbglasfilter praktisch vollkommen absorbiert.

Die neue Rotfreilampe zeigt folgenden Aufbau: Die senkrecht stehende Quecksilber-Hochdruckdampflampe ist von einem Metallzylinder umgeben, der in der Mitte einen kurzen Stutzen zur Aufnahme eines Hohlspiegels, einen längeren zur Aufnahme eines Kondensors und Farbfilters trägt. Für den Hohlspiegel wurde ein versilberter Glasspiegel mit geeigneter Brennweite, für den Kondensor eine Sammellinse von 10 dptr gewählt. Als Farbfilter kommt ein Glasfilter (Grünglas) zur Verwendung, das Rot vollkommen absorbiert. Der Metallzylinder ist um die Quecksilber-Hochdruckdampflampe schwenkbar, so dass der Lichtkegel leicht auf den Augenspiegel des Untersuchers gerichtet werden kann.

Die Beleuchtungsstärke des neuen Gerätes ist im Gegensatz zur Rotfreilampe nach Vogt (Modell der Firma Zeiss) ausserordentlich hoch. Die Messung der Beleuchtungsstärke mit dem Beleuchtungsmesser nach Bechstein ergab in 30 cm Abstand bei der Quecksilber-Hochdruckdampflampe 2000 Lux, bei der Vogt-Zeiss-Lampe 700 Lux.

Die Handhabung der Apparatur (Hersteller: E. Sydow-Berlin) ist ausserordentlich einfach, da sie an jede Wechselstromleitung von 220 Volt direkt angeschlossen werden kann.

Die Quecksilberlampe braucht eine kurze Anlaufzeit, um ihre maximale Leuchtstärke zu erreichen. Der Stromverbrauch ist sehr gering. Nach dem Ausschalten muss sich die Lampe etwa 5 Minuten abkühlen, um wieder zu zünden.

(Demonstration von Augenhintergrundsbildern im rotfreien Licht.)

III.

Herr Walther Löhlein (Freiburg i. Br.): Zur Klinik des heterotopischen Conus.

Ich möchte Ihnen an der Hand einiger Hintergrundsbilder über einen Befund berichten, der nicht nur seiner Seltenheit wegen den meisten unter Ihnen neu sein wird, sondern der auch theoretische und praktisch-klinische Bedeutung hat. Es handelt sich um ein ungewöhnliches Beispiel einer hochgradigen Ektasie des Fundus in seinem nasalen Abschnitt.

Das eine Auge der 31jährigen Patientin zeigt das gewöhnliche Bild einer Myopie von 22 Dptr. mit schweren Dehnungserscheinungen im Bereich der Macula.

Den Befund am zweiten, sonst gesunden Auge geben Ihnen diese Hintergrundsaufnahmen: sie zeigen das linke Auge im aufrechten Bild. Bei Aufnahme 1 ist auf den nasalen Fundusteil eingestellt. Sie sehen, dass dieser fast frei von Pigment ist und dass die grossen Aderhautgefässe sich deutlich abzeichnen. Temporal von der Papille erscheint der Fundus dagegen gleichmäßig dunkelrot, gut pigmentiert, die Aderhaut intakt, die Macula normal. Stellen wir auf diesen temporalen Fundusabschnitt ein, so zeigt sich, dass dicht temporal von der Macula allerdings ein Aufhellungsstreifen zu sehen ist, der sich von 11 nach 5 Uhr hin über den ganzen Fundus verfolgen lässt und der etwa parallel zu der Längsachse der eigentümlich verbildeten Papille verläuft. Bestimmen wir die Refraktion in den verschiedenen Abschnitten des Fundus, so ergibt sich die auffallende Tatsache, dass im Bereich der Macula eine Myopie von nur 2 Dptr. besteht; dem entspricht, dass der beste V. $^5/_7$ mit (— 2 $\bigcirc$ — 1,5 cyl. 10°) erhalten wird. Schon an der Papille ist die Refraktion 6 Dptr. M. und in dem aufgehellten nasalen Teil beträgt sie 14 Dptr. M. Es liegt also eine hochgradige myopische Ektasie vor, aber im nasalen, nicht wie gewöhnlich im temporalen Fundusabschnitt, und die Papille liegt schon auf der abfallenden Wand dieser Ektasie. Die Papille selbst ist daher auch auf beiden Aufnahmen nicht scharf zu erkennen. Ihr sehr ungewöhnliches Verhalten ergibt sich aus dieser Zeichnung.

Die Papille erscheint als ein hochovaler Bezirk, dessen Längsachse von 11 nach 5 Uhr verläuft. Nur das mittlere Drittel dieses Bildes entspricht der gefärbten ziemlich kleinen Papille, die die Form eines liegenden halben Wetzsteines zeigt. Nach oben und unten sitzt ihr kappenförmig je ein Conus superior und inferior auf, deren jeder etwa die Grösse der Papille besitzt. Papille und Coni sind temporal von einem Pigmentsaum zusammengefasst, während ihre Grenze nasalwärts unscharf ist. Dies hängt damit zusammen, dass die Gefässe von temporal nach nasal gerichtet aus der Papille austreten, also ein inverser Gefässverlauf besteht, so dass die Gefässäste für die temporale Fundushälfte scharf zurückbiegen müssen. Wie häufig in solchen Fällen von inverser Gefässanlage entspringt ein Arterienast isoliert auf der Papille und biegt alsbald zum äusseren oberen Maculagebiet um.

Klinisch bekannt sind diese Bildungsanomalien des Fundus durch die Mitteilungen von E. Fuchs, v. Szily sen. und Roenne, die zeigten, dass bei heterotopisch gelegenem Conus fast stets ein der Conusrichtung entsprechender inverser Gefässaustritt besteht und dass das Vorfeld des Conus im Fundus meist aufgehellt und sehr oft auch ektatisch ist. Die entwicklungsgeschichtliche Erklärung dieser Anomalie verdanken wir v. Szily jun., der sie auf eine primäre Missbildung im Bereich des Spaltstückes zurückführt, aus dem sich die primitive Papilla epithelialis entwickelt.

Das Besondere dieses Falles ist einmal der sehr hohe Refraktionsunterschied von 12 Dptr. zugunsten der medialen Fundushälfte, vor allem aber das äusserst seltene gleichzeitige Vorkommen eines Conus sup. und inf.

Theoretisch ist dabei interessant, dass die Ektasie des Fundus nicht im Vorfeld eines der beiden heterotopischen Coni liegt, sondern in der Richtung des medial gerichteten inversen Gefässaustrittes.

Klinisch gewann der Fall Interesse einmal dadurch, dass von augenärztlicher Seite die Refraktionsdifferenz am Fundus fälschlich als Ablatio der temporalen Netzhauthälfte gedeutet und Operation beabsichtigt war; ferner dadurch, dass auf diesem durch Missbildung bedingten Untergrund sich im Laufe der letzten 2 Jahre deutliche Zeichen einer progredienten Gewebsschädigung — wohl auf entzündlicher Basis — entwickelten, die sich im Bereich des vorher beschriebenen paramacularen Aufhellungsstreifens abspielen, wohl ein Zeichen, dass ein solches missbildetes Gewebe als ein Locus minoris resistentiae anzusehen ist.[1]

IV.

Herr Wetzlich (Jena): Experimentelle Augendrucksteigerung beim menschlichen Auge.

Mit 1 Abbildung im Text.

Seit Jahren hat Prof. Seidel darauf hingewiesen, dass bei einer kleinen Gruppe von Glaukomaugen mit seichter Vorderkammer ein direkter Kausalzusammenhang zwischen Pupillenweite und Augendruck nachweisbar ist. Er hat dies an zahlreichen Versuchen sichergestellt. Der physikalische Vorgang ist dabei folgender:

Durch eine Erweiterung der Pupille wird die Iriswurzel dicker und verlegt dadurch bei Glaukomaugen mit seichter Vorderkammer den Kammerwinkel. Es kann keine Flüssigkeit abfliessen. Wird aus irgendeinem Grunde die Pupille eng, so wird die Iriswurzel wieder dünner, die Passage durch den Kammerwinkel ist frei und der Druck sinkt zur Norm herab.

Ich habe im letzten Jahr auf Veranlassung von Herrn Prof. Seidel eine grosse Anzahl von Versuchen bei einer 66jährigen Patientin, die rechts ein Glaukom mit seichter Vorderkammer hatte, ausgeführt, aus denen ich die folgenden charakteristischen Versuche ausgewählt habe, die auf der Abbildung dargestellt sind und die ich jetzt kurz an Hand der Kurven erläutern möchte. Ich

---

[1] Eine eingehendere Darstellung des Befundes mit Abbildungen folgt in den „Klin. Monatsbl. für Augenheilkunde".

erwähne, dass das Auge rechts blass war, dass volle Sehschärfe, normale Papille und normales Gesichtsfeld vorhanden waren.

Der tonometrisch ermittelte Druck und die mit dem Haabschen Pupillometer gemessene Pupillengrösse habe ich in Kurvenform registriert, wobei die obere Kurve auf der Tafel sich auf den Augen-

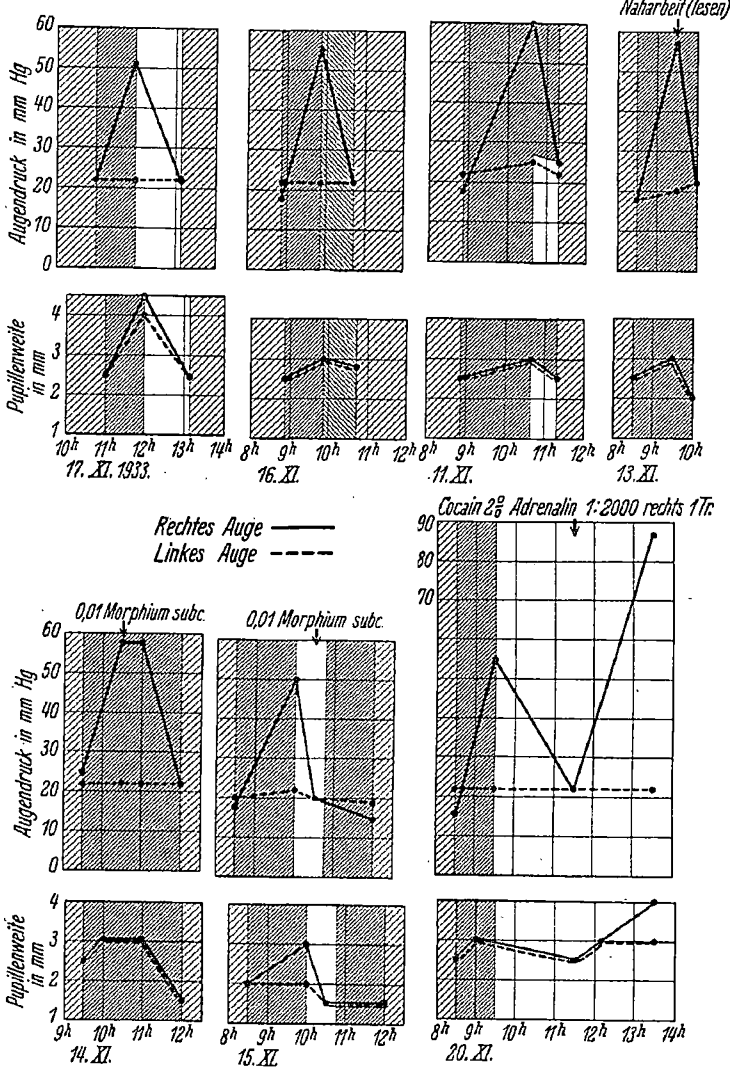

druck, die untere auf die Pupillengrösse bezieht. Auf der Abszissen-achse sind die Tageszeiten, auf der Ordinatenachse der gemessene Augendruck in Millimeter Hg, bzw. der Pupillendurchmesser in Millimeter eingezeichnet. Durch dunkle Flächen ist der Aufenthalt des Patienten im Dunkeln oder Dämmerlicht oder Anlegen eines lichtdichten Augenverbandes angedeutet, durch weisse Flächen eine Belichtung, bzw. Aufenthalt im Hellen (vgl. Abb.).

Auf der Abbildung sehen Sie zuerst die graphische Darstellung folgenden Versuches (17. XI.): Bei gewöhnlicher Zimmerbeleuchtung betrug der Augendruck beiderseits etwa 22 mm Hg. Nun wurde die Frau 1 Stunde ins Dämmerlicht gesetzt, der Druck stieg auf 50 mm Hg an. Die Pupillenweite, die rechts anfangs 2,5 mm betrug, betrug jetzt 4,5 mm. Daraufhin bekam die Patientin den Auftrag, gegen den schwach bewölkten Himmel zu sehen, worauf der Druck innerhalb 1 Stunde von 50 mm Hg wieder auf 22 mm Hg fiel, die Pupille verengte sich auf 2,5 mm.

Der folgende Versuch vom 16. XI. (vgl. Abb.) wurde so vorgenommen, dass die Frau in einen Raum bei Tageslicht etwa 5 m vom Fenster so gesetzt wurde, dass sie demselben den Rücken zukehrte. Sie blickte also in den dem Fenster gegenüberliegenden Teil des Zimmers. Nach einem Anfangsdruck von 19 mm Hg stieg nun der Druck innerhalb 1 Stunde auf 55 mm Hg. Die Pupillenweite veränderte sich von 2,5 mm auf 3 mm. Die Frau wurde nun herumgedreht, so dass sie jetzt zum Fenster hinaussah, und der Druck fiel innerhalb 1 Stunde auf 22 mm Hg. Der Pupillendurchmesser verringerte sich auf etwa 2,8 mm. Der Schwellenwert der Pupille lag hier bei 3,0 mm, wurde er nur ein wenig überschritten, trat Druckanstieg auf, wurde er nur wenig unterschritten, Druckabfall.

Der durch direkte Belichtung solcher Glaukomaugen hervorgerufene Druckabfall tritt in gleicher Weise ein, wenn das betreffende Auge selbst der direkten Lichteinwirkung durch Anlegung eines lichtdicht abschliessenden Verbandes entzogen und nur das andere gesunde Auge in üblicher Weise belichtet wird.

Bei dem Versuch am 11. XI. betrug der Druck vor Beginn des Versuches etwa 19 mm Hg. Die Patientin wurde nun ins Dunkelzimmer gesetzt. Innerhalb von 2 Stunden stieg der Druck auf 60 mm Hg, die Pupillenweite war von 2,5 mm auf 3,0 mm gestiegen. Jetzt wurde das kranke rechte Auge verbunden und die Patientin musste gegen den leicht bewölkten Himmel sehen. Nach 1 Stunde war der Druck am rechten Auge gefallen und betrug nur noch 25 mm Hg, die Pupillenweite betrug 2,5 mm. Es tritt also auch in dem lichtdicht abgeschlossenen Glaukomauge durch Belichtung des anderen Auges eine Drucksenkung ein, sobald am lichtdicht bedeckten Auge durch die konsensuelle Pupillenreaktion eine Pupillenverengerung bewirkt wird, die unter dem betreffenden Schwellenwert der Pupillengrösse herunter geht.

Durch eine zweite Variation des Hauptversuchs wurde folgende Tatsache festgestellt, die ebenfalls die kausale Bedeutung der Pupillengrösse für die Augendruckschwankung bewies.

Der bei Fernblick im halbverdunkelten Raume von 19 mm Hg auf 56 mm Hg heraufgetriebene Augendruck konnte trotz gleichbleibender Beleuchtungsstärke innerhalb ½ Stunde zur Norm zurückgeführt werden dadurch, dass man die Frau veranlasste, während ½ Stunde eine Akkommodationsanstrengung durch angestrengtes Lesen auszuführen. Nach Auftreten der den Schwellenwert der Pupille überschreitenden Konvergenzverengerung der Pupille — die Pupillenweite fiel von 3,0 mm auf 2,0 mm — ging der Augendruck innerhalb ½ Stunde auf 22 mm Hg zurück (Versuch vom 13. XI.).

Die Bedeutung der Pupillenweite in diesen Fällen für den Eintritt der Augendrucksteigerung zeigt ferner noch die folgende Variation des Grundversuchs.

Der Druckanstieg erfolgte im Dunkelzimmer nur dann, wenn die Pupille weit wurde. Verhinderte man in irgend einer Weise ein Weitwerden der Pupille im Dunkelzimmer, so ging der Druck nicht in die Höhe.

Zu diesem Zwecke haben wir folgende Versuche gemacht, wobei jede Berührung des Medikaments mit dem Auge vermieden wurde und dadurch eine Einwirkung auf die Gefässe nicht in Frage kam.

Zu Beginn des ersten Versuches bestand (Versuch vom 14. XI.) am rechten Auge ein Druck von 25 mm Hg. Die Patientin wurde nun ins Dämmerlicht gesetzt. Nach 1 Stunde betrug der Augendruck 58 mm Hg, die Pupillenweite war von 2,5 auf 3,0 mm gestiegen. Nun wurde subcutan 0,01 g Morphium gegeben, was bekanntlich vom Gehirn aus eine Pupillenverengerung, die bekannte Morphiummiosis erzeugt, ohne dass die Augengefässe dabei in Mitleidenschaft gezogen werden. Die Patientin wurde weiter im Dämmerlicht gelassen. 1½ Stunde nach der Injektion zeigte sich ein Druckabfall auf 22 mm Hg bei einer Pupillengrösse von 1,5 mm, obgleich die Patientin dauernd im Dämmerlicht gesessen hatte, wobei ohne Morphiummiosis regelmäßig Druckansteigerung auftrat.

Es wurde nun noch eine andere Form des Versuches mit Morphium gemacht (Versuch vom 15. XI.). Hier wurde zuerst der Druck durch Dämmerlicht heraufgetrieben, anschliessend durch Belichtung wieder herabgedrückt, um zu zeigen, dass der Mechanismus wie üblich funktionierte. Dann wurde Morphium injiziert und ½ Stunde später, nachdem die Morphiummiosis sich eingestellt hatte, die Patientin wieder ins Dämmerlicht gesetzt, und der Druck stieg nicht an, obgleich, abgesehen von der Morphiummiosis, genau die gleichen Bedingungen bestanden wie ein paar Stunden vorher, wo er hoch stieg.

Zu Beginn bestand (Versuch vom 15. XI.) ein Druck von 18 mm Hg. Nach 1½stündigem Aufenthalt im Dämmerlicht betrug der Druck rechts 50 mm Hg, der Pupillendurchmesser war von 2,0 mm auf 3,0 mm gestiegen. Nach ½stündiger Belichtung war der Druck wieder normalisiert. Jetzt wurde nun 0,01 g Morphium subcutan gegeben. Nach ¼ Stunde wurde die Patientin abermals ins Dämmerlicht gesetzt. Nach 1¼stündigem Aufenthalt war der Druck nicht gestiegen. Der Pupillendurchmesser war auf 1,5 mm geblieben, der Druck sogar von 20 mm Hg auf 16 mm Hg gefallen.

Voraussetzung für das Ausbleiben einer Drucksteigerung im Dämmerlicht ist, dass die durch Morphium zentral bedingte Pupillenverengerung auch im Dunkelzimmer ein solches Ausmaß besitzt, dass sie den Schwellenwert der Pupillenweite nach unten überschreitet.

Bei derselben hohen Belichtungsintensität, die den Druck am unberührten Auge stets senkte, konnte willkürlich ein Druckanstieg erzeugt werden, wenn man die Pupille künstlich durch pharmakologische Mittel, z. B. durch Cocain-Adrenalin über ihren Schwellenwert erweiterte.

Wir gingen hierbei folgendermaßen vor (Versuch vom 20. XI.): Die Patientin wurde zunächst ins Dämmerlicht gesetzt, der Druck stieg innerhalb 1 Stunde von 16 mm Hg auf 55 mm Hg, die Pupillenweite von 2,5 mm auf 3 mm. Nach 2stündiger Belichtung sank der Druck wieder auf 22 mm Hg, die Pupillengrösse auf 2,5 mm. Jetzt wurde in den Bindehautsack rechts ein Tropfen Adrenalin 1:2000 und ein Tropfen Cocain 2% gegeben. 2 Stunden nach dem Einträufeln war der Druck auf 86 mm Hg gestiegen, die Pupillenweite auf 4,0 mm; dabei hatte die Patientin dauernd ins Helle gesehen.

Also derselbe Druckansieg, wie im unbeeinflussten Auge nur im Dämmerlicht, trat bei heller Belichtung ein, sobald man die Pupillenweite künstlich über den Schwellenwert vergrösserte.

Es wurde festgestellt, dass der Druck im Augeninnern des von mir beobachteten Glaukomauges mit flacher Vorderkammer abhängig ist von der Pupillengrösse, d. h. der Druck steigt im Augeninnern an, wenn die Pupille eine gewisse Grösse, den Schwellenwert überschritten hat. Eine maximale Erweiterung der Pupille ist dabei

nicht notwendig. Wird der Schwellenwert unterschritten, so fällt
der Druck. Diese Versuche zeigen, dass in diesem Falle ein direkter
kausaler Zusammenhang zwischen Pupillengrösse und Augeninnen-
druck am rechten Auge bestand.

V.

Herr H. Hartinger (Jena): Zeiss-Ophthalmometer.
Mit 5 Abbildungen (9 Einzelbildern) im Text.

Mit dem Zeiss-Ophthalmometer werden die Krümmungs-
verhältnisse der Hornhaut nach der von Helmholtz eingeführten
Art der Verdoppelung der Hornhautspiegelbilder bestimmt. Im
Gegensatz zu dem Ophthalmometer nach Javal-Schiötz, bei
dem bekanntlich derselbe Grundsatz angewendet ist, erfolgt bei
dem Zeiss-Ophthalmometer die Einstellung der gegensätzlichen

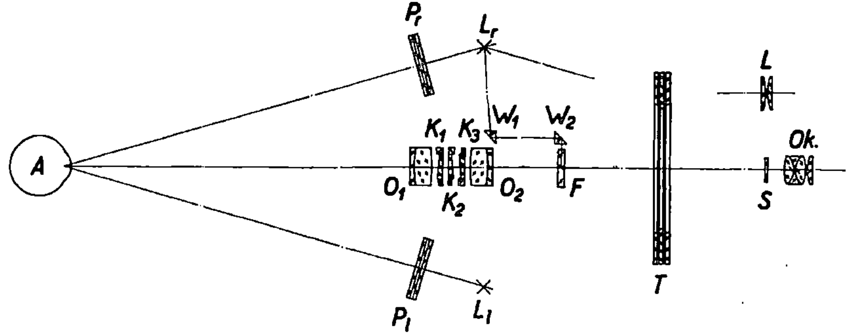

Abb. 1. Optische Anlage des Zeiss-Ophthalmometers.

Spiegelbilder nicht durch Veränderung des Abstandes der Prüfzeichen, sondern durch Veränderung des Bildverdoppelungswinkels
mittels eines besonderen Drehkeilpaares; an Stelle des doppelt
brechenden Kalkspatprismas wird ein Biprisma verwendet, das aus
einem Ringkeil und einem mittleren Keil von entgegengesetzt
gleichen Ablenkungswirkungen besteht.

Die optische Einrichtung des Zeiss-Ophthalmometers ist in Abb. 1
schematisch dargestellt. Pr und Pl sind von rückwärts beleuchtete
Prüfzeichen (Testmarken) von einem unveränderlichen gegenseitigen
Abstand. Die von der Hornhaut des Auges A entworfenen Spiegelbilder werden durch eine etwa 20fach vergrössernde Fernrohrlupe,
bestehend aus den gleich starken Objektiven O_1 und O_2 und dem
Okular Ok betrachtet. Bei richtiger Einstellung des Okulars Ok

auf eine schwarze Kreislinie der Strichplatte S können die Hornhautbilder nur dann deutlich gesehen werden, wenn zwischen den beiden Objektiven O_1 O_2 paralleler Strahlengang besteht. Diese Einstellung wird erreicht, indem man durch Verschieben des ganzen Gerätes auf der Tischplatte (gegebenenfalls mit Kreuztisch) und durch Feineinstellung mit Zahn und Trieb (D in Abb. 2) das Gerät in den entsprechenden Abstand vom Patientenauge bringt. Zwischen den beiden Objektiven O_1 und O_2, also im parallelen Strahlengang, befindet sich das Biprisma K_1 und das Drehkeilpaar K_2, K_3. Das Biprisma K_1 ergibt einen Bildverdoppelungswinkel für eine bestimmte mittlere Hornhautkrümmung. Selbstverständlich findet die Bildverdoppelung in der Ebene statt, die durch die Mitten der Prüfzeichen und durch die optische Achse des Beobachtungsgerätes bestimmt ist. Das Drehkeilpaar K_2, K_3 besteht ebenfalls aus je einem Ringkeil und je einem mittleren Keil von entgegengesetzt gleichen Ablenkungen; verdreht man dieses Keilpaar symmetrisch zueinander, so wird der durch das Biprisma K_1 gegebene Bildverdoppelungswinkel vergrössert oder verkleinert, je nachdem es sich um eine schwächer oder stärker gekrümmte Hornhaut handelt. Man verdreht das Keilpaar so lange, bis die gegensätzlichen Hornhautspiegelbilder

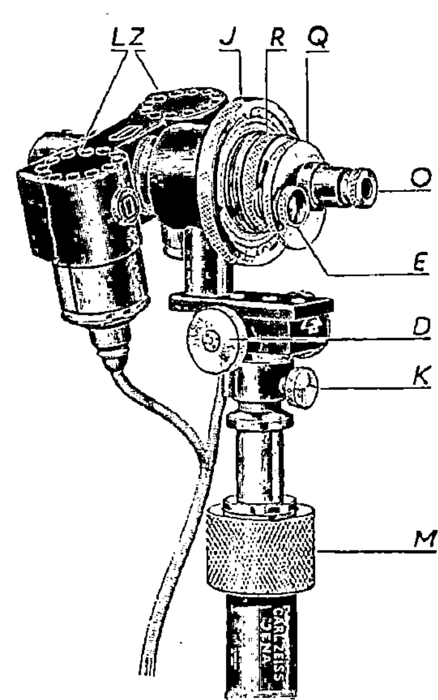

Abb. 2. Schräge Ansicht des Zeiss-Ophthalmometers.

genau einstehen, wie es in den Abb. 3a und 3b veranschaulicht ist. Die erforderliche Verdrehung ist ein Maß für die vorhandene Hornhautkrümmung; sie wird auf beleuchtete — und mit Milchglas hinterlegte — Kreisteilungen, die in der Nähe des Okulars angeordnet sind, übertragen. Mit Hilfe einer 6fach vergrössernden Lupe L kann mit Hilfe einer grünen Teilung der Krümmungsradius bis auf $1/100$ mm und die Hornhautbrechkraft mit Hilfe einer roten Teilung bis auf $1/8$ Dptr. leicht abgelesen, bzw. geschätzt werden.

Handelt es sich um eine astigmatische Hornhaut, so wird im allgemeinen — d. h. wenn nicht zufällig die Verbindungslinie der Prüfzeichen parallel zu einem der beiden Hauptschnitte der astigmatischen Hornhaut steht — neben der seitlichen Versetzung der Bilder ein Höhenfehler sich zeigen, wie er in Abb. 4a dargestellt ist. Es wird dann durch Verschwenkung des ganzen Gerätes um die

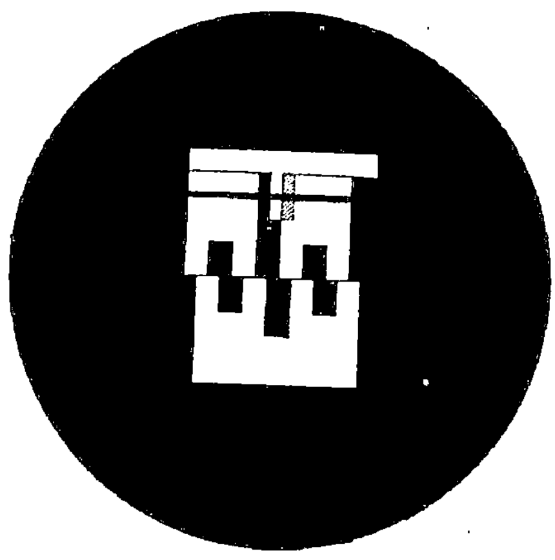

Abb. 3a. Seitliche Versetzung der Prüfzeichen bei einer drehrunden Hornhaut.

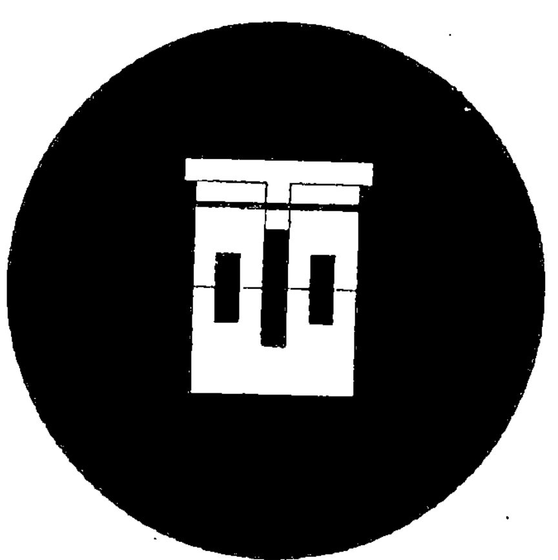

Abb. 3b. Richtige Einstellung derselben
Prüfzeichen.

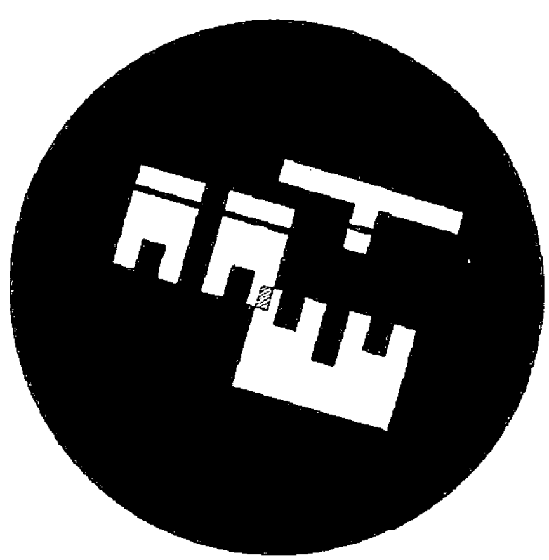

Abb. 4a. Prüfzeichen mit Seitenversetzung
und Höhenfehler bei einer astigmatischen
Hornhaut.

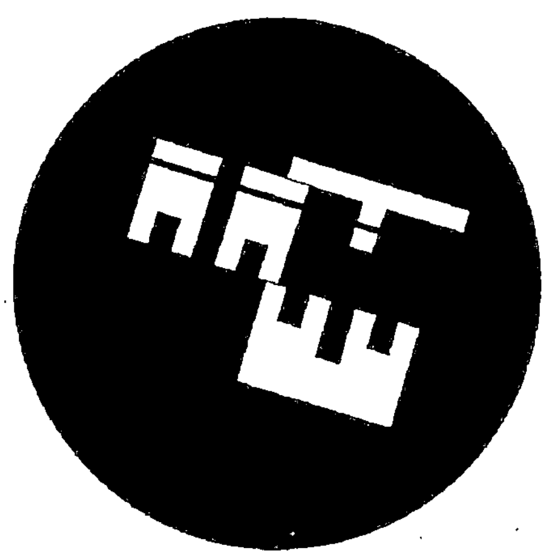

Abb. 4b. Nach entsprechender Schwenkung
des Gerätes wurde der Höhenfehler beseitigt.

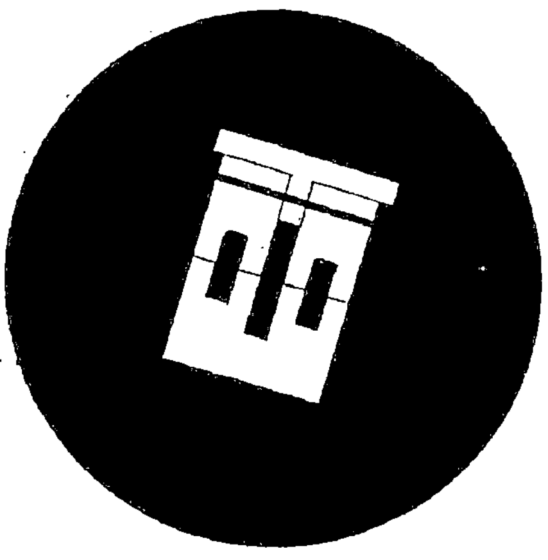

Abb. 4c. Prüfzeichen sind richtig auf-
einander eingestellt und die Messung
in dem einen Hauptschnitt ist damit
vollendet.

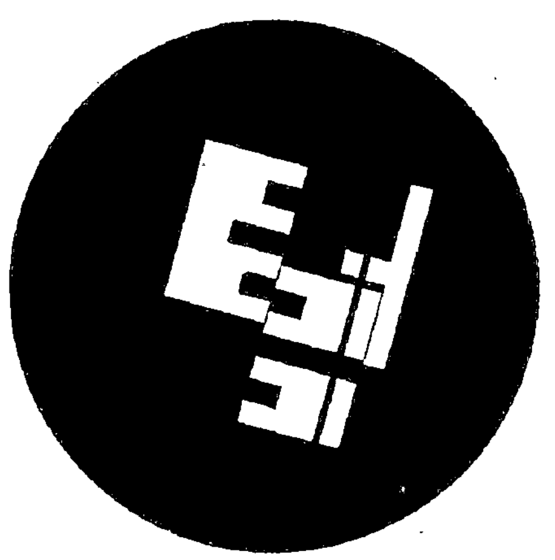

Abb. 4d. Seitliche Versetzung der Prüf-
zeichen bei weiterer Schwenkung des
Ophthalmometers um 90°. Es liegt ein
Astigmatismus von 4¹/₂ Dptr. vor:

optische Achse des Beobachtungssystems zunächst ein Hauptschnitt aufgesucht; dieser ist gefunden, wenn nach entsprechender
Drehung des Gerätes der Höhenfehler beseitigt ist, wie das Abb. 4b
zeigt. Die Verschwenkung des Gerätes wird am besten mit der
Exzenterscheibe Q (Abb. 2) vorgenommen. Man ermittelt nun die
Krümmung in diesem Hauptschnitt, indem man durch Drehung
der Keilpaare mit Hilfe des gerändelten Ringes R die Prüfzeichen
einstehen lässt; diese Einstellung ist in Abb. 4c wiedergegeben.
Man kann nun den Krümmungshalbmesser und die Brechkraft der
Hornhaut für diesen Hauptschnitt an den beleuchteten Teilkreisen
ablesen. Die Lage dieses Hauptschnittes wird mit der 6fach vergrössernden Lupe E (Abb. 2) mit Hilfe einer dritten, schwarzen
Kreisteilung (Tabo- oder Aco-Teilung) auf 1^0 oder noch genauer
ermittelt. Will man aber nur die astigmatische Wirkung der Hornhaut ermitteln, so schwenkt man das Gerät um 90^0, bis nämlich
der Höhenfehler der Prüfzeichen zum zweitenmal beseitigt ist.
Man kann auch mit Hilfe einer besonderen Markiervorrichtung an
dem schwarzen Teilkreis die Lage des zweiten Hauptschnittes
finden. Die jetzige Stellung der Prüfzeichen ersieht man aus Abb. 4d.
Die Anzahl der schwarzen und grünen Zinken, um die sich die
Prüfzeichen gegenseitig verschoben haben, gibt in Dioptrien die
astigmatische Wirkung der Hornhaut an. Hierbei ist zu bemerken,
dass diese Art der Messung ganz allgemein nur dann genaue
Werte liefert, wenn es sich um die am häufigsten auftretenden
mittleren Werte der Hornhautkrümmung handelt. Für besonders
stark oder schwach gekrümmte Hornhäute erhält man genaue
Werte nur, wenn man die Messung in beiden Hauptschnitten
durchführt und den Unterschied feststellt.

Die hier verwendeten neuartigen Prüfzeichen haben verschiedene
Vorteile. Zunächst sind beide von gleicher, grüner Farbe, wodurch
die durch die Verschiedenfarbigkeit bedingten parallaktischen
Fehler vermieden sind. Ausserdem kann man die astigmatische
Wirkung durch einmalige Drehung um 90^0 ermitteln, ganz gleichgültig, ob es sich um einen Astigmatismus nach der Regel oder
gegen die Regel handelt.

Von den beiden Prüfzeichen hat das eine, dessen abbildende
Bündel durch die Ringkeile hindurchgehen, eine geringere Schärfen-
tiefe. Man wird infolgedessen auf dieses Zeichen einstellen und hat
dann die Gewähr, dass man sich wirklich in der richtigen Einstell-
ebene befindet, was für die Genauigkeit der Messung ausschlag-
gebend ist.

Dem untersuchten Patientenauge wird ungefähr in der optischen Achse des Beobachtungsgerätes, und zwar etwa im Leseabstand, eine rotleuchtende kleine Kreisfläche F (Abb. 1) als Fixationsmarke dargeboten. Diese Einrichtung ermöglicht eine weitgehende Stillhaltung des Patientenauges, was besonders bei linsenlosen Augen von besonderem Vorteil sein dürfte.

Als weitere Vorteile des Zeiss-Ophthalmometers mögen noch folgende Punkte genannt werden:

Das Gerät (Abb. 5) ist in kleinsten Ausmaßen gehalten, so dass es leicht von der üblichen Hochstellung abgenommen und durch andere ophthalmologische Geräte ersetzt werden kann. Es sind keinerlei offenliegende bewegliche Teile vorhanden, die die Aufmerksamkeit des Patienten ablenken könnten. Die Vorrichtungen für die Prismenbewegung und die Schwenkung des Gerätes liegen in unmittelbarer Nähe des Okulars. Die drei beleuchteten, verschiedenfarbigen Kreisteilungen, die Radien, Dioptrien und Aco-Teilung, können dicht neben dem Okular mit Hilfe einer 6fach vergrössernden Lupe mit einem Blick abgelesen werden. Die Teilungsintervalle sind reichlich gross, so dass man rasch und bequem und mit jeder praktisch erforderlichen Genauigkeit ablesen kann. Der gesamte Messbereich ist ausserordentlich umfangreich; er erstreckt sich von etwa 5 bis zu etwa 12 mm Krümmungshalbmesser. Innerhalb des grossen Okulargesichtsfeldes befindet sich eine schwarze Kreislinie, die es ermöglicht, das Gerät genau auf die Mitte der Hornhaut einzustellen. Man braucht zu diesem Zweck durch entsprechende Verstellung des ganzen Gerätes nur die zusammengehörigen Prüfzeichen in das Innere dieser Kreislinie zu verlegen. Die Messung erfolgt dann sicher in der optisch wirksamen Zone der Hornhaut. Zum Schluss sei noch erwähnt, dass die Prüfzeichen mit zwei gewöhnlichen 15-Watt-Lampen beleuchtet werden, die man unmittelbar an jede Lichtleitung anschliessen kann.

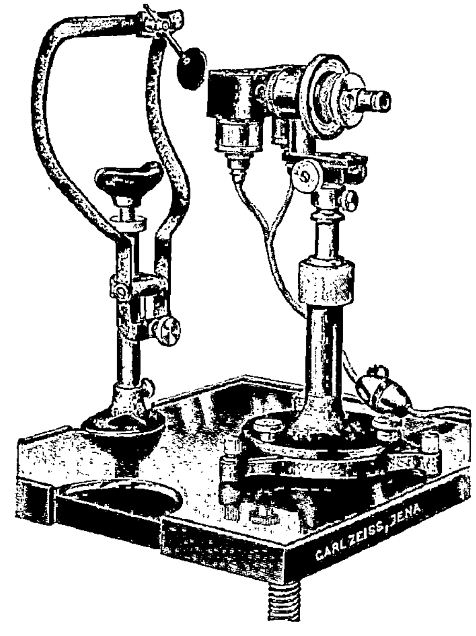

Abb. 5. Das Zeiss-Ophthalmometer auf Hochverstellung mit ringförmigem Dreifuss befindet sich auf einem Instrumententisch mit Glasplatte. Das Gerät lässt sich auf dieser Tischplatte leicht verschieben. Die Stirnstütze ist mit einer Abdeckblende für das nicht untersuchte Auge ausgestattet.

VI.

Herr Wagenmann (Heidelberg): Melanosarkom der Aderhaut bei einer Frau mit Uteruscarcinom.

Mit 4 Abbildungen im Text.

Schon lange Zeit ist bekannt das Vorkommen multipler Geschwülste bei demselben Individuum, an demselben Organ oder an
verschiedenen Körperstellen. Auch das Vorkommen multipler Geschwülste verschiedener Art ist schon seit langer Zeit beobachtet.

Hinsichtlich des Auges findet sich in dem Buch von Sattler
„Die bösartigen Geschwülste des Auges" die Bemerkung, dass bei

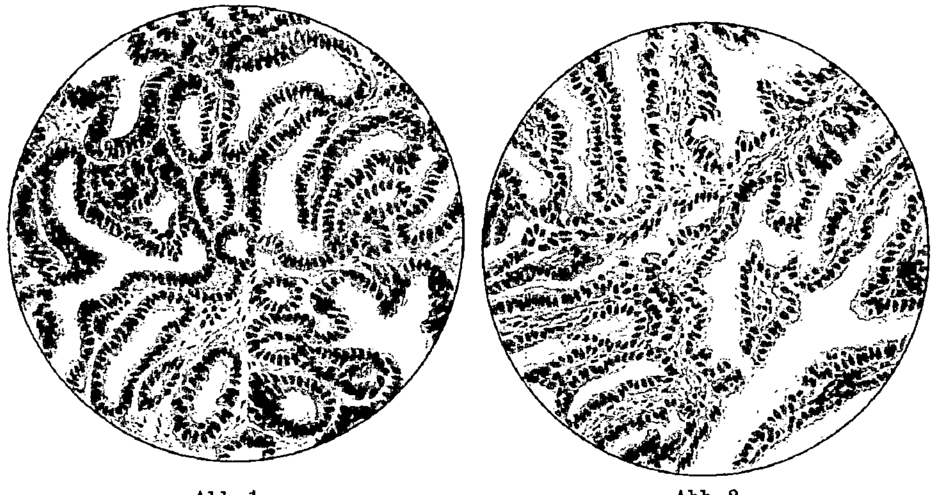

Abb. 1.	Abb. 2.
Adenocarcinom des Uterus (1928 entfernt).	Recidiv des Adenocarcinoms (1933 entfernt).

einigen Patienten mit Aderhautsarkom ein Carcinom an einer
anderen Körperstelle angetroffen wurde. Einzelne Fälle führte
Sattler nicht an.

Ich habe vor kurzem einen derartigen seltenen Fall beobachtet.
Im Dezember 1933 kam in die Augenklinik eine 66jährige Frau und
klagte über Sehbeschwerden am linken Auge. Es fand sich am linken
Auge nach nasal unten ein zweifelloser Tumor der Aderhaut. Die
diasclerale Durchleuchtung zeigte nach nasal unten deutliche Beschattung der Pupille. Das Sehvermögen war herabgesetzt auf
Fingerzählen in ½ m. Die Anamnese ergab, dass 1928 wegen eines
Cervixcarcinoms die totale Exstirpation des Uterus vorgenommen
war, wobei sich noch ein Ovarialcystom gefunden hatte. Es handelte
sich um ein typisches Adenocarcinom mit ungemein zahlreichen

Epithelschläuchen und schmalem Bindegewebsgerüst (Abb. 1). Die jetzt vorgenommene Nachuntersuchung in der Frauenklinik

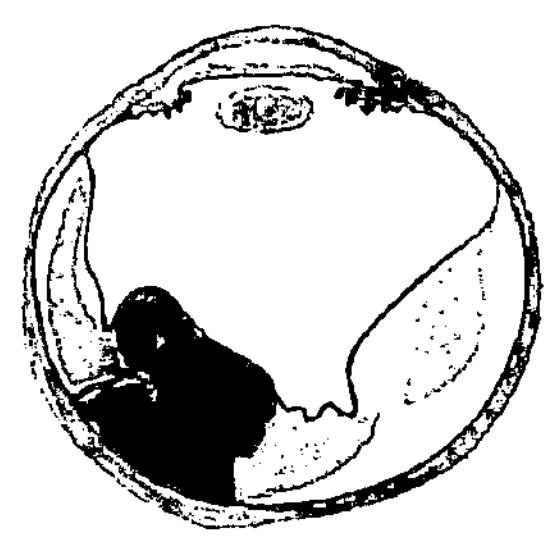

Abb. 3. Melanosarkom der Aderhaut.

ergab ein Carcinomrezidiv in der Scheide. Es wurde ein Knoten exzidiert. Die histologische Untersuchung des Rezidivs zeigte genau denselben Befund wie die Primärgeschwulst, viele Schläuche, die aus ausgesprochenen Epithelzellen bestehen. Die Zellmäntel sind etwas weniger regelmäßig als in der Primärgeschwulst angeordnet. Auch das interzelluläre Bindegewebe ist weniger stark entwickelt (Abb. 2). Nach diesem Befund musste man die Aderhautgeschwulst als ein metastatisches Carcinom der Aderhaut ansprechen. Wider alles Erwarten ergab aber die histologische Untersuchung des enukleirten Auges ein

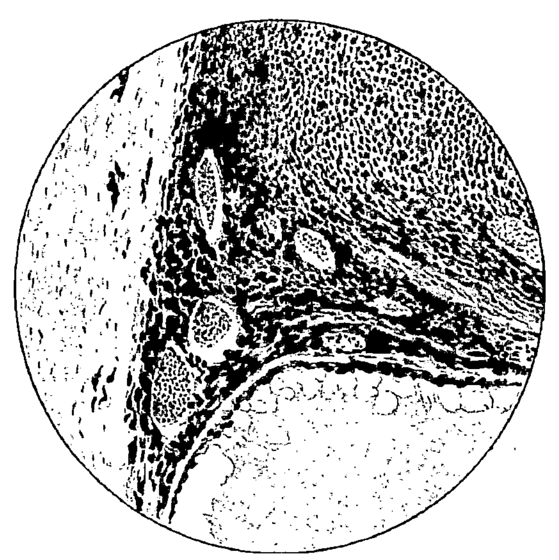

Abb. 4. Übergang der Aderhaut in das Melanosarkom.

Melanosarkom der Aderhaut. In der Aderhaut findet sich ein pigmentierter, aus Spindelzellen bestehender Tumor vom charakteristischen Bau des Melanosarkoms (Abb. 3 und 4). Die Basalmembran der Aderhaut ist an zwei Stellen perforiert, und von hier aus sind zwei Zapfen subretinal vorgewachsen.

Der Fall wird in einer Dissertation von Herrn L a u e r näher mitgeteilt.

VII.

Herr C o m b e r g (Rostock):

1. E x p e r i m e n t e l l e r B e w e i s d e r H e l m h o l t z -
   s c h e n A k k o m m o d a t i o n s t h e o r i e.

2. B e d e u t u n g d e r N e b e n b i l d e r u n d d e s
   N e b e n l i c h t e s f ü r d i e G ü t e d e s N e t z h a u t -
   b i l d e s.

1. Experimenteller Beweis der Helmholtzschen Akkommodationstheorie.

Bei komplizierten Bewegungsmechanismen des Körpers, die der direkten Beobachtung für gewöhnlich nicht zugänglich sind, wird es stets für die Aufklärung entscheidend sein, dass man sich einen direkten Einblick in die Vorgänge verschafft. Comberg hat bei einem bereits in Madrid auf dem Internationalen Kongress (1933) gezeigten, jetzt 17jährigen Patienten mit grossem Iriskolobom und normalem Akkommodationsmechanismus die Veränderungen der Linse während der Akkommodation der Beobachtung zugänglich gemacht. Der Patient war als 9jähriges Kind von C. wegen einer durchbohrenden Verletzung mit Irisprolaps operiert worden. Es ist ein grosses Iriskolobom nach unten entstanden, das Auge ist frei von Astigmatismus, hat volle Sehschärfe und akkommodiert dem Alter entsprechend neun Dioptrien. Es handelt sich also um einen völlig normalen Akkommodationsmechanismus. Zur Demonstration wird das Licht der neuen Spaltlampe mit dem 8 mm hohen Spalt in einem der Achse genäherten Schnitt nahezu meridional durch die Linse geschickt. Der aufleuchtende Schnitt der Linse kann mit dem Hornhautmikroskop stark seitlich (70°) beobachtet werden. Die Akkommodation des Untersuchten wird während der Beobachtung durch ein Hilfsgerät von Ferne auf Nähe und umgekehrt umgestellt, ohne dass die geringste Blickänderung dabei stattfindet. Man sieht mit voller Deutlichkeit, dass die bei der Akkommodation stattfindenden Veränderungen der Linse in allen hauptsächlichen Punkten der Helmholtzschen Akkommodationstheorie entsprechen. Der untere Linsenäquator nähert sich bei der Naheinstellung deutlich der Augenachse, die vordere Linsenfläche wölbt sich stärker vor, die hintere Linsenfläche krümmt sich auch stärker, wobei der hintere Linsenpol nur unwesentlich nach hinten rückt. Sehr wichtig ist die Beobachtung, dass der Linsenäquator sich bei der Akkommodation der Achse nähert und bei der Entspannung der Akkommodation wieder an den Ciliarkörper näher herangezogen wird. Das spricht mit völliger Sicherheit dafür, dass die Zonula während der Akkommodation entspannt wird.

2. Bedeutung der Nebenbilder und des Nebenlichtes für die Güte des Netzhautbildes.

Mit 2 Abbildungen im Text.

Es ist bekannt, dass für die Netzhautabbildung Nebenlicht und Nebenbilder schon beim normalen Sehen eine gewisse Rolle spielen. Stärkere Störungen entstehen erst bei irregulärem Hornhautastigmatismus, bei beginnender Katarakt und bei Nachstar. C. untersuchte zunächst die Frage, wie gross der prozentuale Anteil der zur scharfen Abbildung gebrauchten Pupille im Verhältnis zur Gesamtpupille sein muss, um ein deutliches scharfes Netzhautbild zu ergeben. Man kann eine Art Modellversuch anstellen, wenn man das scharfe und das unscharfe Bild einer Sehprobe übereinander photographiert und in einer Versuchsserie die zur Abbildung des scharfen Bildes benötigte Zeit prozentual entsprechend abstuft. C. demonstriert die Bilder einer Sehprobentafel, die bei gleichem Balgauszug der Kamera mit einem Aplanat von 20 cm Brennweite scharf und einem Leukar von 15 cm unscharf übereinander photographiert waren, wobei die Belichtungszeiten für scharfes und unscharfes Bild sich in der gezeigten Serie verhielten wie $1:1$, $1:3$, $1:9$, $1:19$, $1:39$. Es zeigte sich, dass auch noch ein deutlich erkennbares scharfes Bild der kleinsten Ziffern erhalten wurde, wenn die Belichtungszeit des scharfen Bildes nur $1/_{19}$ der Belichtungszeit des unscharfen Bildes beträgt. Diese deutlich erkennbare Abbildung war sowohl bei Unterentwicklung wie bei normaler und bei Überentwicklung zu sehen. In Wirklichkeit ist das Auge noch bedeutend günstiger gestellt, weil unser Sehorgan infolge des physiologischen Kontrastes in besonderem Maße befähigt ist, Nebenlicht und Nebenbilder zu überwinden.

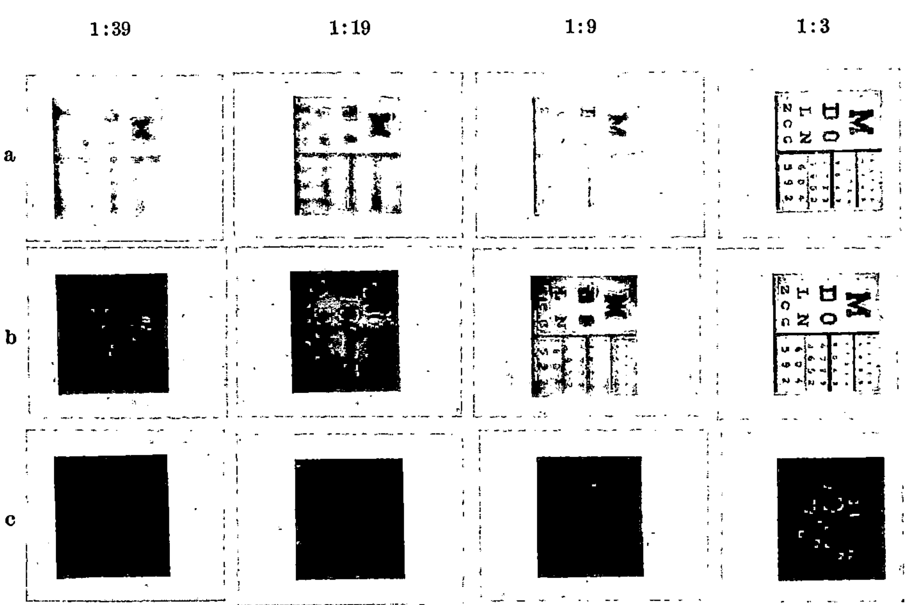

Abb. 1. Scharfes und unscharfes Bild im Verhältnis der Belichtungszeiten 1:3, 1:9, 1:19, 1:39 übereinander photographiert; a, b, c verschieden lange entwickelt. (Leider enthält Serie a zu wenig Details.)

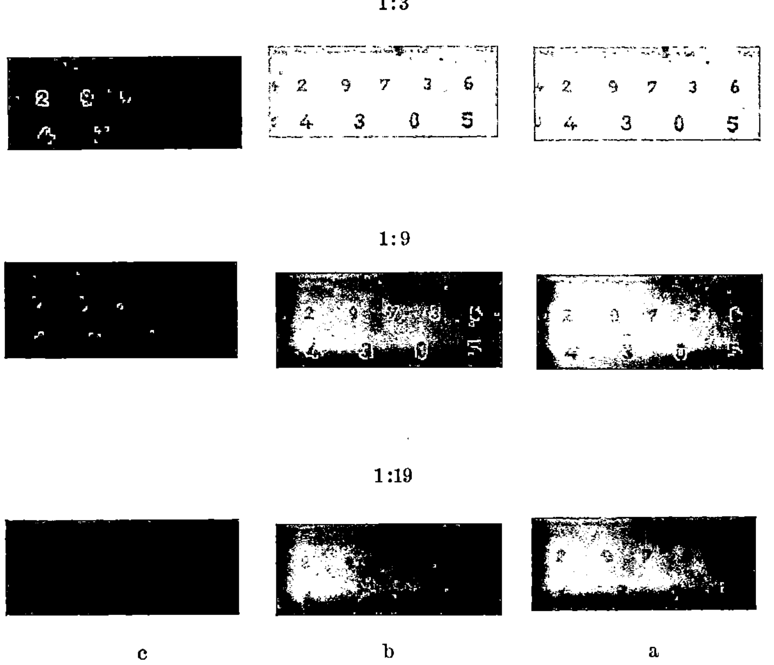

Abb. 2. Teile der Abb. 1 in grösserem Maßstab. Dieser Abdruck zeigt, dass auch bei dem Verhältnis der Belichtungszeiten 1:19 zwischen scharfem und unscharfem Bild die Schrift noch zu einer deutlichen „Perception" führen kann.

20*

VIII.

Herr Behr (Hamburg): Die Veränderungen in der Gegend des knöchernen Kanals beim Turmschädel.

Vor 24 Jahren konnte ich an dieser Stelle über einen anatomischen Befund berichten, welcher die bei Turmschädel auftretenden Augenstörungen einheitlich und wie mir schien auch eindeutig erklären konnte. Trotz seiner prinzipiellen Bedeutung hatte aber dieser Fall nicht die Anerkennung gefunden, die ihm zukommen dürfte. Nur der Chirurg Schloffer baute auf ihm eine neue Operationsmethode, die Kanaloperation auf, deren Indikationsgebiet er neuerdings auch auf die durch atheromatöse und aneurymatische Veränderungen der Carotis interna am Canalis optici hervorgerufenen Sehstörungen ausdehnt. Mein Interesse blieb im Laufe der Jahre diesem Problem zugewandt und es gelang mir schliesslich, in drei weiteren zur Autopsie gekommenen typischen Fällen von Turmschädel mit Opticusatrophie die Schädelbasis zu gewinnen und genauer zu untersuchen. Die Übereinstimmung der objektiven Veränderungen war in allen vier Fällen eine fast absolute. Die Sehnervenveränderungen entstehen durch eine Einklemmung des Nerven im Bereich der cerebralen Öffnung des knöchernen Kanals, aber nicht infolge einer Stenose desselben, sondern infolge einer Verlagerung und Verschiebung seiner Wandungen. Bekanntlich führt nicht jeder Turmschädel auch zu Veränderungen am Opticus. Nach meinen ausgedehnten klinischen und röntgenologischen Untersuchungen kommen diese nur in jenen Fällen vor, in welchen eine Steilstellung der vorderen Schädelgrube, eine steile Senkung des Orbitaldaches nach hinten, also eine Tiefstellung der mittleren Schädelgrube eingetreten ist. Man erkennt diese Tiefstellung schon äusserlich durch ein auffallendes Herabrücken des Porus acusticus gegenüber der Linie Nasion-Inion, wie die folgenden Bilder zeigen. Die Steilstellung des Orbitaldaches bedingt nun eine charakteristische Änderung der cerebralen Öffnung des knöchernen Kanals. Normalerweise ist diese so gestaltet, dass das Dachende nach vorn von dem Bodenende gelegen ist, so dass die cerebrale Kanalöffnung eine Ebene bildet, die schräg von oben vorn nach unten hinten verläuft. Durch die Steilstellung des orbitalen Daches wird das Kanaldach nach hinten über seinen Boden hinübergeschoben. Auf diese Weise gelangt aber die Carotis interna mit ihrer fünften Krümmung in den Bereich des knöchernen Kanals. Sie bildet unter dem nach hinten verschobenen Dach den Boden des Kanals und verengt dadurch entsprechend der Grösse der Knochenverschiebung den Raum, der für den Durchtritt des Sehnerven in die Schädelhöhle vorgesehen ist. Der Sehnerv wird stranguliert, er atrophiert, bis sich sein Durchmesser dem zur Verfügung stehenden Raum zwischen Kanaldach und Carotis angepasst hat. In diesem Augenblick kommt der Opticusprozess zum Stillstand, und die dann noch vorhandenen Funktionen bleiben zeitlebens unverändert bestehen, obwohl die Knochenveränderungen sich nicht bessern.

IX.

Herr v. Hippel (Göttingen): Demonstration eines Stammbaums.

Mit 1 Abbildung im Text.

Es ist bekannt, dass eine Form von hochgradiger Myopie in Verbindung mit Hemeralopie als erbliches Leiden auftritt. Dagegen habe ich bei Franceschetti und auch sonst nichts über eine

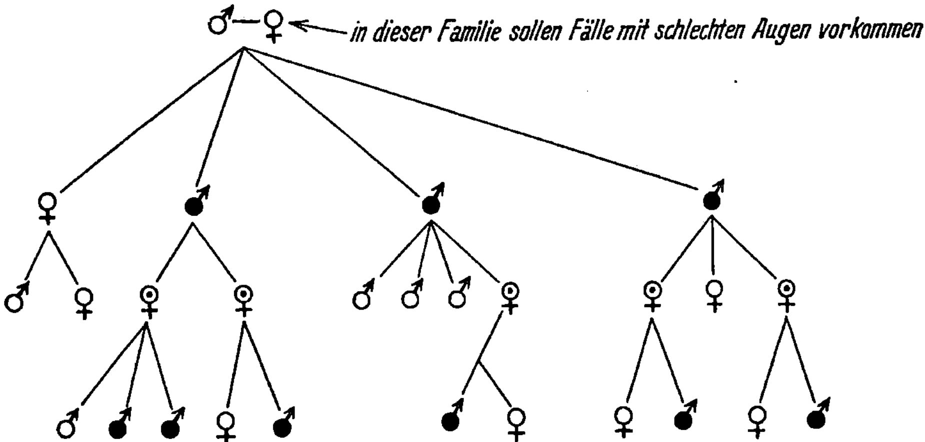

Rezessiv-geschlechtsgebundene Vererbung der Kombination: Nystagmus, Strabismus, hochgradige Myopie, Hemeralopie, röhrenförmiges Gesichtsfeld ohne Netzhautpigmentierung bei allen Erkrankten.

Korrelation erblicher Augenleiden gefunden, wie sie der vorliegende Stammbaum zeigt. Es handelt sich dabei um die Kombination von Nystagmus, hochgradiger Myopie, Hemeralopie und konzentrischer röhrenförmiger Einschränkung des Gesichtsfeldes ohne Pigmentierung der Netzhaut. Ferner bei den meisten Betroffenen um Strabismus convergens. Die Sehschärfe ist in allen Fällen eine stark herabgesetzte, es besteht aber keine totale Farbenblindheit. Der Erbgang ist ein recessiv geschlechtsgebundener. Bei Sterilisierung der befallenen männlichen Personen wäre eine allmähliche Ausmerzung zu erreichen.

X.

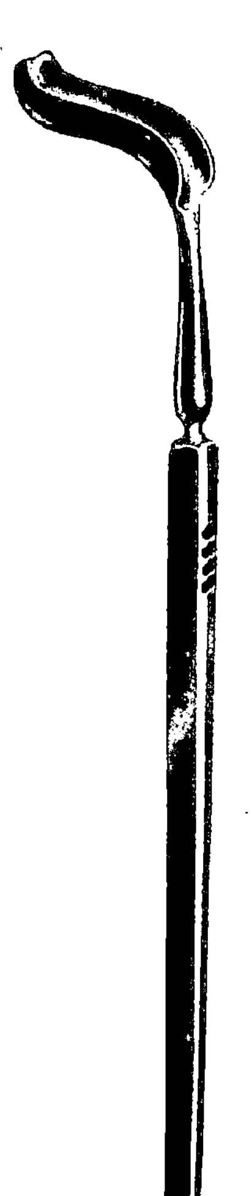

Herr H. Arruga (Barcelona): Ein Wundsperrer für die Netzhautablösungsoperationen.
Mit 1 Abbildung im Text.

Das Instrument, das ich die Ehre habe, dieser Gesellschaft zu zeigen, ist in der Absicht erdacht worden, ein einheitliches Modell zu bekommen, das geeignet wäre für jede Art von Operationen der Netzhautablösungen.

Es besteht aus einem Halter, der ähnlich ist dem bei der Mehrzahl der augenärztlichen Instrumente, aber etwas kräftiger in dem Teil, der das Endstück des Gerätes stützt. Es stellt eine Art von Löffel dar in einer Form, die die Mitte hält zwischen dem üblichen Sperrer von Desmarres und demjenigen von Vogt.

Wie man auf der beigefügten Abbildung sieht, die eine ins Einzelne gehende Beschreibung erübrigt, ist seine Grösse nicht beträchtlich, aber seine Form erlaubt mit Leichtigkeit bis zur Macula zu kommen in den Fällen von Rissen in dieser Gegend, nachdem man vorher den Rectus externus durchschnitten hat. Ebenso lässt er sich leicht unter den anderen Muskeln anlegen in den Fällen, wo man in diesen Gegenden arbeiten muss.

Dieses Gerät kann man in vernickeltem oder heissemailliertem Metall bekommen, wenn gewünscht wird, dass das Endstück elektrisch isoliert ist.

XI.

Herr Meesmann (Berlin): Über eine eigenartige Hornhaut-
degeneration (?) (Ablagerung des Bence-Jonesschen Eiweisskörpers in der Hornhaut).

Mit 4 Abbildungen im Text.

Die Erkrankung betrifft den jetzt 64jährigen W., Eberhard.
Aus der Vorgeschichte sei kurz angeführt: 1915 Nierenleiden mit
Blutungen, wahrscheinlich Nierensteine. 1917 erstmalig Herz-
beschwerden. 1920 Apoplexie mit Lähmung der rechten Hand und

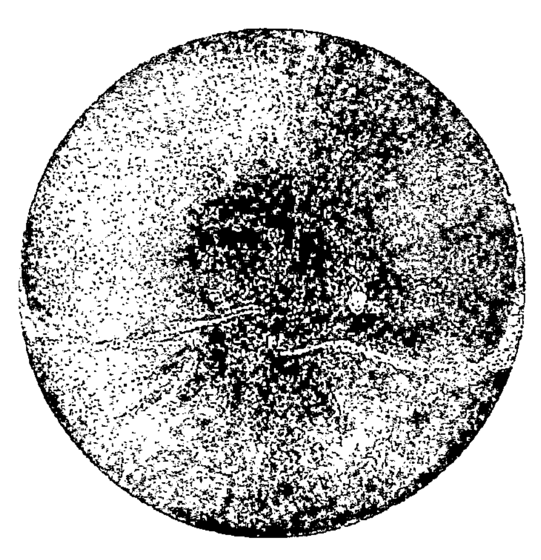

Abb. 1.

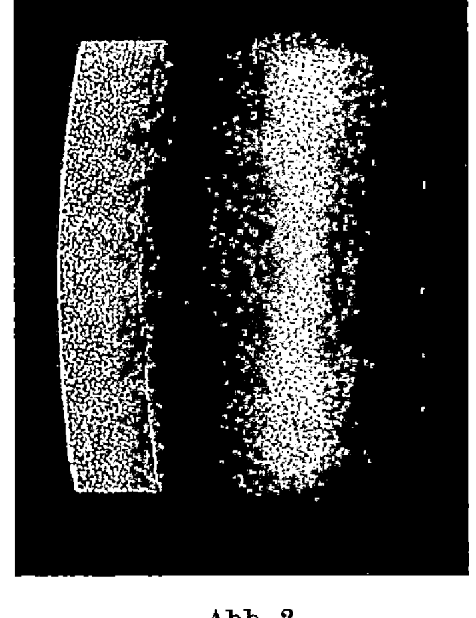

Abb. 2.

des rechten Nervus facialis. Besonders geschädigt war das Sprach-
zentrum. Die Facialisparese ist heute noch deutlich, ebenso die
Sprachstörung.

Augenbeschwerden bestehen erst seit 6 Jahren. Ohne
Reizzustand oder Schmerzen trat beiderseits ein allmählich dichter
werdender Schleier auf. Die Untersuchung ergab folgendes: Beiderseits reizlose Augen, bei fokaler Beleuchtung sind die Hornhäute
gleichmäßig grau getrübt. Die Oberfläche ist glatt und spiegelnd.
Beiderseits fällt eine besonders deutliche Stählilinie auf. Abb. 1. Am
Hornhautrande ist die Trübung weniger dicht, so dass eine schmale
Randzone fast trübungsfrei ist. Die Bindehaut ist normal, ebensowenig sind die Blutgefässe der Bindehaut und Episclera auffällig
verändert. Die Vorderkammer ist normal tief, die Regenbogenhaut

unverändert, Linse ebenfalls. Der Augenhintergrund ist nach
Pupillenerweiterung, wenn auch verschwommen, zu erkennen. Er
scheint frei von krankhaften Veränderungen zu sein. Trotz der
relativ dichten Trübung der Hornhaut ist die Sehschärfe beiderseits
nach Ausgleich einer geringen Kurzsichtigkeit $= {}^5/_7$. Die Sensibilität der Hornhaut ist deutlich vorhanden, scheint aber etwas
herabgesetzt zu sein.

Spaltlampenbefund (Abb. 2): Die Trübung setzt sich aus
tausenden feinster Pünktchen zusammen, die ziemlich gleichmäßig in

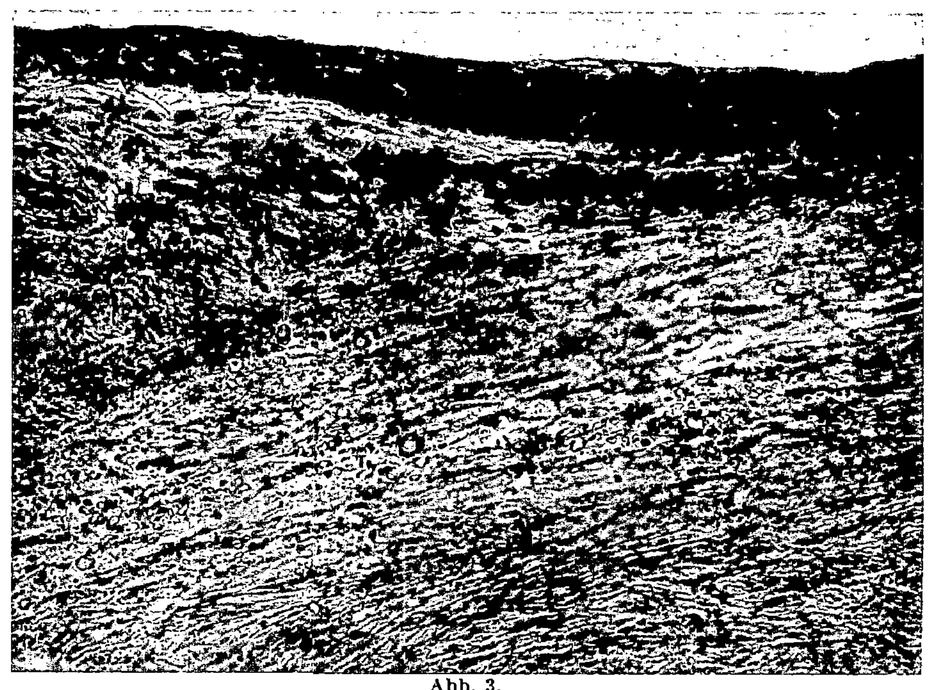

Abb. 3.

der gesamten Hornhaut verteilt sind. Im schmalen Büschel liegen die
Pünktchen unter der Hornhautoberfläche vielleicht etwas dichter.
Geringe Unregelmäßigkeiten kommen auch in der Gesamtverteilung
vor, aber überall sind sämtliche Schichten der Hornhautsubstanz
beteiligt. Die sehr kleinen Pünktchen sind in der Grösse nur gering-
gradig verschieden, graugelb gefärbt und zeigen keine krystallinische
Struktur, sondern sind vollkommen homogen. Das Epithel ist unverändert, die Hornhautoberfläche vollkommen glatt und einwandfrei. Der Endothelspiegel ist eben noch zu erkennen und ebenfalls
normal.

Mikroskopischer Befund: Zur mikroskopischen Untersuchung stand lediglich ein kleines Stückchen Hornhaut zur Ver-

fügung, das durch Excision gewonnen wurde. Es konnte also nur Epithel, Bowmansche Membran und einen Teil der Substantia propria enthalten. Die Präparate wurden teils in Gelatine, teils in Paraffin eingebettet, untersucht. Im Vordergrund stand die Frage der Zusammensetzung der punktförmigen Einlagerungen, für die zunächst an hyalinartige Substanzen gedacht werden musste. (Prof. Schürmann, Prosektor des pathologisch-anatomischen Instituts der Universität Berlin, hatte die Liebenswürdigkeit, die histologisch-chemischen Untersuchungen durchführen zu lassen.) Es wurde insbesondere auf Keratohyalin und Keratin untersucht. Im einzelnen ergab sich folgendes:

| | Färbemethode | | | |
| | Keratohyalin | | Keratin | |
	soll	ist	soll	ist
Kresylechtviolett	rot	blau	violett	blau-violett
Methylgrün-Pyronin (Unna)	rot	blau	—	—
Kongorot	—	—	rot	rot
Goldorange ⎱ Methyleosin ⎰ .... Wasserblau	violett	rot	blau	rot
Hämatoxylin Kal. perm. (Unna)	schwarz-blau	schwarz-blau	—	—
Gram	—	—	blau	hell mit blauem Zentrum
Mallory	?		rot	rot

Das färberische Verhalten spricht weder sicher für Keratohyalin noch für Keratin. Vielmehr wurde zunächst ein hyalinartiger Stoff angenommen, ähnlich den oben genannten. Die Fettfärbung war negativ, ebenso konnte Kalk durch das färberische Verhalten ausgeschlossen werden (Abb. 3). Die Hornhaut selbst lässt ausser den Einlagerungen nur geringe pathologische Veränderungen erkennen. Die Epithelzellen sind normal. Nur an einzelnen Stellen liegen auch zwischen den Epithelzellen tropfige Einlagerungen. Die Bowmansche Membran ist teilweise etwas verdünnt, zeigt allerdings nirgendwo eine direkte Unterbrechung; die Substantia propria ist ebenfalls im wesentlichen normal. Die Einlagerungen bewirken mehr eine mechanische Verdrängung als eine nachweisbare Veränderung der Substanz selbst (Abb. 4). Diese Angaben sind nicht ohne weiteres auf die gesamte Hornhaut zu übertragen, da ja nur ein winziges Stückchen zur Untersuchung zur Verfügung stand. Immerhin ist sehr wahrscheinlich, dass stärkere Veränderungen auch in der übrigen Hornhaut fehlen.

Die interne Untersuchung in der I. Medizinischen Universitätsklinik der Charité ergab: Restbestände einer Apoplexie, geringgradige Facialisparese rechts und leichte Sprachstörungen. Blutdruck mäßig erhöht, 160 mm Hg. Im Urin Spuren von Eiweiss,

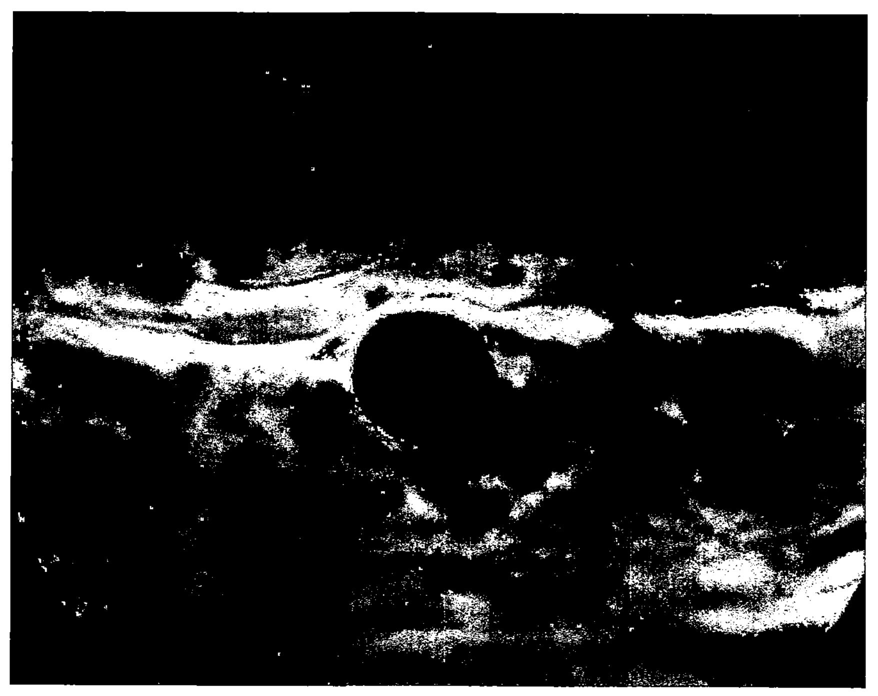

Abb. 4.

reichlich Hyalin, granulierte und Epithelzylinder, wenig Epithelien und Leukocyten. Die Senkungsgeschwindigkeit ist etwas beschleunigt, ebenso der Reststickstoff auf 72,8 mg-% und der Cholesteringehalt auf 210 mg-% erhöht. Der Kalkspiegel des Blutes ist nicht erhöht. Im Urin konnte zweimal der Bence-Jonessche Eiweisskörper nachgewiesen werden.

Der Fall steht meines Wissens innerhalb der Hornhautveränderungen vereinzelt da. Zunächst würde man geneigt sein, ihn unter die vielfältigen bekannten Bilder der Hornhautdystrophie einzureihen. Hierbei ergeben sich aber sofort einige Schwierigkeiten, nämlich der späte Beginn der Erkrankung, das Fehlen

eines familiären Vorkommens und die auffallend gute Sehschärfe.
Auch der anatomische Befund ist ein wesentlich anderer. Schon
die Anordnung der Pünktchen lässt eine deutliche Abweichung von
den sonst bekannten Bildern der Dystrophie, nämlich der knötchenförmigen, fleckförmigen und gitterigen erkennen. Wesentlich ist
auch die Tatsache, dass die Hornhautoberfläche vollkommen glatt
ist, und dass ausserdem eine schmale Randzone der Hornhaut frei
von Einlagerungen ist. Da gleichzeitig die Sehschärfe nur wenig
beeinflusst ist, konnte von vornherein nicht mit einer stärkeren
pathologisch-anatomischen Veränderung der einzelnen Hornhaut-
schichten gerechnet werden. Schon geringgradige Veränderungen
der Hornhautoberfläche würden die Sehschärfe stark herabgesetzt
haben. Es liegt also nahe, an eine Ablagerung in die Hornhautsubstanz hinein zu denken und zwar einer Substanz, die auf dem
Stoffwechselwege in die Hornhaut hineingelangt ist. Ob es im
weiteren Verlauf der Erkrankung zu anatomischen Veränderungen
der Hornhautlamellen kommen wird, bleibt abzuwarten. Zur Zeit
ist weder am Epithel noch an der Bowman anatomisch eine Veränderung festzustellen. Allerdings liegen auch zwischen den basalen
Epithelzellen vereinzelte, feintropfige Ablagerungen.

Eine bemerkenswerte Klärung des Falles ist zweifellos durch
den Befund des Bence-Jonesschen Eiweisskörpers im Urin
gegeben. Die weitere Untersuchung des Falles ist noch nicht vollkommen abgeschlossen. Insbesondere fragt es sich, ob Myelome
des Knochenmarkes vorhanden sind, bei denen bekanntlich die
Bence-Jonessche Albuminurie vorkommen kann. Nach dem
färberischen Verhalten und auch der Form der Ablagerungen scheint
es sich in der Hornhaut um denselben Eiweisskörper zu handeln,
wie er bei Bence-Jonesscher Albuminurie in Form von Zylindern
in den Nierenkanälchen und in Form von homogenen oder auch
krystallinischen Massen im Knochenmark vorkommt. Diese Annahme hat sehr viel Wahrscheinliches für sich und würde auch das
klinische Bild und den bisherigen Verlauf der Hornhautveränderung
erklären.

XII.

Herr Wessely (München): Einige seltene diagnostisch entscheidende röntgenologische Schädelbefunde.

1. Intrakranielles Angioma racemosum arteriale et venosum.

Das jetzt 21jährige, seit 2 Jahren in meiner Beobachtung stehende junge Mädchen, das ich Ihnen im Bilde vorführe, ist von Kindheit auf sehr schwächlich und gracil gewesen. Es hat eine Körpergrösse von 160 cm und ein Gewicht von nur 47,5 kg. Im Alter von $1^3/_4$ Jahren soll es an einer schweren Hirnaffektion mit vierwöchiger Bewusstlosigkeit erkrankt gewesen sein und seitdem an häufigen epileptiformen Anfällen und Kopfschmerzen leiden. Ein Trauma hat niemals stattgehabt, auch keine Allgemeinerkrankung von Bedeutung vorgelegen. Der linksseitige 6 mm betragende, in keiner Körperlage pulsierende Exophthalmus, den Sie im Bilde sehen, hat sich im Laufe der letzten Jahre langsam entwickelt. Ferner erscheint die Haut bzw. die ganze Kopfschwarte der linken Stirnseite verdickt, und man sieht die enorm geschlängelte, stark erweiterte und pulsierende Arteria temporalis bis über die linke Braue sich erstrecken. Am Bulbus sind die Ciliargefässe, Arterien wie Venen, stark erweitert, zeigen ausgedehnte Anastomosen und bilden im äusseren Lidwinkel ganze varicöse Convolute. Die Funktionen beider Augen sind normal. Es besteht keine Stauungspapille, aber beiderseits das typische Bild der Tortuositas vasorum. Abgesehen von den in grösseren Zeiträumen immer wiederkehrenden epileptiformen Anfällen, dem energielosen, etwas teilnahmslosen Wesen ergibt der Nervenstatus sowie auch die sonstige allgemeine Körperuntersuchung nichts besonderes. Von entscheidender Bedeutung ist aber, dass man über dem ganzen Kopf ein systolisches langgezogenes, blasend-sausendes Geräusch hört. An der rechten Schläfe und über dem rechten Scheitelbein ist es noch etwas deutlicher als an den entsprechenden linken Partien des Kopfes, dagegen am linken Stirnbein stärker als am rechten. Es wechselt an Intensität und ist an Charakter viel weicher als das Geräusch, welches wir beim Aneurysma arterio-venosum der Arteria carotis im Sinus cavernosus zu hören gewohnt sind. Auch wird es von der Patientin selbst, sogar nachdem sie darauf aufmerksam gemacht worden ist, nicht wahrgenommen.

Das frappanteste ist nun das Röntgenbild des Schädels. Während normalerweise die Sulci der Arteriae et Venae meningeae mediae im Röntgenbild nur andeutungsweise sichtbar sind, stellen sie hier schlangenförmig gewundene breite, vielfach anastomosierende Aufhellungsbänder im Knochen dar, und zwar linkerseits in noch höherem Maße als rechts. Besonders in den stereoskopisch verkleinerten Aufnahmen, die ich herumgebe, bekommen Sie einen plastischen Eindruck dieses imposanten Bildes, das allen Fachröntgenologen, denen ich es bisher zeigen konnte, in diesem Maße ebenso ein Novum war wie mir selbst.

Geachtet wird auf die Erweiterung der Gefäßsulci im Röntgenbild überhaupt erst in letzter Zeit etwas mehr. Vor allen Dingen finden sich einschlägige Befunde in dem in diesem Jahr erschienenen Buch von Olivecrona über die parasagittalen Meningeome. Aber unser Fall geht weit über das dort Abgebildete hinaus, und es dürfte auf Grund des gesamten Krankheitsbildes wohl kein Zweifel darüber bestehen, dass es sich bei ihm um die Beteiligung der Arteriae und Venae meningeae mediae an einem grossen intrakraniellen Rankenangiom handelt.

Das grösste Material über die echten Blutgefässgeschwülste des Gehirns und seiner Häute ist von Cushing und Bailey in ihrem einschlägigen Buch veröffentlicht worden, und ich zeige Ihnen einige Abbildungen von den von ihnen operierten Fällen. Charakteristisch für das Angioma arteriale et venosum racemosum, das zweifellos auf einer kongenitalen Gefässanomalie basiert, ist folgender Symptomenkomplex: Allmähliches Entstehen aller Symptome bereits in früher Lebenszeit, das über dem Schädel hörbare Geräusch, die zunehmende extrakranielle Gefässerweiterung, der nicht pulsierende einseitige Exophthalmus, die epileptiformen Anfälle, und endlich erwähnt Cushing neben nicht selten vorkommender Stauungspapille auch den alleinigen Befund auffälliger Schlängelung der Netzhautgefässe. Die Tortuositas vasorum im Augenhintergrund dürfte also eine Teilerscheinung der intrakraniellen Gefässveränderungen sein, was diagnostisch in Zukunft mehr beachtet zu werden verdient.

An der Diagnose eines intrakraniellen Rankenangioms kann nach allem in unserem Falle kaum ein Zweifel sein, doch ist dessen Ausdehnung nach Breite und Tiefe aus den dargelegten Befunden natürlich nicht zu beurteilen, und von einer kombinierten Encephalo-Arteriographie haben wir bei dem schwächlichen Mädchen, zumal zur Zeit keine bedrohlichen Symptome vorhanden waren, Abstand genommen, desgleichen von einer Operation. Die Patientin wurde auswärts einer Behandlung mit Röntgenbestrahlungen unterzogen, und in den 2 Jahren, durch die ich sie inzwischen beobachtet habe, ist keine Verschlimmerung, sondern eher eine gewisse Besserung des Gesamtzustandes eingetreten.

2. Einseitige Sehnervenatrophie, vermutlich bedingt durch ein kleines basales Psammom.

Bei einer 46jährigen, sonst völlig gesunden Frau, die nur über unbedeutende zeitweise Kopfschmerzen klagt, ist das linke Auge unter dem Bild einer blanden Sehnervenatrophie im Lauf von 2 Jahren vollständig erblindet. Der interne und Nervenstatus ergibt nichts von Bedeutung. Dagegen klärt das Röntgenbild die Entstehung der Atrophie auf, indem, wie Sie am besten in den Stereobildern sehen, dem linken Processus clinoideus anterior eine halbkugelige, im Durchmesser nahezu 1 cm grosse Geschwulst unmittelbar am Beginn des Canalis opticus aufsitzt, die nach Gleichmäßigkeit und scharfer Umgrenzung des Schattens wohl am wahrscheinlichsten als basales Psammom der Dura mater zu deuten ist, welches entsprechend seinem Sitze den linken Sehnerv komprimiert und ihn so zur vollständigen Atrophie gebracht hat.

Dass psammöse Meningeome auch von so kleinen Dimensionen im Röntgenbild einen entsprechenden Schatten zu geben vermögen, davon konnte ich mich an einschlägigem pathologisch-anatomischem Material überzeugen. Immerhin käme differentialdiagnostisch auch ein Osteom in Frage, obschon solche an der Schädelbasis kaum zur Beobachtung gelangen.

3. Encephalocele orbitae posterior.

Bei dem jetzt 9jährigen Mädchen, das ich Ihnen im Bilde zeige, hat die Mutter schon 14 Tage nach der Geburt eine Vorwölbung der rechten Schläfe bemerkt, die dann ständig langsam zunahm mit gleichzeitigem Übergreifen auf den oberen und besonders den äusseren Orbitalrand. Entsprechend entwickelte sich eine Verzerrung des Oberlides und eine höchstgradige Protrusio bulbi mit gleichzeitiger Verdrängung des Auges nach unten-innen. Im Alter von 8 Jahren traten heftige Kopfschmerzen, Übelkeiten und die Zeichen starker Hirndrucksteigerung auf. Das damals aufgenommene Encephalogramm ergab einen hochgradigen Hydrocephalus internus, und von dem auswärtigen Chirurgen, der Verdacht auf einen angiomatösen oder gliösen Hirntumor hatte, wurde eine grosse Trepanation des in der Mitte stark verdünnten Knochens der rechten Schläfenschuppe vorgenommen. Ein Tumor fand sich aber nicht, und es wurden nur durch Ventrikelpunktion 50 ccm Liquor entleert. Die Allgemeinerscheinungen gingen nach jener druckentlastenden Operation zurück. Der örtliche Befund ist aber unverändert. Man fühlt, dass es eine weiche elastische Masse ist, die rückwärtig die erweiterte Orbita ausfüllt, und das rechte Auge ist dabei lediglich infolge der Verdrängung und eines hochgradigen Astigmatismus amblyopisch (S $= \frac{1}{35}$), zeigt aber an sich völlig normalen ophthalmoskopischen Befund.

Die stereoskopischen Röntgenaufnahmen ergeben nun infolge der grossen durch die Trepanation gesetzten Knochenlücke in der Schläfenschuppe einen ganz ungewöhnlich klaren Einblick in das Schädelinnere und zeigen kurz folgendes Bild: Die rechte Augenhöhle ist nach allen Richtungen hin vergrössert. Die temporale und nasale Begrenzung ist ausgebuchtet, die rechten Siebbeinzellen sind komprimiert und nach innen eingebuchtet, die rechte Oberkieferhöhle ebenfalls kleiner als die linke und von oben eingedellt, ebenso ist die Keilbeinhöhle von rechts komprimiert. Vor allen Dingen fehlt rechterseits aber fast die ganze Hinterwand der Augenhöhle, d. h. der grösste Teil des rechten grossen und kleinen Keilbeinflügels und auch ein Teil der im übrigen flach erweiterten Sella turcica.

Nach dem ganzen Verlauf der Störung und den im Bilde vorgeführten Befunden bei der kleinen Patientin, die ich erst jetzt erstmalig zu sehen bekam, kann es wohl keinem Zweifel unterliegen, dass es sich um eine Encephalocele orbitae posterior handelt. Ich muss hier darauf verzichten, auf die verschiedenen Erscheinungsformen dieser uns ja nur sehr selten unterlaufenden Anomalie einzugehen und beschränke mich darauf, dass unserem Falle am ähnlichsten ein von Jaensch seinerzeit publizierter ist, bei dem ebenfalls fast der ganze knöcherne Orbitaltrichter fehlte und es in der Schläfenschuppe nicht nur zu einer hochgradigen Verdünnung, sondern sogar spontan zu einem fünfmarkstückgrossen knöchernen Defekt gekommen war. Der Hydrocephalus internus und die Hirndrucksteigerung ordnen sich dem Bild der Encephalocele orbitae posterior auch durchaus ein.

XIII.

Herr W. Kyrieleis (Hamburg): Demonstrationen:
     1. Fettfärbungen der Netzhaut im Ganzprä-
      parat.
     2. Beteiligung der Augenmuskulatur bei Thom-
      senscher Krankheit.

1. Fettfärbungen der Netzhaut im Ganzpräparat.

Mit 2 Abbildungen im Text.

Die Untersuchungen an Gefrierschnitten in Gelatine einge-
betteter Augen haben uns in die Verteilung des Fettes bei verschiedenen krankhaften Prozessen einen besseren Einblick gewährt
als es bei der Beurteilung osmierter Präparate möglich war. Trotzdem ist es bei Fettablagerungen in der Netzhaut manchmal schwierig,
über die örtliche Verteilung der Fettsubstanzen ein Urteil zu gewinnen, wenn nur die üblichen Horizontalschnitte zur Verfügung
stehen, bei denen die Orientierung nach Länge und Breite oft recht
umständliche Berechnungen erfordert. Ich habe deshalb den Versuch gemacht, bei einigen Fällen von Retinitis albuminurica bzw.
hypertonica, deren pathologische Anatomie am Schnittpräparat ja
schon eingehend durchforscht ist, durch Fettfärbungen der Netzhaut als ganzes (nach dem Vorgange von Friedenwald[1] Über-
blicksbilder der Fettverteilung, insbesondere der Gefässverfettung,
bei diesem Krankheitsbild zu erzielen. Über die Ergebnisse möchte
ich hier kurz berichten.

Als zweckmäßigste Technik ergab sich folgende: Abtragen des
vorderen Augenabschnittes in Höhe der Ora serrata. Durchschneiden
der Netzhaut rund um die Papille mit Elliotschem Trepan. Vor-
sichtiges Ablösen bzw. Abspülen der Netzhaut von ihrer Unterlage,
nachdem die Innenseite sorgfältig von anhaftenden Glaskörper-
resten gesäubert ist. Färben des ganzen so gewonnenen Präparates
in Scharlachrotlösung 20—25 Minuten. Danach wird eine gürtel-
förmige Netzhautzone von ca. 1,5 cm Breite abgetragen und — in
Abständen mit kleinen seitlichen Einschnitten versehen — auf
einem bzw. zwei Objektträgern ausgebreitet und der übrigbleibende
hintere Pol mit der Macula und der Papillengegend auf einen weiteren
Objektträger gebracht, wo er sich nach Anbringung einiger radiärer

[1] Libman Anniversary Volumes 1932, Vol. II, 453.

Einschnitte ebenfalls glatt ausbreiten lässt. Einschluss in Glycerin-
gelatine in üblicher Weise. Die Präparate sind natürlich ziemlich
dick, bei schwacher oder selbst mittlerer Vergrösserung aber vollkommen ausreichend zu durchmustern, wobei man oft besonders
anschauliche Bilder mit dem Binokularmikroskop erhält. Von
einer Kernfärbung sieht man zweckmäßigerweise ab, da die Präparate dadurch zu unübersichtlich werden würden.

Was zunächst das Fettvorkommen in der Netzhaut im allgemeinen anlangt, so fanden sich bei den drei untersuchten Fällen

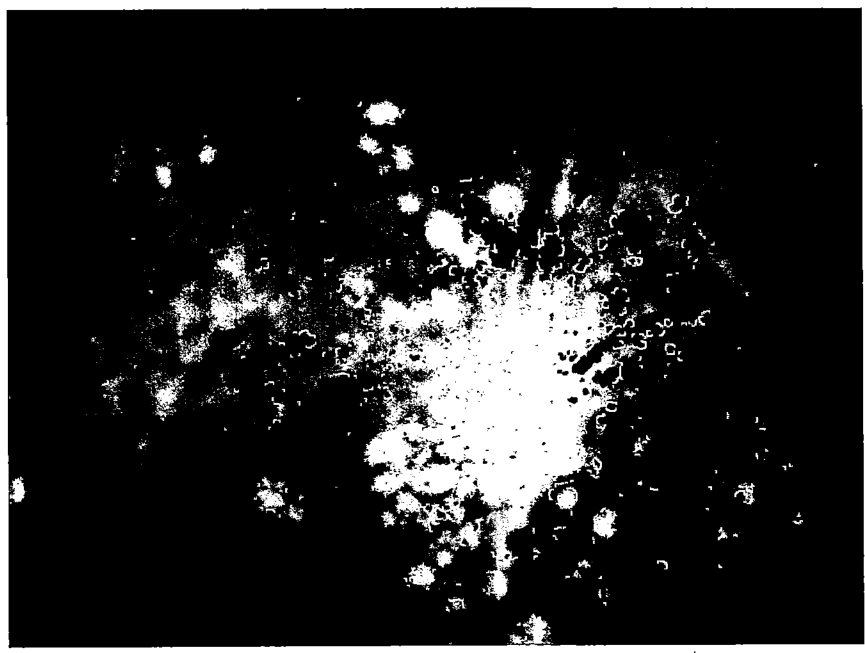

Abb. 1. „Sternfigur" in der Maculagegend. Scharlachrotfärbung der ganzen Netzhaut.
Die im Mikrophotogramm schwarzen Herde sind im Präparat leuchtendrot gefärbt und
entsprechen Fetteinlagerungen. Die helle Stelle entspricht der Macula selbst, die Netzhaut
ist an dieser Stelle äusserst dünn.

die Fetteinlagerungen ausschliesslich auf die Gebiete beschränkt,
in denen wir auch mit dem Augenspiegel Veränderungen zu finden
gewohnt sind, d. h. auf dem hinteren Pol unter Bevorzugung der
Umgebung der Papille und der Maculagegend. Bei dem einen
Fall liess sich sogar eine „Sternfigur" aus scharlachrot gefärbten
Herden im histologischen Präparat noch in groben Zügen erkennen
(Abb. 1). In der Peripherie, d. h. von etwa 5 mm hinter dem Aquator
bis zum Strahlenkörper, waren Fettherde oder verfettete Gefässe
nicht zu finden.

Besondere Aufmerksamkeit wurde den etwaigen örtlichen Beziehungen von Netzhautherden und Blutungen zu verfetteten

Gefässen zugewandt, da neuerdings wieder Friedenwald die
Ansicht vertritt, dass die Arteriolosklerose die Ursache der Netz-
hautveränderungen sei, wobei ein Missverhältnis der Zahl der
erkrankten präcapillaren Gefässe zur Ausdehnung der Herde und
Blutungen durch Besonderheiten des Netzhautstoffwechsels zu
erklären sei.

Die Erkennung der verfetteten Arteriolen gelingt trotz der
Dicke der Präparate meist leicht (Abb. 2). Nur zwischen dicht-
gelagerten extravasculären Fetteinlagerungen kann ihre Auffindung

Abb. 2. Arteriolosklerose der Netzhaut. Bei v. A. verfettete Gefässwandabschnitte, die sich
bei dem Gefässchen im Bilde links bis in die Verzweigungen fortsetzen. Im Präparat sind
die hier schwarz erscheinenden Abschnitte leuchtendrot gefärbt (Scharlachrot). Die Grössen-
ordnung der erkrankten Gefässe ergibt sich aus dem Vergleich mit den sonst im Bilde
sichtbaren Gefässen. Die kleine Arterie, von der die verfetteten Arteriolen abgehen, ist
ebenso wie diese selbst stark mit Blut gefüllt.

schwierig oder selbst unmöglich sein. Dieser Nachteil ist aber für
die Frage danach, ob es sich bei der Gefässerkrankung und den
ausserhalb der Blutbahn ins Gewebe eingelagerten Stoffen um
Ursache und Wirkung oder um gleichgeordnete Symptome handelt,
von minderem Belang, da ja auch im letzteren Falle die stärksten
Gefässveränderungen den stärksten übrigen Veränderungen entsprechen müssten.

Von viel grösserer grundsätzlicher Bedeutung erscheint es mir,
ob in der Nähe der Herde, die kein Fett enthalten und deshalb eine

Erkennbarkeit etwa verfetteter Arteriolen gewährleisten, erkrankte Gefässe mit einiger Regelmäßigkeit aufzufinden sind und ob sich in der Umgebung zweifellos erkrankter Arteriolen häufiger anderweitige Veränderungen nachweisen lassen. Eine solche gegenseitige Abhängigkeit hat sich nun auch mit der neuen Untersuchungsmethode ebensowenig wie bei meinen früheren Untersuchungen an Gefrierschnitten nachweisen lassen.

Bei zwei Fällen mit weniger ausgedehnten Herden und Blutungen liessen sich überhaupt nur mit Mühe im Bereich der stärksten Fettablagerungen 1 oder 2 ebenfalls verfettete Arteriolen ausmachen. Dabei muss allerdings erwähnt werden, dass es sich bei dem einen Kranken um eine Retinitis albuminurica im myopischen Bulbus gehandelt hatte, in welchem möglicherweise besondere Zirkulations- und Stoffwechselverhältnisse bestanden haben könnten. Im dritten Fall, bei dem mit dem Augenspiegel wie mit dem Mikroskop erhebliche Veränderungen festzustellen waren, konnten trotz der zahlreichen Herde und Blutungen bei eingehendster häufiger Durchmusterung nicht mehr als 12—15 verfettete Arteriolen in der Netzhaut aufgefunden werden, und diese sämtlich am hinteren Pol bis höchstens 8—10 mm von der Papille bzw. der Macula nach aussen. In den Optici war übrigens bei diesen Fällen nur eine hyaline Wandverdickung der Arteriolen ohne nachweisbare Verfettung zu finden (Gefrierschnitte).

Stand schon die Anzahl der erkrankten Arteriolen in keinem Verhältnis zur Ausdehnung der Herde und Bltunugen, so liess sich auch im einzelnen keinerlei strenge gegenseitige Abhängigkeit beider Prozesse sicherstellen: weder fanden sich bei allen verfetteten Gefässchen Herde oder Blutungen noch bei diesen regelmäßig Zeichen von Arteriolosklerose.

Die Befunde an der als Ganzes gefärbten Netzhaut decken sich also durchaus mit den bisher an Gefrierschnitten erhobenen: Die Arteriolosklerose der Netzhaut bei Retinitis albuminurica ist, ebenso wie die übrigen Veränderungen, auf den hinteren Augenpol beschränkt (nicht, wie Friedenwald mich missverstanden hat, auf die Papille). Die Lokalisation der Gefäss- und Gewebsprozesse berechtigt uns nicht, ein ursächliches gegenseitiges Abhängigkeitsverhältnis zu behaupten. Es ist vielmehr am wahrscheinlichsten, dass wir in beiden Vorgängen gleichgeordnete Symptome einer eigenartigen Zirkulationsstörung der peripheren Strombahn zu sehen haben.

2. Beteiligung der Augenmuskulatur bei Thomsenscher Krankheit.

Mit 2 Abbildungen (4 Einzelbildern) im Text.

Die Thomsensche Krankheit wird für gewöhnlich definiert als eine auf abnormer Anlage und Entwicklung beruhende Myopathie, Myotonia congenita. Das Leiden pflegt familiär aufzutreten und in früher Jugend oder um die Pubertät klinisch manifest zu werden. Das hervorstechendste Krankheitszeichen ist die tonische Nachdauer der Kontraktion der erkrankten Muskeln nach energischer Innervation, die z. B. dazu führt, dass nach festem Zufassen mit der Hand der ergriffene Gegenstand erst nach geraumer Zeit wieder losgelassen werden kann. Bei Wiederholung gehen die Bewegungen glatter vonstatten, bis sie schliesslich ganz normal ablaufen. Ausser der Bewegungsabnormität bestehen charakteristische Veränderungen der mechanischen und elektrischen Muskelerregbarkeit. Die Ursache wird, wie der Name andeutet, in den Muskel selbst verlegt, dessen Elemente auf den Nervenreiz abnorm ansprechen. Auch pathologisch-anatomisch sind Veränderungen an den Muskelfasern beschrieben. Von manchen wird allerdings auch die rein muskuläre Bedingtheit des anormalen Kontraktionsablaufes in Zweifel gezogen.

Von den Muskeln der Augen und ihrer Hilfsorgane ist bei der Thomsenschen Krankheit wohl am häufigsten der Orbicularis oculi befallen, doch kann sich die Störung auch an den eigentlichen Bulbomotoren auswirken, hier aber nach den bisherigen Beobachtungen anscheinend nur mit einer gewissen Auswahl.

Die beiden Fälle, über die ich Ihnen hier berichten möchte, weichen zunächst dadurch ein wenig von der Regel ab, dass eine sichere familiäre Belastung nicht nachweisbar war und dass beide klinisch verhältnismäßig spät, nämlich im Alter von 19 bzw. 30 Jahren, in die Erscheinung traten. Ausserdem fand sich bei ihnen eine Beteiligung von dem Willen entzogenen Muskelgruppen, so besonders der inneren Augenmuskulatur.

Der erste, damals 45jährige Kranke wurde 1929 in Würzburg beobachtet und dort gemeinsam mit R. Schaefer auf dem klinisch-wissenschaftlichen Abend im Luitpoldkrankenhaus demonstriert (vgl. Münch. med. Wschr. 1930, I, 128). Das Krankheitsbild von seiten der Augen war in Kürze folgendes:

Während der Lidschlag meist in normaler Weise erfolgt, braucht der Kranke nach kräftigem Lidschluss mehrere Sekunden, um unter

Zuhilfenahme der Stirnmuskulatur die Augen langsam wieder zu
öffnen. Bei Wiederholung geht die Bewegung immer glatter bis
zur Norm. Nach energischer Konvergenz bleibt bei seitlicher Blick-
wendung das gleichseitige Auge noch sekundenlang in der Einwärts-
stellung „kleben", um erst dann langsam bis zur binokularen
Seitlichfixation hinüberzuwandern. Nach Aufhören der Nahe-
fixation erweitern sich die Pupillen bei noch konvergenten
Blicklinien. Pupillenreaktionen auf Licht und Naheeinstellung
regelrecht, auch nicht andeutungsweise tonisch. Die Einstellung
auf die Nähe ist nicht merklich verzögert, dagegen dauert die
Entspannung der Akkommodation bis zum Scharfsehen in die

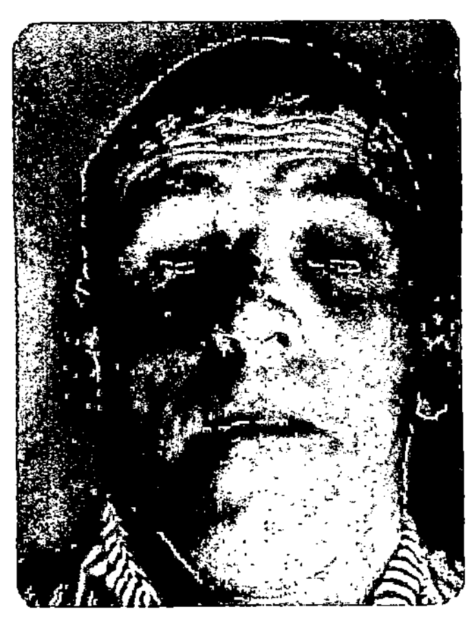 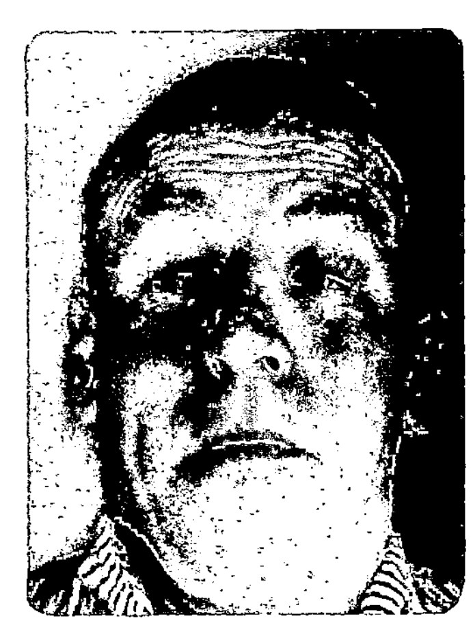

a   b

Abb. 1.

Ferne rechts 10—11, links 8½—10 Sekunden. Die Richtigkeit
der subjektiven Angaben lässt sich durch die Schattenprobe bestätigen. Übriger Augenbefund, brechende Mittel, Augenhintergrund usw. vollkommen normal.

Den zweiten Patienten (32 Jahre alt) sah ich im Juni d. J.
Er wurde uns von der Universitäts-Nervenklinik zur Untersuchung
überwiesen.

Augenöffnen nach festem Lidschluss nur unter Anspannung
der Hilfsmuskulatur binnen etwa 15 Sekunden (Abb. 1a und b).
Bei Wiederholung ständig schneller bis zu normaler Öffnungszeit.

Bei plötzlichem Blick nach unten nach längerem starken Aufblick bleibt das Oberlid zunächst nach Art eines Graefeschen
Zeichens zurück (Abb. 2a) und folgt erst nach mehreren Sekunden
langsam nach zur normalen Stellung (Abb. 2b). Auch dieser
Pseudo-Graefe verschwindet nach mehrfacher Wiederholung.

Nach starker Konvergenz bleiben die Bulbi, und zwar bei Rechtsfixation der linke, bei Linksfixation der rechte, bei Geradeausfixation beide etwa 3 Sekunden in der Konvergenzstellung kleben, um dann mäßig schnell in die Parallelstellung zurückzugleiten.

Die Konvergenzverengerung der Pupillen erfolgt in normaler Schnelligkeit. Nach Aufhören des Konvergenzimpulses zunächst leichte Erweiterung bei noch konvergenten Blicklinien, dann aber erst beim Zurückschwimmen der Augen in die Ausgangsstellung Erweiterung zur Norm im Tempo der Augenbewegung.

Akkommodation dem Alter entsprechend; Anspannung normal schnell, Lösung erst nach 2½—3 Sekunden.

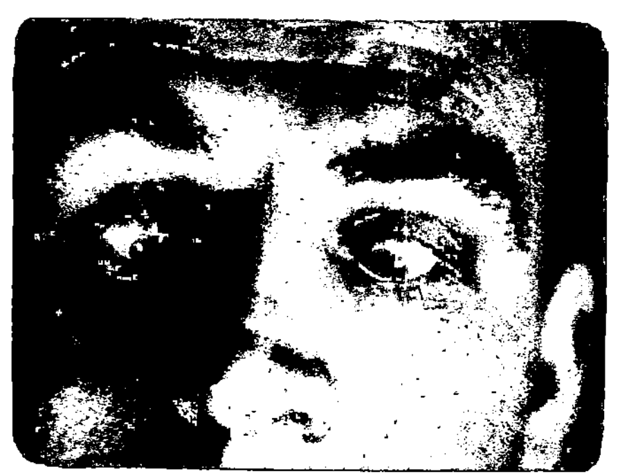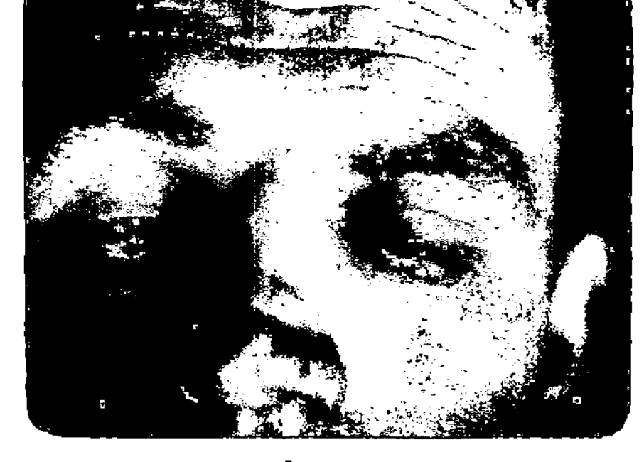

a   b

Abb. 2.

Reaktion der Pupillen auf Cocain und Pilocarpin ohne merkliche Abweichungen von der Norm.

Sonstiger Augenbefund bis auf belanglose Hemmungsfehlbildung am linken Opticus (Pigmentfleck auf der Papille) und Funktion (auch Gesichtsfeld) regelrecht. Linsen bis auf eine winzige wolkige Trübung im Bereich des Embryonalkernes völlig klar.

Die bei beiden Kranken grundsätzlich gleichartige Kontraktionsnachdauer im Orbicularis oculi entspricht durchaus der Beweglichkeitsstörung im Gebiet der übrigen befallenen Körpermuskulatur.

Hinsichtlich der Beteiligung der eigentlichen Augenmuskeln scheint es mir bemerkenswert, dass bei beiden Fällen die tonische Nachdauer der Kontraktion sich in den Musculi recti mediales nur bei der (disjungierten) Konvergenzbewegung, nicht bei der (konjungierten) Seitenblickwendung einstellte, obgleich bei letzterer Bewegung sicher der gleiche Verkürzungsgrad des jeweils wirkenden Medialis erreicht wurde. Diese Tatsache ist mit der Annahme einer ausschliesslich im Muskel selbst liegenden Ursache kaum vereinbar. Sie liesse sich besser durch eine Innervations- (bzw. Denervations-) Störung erklären, die nur bei der (besonders in dem bei Fixation in ca. 10 cm erforderlichen hohen Grade) selteneren disjungierten Bewegung zum Ausdruck kommt, während die bei den ununterbrochen ablaufenden konjungierten Einstell- und Spähbewegungen tätigen Bahnen gewissermaßen fester eingefahren sind. Tatsächlich habe ich in der Literatur keine Beobachtung auffinden können, bei der ein „Klebenbleiben" der Bulbi in einer extremen Seitenwendung vorhanden gewesen wäre.

Lediglich finde ich bei Oppenheim einen Fall Charcots erwähnt, in welchem die Augäpfel nach starkem Aufblick längere Zeit in dieser Stellung verharrten. Die Erhebung der Blicklinien in höherem Grad über die Wagerechte ist aber ebenfalls ohne Zweifel eine seltene und möglicherweise wenig gebahnte Bewegung. (Man bedenke, wieviele Normale, wenn man einmal darauf achtet und untersucht, überhaupt die grössten Schwierigkeiten haben, ohne Kopfbewegung den Blick stärker nach oben zu richten.)

Dass es sich bei dem Verharren in Konvergenz nicht um einen der ja keineswegs seltenen funktionellen Konvergenzkrämpfe handelt, liess sich zum mindesten im ersten Fall durch die Wiedererweiterung der Pupillen bei noch konvergenten Blicklinien mit Sicherheit ausschliessen. Dieses Verhalten kompliziert freilich die Erklärung insofern, als man dabei eine Spaltung der Denervation der Pupillen und der Musculi recti mediales anzunehmen gezwungen wäre.

Immerhin wäre eine derartige Spaltung nicht ohne Analogie in der Pathologie der Pupillenbewegungen, da es — gleichsam als Negativ der hier vorliegenden Störung — nach Adie bei Pupillotonie vorkommen kann, dass nach prompter Naheinstellungsverengerung die Erschlaffung des Sphincters nach Aufhören der Konvergenz tonisch erfolgt.

An eine Dissoziation der Ausschaltung des Nerveneinflusses könnte man auch bei dem Zurückbleiben des Oberlides während der Blicksenkung nach starkem Aufblick denken, wie es bei unserem zweiten Fall zu beobachten war. Auch hierbei handelt es sich ja um eine Mitbewegung, die von der eigentlichen Augenbewegung nicht direkt abhängt. Der Pseudo-Graefe unseres Kranken lässt sich jedoch ebensogut so erklären, dass ein vielleicht nur geringerer Grad überdauernder Tonuserhöhung in den gleichzeitig innervierten Musculi levator palpebrae und rectus superior (bzw. den mit diesem

zusammenwirkenden Muskeln) in den Aufwärtswendern durch die Zusammenziehung der Abwärtswender überwunden wird, ohne dass eine
merkliche Verzögerung des Bewegungserfolges eintritt, während im
Levator, der keinen aktiven Antagonisten hat, die Entspannung eine
messbare Zeit von einigen Sekunden in Anspruch nimmt. Das Besserwerden der Mitbewegung nach mehrfacher Wiederholung wäre sowohl
durch Bahnung des Denervationsimpulses wie durch Änderung der
Ansprechbarkeit der Muskelelemente selbst verständlich zu machen.

Über eine Beteiligung der inneren Augenmuskulatur bei Myotonia congenita, wie sie bei unseren beiden Kranken vorlag, habe
ich im Schrifttum ausser einer Beobachtung von Hoche über
Myotonie mit tonischer Pupillenreaktion Angaben nicht gefunden.
Das gleichzeitige abnorme Andauern von Konvergenz, Miosis und
akkommodativer Refraktionszunahme, wie es in dem jetzt demonstrierten Falle erfolgte, liesse an sich zweifellos die Vermutung zu,
dass es sich um einen funktionellen Konvergenzkrampf handeln
könne. Einmal ist es aber naheliegend, bei dem sonst eindeutigen
Krankheitsbild alle klinischen Zeichen möglichst aus der gleichen
Wurzel abzuleiten, und zweitens weist auch die leichte Erweiterung,
die als „Vorschlag" der endgültigen Entspannung des Sphincters
sofort nach Aufhören des Naheeinstellungsbestrebens eintritt, ohne
Zweifel darauf hin, dass in diesem Augenblick in der Innervation
irgend etwas anders wird, einerlei, ob nun der neue Impuls als
solcher oder die Reaktion der Muskelfasern auf ihn abnorm ist.
In dem früheren Falle kann, wie gesagt, ein „hysterischer" Akkommodationskrampf mit Sicherheit ausgeschlossen werden: Die
Pupille erweiterte sich bei noch unverminderter Einwärtswendung
der Blicklinien und in Anspannung verharrender Akkommodation.
Wir müssen annehmen, dass hier eine ihrer Natur nach noch unbekannte Hemmung der Denervation oder des Erschlaffungsvermögens
die (willkürlichen) Einwärtswender und (nicht willkürlichen) Ciliarmuskeln in gleicher Art und Stärke ergriffen, den Sphincter iridis
aber freigelassen hat.

Die hier versuchten Erklärungen sind weit davon entfernt, ein
befriedigendes einheitliches Bild der Zusammenhänge zu geben.
Die mitgeteilten Beobachtungen zeigen jedoch andererseits, wie bei
der Thomsenschen Krankheit gerade etwa vorhandene Augensymptome geeignet sein könnten, über das möglicherweise bei
diesem interessanten Krankheitsbilde vorliegende Zusammenwirken
von im Muskel selbst und im Nervenapparat gelegenen Teilursachen
grössere Klarheit zu bringen.

XIV.

Herr Reichling (Berlin): Demonstrationen:
1. Mischtumor der Orbita.
2. Embolie in die Zentralarterie und mehrere Gefässe des Zinnschen Gefässkranzes bei Pseudomyxom des Herzens.

1. Mischtumor der Orbita.

Mit 3 Abbildungen im Text.

Die 64jährige Patientin bemerkte 1926 einen Exophthalmos rechts. Prof. Silex riet damals zur Enukleation, zu der sich die

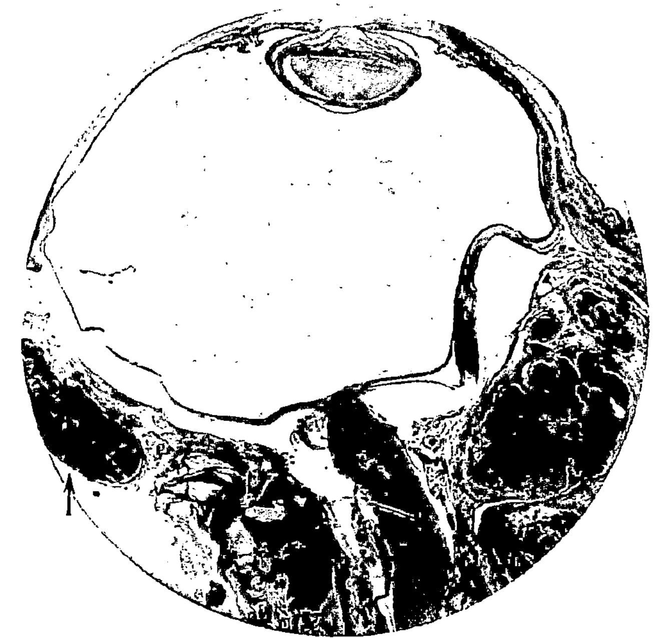

Abb. 1. Mischtumor der Orbita. Bulbus 167, Schnitt 210. Übersichtsbild. Ausbreitung der Gewächsmassen zu beiden Seiten des Bulbus und hinter ihm. Es ist deutlich zu sehen, dass die geweblich verschiedenen Anteile des mesenchymalen Mischtumors von gemeinsamer Kapsel umschlossen werden. Über dem Pfeil liegt der in Abb. 2 abgebildete Gewächsknoten.

Patientin aber nicht entschloss, weil sie mit dem erkrankten Auge noch gut sehen konnte. Der Befund bei der am 9. März 1931 erfolgten Aufnahme war der folgende: Starkes Vortreten des rechten Bulbus mit Auseinanderspreizen der nicht mehr schlussfähigen Augenlider. Neben der Nasenwurzel rechts, knapp unter der Haut des Oberlides, ein Geschwulstknoten von Nussgrösse und nicht besonders derber Konsistenz. Der rechte Bulbus ist nach

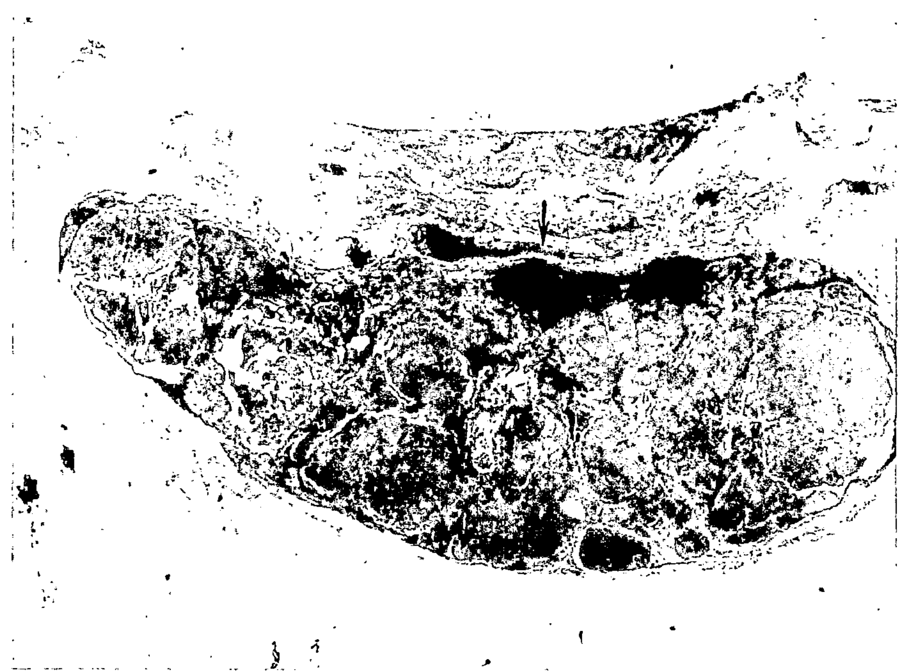

Abb. 2. Detail von Abb. 1 (in Abb. 1 bei ↑ gelegen). Das Überwiegen des Hämangiomanteils ist deutlich erkennbar. Unter dem Pfeil liegt der in Abb. 3 wiedergegebene Lymphknoten.

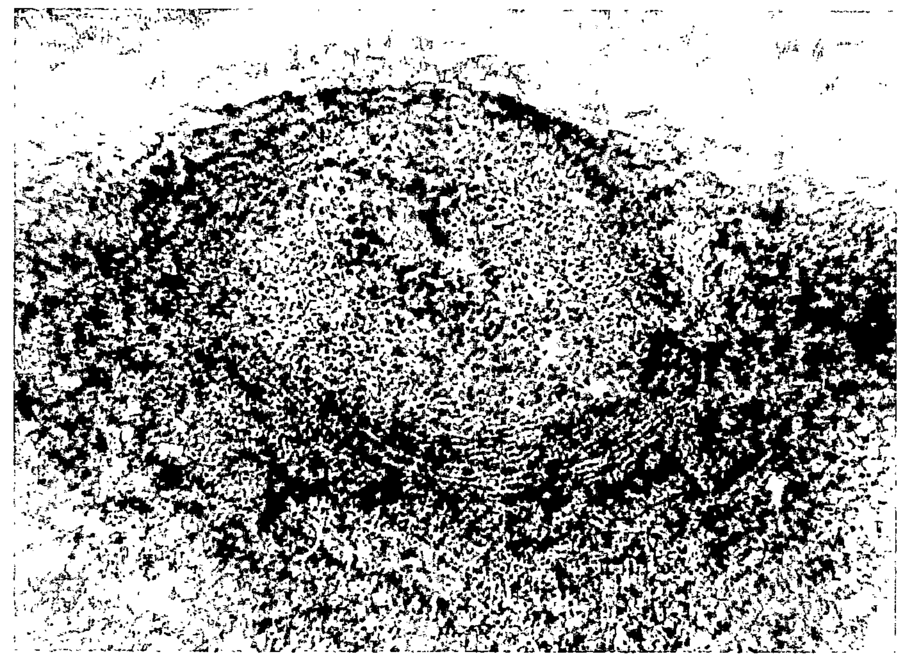

Abb. 3. Detail von Abb. 2 (in Abb. 2 unter der Pfeilspitze gelegen). Neugebildeter Lymphknoten mit Keimzentrum.

temporal unten verdrängt, die Conjunctiva blutig unterlaufen. Mittelstarke Chemosis. Bulbusbewegungen nasal stark eingeschränkt. Visus: $^1/_{20}$. Linkes Auge o. B.

Spaltlampenbefund des rechten Auges: Cornea in ganzer Ausdehnung durch Ödem getrübt. Bei sechs Macula corneae, in ihrer Nachbarschaft frisches Ulcus; Vorderkammer tief, starke Eiweissvermehrung im Kammerwasser. Iris o. B.

Rechte Pupille weiter als linke, minimale Reaktion.

Augenhintergrund: kein rotes Licht.

Am 11. März 1931 Exenteratio orbitae in Äthernarkose. Nachbehandlung mit Radiumeinlagen, später Stenzplastik.

Mikroskopischer Befund: Mesenchymaler Mischtumor, bestehend aus drei Komponenten: 1. einem kavernösen Hämangiom, das den Hauptanteil des Gewächses ausmacht; 2. neugebildetem Fettgewebe; 3. neugebildetem echten, lymphadenoiden Gewebe mit Ausbildung von Keimzentren in den neugebildeten Lymphknötchen. Die Neubildung von Lymphknötchen, welche die Pathologie auch als reaktiven Vorgang kennt (z. B. in der Achselhöhle bei Entzündungen im Bereiche des Armes; oder in der Nachbarschft von Tumoren, wenn sich Resorptionen abspielen), muss hier wegen ihrer Massigkeit als echte Gewächsbildung aufgefasst werden. Die neugebildeten Lymphknötchen liegen stellenweise zwischen den Hohlräumen des Hämangioms; lymphocytäre Infiltrationen (auch einzelne mobilisierte Histiocyten mit viel Protoplasma und exzentrisch gelegenem Kern) finden sich in den Septen des Hämangioms. Dass das Fettgewebe nicht etwa orbitales Fettgewebe ist, geht aus der Tatsache hervor, dass es mit den anderen Bestandteilen des Gewächses in gemeinsamer Kapsel liegt.

2. Embolie in die Zentralarterie und mehrere Gefässe des Zinnschen Gefässkranzes bei Pseudomyxom des Herzens.

Mit 5 Abbildungen im Text.

Der demonstrierte Fall betrifft einen 38jährigen Patienten, der früher immer gesund war, vor 1 Jahr einmal einen Ohnmachtsanfall hatte, der sich 8 Tage vor Einlieferung in die chirurgische Klinik der Charité wiederholte. In den letzten Tagen vor Einlieferung Kopfschmerzen, Flimmern vor den Augen, schlechteres Sehen. Am 20. April 1932, 4 Uhr morgens brach der Patient bei einer Festlichkeit plötzlich zusammen. Eine tiefe Bewusstlosigkeit dauerte bis zum Tode am 24. April 1932. In der Krankengeschichte sind verzeichnet: mäßige Pupillenreaktion, Erbrechen, Nichtauslösbarkeit der Reflexe und tonische Krämpfe an Armen und Beinen. Der ophthalmoskopische Befund war der einer linksseitigen Embolie der Arteria centralis retinae.

Sektionsdiagnose (Path. Institut der Charité). Auszug: Grosser embolischer, fast frischer Erweichungsherd der linken Stammganglien bei embolischer Verstopfung der Arteria cerebri media durch Abriss von Teilen eines grossen polypösen Myxoms des linken Vorhofs, im Bereich des verschlossenen Foramen ovale ansetzend. Erschlaffung und mäßige Dilatation des Herzens, besonders rechts.

Über die Verstopfung der Zentralarterien und mehrerer Gefässe des Zinnschen Gefässkranzes mit Pseudomyxommassen orientieren die Abb. 1—5. Betreffs der Auffassung des Pseudomyxoms sind die Akten noch nicht geschlossen. Es gibt Pathologen, die diese Bildung als echten Tumor ansehen, andere wieder sind der Auffassung, dass es sich um organisiertes Thrombusgewebe mit embryonal-gallertiger Beschaffenheit des dabei entstehenden jungen Organisationsgewebes handelt.

Das verstopfende Gewebe ist ein Schleimfärbung gebendes Gewebe, bei dem in die Schleimfärbung gebenden gallertigen Massen grössere und kleinere Zellen, teils sporadisch, teils in zusammen-hängenden Herden eingebettet sind. Eine Wandveränderung ist an keinem der embolisch verstopften Gefässe zu konstatieren.

Für den Ophthalmologen hat der Fall wegen der folgenden vier Punkte ein besonderes Interesse:

1. Er vermehrt die geringe Anzahl der histologisch untersuchten Frühfälle der Embolie der Arteria centralis retinae um einen weiteren Fall. Es ist wahrscheinlich, dass die Embolie erst 4 Tage lang bestand, wenn auch nicht zu leugnen ist, dass nach der Anamnese (Kopfschmerzen und Flimmern vor den Augen, sowie schlechteres Sehen einige Tage vor Eintreten der Bewusstlosigkeit) auch damit gerechnet werden muss, dass die Embolie einige Tage länger, d. h. im ganzen vielleicht 6—8 Tage bestand.

2. Das Ödem der Netzhaut betrifft hauptsächlich die Nerven-faser- und die Zwischenkörnerschicht, die anderen Schichten der Netzhaut sind kaum beteiligt.

3. Der einwandfreie Nachweis von embolisch verstopften Ge-fässen des Zinnschen Gefässkranzes ist wichtig für die Deutung des Ödems der Zwischenkörnerschicht. In dieser Schicht hat das Ödem zur Ausbildung deutlich wahrnehmbarer Vakuolen geführt.

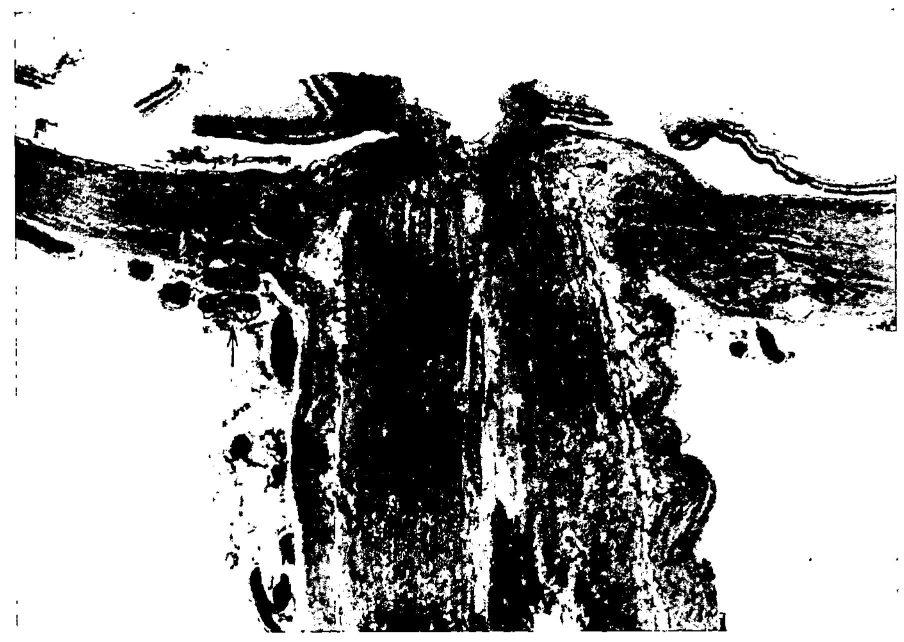

Abb. 1. Schnitt 233/I/21. Zentralarterie des Opticus und mehrere Gefässe des Zinnschen Gefässkranzes (↑) embolisch verstopft.

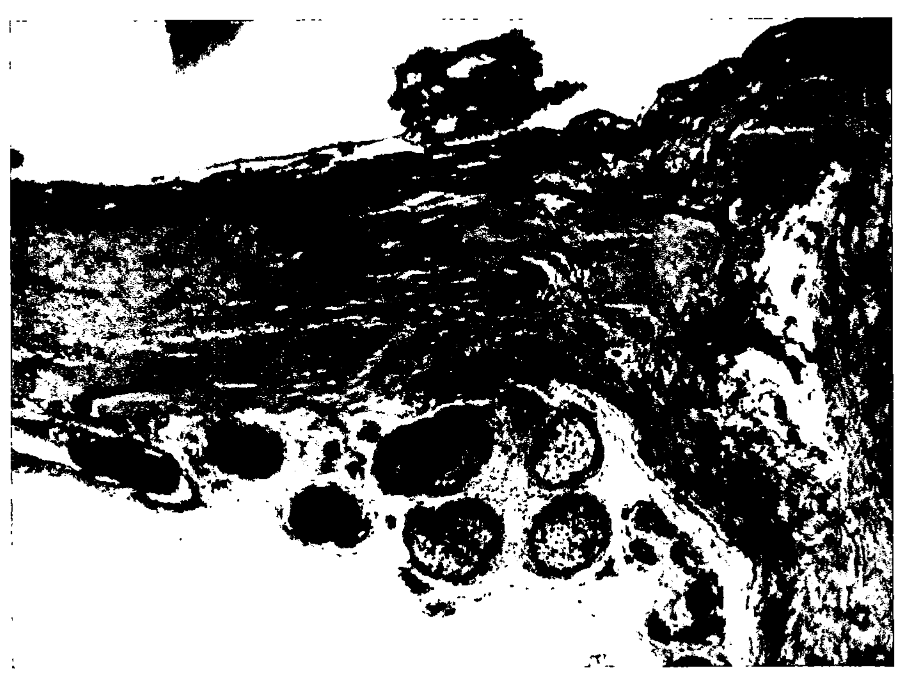

Abb. 2. Schnitt 233/I/19. Mehrere Gefässe des Zinnschen Gefässkranzes im Winkel zwischen Duralscheide und Sclera embolisch verstopft.

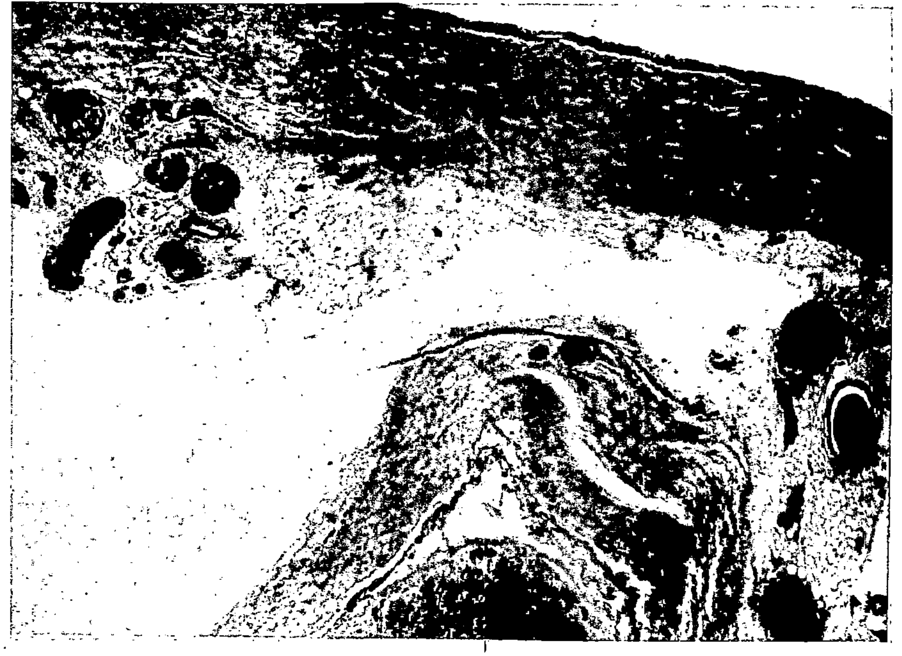

Nervus opticus.

Abb. 3. Schnitt 233/II/90. Mehrere Gefässe des Zinnschen Gefässkranzes beiderseits vom Opticus embolisch verstopft.

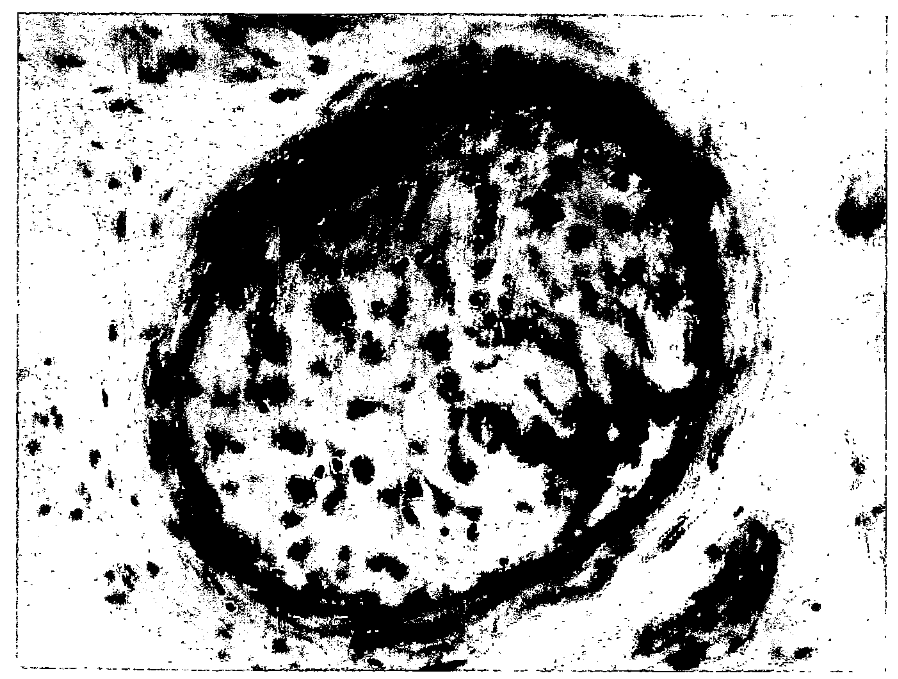

Abb. 4. Schnitt 223/I/19. Detail von Abb. 2. Embolisch verstopftes Gefäss des Zinnschen Gefässkranzes.

In der Nervenfaserschicht herrscht nur ein mäßiges Ödem, hier sind
Vakuolenbildungen nur in Andeutung vorhanden. Das in der
Zwischenkörnerschicht deutlich zu beobachtende Ödem in Verbindung mit der wirklichen Nachweisbarkeit der embolisch verstopften Gefässe des Zinnschen Gefässkranzes ist wichtig als
Beitrag zur Entscheidung der Frage, woher dieses Ödem in der
bezeichneten Schicht stammt. Hier ist einmal die embolische
Verstopfung der Gefässe wirklich nachweisbar, die so oft vergeblich
gesucht wurde. Das Ödem der Zwischenkörnerschicht ist offenbar

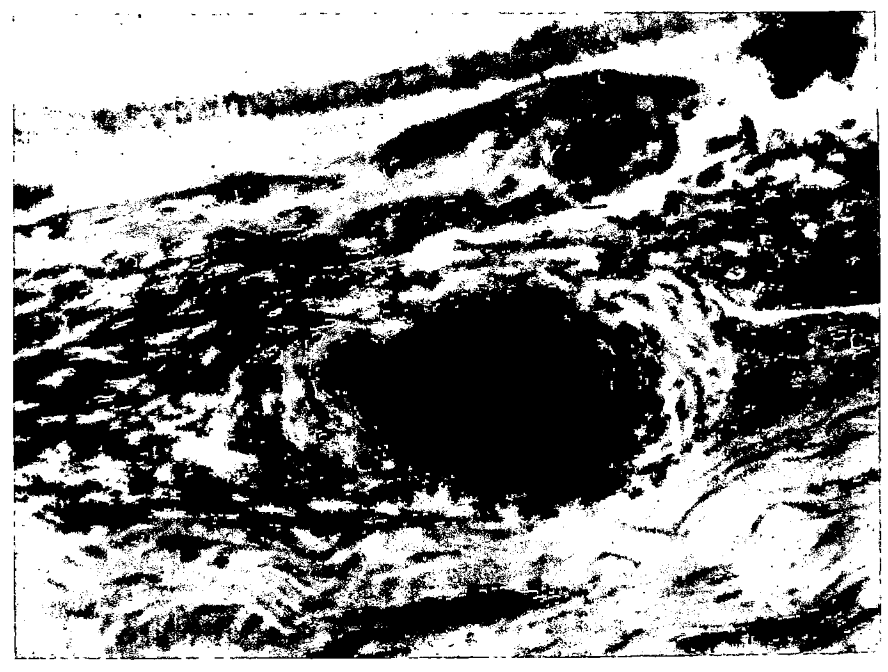

Abb. 5. Schnitt 223/I/19. Detail von Abb. 2 (↑). Embolisch verstopftes Gefäss an der
Grenze von Sclera und Chorioidea.

infolge der Zirkulationsstörung im Verzweigungsgebiet der verstopften Gefässe, also auch der Capillarschicht der Chorioidea entstanden, die ja sicher am Flüssigkeitswechsel der tiefen Netzhaut-
schichten stark beteiligt ist. Es kann nach dem vorliegenden
Befund wohl kaum bezweifelt werden, dass das Ödem der Zwischenkörnerschicht aus der Capillarschicht der Chorioidea stammt.

4. Der Fall ist der anscheinend erste Fall von Embolie in die
beschriebenen Gefässe, bei dem die Echtheit der embolischen Verstopfung nicht bezweifelt werden kann. Bis jetzt war die Frage,
ob es überhaupt eine echte Embolie der Zentralarterie des Opticus
und der Retina gebe, wegen des Mangels an eindeutigen Befunden

immer wieder in Zweifel gezogen worden. Im Jahre 1905 hatte Clemens Harms, der eigentliche Begründer der Lehre von dem Zustandekommen der Embolie und Thrombose auf Grund von lokalen Erkrankungen der Gefässwand, die Lehre von der echten Embolie der Arteria centralis retinae schwer erschüttert. Eine Reihe von Autoren, besonders Untersucher der Tübinger Schule, hielten daran fest, dass ein vollgültiger Beweis für das Vorkommen einer echten Embolie an dieser Stelle noch nicht vorhanden sei. Dieser Lehre wurde von gewichtiger Seite (Leber, Wagenmann) entgegengetreten, ohne dass aber der endgültige Beweis für das Vorkommen einer echten Embolie geliefert werden konnte.

Der vorliegende Fall scheint diesen Beweis nun endgültig zu liefern. An dem embolischen Charakter der verstopfenden Massen kann nach Lage der Dinge wohl kaum gezweifelt werden. Darüber hinaus muss an die Möglichkeit gedacht werden, dass in einer gewissen Anzahl der Fälle, in denen eine Verstopfung der Gefässe des Zinnschen Gefässkranzes nicht nachweisbar ist, trotzdem das Ödem der Zwischenkörnerschicht der Netzhaut mit einer solchen in Zusammenhang steht; es wäre in diesen Fällen daran zu denken, dass die verstopfenden Emboli so weit hinten in der Orbita sitzen, dass sie mit den gewöhnlichen Enukleationsmethoden nicht erfasst werden.

XV.

Herr Serr (Heidelberg): Über einen ungewöhnlichen Befund bei Retinitis exsudativa, zugleich ein Beitrag zur Pathologie der Blutzirkulation in den feinen Netzhautgefässen.

Demonstration des Befundes bei einem 16jährigen einseitig erkrankten Mann. Auf der abgelösten, dicht hinter der Linse gelegenen Netzhaut waren zahlreiche Gefässanomalien, insbesondere miliare Aneurysmen, vorhanden. Das Verhalten der Gefässe und der Blutzirkulation war mit der Spaltlampe bis in die feinsten Einzelheiten zu studieren, worüber berichtet wurde.

(Ausführliche Publikation erfolgt noch.)

XVI.

Herr Junius (Bonn): Ein Fall von Tortuositas vasorum retinae.

Das rechte Auge des im 15. Lebensjahr gesehenen Knaben war blind seit frühester Kindheit, wahrscheinlich seit der Geburt. Wir sehen im Bilde die extreme Schlängelung der an der Sehnervenscheibe aus- und eintretenden Gefässe, der Venen sowohl wie der Arterien. Die Dürftigkeit der Gefässversorgung der Netzhaut fällt auf, auch die Armut an Seitenzweigen der Gefässe. Dadurch unterscheidet sich dieser Fall von anderen Beobachtungen, in denen meist eine Überzahl von Gefässen zu sehen war. Der Fundus ist sehr hell. Die Aderhautgefässe sind deutlich sichtbar. Die Papille ist regelwidrig klein, grau-weiss in Farbe, also atrophisch, unscharf abgegrenzt gegen einen gelben Conus, der temporal und nasal sich anschliesst. Das Auge war dem Bau nach kurzsichtig und astigmatisch (— 6 D ◯ — 2 D). Macula wie im Bilde. Das zweite Auge war emmetropisch, hatte volles Sehvermögen. Auch an diesem Auge zeigten die nasal abgehenden Gefässe eine leichte Schlängelung.

Die Beobachtung wurde in unruhiger Zeit, im Jahre 1918 gemacht. Patient ist daher nicht in Kontrolle geblieben. Im Jahre 1933 ist er, 30 Jahre alt, gestorben. Das zweite Auge blieb unverändert.

Ernster Kopfschmerz oder Krampfanfälle sind bei dem Patienten niemals aufgetreten. Er war intelligent, als Landwirt tätig. Gestorben ist er an Herzleiden, dessen Ursache nicht geklärt wurde. Ganz ungewöhnlich gross war die Leber. Ob sie angiomatös war, ist durch Sektion nicht festgestellt. Die Beobachtung ist also nicht vollkommen. Aber trotz der Ausdruckslosigkeit ist der Fall als Einzelbeobachtung lehrreich, wenn man ihn im grösseren Zusammenhange betrachtet. Offenbar handelte es sich um ein stark missbildetes rechtes Auge; die Tortuositas vasorum retinae (T. v. r.) war eine Teilerscheinung dieser Missbildung.

Die Frage, ob T. v. r. immer eine pathologische Erscheinung von Bedeutung sei, ist früher öfter erörtert. Ältere Erklärungsversuche (Landolt u. a.) können wir übergehen. Wessely hat das Thema in Bayer. Ophth. Ges. 1932 zur Diskussion gestellt. E. v. Hippels jüngste Publikation (Graefes Arch. 1934, Bd. 132)

zeigte neue Beziehungen zwischen lokalen Missbildungen am Auge
und weiteren Bildungsfehlern am Körper auf. Erinnern wir uns
daran, dass der Brite Harman im Jahre 1904 über T. v. r. bei
einem 5jährigen Mädchen berichtete, die mit einer ungewöhnlich
grossen Zahl von Bildungsfehlern anderer Art kombiniert war
(Kolobom der Lider und der Regenbogen-Aderhaut eines Auges,
Verlängerung der Mundspalte u. a.). Wenn wir dann zur Ergänzung
der uns aus der neueren Literatur geläufigen Fälle noch die alte
klinische Beobachtung von P. Horrocks aus dem Jahre 1883 heranziehen: 9jähriges Kind, seit Jahren fast täglich Krämpfe, T. v. r. an
einem Auge, spastische Lähmung der gegenseitigen Extremität —,
so erkennen wir klar, dass T. v. r. immer zum mindesten ein wichtiges
diagnostisches Zeichen dafür ist, dass wir kein vollwertig aus-
gebildetes Individuum vor uns haben. Tritt unklare Krankheit
bei einer solchen Person im Laufe des Lebens auf, so haben wir in
der Augenveränderung ein Richtzeichen dafür, dass es sich, je nach
den Erscheinungen, handeln könne um Angiomatose von Gehirn-
gefässen bzw. der Leber, die wahrscheinlich in meinem Falle vorlag,
oder um Cystenbildung in Pankreas, Leber oder anderen Drüsen.
Horrocks wurde in der Zeit vor Röntgen durch einen grossen
Blutgefässnaevus an der Stirn seiner Patientin auf die richtige
Diagnose hingeleitet. Dies ist aber nur eine unter vielen möglichen
Kombinationen. Es gibt gewiss auch T. v. r. als einziges Symptom.
Sie ist dann ein Glücksfall für den Patienten; für den Arzt bleibt
die Anomalie auch dann ein Richtzeichen von Bedeutung.

Mehr kann an dieser Stelle zur Sache nicht gesagt werden.

Andeuten möchte ich nur noch: Wie müssen wir zu Lehrzwecken
einteilen? Aus der Erfahrung ist bekannt, dass T. v. r. typischer
Form sich am häufigsten mit dem klinischen Syndrom der Angiomatosis cerebri vergesellschaftet. Zu Netzhautentzündung bzw.
-entartung kommt es nach bisheriger Beobachtung in diesen Fällen
nicht.

Ganz nahe stehen der typischen T. v. r. Netzhautgefässmiss-
bildungen anderer Art. Nicolato-Pavia hat im Jahre 1933 unter
dem Titel „Angiom der Retina und des Cerebrums" einen
solchen Fall mitgeteilt (Annali di Ottalm. Bd. 61). Das Fundusbild ist typisch, denn es gleicht im wesentlichen dem Bilde, das
Seydel (Breslau) im Jahre 1899 unter dem Titel: „Ein Aneurysma art.-venosum der Netzhaut" aus der Uhthoffschen
Klinik publizierte (Arch. f. Augenheilk. Bd. 38). Dieser Fall ist oft
zitiert und daher wohl allgemeiner bekannt geworden.

Die innere Zusammengehörigkeit von Gruppe I und II wird durch Nicolatos Fall dokumentiert, in dem die Gehirngefässe mitbeteiligt waren. — Etwas ganz besonderes stellt dann noch die Beobachtung von Wewe, damals in Rotterdam, aus dem Jahre 1923 dar: „Varix aneurysmaticus vicariens retinae" (Arch. Augenheilk. Bd. 93). Der Zustand an der Retina bei dieser Patientin ist ein Mittelding zwischen den Fundusbildern bei Nicolato und bei Seydel. Bei der Patientin bestand anhaltender Kopfschmerz. Seit Jahren war oft starkes Nasenbluten beobachtet. Bluterbrechen und Nierenblutungen kamen vor. An den Wangen, an der Lippenschleimhaut und an der Conjunctiva palpebrae waren Gefässektasien seit mehr als 20 Jahren vorhanden. Bluthochdruck, Herzerweiterung, Nierenerkrankung waren nachzuweisen. Ein Schlaganfall mit Halbseitenlähmung im 52. Lebensjahre der Pat. vollendete das Krankheitsdrama.

Es ist heute klar, was im Jahre 1923 noch nicht erkennbar war, dass es sich bei dieser Pat. um einen Fall von Teleangiektasia hämorrhagica im Sinne Oslers gehandelt hat; die Gefässmissbildung in der Retina kombinierte sich damit. Dass von hier eine Brücke hinüberführt zum Verständnis des Wesens der Retinitis Coats, der Angiomatosis retinae (v. Hippel) und auch zur Angoidstreifenkrankheit habe ich an anderer Stelle ausgeführt.

Es ist noch anzumerken: Aus der neuesten amerikanischen Literatur zum Thema „Heredofamiliäre Angiomatosis (Teleangiektasie) mit öfter wiederkehrenden Blutungen" (Hyman J. Goldstein, Intern. Clinic. 2. Ser. 44, 43—56, 1934) ist zu ersehen, dass die Rendu-Osler-Webersche Krankheit, die auch unter sehr vielen anderen Namen beschrieben wurde und in der Entwicklungsstörung des elastischen Gewebes eine ihrer Grundlagen hat, nicht so selten ist, wie wir bisher wohl glaubten. Es ist bereits über 120 Familien mit 700 kranken Individuen berichtet, bei denen die Krankheit in einer ihrer vielgestaltigen Formen sich offenbarte. Interessant ist, dass gleichartiges bei Pferden vorkommt, durch öfteres Nasenbluten sich manifestiert und recessiv vererbt wird. Festgestellt ist das bei edlen englischen Pferden, erstmalig bei dem berühmten Rennpferd „Herod" im Jahre 1748. (Vgl. C. A. Cockayne, Vererbte Abnormitäten der Haut und ihrer Anhänge. Oxford University Press, London 1933.)

XVII.

Herr W. Wegner (Freiburg i. Br.): Bacillenbefunde bei „abgeheilter" experimenteller Augentuberkulose.

Superinfektionsversuche, die ich mit dem humanen Typ des Tuberkelbacillus am Kaninchenauge anstellte, haben im Einklang mit den Ergebnissen früherer Autoren gezeigt, dass ein chronischer tuberkulöser Prozess einer Uvea einen nicht unbeträchtlichen Schutz gegen eine erneute Zufuhr von Tuberkelbacillen bedingt und zwar nicht nur für das erkrankte, sondern auch für das gesunde Auge. Diese Widerstandsfähigkeit war aber nicht nur bei den Tieren vorhanden, bei denen der Krankheitsprozess im erstgeimpften Auge noch aktiv war, sondern auch bei denjenigen, bei denen die Uveitis im ersten Auge seit Monaten offenbar völlig abgeheilt war.

Wir wissen nun aber insbesondere aus Versuchen von Kraus und Volk, dass dieser Schutz nur so lange besteht, als noch ein aktiver tuberkulöser Prozess im Organismus vorhanden ist. Ist die erste tuberkulöse Erkrankung abgeheilt, dann reagiert das Tier wie ein gesundes. Da nun aber eine Allgemeininfektion jedenfalls bei einem Teil meiner Tiere bei der späteren Sektion ausgeschlossen werden konnte, musste das Vorhandensein der Immunität dafür sprechen, dass die klinische Abheilung offenbar nur eine scheinbare war. Vielmehr musste angenommen werden, dass in diesen scheinbar abgeheilten Augen noch aktive Vorgänge und virulente Keime vorhanden waren, die sich nur dem klinischen Nachweis entzogen.

Bei der histologischen Untersuchung zeigte sich, dass das in der Tat so war. In den tiefen Schichten der Iris und Aderhaut wurden vielfach kleine Herde gefunden, obgleich auch bei genauster klinischer Untersuchung der Prozess seit Monaten völlig abgeheilt schien. Aber nicht nur Infiltrate liessen sich nachweisen. In mehreren solchen Infiltraten, auch ausserhalb davon, selbst in der klinisch völlig reaktionslosen Hornhaut, fand ich Tuberkelbacillen, und zwar an einigen Stellen in recht erheblicher Menge. (Demonstration von Präparaten.)

So ist es verständlich, dass die Reinfektion vom Organismus abgewehrt wurde, ohne dass klinisch noch ein aktiver Prozess nachweisbar war. So verstehen wir weiter, wenn wir diese Verhältnisse auf den Menschen übertragen, dass Augen, die an einem tuberkulösen Prozess erkrankt waren, plötzlich aus irgend welchen

Gründen einen Rückfall bekommen, ohne dass dieser immer auf eine frische Aussaat von Tuberkelbacillen auf dem Blutweg zurückgeführt werden müsste. Wir erkennen vielmehr, dass dieses Rezidiv seine Ursache im Auge selbst haben kann.

Und so verstehen wir auch, dass Augen, die eine tuberkulöse Erkrankung offenbar völlig überstanden haben, mechanische Schädigungen, wie Operationen, mit einem Wiederaufflackern der spezifischen Entzündung beantworten können.

Die Ursache für diese Vorgänge liegt zweifellos darin, dass die Tuberkelbacillen auch im Auge, wie das von anderen Organen ja lange bekannt ist, viele Monate und vielleicht sogar viele Jahre ein Saprophytendasein fristen können, um dann eines Tages auf Grund irgendwelcher uns grösstenteils noch unbekannter Ursachen wieder virulent zu werden.

XVIII.

Herr Nižetić (Belgrad): Keratoplastik mit Hornhautmaterial, das von einem Leichenauge gewonnen wurde.

Mit 1 Abbildung im Text.

Seitdem durch den Trepan von v. Hippel einer vollkommeneren operativen Technik der Weg geebnet und die Vornahme der Operation auch den weniger geübten Operateuren ermöglicht worden ist, und seitdem Elschnig und Filatow mit ihren Schulen zu Operationen in grossen Serien schritten, ist die Technik der Operation einfacher geworden. Die Frage aber nach einem leicht erhältlichen Überpflanzungsmaterial ist bei der Keratoplastik heute die wichtigste, weil einem ja nicht immer geeignetes menschliches Material zur Verfügung steht.

Die Heteroplastik musste gänzlich weggelassen werden, die Autoplastik ist nur in äusserst seltenen Fällen möglich. Deshalb bleibt uns nur der Weg der Homoplastik. Aus diesem Grunde hat man Material von der Leichenhornhaut auszunutzen gesucht.

In der Literatur sind vereinzelte Versuche auf diesem Gebiet beschrieben. Fuchs berichtet schon im Jahre 1894, dass er die Hornhaut Totgeborener noch ganz frischer Kinder zur Transplantation gebrauchte.

Magitot hat am Internationalen medizinischen Kongress in London 1913 einen Fall vorgestellt, bei welchem er die Hornhaut eines 6½monatigen Fötus zur Transplantation gebrauchte. Beobachtungsdauer war 9 Monate und der Erfolg befriedigend. Er konservierte die Hornhaut 5 Tage im hämolisierten Serum bei + 5⁰ im Eisschrank.

Salzer (1910) tritt auch für die Verwendung von Hornhaut asphyktisch geborener Kinder ein.

Erst in der letzten Zeit, seit 1930, sind verschiedene Stimmen über Transplantationsmaterial von der Leiche in der Fachpresse zu finden.

Elschnig (1930) meint, wenn kein lebendes Material zu verschaffen sei, könnten Augen von kurz vorher verstorbener Erwachsener oder Kinder verwendet werden.

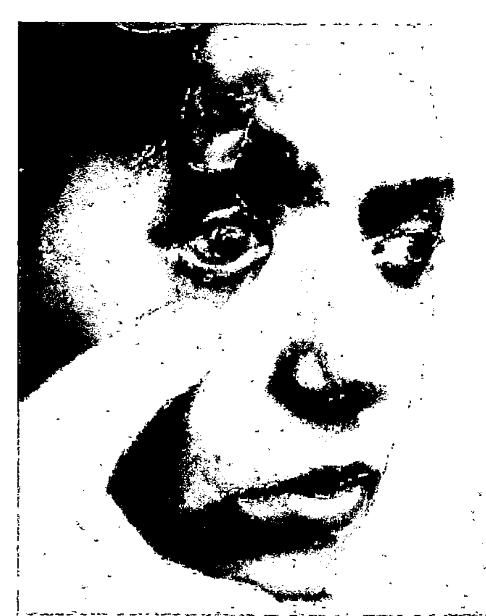

Von den Russen berichtete Busigyn über 48 Versuche einer Transplantation von Leichenaugen. Komarowic verwendet hauptsächlich Hornhautmaterial von verstorbenen Neugeborenen und Filatow berichtet über 96 Fälle von Hornhautverpflanzung, wobei ihm als Transplantationsmaterial der Leiche entnommene Hornhaut diente.

Filatow verwendete das Material von Embryonen, öfters aber dasjenige von Leichen Erwachsener. Mit dem ersten machte er ungünstige Erfahrungen, obwohl die meisten Autoren der Meinung waren, dass die Hornhaut frischer Embryonen, bzw. Neugeborener bevorzugt werden sollte. Günstige Erfolge ergaben sich dagegen mit dem Material von Leichen Erwachsener. Filatow holte sich das Material entweder in der Totenhalle oder aus dem Institut einige Stunden nach dem Tode, verwendete es zu seinen Operationen entweder sogleich oder liess es auf Eis bei + 4⁰ Temperatur aufbewahren, um es später nach 20, 24, 41, ja 65 Stunden zu gebrauchen. Filatow gibt seiner Überzeugung Ausdruck, dass das Hornhauttransplantat von der Leiche sogar nach längerer Zeit der Konservierung keine schlechteren Resultate als von Lebenden ergäbe. Längere Beobachtungszeit hatte er in zwei Fällen. Diese beiden Fälle sind von grosser Bedeutung. Im ersten Falle war das Transplantat, welches 41 Stunden nach dem Tode eingesetzt wurde, durch 13 Monate nach der Operation genügend durchsichtig. Nach dem 13. Monat hatte Filatow keine Möglichkeit der weiteren Kontrolle. Im zweiten Fall war das Transplantat 21 Stunden nach dem Tode entsprechend aufbewahrt. Seit der Transplantation sind 7 Monate verlaufen, die Patientin ist 31 Jahre alt, Visus = 0,1.

Durch längere Zeit glaubte man, dass die Blutgruppe bei der Homoplastik von Wichtigkeit sei, aber Filatow stellte fest, dass die Verwandtschaft der Blutgruppen des „Wirtes" und des „Gastes" keine wichtige Rolle spielt und auch Geschlecht und Alter bedeutungslos sind. Ich glaube, dass es von Interesse sein wird, wenn ich hier einen eigenen Fall vorbringe, wobei das Hornhautmaterial von der Leiche eines Mädchens stammte, welches 20 Stunden vorher gestorben war.

Unser Fall ist zwar quoad visum nicht von Wichtigkeit. Er ist aber in bezug auf das zur Überpflanzung verwendete Material interessant. In unserem Fall handelte es sich um ein adhärentes Leukom, welches das Sehvermögen des Auges schon lange auf 0 herabgesetzt hatte. Das Mädchen wünschte sich einen kosmetischen Effekt, wollte aber von einer Enukleation nichts wissen. Sie willigte jedoch ohne weiteres in die von uns ihr angeratene keratoplastische Operation ein.

Im folgenden die kurze Krankengeschichte. N. M., 15 Jahre alt, Gymnasialschülerin aus B.

Anamnese: Im 8. Lebensjahr Scharlach. Seit dieser Zeit sieht sie mit dem rechten Auge nichts.

Es bestand ein Leucoma corneae adhärens im zentralen Teil und deren Umgebung. Iris nur oben sichtbar. Visus des rechten Auges = 0. Visus des linken Auges = $^4/_4$. R. Vorderkammer fehlt in der Mitte, in der Peripherie ist sie sehr seicht. Die Iris war im zentralen Teil mit der Hornhaut verwachsen, an der Peripherie leicht atrophisch. Die Pupille war nicht zu sehen, da sie durch das Leukom gedeckt ist. Tension des rechten Auges normal.

Am 7. Mai Keratoplastik des rechten Auges. Die Operation wurde nach dem Verfahren von Filatow ausgeführt, jedoch mit der vom Verfasser in den Klin. Mbl. Augenheilk. 1934 veröffentlichten Modifikation. Abpräparieren des Bindehautlappens 6 mm breit und 12 mm lang. Fixierung des Lappens mit zwei doppelarmierten Nadeln knapp am unteren Limbus an der angeschnittenen Bindehaut. Lockerung der Fäden, bis das Leukom trepaniert und der vorher bereitete Hornhautdiskus in das trepanierte Loch eingelegt wurde. Vorherige Säuberung des Loches von Resten der verwachsenen Iris. Spannung des Lappens über das Transplantat und sorgfältiges Binden der Fäden. Heilverlauf zeigte keine Komplikationen, die Patientin wurde 4 Wochen nach der Operation gesund entlassen. Bei der Entlassung zeigte das vollkommen angeheilte Transplantat einen gelblichen Schimmer, war jedoch glänzend und durchsichtig. Patientin war zur wiederholten Kontrolle bestellt und es zeigte sich noch nach 3 Monaten, dass das Transplantat schön eingeheilt ist und seine eigene Durchsichtigkeit vollkommen bewahrt hat. Ich möchte noch hinzufügen, dass ich vor 14 Tagen zwei Überpflanzungen mit bis jetzt gleichfalls gutem Erfolg ausgeführt habe, wobei ich die Hornhaut eines 16 Stunden vorher an Enteritis verstorbenen 3jährigen Kindes benutzte.

Aus den Resultaten Filatows und unseren obigen Fällen ergibt sich, dass das Hornhautmaterial von Leichen zu Überpflanzungszwecken entschieden geeignet ist. Weitere Erfahrungen werden aber erst zeigen müssen, welches Material und unter welchen Verhältnissen entnommen am besten ist. Was dies für viele unserer erblindeten Patienten bedeutet, brauche ich nicht zu betonen.

XIX.

Herr Bücklers (Tübingen): Haltbarmachung von Sehprobentafeln gegen äussere Einflüsse (Ultraphanieren).

Die modernen Beleuchtungsapparate für Sehproben (Hertel, Wurach) haben trotz ihrer Vorteile die Benutzung der alten Tafeln nicht überflüssig gemacht. Der Abstand vom Kranken kann nicht variiert werden und stationäre Patienten können die grossen Buchstaben bald auswendig. Schon deshalb ist ein schneller Wechsel verschiedener Proben erwünscht. Ausserdem ist man ausserhalb der Klinik auf leicht transportable Tafeln angewiesen.

Die gewöhnliche Sehprobentafel hat aber den Nachteil, dass sie durch Fingerabdrücke, Staub und dergleichen schnell Flecken bekommt und je nach der Sorte des Papiers bald vergilbt. Der Einfluss einer dadurch bedingten verschiedenen Helligkeit der Unterlage auf die Sehschärfe ist bekannt.

Die Firma Georg Uehlin, Schopfheim-Baden, hat nun ein Verfahren ausgearbeitet, das es gestattet, Druckvorlagen mit einem Überzug zu versehen, der gegen Feuchtigkeit, Staub, Schweiss und

Fett schützt. Er bewahrt auch vor Zerstörung durch Öle, Benzin, Alkohol und dergleichen. Auf diese Weise kann man neben Landkarten auch Lesetafeln gegen äussere Einflüsse widerstandsfähig machen. (Bezugsquelle: Fa. C. Erbe, Tübingen.)

Das Verfahren besteht darin, dass eine sogenannte Ultraphanfolie (Acetylcellulose mit Weichmachungsmitteln) mit einem Druck von etwa 400 Atmosphären bei gleichzeitiger Erhitzung auf die Druckvorlage aufgepresst wird. Durch diese Art des Auftragens verbindet sich die Folie unlöslich mit der Unterlage.

So werden auch weisse Schultafeln hergestellt, die mit Bleistift und Buntstift beschrieben werden können. Einzeichnungen lassen sich mit Hilfe eines feuchten Läppchens, das mit etwas Seife betupft ist, leicht entfernen.

XX.

Herr Franceschetti, A. (Genf): Über Katarakt bei Hautleiden.

Mit 7 Abbildungen (9 Einzelbildern) im Text.

Die Cataracta dermatogenes oder wie wir heute nach dem Vorschlag von Kugelberg[1] besser sagen, die Cataracta syndermatotica wird bei einer Reihe zum Teil sehr verschiedenen Hautaffektionen gefunden.

In der Hauptsache kommen in Betracht die Sklerodermie, die Poikilodermie, die Neurodermitis, das Myxödem, ferner in selteneren Fällen Alopecie und Teleangiektasien. Eine mehr oder weniger typische Form der bei diesen Hautaffektionen in Erscheinung tretenden Katarakt wurde bis jetzt lediglich bei der Neurodermitis beobachtet.

In der ersten Abbildung ist ein solcher typischer schildförmiger Star mit bogenförmiger Begrenzung der am vorderen Linsenpol liegenden Trübung, wie er zuerst von Andogsky[2], später von Vogt[3], Löwenstein[4] und anderen beschrieben wurde, wiedergegeben.

[1] Kugelberg, I., Kl. Mbl. f. A. 92, 484, 1934.
[2] Andogsky, N., Kl. Mbl. f. A. 52, 824, 1914.
[3] Vogt, A., Graefes Arch. f. O. 109, 195, 1922.
[4] Löwenstein, A., Kl. Mbl. f. A. 72, 653, 1924 u. 76, 539, 1926.

Es handelt sich um eine 31jährige Patientin (G. L.) aus gesunder Familie, welche seit dem 1. Lebensjahr an Ekzem, hauptsächlich an Arm, Hals und Gesicht leidet[1].

Mit 19 Jahren trat eine starke Verschlimmerung ein. Die Patientin wurde darauf über 1 Jahr mit Arsen behandelt, wodurch deutliche Braunfärbung der Haut auftrat. Im Sommer 1925 wurde sie von einem Naturkünstler mit Schwitzbädern und heissen Packungen behandelt, wobei die Haut mit Bürste und Loofaschwamm gerieben wurde. Im Anschluss daran trat eine intensive Reizung der gesamten Haut auf, so dass Patientin am 20. Dezember 1925 in die dermatologische Klinik Basel (Prof. Lutz) aufgenommen werden musste. Der Befund war folgender:

Die Haut des Gesichtes, an Armen, Hals und oberer Thoraxhälfte ist in eine einheitliche, intensiv rote, erodierte, nässende, juckende Fläche verwandelt. An den Beinen ist die Haut fleckweise diffus gerötet und zeigt leichte Schuppung; teilweise finden sich nässende Stellen und dazwischen auch zerstreut papulöse Efflorescenzen. Unter milder Behandlung trat Besserung ein, wobei die Haut an Hals und Armen in grosser Ausdehnung lichenifiziert, trocken und schuppend wurde.

Seit 1926 ist Patientin zeitweise fast beschwerdefrei. Immerhin treten von Zeit zu Zeit stärkere Juckanfälle auf. Vor 2 Jahren Geburt eines gesunden Kindes. Während der Gravidität trat kein Ausschlag auf, dagegen 3 Wochen nach der Geburt. Auch während der Menses, die auffallend stark sind und zu grossen Blutverlusten führen, kommt es nie zu ekzematösen Schüben, wohl aber sehr bald nachher. Vor einem Jahre wurde Patientin mit Ovarialhormon behandelt. Daraufhin trat nach 2 Tagen ein sehr starker Ausschlag auf; trotzdem wurde das Mittel weiter genommen, bis schliesslich ein sehr starkes Ekzem selbst an solchen Stellen, die sonst nie befallen waren, resultierte[2].

Seit zirka 9 Monaten bemerkt die Patientin eine sehr starke Abnahme der Sehkraft, insbesondere am linken Auge. Der Augenbefund anfangs Juni 1932 war folgender:

Linkes Auge: Cataracta matura. Diffuse Trübung von weisslicher Farbe, die gesamte Rinde betreffend, zum Teil fast perlmutterartig glänzend.

Visus: Lichtschein; Projektion gut.

Rechtes Auge: Dichte sternförmige Trübung am vorderen Linsenpol mit typischer bogenförmiger Begrenzung (Abb. 1). Von dieser schildförmigen Trübung aus gehen feine strichförmige Trübungen entlang der Nähte bis zur Peripherie. Zwischen diesen erkennt man Wasserspalten und einige glänzende Krystalle. Im Bereich der axialen Trübung am

---

[1] Die Krankengeschichten, sowie die Abbildungen entstammen dem Material der Basler Augenklinik. Sie wurden mir in liebenswürdiger Weise von Herrn Prof. Brückner zur Veröffentlichung überlassen.

[2] Da bei Neurodermitis allgemein innersekretorische Störungen als Ursache vermutet werden, lassen die genannten Erscheinungen den Gedanken aufkommen, dass es sich zum mindesten bezüglich der Geschlechtsdrüsen nicht um eine Hypofunktion, sondern eher um eine Hyper- oder Dysfunktion handelt.

vorderen Pol erscheint die Kapsel verdickt. Im Spiegelbezirk erkennt man deutlich das für Cataracta complicata typische Farbenschillern (Abb. 2, 1). Am hinteren Linsenpol sieht man bei schwacher Vergrösserung

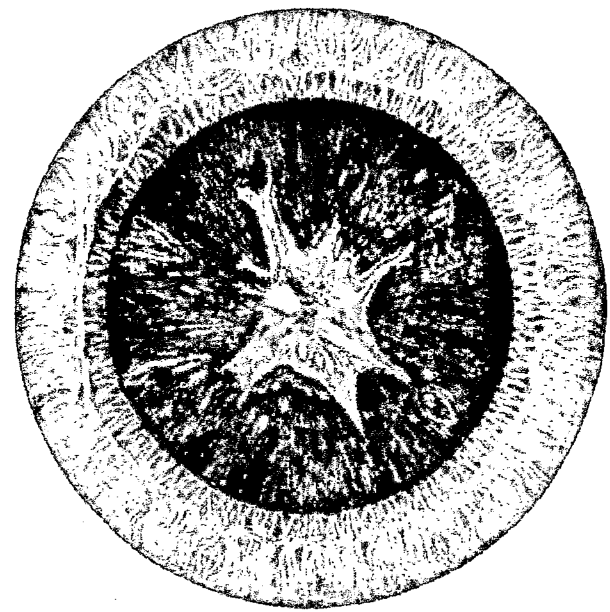

Abb. 1. Fall I. Schildförmige Katarakt bei Neurodermitis, rechtes Auge (Übersichtsbild).

eine diffuse Trübung (Abb. 2, 2). Im schmalen Büschel erkennt man, dass die Wasserspalten sehr klein und wenig breit sind. Auffallend ist das Fehlen des Abspaltungsstreifens und der übrigen Diskontinuitäts-

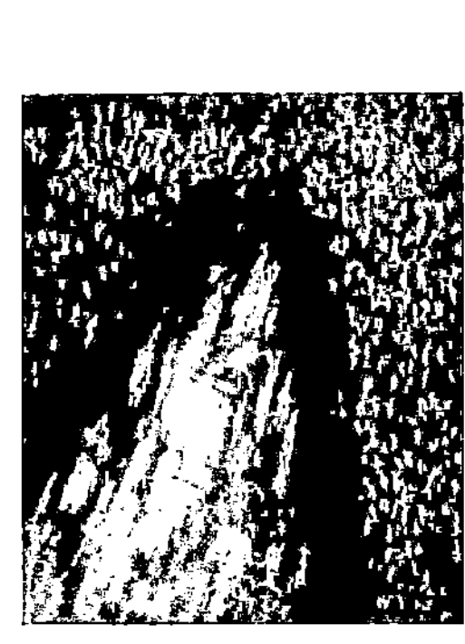 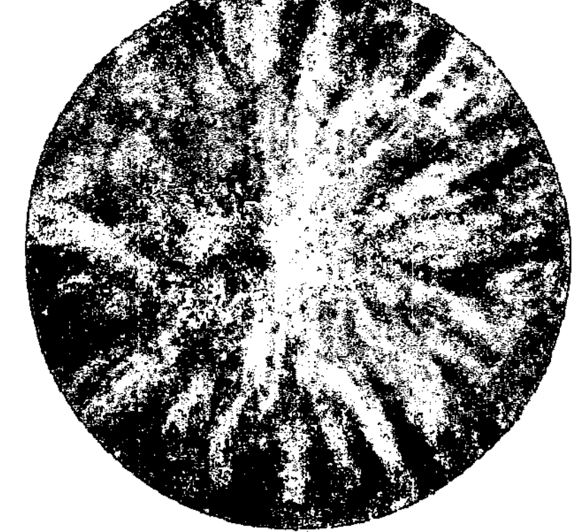

Abb. 2, 1.   Abb. 2, 2.

Fall I. 1. Ausläufer der schildförmigen Trübung am vorderen Linsenpol mit Farbenschillern. (Starke Vergrösserung.) 2. Diffuse Trübung am hinteren Pol.

streifen, so dass die ganze Linse ziemlich homogen erscheint (Abb. 3). Auch das zentrale Intervall der Linse ist nicht zu erkennen; es besteht in diesem Bereiche höchstens eine Spur erhöhte Opalescenz.

Der Glaskörper ist fädig degeneriert. Fundus, soweit sichtbar, normal, Visus $^6/_{36}$ — $^6/_{24}$.

Die Untersuchung der Patientin durch die dermatologische Klinik Basel ergab zu dieser Zeit folgenden Befund:

Haut des Gesichtes nur leicht verdickt, glatt, nicht deutlich lichenifiziert. Im Bereiche des Halses und der oberen Thoraxgegend ist die Haut etwas derber als normal. Es besteht unregelmäßig verteilte Pigmentierung und Depigmentierung, so dass eine eigenartige Scheckung auftritt. Die Pigmentverschiebungen sind zum Teil als Folgen des Kratzens, zum Teil als die der Arsenmedikation aufzufassen. Im Nacken und in den Ellenbeugen finden sich scharf begrenzte Herde deutlicher Lichenifikation mit leichter Schuppung. Am Hals sind nur kleine Partien spurenweise lichenifiziert.

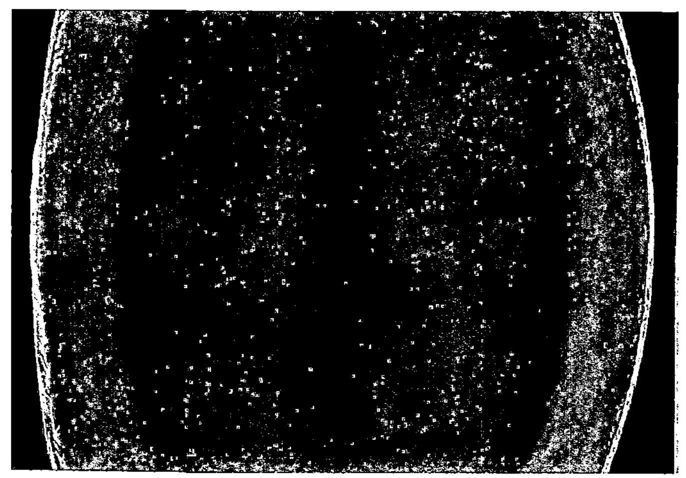

Abb. 3. Fall I. Optischer Schnitt durch die rechte Linse.

Diagnose: Das Krankheitsbild entspricht der Neurodermitis. Es weist Züge des chronischen Ekzems und solche des lichenifizierten Prurigos auf, so dass eine einfache Klassifizierung nicht möglich ist[1].

Nach Extraktion der Katarakt am linken Auge wurde Patientin am 23. Juni 1932 im geheilten Zustand entlassen; Visus links: $+ 11$ $^6/_6$.

Zusammenfassend handelt es sich also um eine typische schildförmige Katarakt bei Neurodermitis. Bemerkenswert ist das Fehlen

---

[1] Insofern hat die Ansicht von Rost, dass das Krankheitsbild als spät exsudatives Ekzematoid für sich abzusondern sei, vieles für sich. Nach seiner Ansicht wäre es ausschliesslich auf allergische Vorgänge zurückzuführen. Eine so einfache Erklärung ist aber nach Prof. Lutz nicht wahrscheinlich, da es sich um einen ganzen Komplex ursächlicher Momente handelt, die lediglich das gemeinsam haben, dass durch sie ein bestimmter Reaktionsablauf an der Haut in Funktion gesetzt wird, wobei ganz verschiedene Stellen der Hautelemente betroffen sein können.

des Abspaltungsstreifens und der übrigen Diskontinuitätsstreifen, wodurch die Linse ein homogenes Aussehen erhält, worauf meines Wissens bis jetzt noch nicht hingewiesen worden ist.

Die für Neurodermitis typische schildförmige Katarakt ist nun aber auch verschiedentlich bei Patienten gefunden worden, die nicht an einer typischen Neurodermitis, sondern lediglich an einem chronischen Ekzem bzw. an einem Prurigo litten (Dawis[1], Kurz[2], Mursin[3], Laszlo[4]). Da die Neurodermitis mit den genannten Affektionen nahe Beziehungen aufweist, wurde von einigen Autoren die Vermutung ausgesprochen, dass es sich in den erwähnten Fällen vielleicht doch auch um eine Neurodermitis handeln könnte.

Aus der folgenden Beobachtung geht aber hervor, dass der schildförmige Star nicht nur bei Neurodermitis, sondern auch bei anderen Hautleiden vorkommt.

Im zweiten Fall handelt es sich um einen 32jährigen Patienten (A. M.). Der Vater, von pyknischem Körperbau, ist gesund. Die Mutter leidet an Aortenaneurysma, eine Schwester der Mutter an Epilepsie. Ein Bruder der Mutter ist Alkoholiker; Patient ist das jüngste von drei Geschwistern, die Schwester ist eine debile Psychopathin, der Bruder ein schizoider Psychopath.

Patient hat als Kind Gichter durchgemacht. Er war auffallend still und zog sich von den anderen Kindern zurück. Er war ein mittelguter Schüler. Nach der Schulentlassung begannen die Schwierigkeiten; zweimal versuchte er eine Lehre anzutreten, lief aber nach kurzer Zeit immer wieder davon. Zwischen dem 17. und 19. Lebensjahr sass er 1½ Jahr untätig zu Hause herum. Mit 24 Jahren begannen sich bei ihm merkwürdige Manieren auszubilden. Mit 31 Jahren fing er an, sich nicht mehr zu rasieren und liess sich auch die Haare nicht mehr schneiden. Er hielt den Kopf täglich zirka 10—20 Minuten unter die Wasserröhre und liess unter hohem Druck Wasser auf den Kopf strömen und angeblich auch direkt in die Augen. Als man ihn hindern wollte, wurde er aggressiv und musste interniert werden. Die Untersuchung der psychiatrischen Klinik Basel (Prof. J. Stehelin) ergab folgende Diagnose: Schizophrenia simplex mit schleichendem Verlauf und Beginn in der Pubertätszeit.

Im Januar 1933 wurde Patient ins Augenspital Basel aufgenommen, da seit einigen Monaten die Sehschärfe, insbesondere am rechten Auge, abgenommen hatte. Die allgemeine Untersuchung ergibt folgendes:

Patient ist etwas läppisch-blöde und fast vollkommen diskussionsunfähig. Wassermann negativ, Blutsenkung normal, Blutdruck 145/88, bei längerer Kontrolle steigt er auf 205/100. Vasomotorische Erregbarkeit, starker roter Dermographismus mit weissem Hof. Blutbild normal, Grundumsatz +5%, Sehnenreflexe normal bis auf Patellar- und Achilles-

[1] Dawis, W. T., Southern med. Journ. 14, 237, 1921.

[2] Kurz, I., Ref. Zbl. O. 13, 476, 1925.

[3] Mursin, A. N., Ref. Kl. Mbl. f. A. 80, 564, 1928.

[4] Laszlo, G., Ref. Zsch. f. A. 81, 362, 1933.

sehnenreflexe, die nicht auslösbar sind. Motilität und Sensibilität normal,
Testes eher klein. Keine Anhaltspunkte für endokrine Störungen oder
Myxödem.

Die dermatologische Untersuchung (Prof. Lutz) ergibt folgendes:

Struppiges Kopfhaar (Abb. 4), die ganze Kopfhaut zeigt eine starke,
ziemlich grosse, aber dünne lamellöse Schuppung. Die Haut ist zur Zeit
nicht besonders gerötet. Lediglich in den Schläfenwinkeln ist sie ge-
spannt, leicht gerötet und etwas verdünnt. Deutliche Schuppung in den

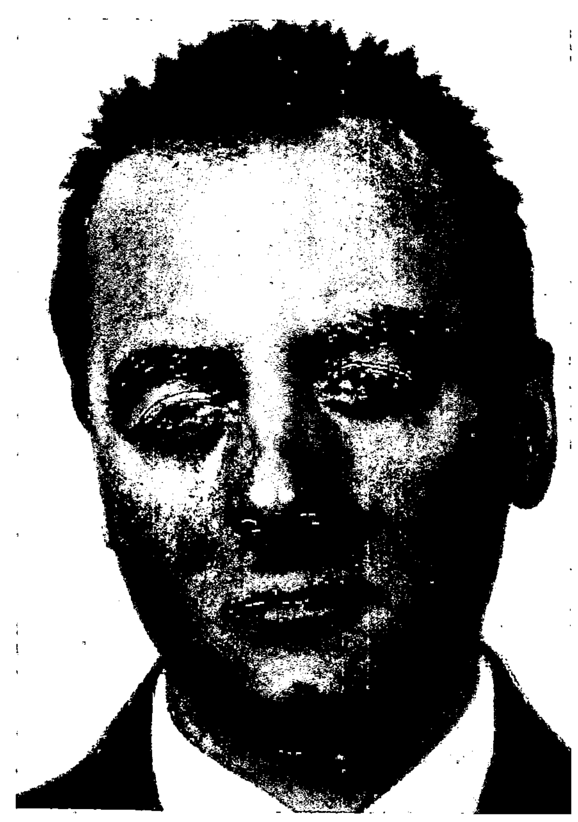

Abb. 4. Fall II. Universelles seborrhoisches Ekzem mit Catarakta matura am rechten
und schildförmiger Linsentrübung am linken Auge.

Augenbrauen. Im Nacken finden sich eine Anzahl umschriebene, an
den Follikelöffnungen lokalisierte Rötungen ohne Schuppung. In den
mittleren Partien der Brust sowie zwischen den Schulterblättern finden
sich unscharf begrenzte Flecken von gelblichrötlicher Färbung und
leichter Schuppung. Die Hautveränderungen müssen im Sinne eines
seborrhoischen Ekzems aufgefasst werden, das sich allerdings durch eine
äusserste Hartnäckigkeit auszeichnet.

Der Augenbefund ist folgender:

Blepharitis squamosa chronica. Conjunctiven wenig injiziert.
Am rechten Auge ist die Linse vollkommen getrübt (Abb. 5), wobei
axial keine spezielle Poltrübung zu erkennen ist. Es handelt sich um

gross-schollenförmige Trübungen, die zum Teil konfluieren, zum Teil übereinandergreifen. An dem schmalen Büschel erkennt man, dass die

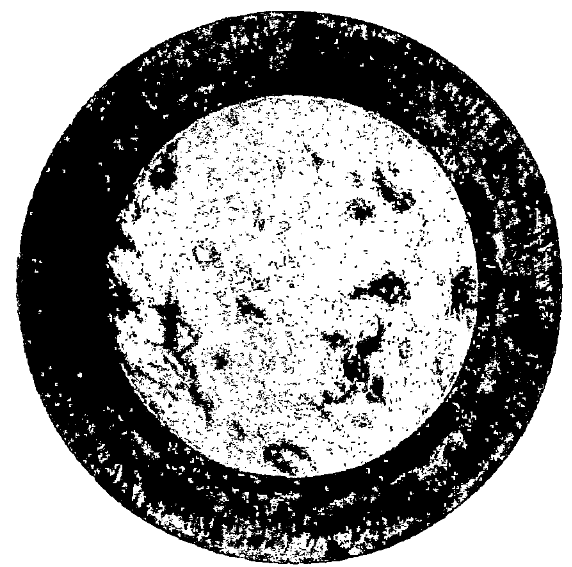

Abb. 5. Fall II. Übersichtsbild der Catarakta matura am rechten Auge.

ganze Linse, insbesondere axial, relativ weit in die Vorderkammer vorspringt. Dabei ist die Linsenvorderfläche vollkommen uneben und die

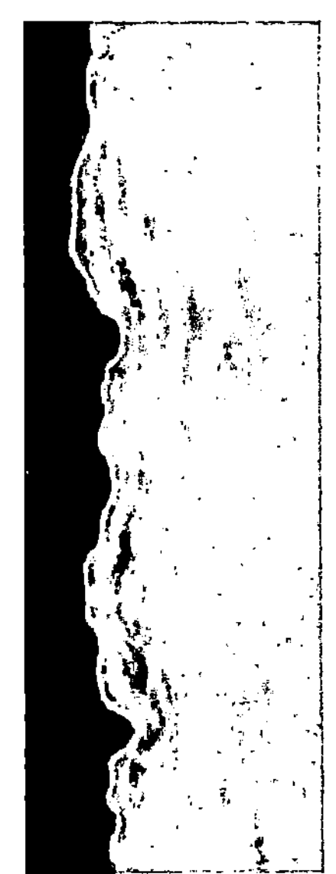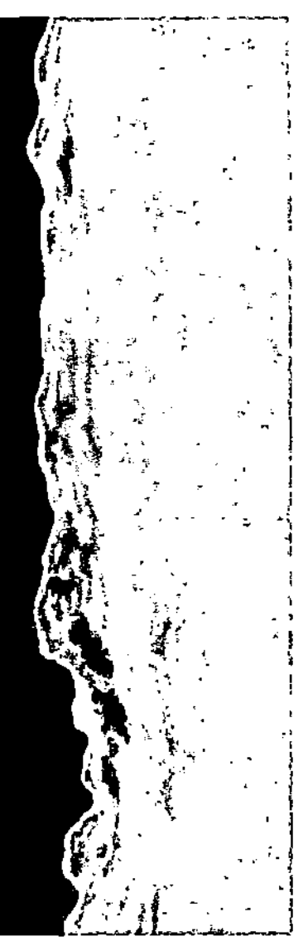

Abb. 6. Fall II. Optischer Schnitt durch die vordere Rinde der Catarakta matura am rechten Auge. 1. Temporäle Linsenpartie, 2. Nasale Linsenpartie.

Kapsel folgt überall den Furchen und Tälern, welche durch diese Schollen gebildet werden (Abb. 6). Bei genauem Zusehen erkennt man, dass das Epithel stellenweise fehlt, und zwar hauptsächlich temporal unten. Visus: Lichtschein, Projektion vorhanden.

Am linken Auge besteht eine schildförmige Trübung am vorderen
Pol, die im horizontalen Durchmesser etwa $^{55}/_{24}$ mm beträgt, im verti-
kalen etwas weniger (vergl. Abb. 7). Im Bereiche dieser axialen bogenförmig begrenzten Trübung springt die Linse wulstförmig in die Vorderkammer vor. Die peripheren Teile der vorderen Rindenzone zeigen
streifenförmige Trübungen, die zur Hauptsache in der Gegend des Abspaltungsstreifens liegen und die subkapsuläre Zone wenigstens peripher
freilassen. Je weiter man gegen das Zentrum kommt, um so häufiger
findet man auch in der subkapsulären Rindenzone weisse punktförmige
Trübungen, vereinzelt grüne und rote Cholesterinkrystalle. Am hinteren
Linsenpol grosse diffuse Trübung von weisslicher Farbe, die ein ähnliches

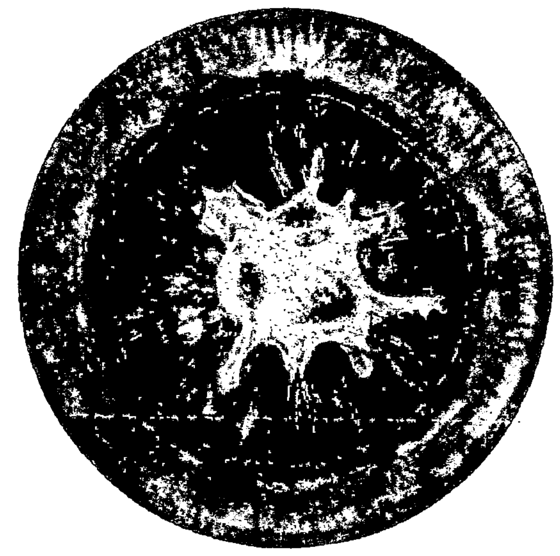

Abb. 7. Fall II. Schildförmige Linsentrübung am linken Auge, Übersichtsbild.

Aussehen hat wie die Trübung der vorderen Rinde. Die zentralen Linsen-
teile sind klar, die Diskontinuitätsflächen, wie im ersten Fall, kaum
erkennbar. Visus: $^6/_{60}$.

Zusammenfassend handelt es sich also in diesem Falle um
einen Patienten mit schildförmiger Katarakt am linken Auge und
universellem seborrhoischem Ekzem, ohne irgend welche Zeichen
von Neurodermitis. Da das seborrhoische Ekzem allgemein sehr
häufig ist, so sehen wir also, dass die für Neurodermitis typische
Katarakt ausnahmsweise auch bei diesen auftreten kann, wobei
allerdings im erwähnten Falle eine äusserst hartnäckige Form
vorliegt. Bemerkenswert ist die unebene Oberfläche der Cataracta
matura am rechten Auge mit stellenweisem Fehlen des Epithels[1].

---

[1] Herr Privatdozent H. K. Müller, Oberarzt der Basler Augenklinik, teilt mir mit, dass bei der zuerst erwähnten Patientin inzwischen
auch die Katarakt am rechten Auge matur geworden ist, wobei gleichfalls
eine höckerige unebene Oberfläche der Linse auftrat.

Es spricht dies für die Annahme, dass die Schädigung der Linse im Bereiche des Kapselepithels ihren Ursprung nimmt. Da Patient an Schizophrenie leidet und aus stark belasteter Familie stammt, liegt es nahe zu vermuten, dass die geistige Störung und die Erkrankung des Integumentes in einem gewissen Zusammenhang stehen, um so mehr, als beide Affektionen ektodermale Gebilde betreffen.

Neuerdings hat Löwenstein[1] zwei Fälle von schildförmiger Trübung ohne Hautaffektion veröffentlicht. Damit stehen wir also vor der Tatsache, dass die typische schildförmige Trübung am vorderen Linsenpol nicht nur bei der Neurodermitis, sondern, wie der zweite erwähnte Fall zeigt, auch bei gewöhnlichem chronischen Ekzem und selbst ohne irgend welche Hautaffektion auftreten kann. Löwenstein geht aber meiner Ansicht nach zu weit, wenn er diese schildförmige Linsentrübung als charakteristisch für innersekretorische Störungen ansieht. Erstens kennen wir Katarakte bei Affektionen mit Störungen der inneren Sekretion, es sei nur an die myotonische Dystrophie erinnert, die ganz andersartige Trübungen aufweisen. Zweitens gelingt es bei den Patienten mit Neurodermitis häufig nicht, irgend welche Störungen der inneren Sekretion nachzuweisen. Drittens müssen wir auf Grund der Untersuchungen von H. K. Müller u. a. die Möglichkeit in Betracht ziehen, dass auch die Vitamine, die allerdings enge Beziehungen zur inneren Sekretion aufweisen, ebenfalls mit der Kataraktbildung in ursächlichem Zusammenhang stehen können.

So lange diese Verhältnisse nicht geklärt sind, müssen wir uns meiner Ansicht nach mit der Tatsache begnügen, dass eine typische schildförmige Trübung des vorderen Linsenpols vorkommt, die in vielen Fällen in Beziehung zu Hautleiden und möglicherweise zu endokrinen Störungen steht.

---

[1] Löwenstein, A., Graefes Arch. f. O. 132, 224, 1934.

XXI.

Herr Marchesani, O. (nach gemeinsamen Untersuchungen mit
H. Spatz) München: **Stauungspapille und Hirnschwellung.**

Auf der Naturforscherversammlung in Königsberg (1930) habe
ich über unsere anatomischen Untersuchungen bei Stauungspapillen
berichtet, die es wahrscheinlich erscheinen liessen, dass die Veränderungen im Sehnerven bei Stauungspapille mit der Hirnschwellung bei Tumoren oder anderen cerebralen Prozessen in
genetischem Zusammenhang stehen. Diese Untersuchungen wurden
weiter fortgesetzt, so dass uns nun das Material von über 120 Sehnerven mit den dazugehörigen Gehirnen zur Verfügung steht. Die
erhobenen Befunde haben unsere Erkenntnisse bereichert und im
Sinne der vertretenen Auffassung bestätigt.

Es besteht zunächst rein äusserlich betrachtet ein gesetzmäßiges
Parallelgehen von Stauungspapille und Hirnschwellung sowohl überhaupt als auch weitgehend dem Grade nach. Bei bestehender
Stauungspapille wird die Hirnschwellung nur ganz ausnahmsweise
dann vermisst, wenn kürzere Zeit vorher ein operativer Eingriff am
Gehirn vorgenommen wurde, der die Hirnschwellung zur Rückbildung
brachte. Hirnschwellung ohne Stauungspapille kann sich in seltenen
Fällen, offenbar in einem frühen Stadium der intrakraniellen Drucksteigerung, finden. Die Ausbildung der Stauungspapille folgt anscheinend der der Hirnschwellung nach.

Die Hirnschwellung stellt eine kolloidale Zustandsänderung der
Hirnmasse auf bestimmte im einzelnen noch nicht genauer bekannte
Reize dar, die unter anderem auch bei der intrakraniellen Druck-
steigerung zur Wirkung gelangen.

Bei der Hirnschwellung erfährt die Hirnsubstanz eine Vermehrung des Volumens durch Quellung. Auch der Sehnerv ist bei
Stauungspapille gequollen. Man kann diese Volumszunahme vor
allem daran erkennen, dass der Sehnerv dort, wo er von unnach-
giebigem Gewebe umgeben ist, eingeschnürt erscheint. Dies ist
im Sklerotikalkanal und im knöchernen Sehnervenkanal der Fall.
Das Gehirn quillt ebenfalls überall dort, wo es schwellen kann. Es
quillt vor allem in die Liquorräume, in die sogenannten Zysternen

hinein. Diese Zysternenverquellung (Spatz) ist unmittelbar vergleichbar mit der Stauungspapille, das heisst mit dem Hineinquellen des Sehnerven in den Bulbus.

Die Hirnschwellung pflegt wie die Stauungspapille in gewissen Stadien der Erkrankung auf der Seite des Tumors frühzeitiger bzw. hochgradiger ausgebildet zu sein. Dabei zeigt sich, dass auf der Seite des Tumors bzw. auf der Seite der stärkeren Hirnschwellung die Ventrikel verengt, d. h. komprimiert sind. Daraus ergibt sich einwandfrei, dass die Stauungspapille nichts mit dem Hydrocephalus internus als solchem zu tun hat. Findet sich umgekehrt die stärkere Stauungspapille auf der dem Tumor gegenüberliegenden Seite, so kommt diesem Verhalten ebenfalls eine besondere gesetzmäßige Bedeutung zu. Es findet sich dann, wenn der Tumor in direkte nachbarschaftliche Beziehungen zum Sehnerven tritt (Foster-Kennedysches Symptom im weiteren Sinne).

Der Hirnschwellung bzw. dem analogen Vorgang der Sehnervenschwellung liegt kein Ödem, sondern gerade der entgegengesetzte Vorgang zugrunde. Als Ödem im Sehnerven wären eigentlich die sogenannten Schnabelschen Kavernenbildungen zu bezeichnen. Es findet sich bei der Hirnschwellung und bei der Stauungspapille keine freie Flüssigkeit, sondern der Zustand einer vermehrten Wasserbindung der nervösen Substanz. Als Zeichen dieses Vorganges finden wir die Achsenzylinder gequollen, was in der Papille in besonders hohem Grade in Form der sogenannten ganglionären Degeneration der Nervenfasern zum Ausdruck kommt. Die Kerne der Gliazellen erscheinen bei gewöhnlicher Kernfärbung gross und blass gefärbt. Die Fortsätze der Gliazellen sind bei spezifischer Färbung (Cajal) korkzieherartig gewunden, rosenkranzförmig aufgetrieben oder segmentiert zerfallen (Klasmatodendrose). Die vermehrte Flüssigkeitsaufnahme tritt vor allem an der Grenze zum mesodermalen Gewebe (Gefässe, bindegewebige Septen, pialer Überzug) in Erscheinung, weil dort das gliöse Grenzgewebe besonders stark ausgebildet ist. Wir finden dort eine Erweiterung der sogenannten Gliakammerräume. Diese Erweiterung der Gliakammerräume bildet auch die Grundlage der sogenannten Ödemstrasse von Schieck längs der Zentralgefässe. Dass das „Ödem" dort besonders in Erscheinung tritt, erscheint erklärlich, da eben dort das gliöse Grenzgewebe besonders stark ausgebildet ist. Die Veränderungen machen jedoch weder am Eintritt der Zentralgefässe in den Opticus, noch am Eintritt des Sehnerven in den Schädel halt, sondern finden sich im ganzen Sehnerven und im ganzen Gehirn.

Die Auffassung der Veränderungen im Sehnerven bei Stauungspapille als Teilerscheinung der allgemeinen Hirnschwellung vermag
uns, wie wir glauben, allein die richtigen Vorstellungen von der Pathogenese der Stauungspapille im allgemeinen und im einzelnen
klinischen Fall zu vermitteln. Eine besondere Theorie des Entstehens der Stauungspapille erübrigt sich, wenn wir uns vergegen-
wärtigen, dass sich dieselben Veränderungen wie im Sehnerven
auch im ganzen Gehirn finden.

Die Stauungspapille bei Allgemeinleiden (Urämie usw.) entsteht auf dem Umwege über eine allgemeine symptomatische
Hirnschwellung bei diesen Erkrankungen. Die Stauungspapille bei
Orbitalerkrankungen ist als lokale Hirnschwellung aufzufassen,
wie sie sich auch im Gehirn in Nachbarschaft von verschiedenen
pathologischen Prozessen finden kann.

XXII.

Herr W. J. Kapuściński jun. (Posen): Ein Fall von nach
Exenteration geheilten Orbitalgliometastasen.
Mit 5 Abbildungen im Text.

Der Fall, über den ich mir erlaube zu berichten, ist in zweifacher
Hinsicht interessant: Erstens deshalb, weil die Metastase in die
Orbita nicht auf den üblichen Wegen erfolgt ist, zweitens, weil
trotz der Orbitalmetastase nach Exenteration des Orbitalinhalts
der Patient am Leben geblieben ist.

Der Fall war folgender:

Am 4. April d. J. 1932 wurde in die Universitätsaugenklinik
in Posen der zweijährige C. M. gebracht wegen einer Augenerkrankung, die die Eltern vor einigen Wochen bemerkt hätten,
die sich durch einen hellen Schein aus dem Augeninnern geäussert
haben sollte. Die objektive Untersuchung ergab folgendes:

Das rechte Auge normal. Fundus o. B. Das linke Auge
ohne Injektion, die Hornhaut glatt, glänzend und spiegelnd, die
Vorderkammer vollkommen mit Blut gefüllt. Es wurde die Diagnose
auf Gliomverdacht gestellt, und am 5. April wurde durch Punktion
der Vorderkammer das Blut abgelassen; man sah sofort einen
gelblichen Reflex aus der Tiefe hervorleuchten, was natürlich die
Vermutung, dass es sich um ein Gliom handelt, höchstwahrscheinlich
machte. Die Eltern willigten erst nach 6 Tagen in die Enukleation

ein, die dann sofort ausgeführt wurde unter Mitnahme eines langen
Sehnervenstückes. Der Bulbus wurde in Formollösung fixiert und
in Celloidin eingebettet. Ein distales Stück wurde extra sofort in
Serienschnitten untersucht. Es war vollkommen frei von jeglichen
Gliomzellen und zeigte gut erhaltene Struktur (Abb. 1).

Der Patient wurde mit einer Prothese nach Hause entlassen.

Am 23. November 1932 wurde der Patient wiederum in die
Augenklinik gebracht. Man konnte deutlich in der Augenhöhle
einen Tumor palpieren, der in letzter Zeit sehr schnell gewachsen

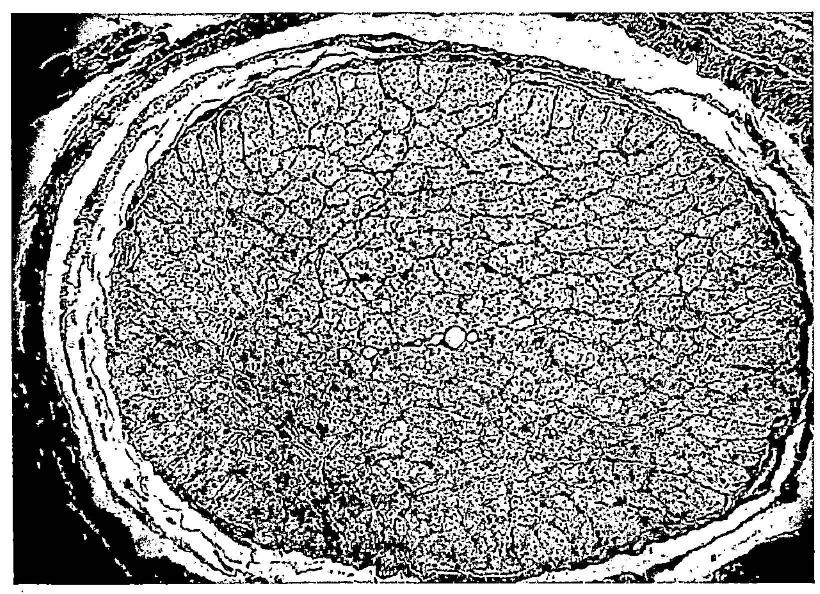

Abb. 1.

sein sollte. Die histologische Untersuchung eines Ausschnitts ergab
typisches Gliom. Es folgte eine Röntgenbestrahlung von 300 r.

Am 16. Dezember 1932 ist der Tumor fast vollkommen zurück-
gegangen.

Am 13. März 1933 wurde der Patient wiederum mit einem
grossen Gliomrezidiv gebracht. Es wurde sofort eine Ausweidung
der Augenhöhle in Narkose ausgeführt. Am 17. März wurde mit
dem scharfen Löffel aus dem Orbitalgrunde ein neugebildetes
Gewebe entfernt, das auch Gliomzellen aufwies. Eine exstirpierte
Halslymphdrüse war frei von Gliommetastase. Der Junge wurde
einer energischen Röntgenbestrahlung unterworfen.

Die histologische Untersuchung ergab im hinteren Abschnitt
des Augapfels eine Geschwulst von zwei Erbsengrössen vom typischen
Gliombau, die in den grössten Massen die Sehnervenpapille infiltriert

hatte, aber nirgends an die Lamina cribrosa heranreichte, geschweige denn sie durchbrach (Abb. 2).

Die dunkelgefärbten Gliomzellen zeigen sehr reichliche Mitosen namentlich um die .Gefässe herum. Peripherwärts zu den Gefässen sieht man, wie das die Regel ist, Gliomgewebszerfall, der gerade im hinteren Abschnitt sehr deutlich ausgeprägt ist.

Die Netzhaut ist vollkommen in Tumormassen umgewandelt; der Ciliarkörper ist vollkommen von Gliomzellen infiltriert. Der Kammerwinkel ist durch die angepresste Iris geschlossen.

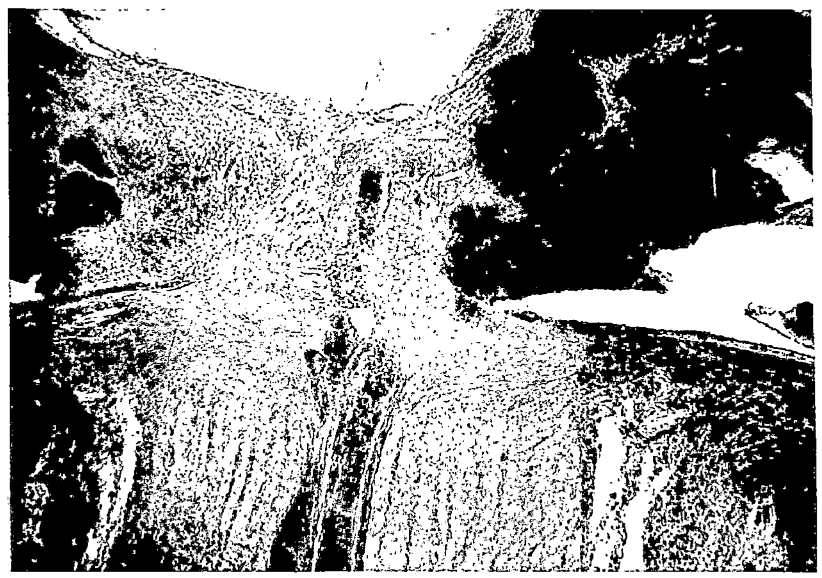

Abb. 2.

Die Iris zeigt gleichfalls eine Infiltration mit Tumorzellen.

Man sieht überall eine enorm zahlreiche Entwicklung von Wintersteiners Rosetten.

In der Vorderkammer Reste von Blutung und gleichfalls reichliche Tumormassen, die auch der Descemetschen Membran aufsitzen. Man bemerkt, dass der Gewebszerfall des Tumors im vorderen Bulbusabschnitt fast gar nicht erfolgt ist. In der Hornhaut, die wenig verändert ist, sieht man die ungeheilte Punktionswunde. Die Wunde klafft noch in einigen Schnitten, teilweise ist sie durch sich bildendes Narbengewebe vereinigt.

In der klaffenden Wunde, sowie in der frischen Narbe sieht man Chromatophoren der Iris, und in der klaffenden Wunde Gliomzellen (Abb. 3 u. 4). Auf allen Schnitten ist die Wunde durch eine Irisbrücke auf einer kurzen Entfernung geschlossen.

An einigen Stellen sieht man das Eindringen des Tumors in die Chorioidea, nach Zerstörung des Pigmentepithels und der

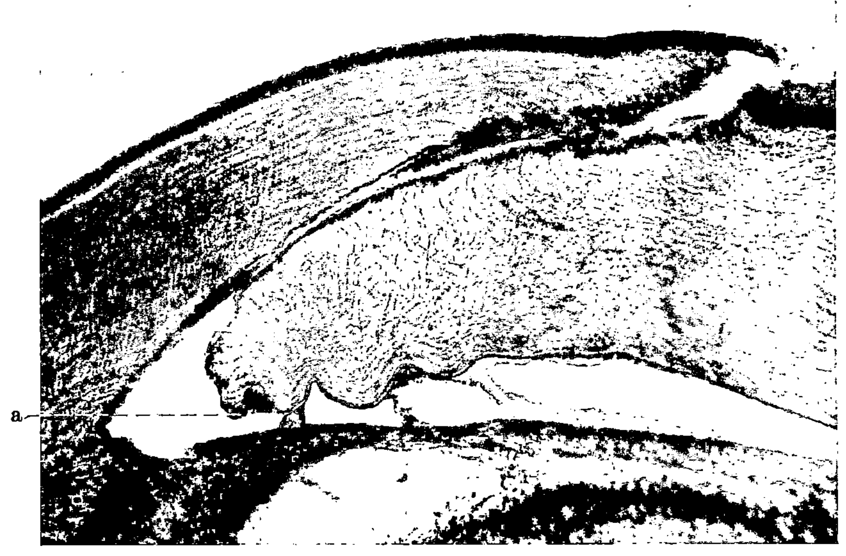

Abb. 3.

Lamina vitrea. Nirgends ist die Chorioidea durchbrochen. Die Suprachorioidea, die Sclera, die Lymphspalten der Venae vorticosae

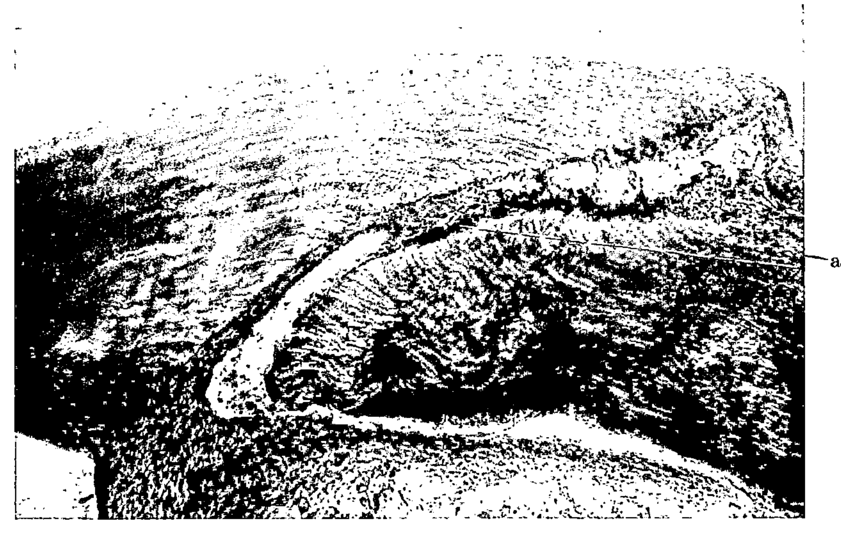

Abb. 4.

sind vollkommen frei, ebenso die in der Sclera sichtbaren Nerven und Gefässe.

So ist in aller Kürze gefasst der histologische Befund in fast lückenlosen Serienschnitten.

Wir können also feststellen, dass die Orbitalmetastasen auf dem häufigsten Weg des Sehnerven nicht erfolgt sind; ebenso sind sie nicht erfolgt durch die übrigen Lymphspalten oder durch die Durchtritte der Ciliarnerven. Mit anderen Worten: sie sind durch die Sclera und durch den Sehnerv in keiner Weise durchgewuchert. Man muss also annehmen, dass sie nur dort in die Orbita eingedrungen sein konnten, wo andere Wege offen standen und das war nur an einer Stelle möglich, und zwar an der Punktionsstelle am Limbus corneae; und in der Tat sieht man in der klaffenden Wunde gut gefärbte Tumorzellen.

Zweifelsohne ist die Annahme dieses Weges nur eine Vermutung, aber in Anbetracht der negativen vorerwähnten Befunde der natürlichen Lymphbahnen und der positiven Befunde in der Wunde, kann man kaum einen anderen Weg für den Tumor annehmen. Man kann also vermuten, dass die Tumorzellen durch die ungeschlossene Hornhautwunde subconjunctival in die Orbita eingedrungen sind. Dass die Metastase nicht auf dem gewöhnlichen Weg durch den Sehnerv erfolgt ist, dafür spricht auch der günstige Ausgang nach der Exenteration, die vor 18 Monaten erfolgt ist (Abb. 5). — Mein Fall ist noch dadurch interessant, dass er lehrt, eine Punktion der Vorderkammer bei Glioma retinae ohne sofortige Enukleation des Augapfels sollte besser vermieden werden.

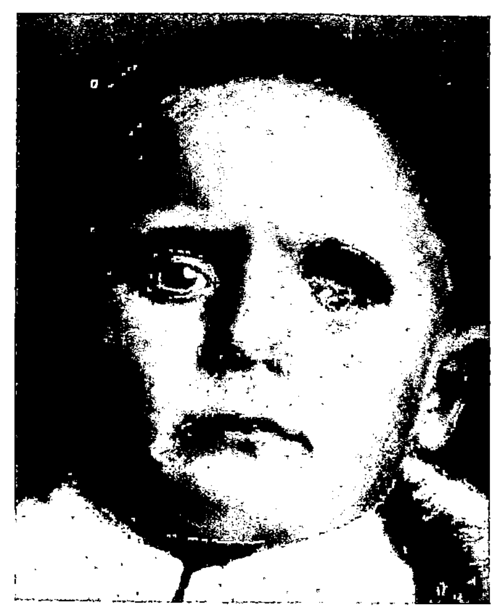

Abb. 5.

XXIII.

Herr Wiedersheim (Saarbrücken): Der Photonystagmograph
der Firma Carl Zeiss (Jena).

Mit 4 Abbildungen (8 Einzelbildern) im Text.

Angeregt durch meine Arbeiten über Photonystagmographie,
die in den letzten Jahren in den klinischen Monatsblättern erschienen
sind, und die Bemühungen von Dr. Erich Zeiss (Leipzig), mein

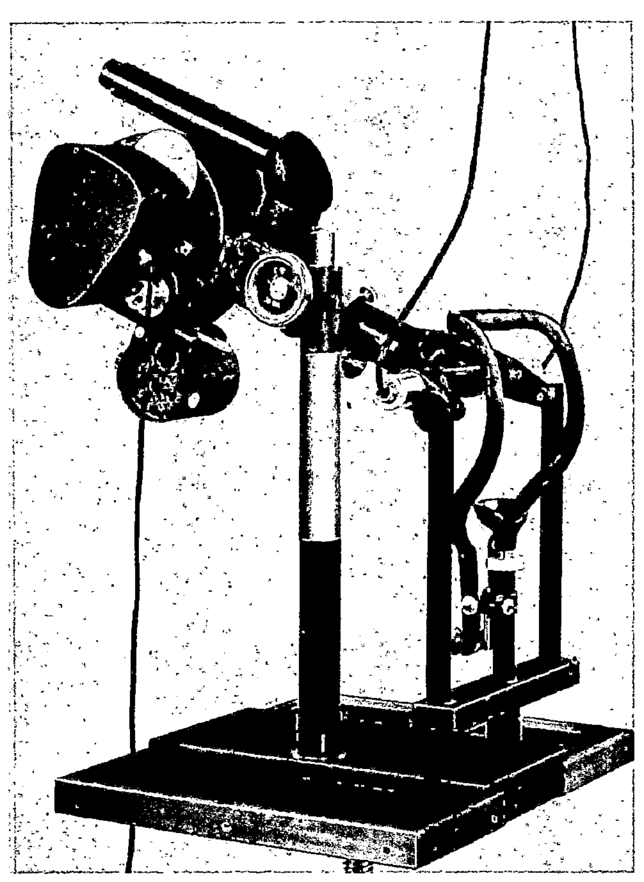

Abb. 1.

Gerät weiter zu verbessern (vgl. letzte Tagung der Deutschen
Ophthalmologischen Gesellschaft), hat die Firma Carl Zeiss unter
Leitung von Dr. Hartinger ein eigenes Gerät konstruiert. Das
Gerät wurde mir zur Erprobung überlassen, und ich möchte Ihnen
kurz darüber berichten.

Das Gerät (Abb. 1) erfüllt in ausgezeichneter Neukonstruktion alle Forderungen meines ersten Apparates. Es ist mittels dreier Säulen auf einer Grundplatte montiert. Zwischen den beiden vorderen Säulen ist die nach allen Richtungen hin bewegliche Kinn- und Stirnstütze angebracht. An der Mittelsäule ist das ganze Gerät in der Höhe verstellbar, und zwar um eine horizontale Achse, die durch die beiden Augendrehpunkte geht. Die Achse des optischen Systems des Geräts kann somit immer in der Richtung der optischen Achse der Augen eingestellt werden. Der Film wird

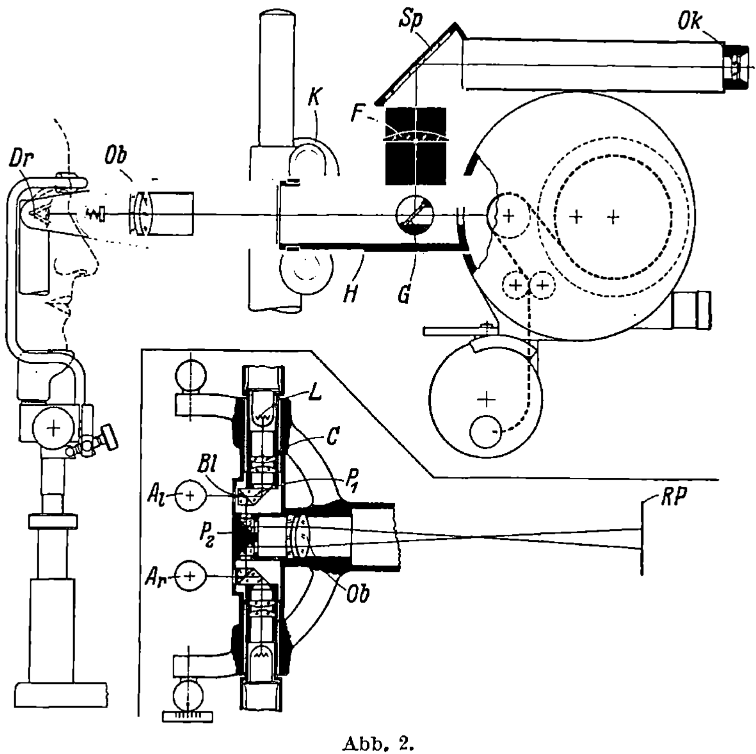

Abb. 2.

durch einen Motor bewegt, der je nach Einstellung einen ruckweisen oder fortlaufenden Transport ermöglicht. Bei ruckweisem Transport hält der Film kurze Zeit an, so dass die Einzelschwingung fest-gehalten werden kann und damit ihre Richtung, Form und Amplitude. Bei fortlaufendem Transport erzielt man eine Kurve, die die Be-rechnung der Frequenz und die Festlegung der oft wechselnden Amplitudengrösse, sowie die Beziehungen der Einzelschwingungen zueinander ermöglicht. Um die Amplitude der Schwingung bei Kurvenregistrierung bei jeder Stellung der Schwingungsform deutlich darzustellen, mit anderen Worten, um das Filmband immer senkrecht zur grössten Ausdehnung der Schwingungen laufen zu lassen, ist

eine Drehung des Aufnahmeteiles des Gerätes um die optische
Achse bis zu 90⁰ nach beiden Seiten hin möglich. Unter der Film-
trommel ist eine leicht abnehmbare Kassette zur Aufnahme des
belichteten Films angebracht. Zur Einstellung der Augen und zur
Beobachtung der Augenbewegungen während der Aufnahme dient ein
Beobachtungstubus. Ein besonderes Vorsatzgerät zur gleichzeitigen
Aufnahme der Bewegungen beider Augen wie bei meinem ersten
Gerät ist nicht mehr nötig, da die Konstruktion des neuen Gerätes
von vornherein die Möglichkeit der Doppelaufnahmen mit berück-

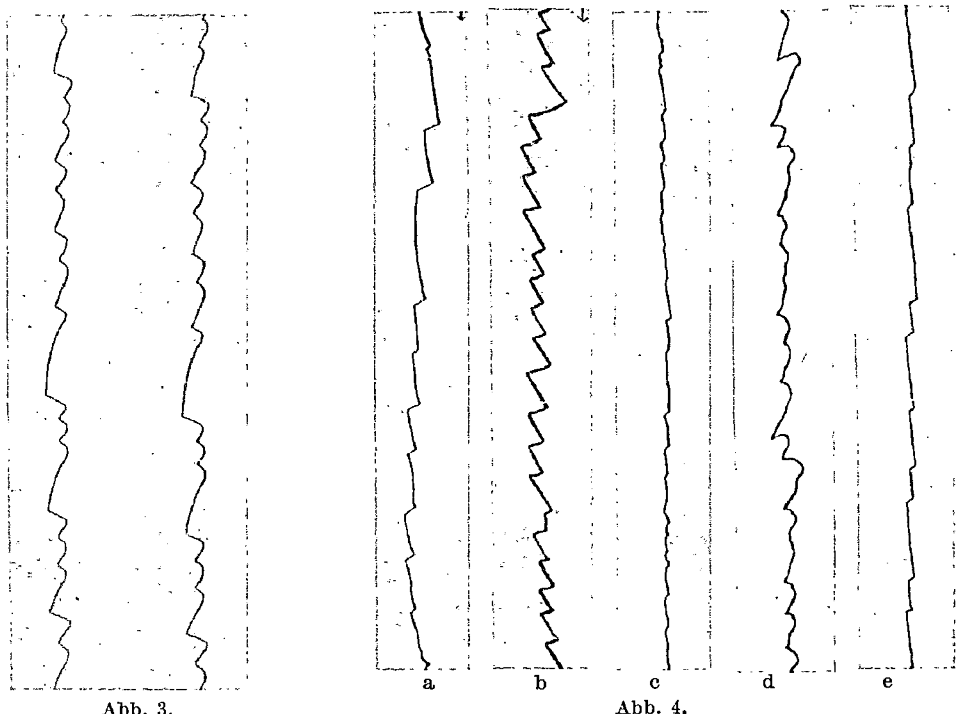

Abb. 3.   Abb. 4.

sichtigt hat. Die Vergrösserungen der Schwingungen durch die
Optik ist eine 2½fache.

Abb. 2 gibt einen schematischen optischen Querschnitt durch
das Gerät.

Erklärung der Zeichen: Dr = Drehpunkt, um den das Gerät
an der Mittelsäule nach oben und unten bewegt werden kann.
K = Knopf, um die Höhenverstellung vorzunehmen. H = Knopf
zur Verstellung des Aufnahmeteils des Geräts um die optische
Achse. Ob = Objektiv. G = Glas, F = Linse, Sp = Spiegel,
Ok = Okular des Beobachtungstubus. A = Auge, Bl = Blende.
P = Prismen. L = Leuchtfaden. C = Condensor. Rp = Registrier-
papier.

Demonstration von Kurven:

1. Doppelkurve von angeborenem Nystagmus (Abb. 3).
2. Einzelkurven (Abb. 4).
   a) Nystagmus eines Schwachsichtigen.
   b) Nystagmus, der an einem schwachsichtigen Auge auf-
      tritt, wenn das normale Auge des Patienten zugehalten
      wird.
   c) Vermehrter Endstellungsnystagmus nach Schädelbruch.
   d) Blindennystagmus mit unruhigen schweifenden Beweg-
      ungen.
   e) Nystagmus bei Ohrspülung mit warmem Wasser.

XXIV.

Herr A. Bielschowsky (Breslau): Der Nachweis des supra-
      nuklearen Ursprungs einseitiger Augenmuskel-
      lähmungen.

Mit 8 Abbildungen im Text.

Die gleichmäßige Beeinträchtigung der Funktion eines assoziierten Paares von Muskeln oder Muskelgruppen beider Augen
weist auf eine Läsion oberhalb der Augenmuskelkerne hin. Sie
ist erwiesen, wenn die willkürlich nicht oder nur unvollkommen
ausführbare Augenbewegung durch Reize auszulösen ist, die nicht
von den corticalen Zentren für die Willkürbewegungen ausgehen,
sondern den Kernen auf anderen Bahnen, z. B. vom Vestibular-
apparat zufliessen. Bei Einseitigkeit oder Ungleichmäßigkeit der
beiderseitigen Bewegungsstörung, womit Diplopie verknüpft ist,
pflegen periphere Läsionen der Kerne, Wurzeln oder Nerven vorzuliegen. Von dieser Regel gibt es jedoch Ausnahmen. Die eine ist
wohl allgemein bekannt: Wenn ein Medialis nur auf Impulse zur
Teilnahme an einer gleichsinnigen (parallelen) Augenbewegung versagt, während er auf Konvergenzimpulse prompt reagiert, so muss
die ganze periphere Innervationsstrecke einschliesslich des Kerns
intakt sein; es muss eine supranukleare Schädigung der Bahn vorliegen, auf der dem Medialis der nämliche Impuls zur Seitenwendung
zufliesst, wie dem assoziierten Lateralis des anderen Auges. Und
diese Schädigung muss peripher von der Stelle sitzen, wo von der
corticalen Willkürbahn für die assoziierte Seitenwendung die Endstrecke für den Abduzenskern abgeht, mit anderen Worten, es

muss der vordere Teil des dorsalen Längsbündels getroffen sein, so dass der Seitenwendungsimpuls zwar zum Lateralis des einen, nicht aber zum Medialis des anderen Auges gelangt. Der Medialis kann aber auf Konvergenzimpulse, die seinem Kern auf einer besonderen Bahn zufliessen, prompt reagieren. Die erste Beobachtung eines Ausfalls der beiden Mediales in ihrer Teilfunktion als Partner der völlig normal funktionierenden Laterales bei ganz intakter Konvergenzfunktion habe ich[1] im Jahre 1902 hier beschrieben. Lhermitte und Lutz haben für die in Rede stehenden Fälle, die seitdem in ziemlich grosser Zahl beschrieben worden sind[2], die Bezeichnung Ophthalmoplegia internuclearis anterior geprägt. Ich möchte Ihnen heute die Bilder eines Falles demonstrieren, der die in Rede stehende Anomalie in besonders eindrucksvoller Schärfe zeigt.

Die 38jährige Frau kam vor etwa 6 Wochen in die Klinik, weil sie seit 3 Wochen doppelt sah. Der Augenbefund war völlig normal bis auf die Motilitätsstörung. Auch der neurologische und der Blutbefund waren negativ. Es bestand eine beträchtliche Divergenz, die aber zeitweilig von der Patientin überwunden werden konnte (Abb. 3). Bei Rechts- und Linkswendung der Augen gelangte das linke bzw. rechte Auge nur bis zur Mittelstellung auf Grund völligen Versagens der beiden Mediales, während die beiden Laterales eine ganz normale Abduktion bewirkten (Abb. 1 und 2). Wie Abb. 4 zeigt, waren beide Mediales aber bei Konvergenzimpulsen zur Erzielung einer vollkommen normalen Adduction fähig. Auch auf vestibuläre Reize versagten beide Mediales für die gleichsinnige Seitenwendung vollkommen.

Dieser Befund ist ein eindeutiger Beweis für eine Läsion des hinteren Längsbündels beider Seiten. Dafür spricht auch der lebhafte vertikale Rucknystagmus beim Blick nach oben, der auf eine Schwäche der Heber hinweist. Da nach 14 Tagen bereits eine wesentliche Besserung der Medialisfunktion bei der Seitenwendung nachzuweisen war, dürfte es sich um eine kleine Blutung im Gebiet des hinteren Längsbündels gehandelt haben.

Die Frage liegt nahe, ob es auch andere einseitige oder bilateral-ungleichmäßige Augenmuskellähmungen gibt, in denen sich der supranukleare Ursprung ebenso nachweisen lässt, wie bei der eben

---

[1] A. Bielschowsky, Die Innervation des Musculi recti interni als Seitenwender. Bericht über d. 30. Vers. d. Ophth. Ges. Heidelberg 1902.

[2] Lit. bei P. A. Jaensch, Zur Klinik der supranuklearen Medialisparese etc. Graefes Arch. 125, 592.

besprochenen Medialislähmung. Theoretisch ist die Möglichkeit zuzugeben, dass auch der Lateralis durch eine Läsion oberhalb des Abduzenskerns, aber unterhalb der Gabelung der von der Rinde

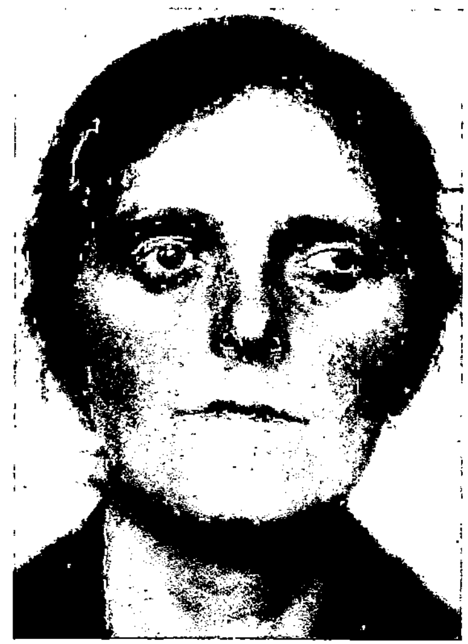

Abb. 1. Supranukleare Lähmung beider Mediales für die gleichsinnige Seitenwendung. Beim Impuls zur Linkswendung versagt der rechte Medialis.

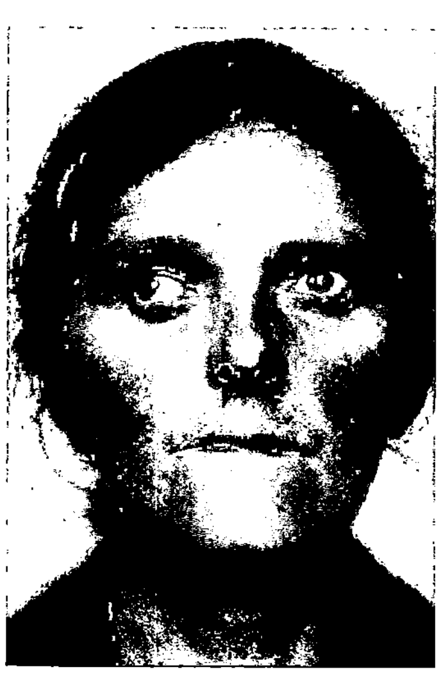

Abb. 2. Beim Impuls zur Rechtswendung versagt der linke Medialis.

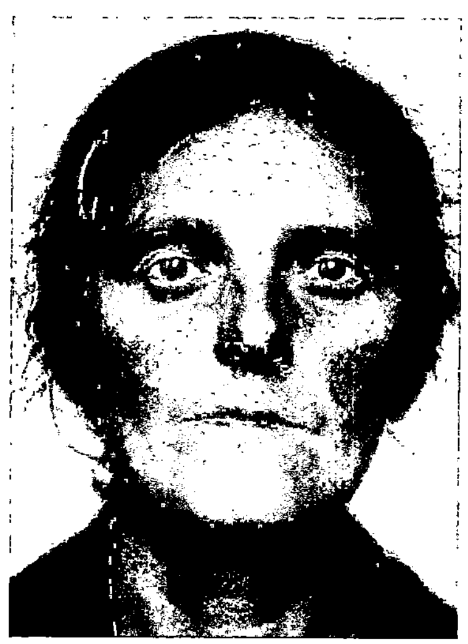

Abb. 3. Mit Hilfe eines Konvergenzimpulses können die Gesichtslinien parallel gestellt werden.

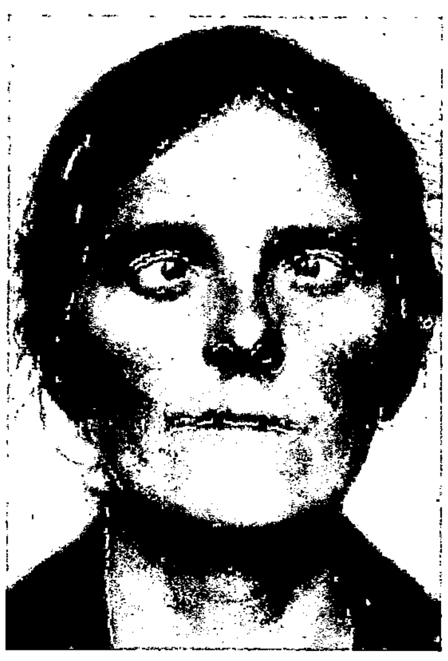

Abb. 4. Völlig normale Reaktion der Mediales auf Konvergenzimpulse.

kommenden Bahn für die assoziierte Seitenwendung seiner Funktion als gleichsinniger Seitenwender beraubt, aber auf gegensinnige, also Divergenzimpulse, noch erregbar sein könnte. Voraussetzung für das Vorkommen einer derartigen Störung ist natürlich die Annahme, dass die Abduzenskerne ihre Innervation zur Divergenzbewegung

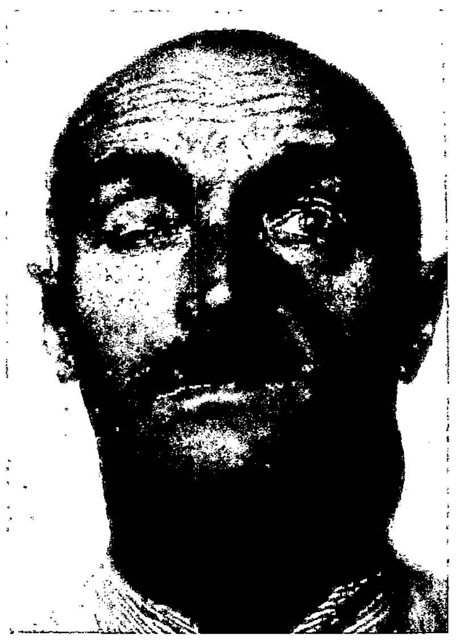

Abb. 5. Ophthalmoplegia bilat. fere tot. Blick gradeaus.

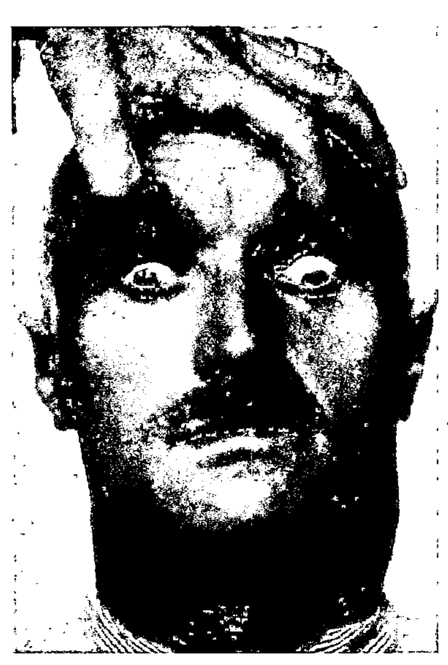

Abb. 6. Nur die Abwärtsbewegung beider Augen ist noch möglich.

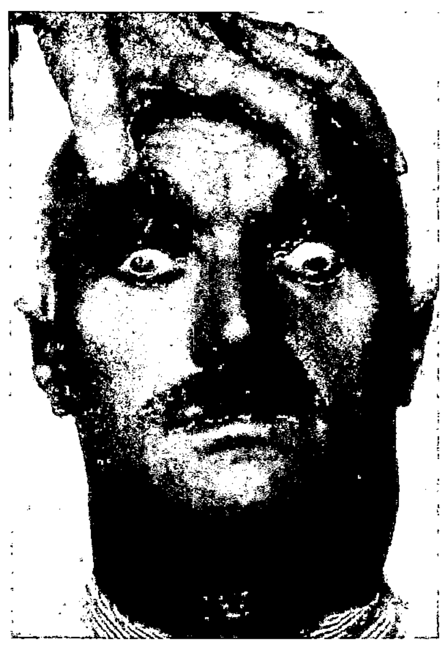

Abb. 7. Auf maximalem Hebungsimpuls überschreitet nur die linke Gesichtslinie die Horizontalebene um ein geringes.

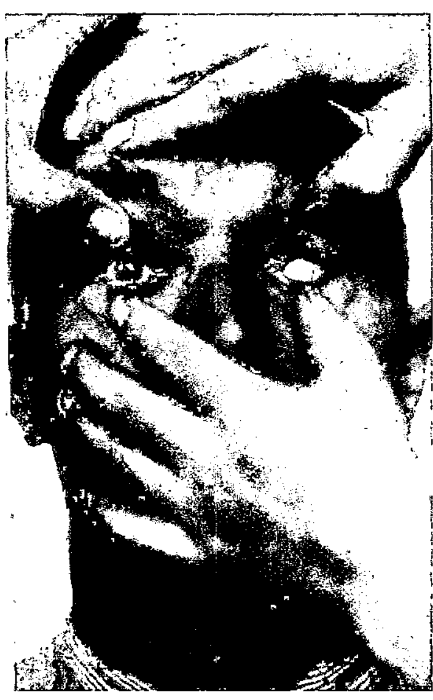

Abb. 8. Lidschlussimpuls führt zu maximaler Aufwärtsbewegung des linken Auges; das rechte Auge bleibt in Mittelstellung.

auf einer ausserhalb der hinteren Längsbündel liegenden Bahn erhalten. Ein sicherer klinischer Nachweis einer supranuklearen

Schädigung eines oder beider Laterales ist wohl unmöglich, weil die durch Fusionsreize auszulösende Divergenzbewegung auch unter normalen Verhältnissen nur wenige Winkelgrade beträgt und im Gegensatz zur Konvergenz willkürlich überhaupt nicht ausführbar ist.

Die einzige einseitige Augenmuskellähmung ausser der des Medialis, für die gegebenenfalls der sichere Nachweis einer supranuklearen Läsion möglich ist, ist die Lähmung der Hebermuskeln. Sie ist aber sehr selten und soll Gegenstand meiner zweiten Demonstration sein. Soweit ich die Literatur übersehe, habe ich den ersten Fall einseitiger supranuklearer Heberlähmung in meiner Darstellung der Augenmuskellähmungen im Handbuch von Graefe-Saemisch beschrieben. Ich zeige Ihnen die charakteristischen Abbildungen vor der Demonstration einer zweiten Beobachtung (l. c. S. 304, Abb. 67a—c). Ohne den Nachweis der Intaktheit des Bellschen Phänomens hätte man den Ausfall der rechtsseitigen Heber unbedingt auf eine Kern- bzw. Wurzelläsion zurückgeführt angesichts des Fehlens der willkürlichen und reflektorischen Erregbarkeit der rechten Hebermuskeln sowie der Kombination dieser Lähmung mit einer linksseitigen Rectus inferior-Lähmung und einer Parese beider rechten Gliedmaßen.

Der Kranke, dessen Abbildungen ich Ihnen heute zeigen möchte (Abb. 5—8), wurde uns von der Chirurgischen Klinik mit der Diagnose eines intrakraniellen Tumors mit Halsmetastase zur Untersuchung überwiesen. Das Röntgenbild zeigte eine völlige Zerstörung der grossen Keilbeinflügel und der Sella und wies auf eine basale Läsion hin. Dafür sprachen auch die fast totale beiderseitige, aber nicht ganz gleichmäßige Ophthalmoplegie, die totale Amaurose links und Herabsetzung des Visus rechts auf $^1/_{50}$ mit Ausfall der unteren Gesichtsfeldhälfte, sowie die Herabsetzung der Hornhautsensibilität links. Der rechte Opticus war deutlich abgeblasst. Von den Augenbewegungen war nur die Senkung noch in geringem Umfange ausführbar, die willkürliche Hebung war rechts aufgehoben, links hochgradig eingeschränkt. Um so überraschender wirkte der Nachweis einer ganz ausgiebigen alleinigen Hebung des linken Auges beim Lidschluss (Abb. 8), im Gegensatz zu der völligen Unerregbarkeit der rechten Heber, ein Befund, der mit einer peripheren (Stamm-)Läsion des linken Okulomotorius unvereinbar ist. Man muss annehmen, dass sich der Tumor nach oben soweit erstreckt, dass er die Vierhügelgegend komprimiert, wodurch die Funktion der rechten Heber völlig vernichtet wird, während linkerseits nur

die von den corticalen und den vestibulären Zentren absteigenden
Bahnen nahezu völlig ausgeschaltet sind, nicht aber die Bahn
zwischen Orbikularis- und linken Augenmuskelheberkernen, die das
Bellsche Phänomen vermittelt. Dass diese Bahn gegen schädigende
Einflüsse besonders widerstandsfähig ist, wissen wir aus Erfahrungen
bei den viel häufiger vorkommenden assoziierten Blicklähmungen
nach oben, bei denen während der Entwicklung des Krankheitsbildes zuerst die Willkür-, dann die Führungsbewegung und erst
im Höhestadium das Bellsche Phänomen verloren geht.

Ich habe ausser den erwähnten Fällen nur noch einen weiteren
Fall dieser Art gesehen, von dem ich leider keine Abbildungen besitze:
im Höhestadium einer frischen totalen Lähmung des linken Okulomotorius erfolgte beim Lidschluss noch eine ausgiebige Hebung
des linken Bulbus. Mit Rücksicht auf die hier referierten Beobachtungen sollte man auch bei einseitigen Heberlähmungen die
Prüfung des Bellschen Phänomens wegen seiner Bedeutung für
die topische Diagnose nie unterlassen.

Schlusswort.

Nach Erledigung der Tagesordnung nimmt der Vorsitzende
des Vorstandes, Herr Wagenmann (Heidelberg) das Wort:

Meine Damen und Herren! Wir stehen am Schlusse unserer
50. Zusammenkunft, die, wie Sie alle bestätigen werden, höchst
anregend und harmonisch verlaufen ist, wenn sie uns auch ernste
Stunden brachte durch die Trauerfeier für unseren unvergesslichen
Reichspräsidenten, den Generalfeldmarschall von Hindenburg.
Wir können wieder mit Stolz auf die geleistete Arbeit zurückblicken. In 43 Vorträgen und 24 Demonstrationen wurden wichtige
Forschungsergebnisse mitgeteilt. Daneben war reichlich Gelegenheit
zu persönlicher Aussprache und Anknüpfung freundschaftlicher Beziehungen gegeben. Heidelberg hat sich wieder in seiner vollen Schön-
heit gezeigt und zum Glück war es nicht zu heiss, so dass unsere Arbeit
nicht beeinträchtigt war. Es bleibt mir nur noch übrig, unseren auf-
richtigen Dank abzustatten, vor allem an die Vortragenden des In-
und Auslandes, die uns die Ergebnisse ihrer Forschungsarbeit mitgeteilt haben. Dank an die Stadt Heidelberg, die uns in hochherziger
Weise die Tagungsräume zur Verfügung gestellt hat. Dank an die
Firma Carl Zeiss (Jena), die uns in so freundlicher Weise die vor-

züglichen Projektionsapparate überlassen hat. Dank an alle Firmen, die durch ihre Ausstellung wichtiger Instrumente und Apparate belehrend gewirkt haben, Dank an die Assistenten und Beamten der Augenklinik, die zur glatten Abwicklung der Geschäfte beigetragen haben, und besonderen Dank Herrn Hofheinz, der den Projektionsapparat in geschickter Weise bedient hat und alle Wünsche der Vortragenden erfüllen konnte.

Mit voller Befriedigung können wir auf die Tage des Zusammenseins zurückblicken. Ich schliesse die diesjährige Versammlung und rufe Ihnen zu: Auf Wiedersehen in Heidelberg Pfingsten 1936!

Mitgliederversammlung
der Deutschen Ophthalmologischen Gesellschaft
Dienstag, den 7. August 1934, 12¼ Uhr mittags im Ballsaal der Stadthalle zu Heidelberg.

Vorsitzender und Leiter der Verhandlungen: der Vorsitzende des Vorstandes, Herr W a g e n m a n n -Heidelberg.

Anwesend: 82 Mitglieder.

I. Mitteilungen.

Der Vorsitzende teilt mit, dass ihm zu seinem 70. Geburtstag ein freundliches Glückwunschschreiben vom stellvertretenden Vorsitzenden übersandt wurde. Ein Glückwunschtelegramm zum 80. Geburtstag wurde an Herrn Prof. Dr. D e u t s c h m a n n in Hamburg abgesandt.

Hinsichtlich der Theodor-Axenfeld-Gedächtnis-Stiftung teilte zunächst der Vorsitzende mit, dass einer der Herren des Vorstandes des früheren Deutschen Vereins für Sanitätshunde, dem die Schenkung mit zu verdanken ist, Herr Dr. P a u l N o e t h e r in Freiburg, im April 1933 verstorben ist. Im August 1933 hatte Herr Prof. E n g e l k i n g in Köln einen Antrag auf Bewilligung von 1900 $\mathscr{RM}$ für einen Photonystagmometer gestellt. Der Betrag wurde bewilligt, doch wurde dabei auf Antrag von Herrn H e r t e l in Leipzig beschlossen, darauf hinzuweisen, dass derartig bewilligte Apparate nicht in den persönlichen Besitz übergehen sollen, sondern auch anderen Untersuchern später zur Verfügung gestellt werden. — Trotzdem zur Einreichung von Gesuchen um Bewilligung von Mitteln aus der Stiftung bis zum 20. Juli sowohl bei der ersten Einladung, als auch bei der Übersendung des vorläufigen Programms hingewiesen war, sind keine Gesuche eingegangen. Es wird nochmals auf die Schenkung hingewiesen und dringend gebeten, doch ja von ihr Gebrauch zu machen. Die Satzungen der Stiftung sind im Bericht über die 49. Versammlung der Deutschen Ophthalmologischen Gesellschaft S. 560 abgedruckt. Bekannt gegeben wird noch, dass der Vorstand den Antrag des Herrn W a g e n m a n n angenommen hat, der dahin lautet (Zusatz zu Nr. 5 der Satzungen): „oder dem Vorstand zu anderen, die Augenheilkunde oder die Augenärzte oder das Blindenwesen fördernde Zwecke zur Verfügung gestellt". Die Zustimmung zur Satzungsänderung soll von den Vorstandsherren des früheren Deutschen Vereins für Sanitätshunde eingeholt werden, da nach Abs. 9 ohne deren Einwilligung keine Änderung der Stiftungsbedingungen erfolgen soll.

Der Mitgliederversammlung wird mitgeteilt, dass die Stadt Heidelberg den Ballsaal der Stadthalle nebst Nebenräumen und die für die geplante Ausstellung erforderlichen Teile des Ballsaals ohne Gebührenberechnung und lediglich gegen Erstattung der Kosten für Reinigung und Beleuchtung zur Verfügung gestellt hat. Desgleichen wird auch auf die Einlass- und Garderobegebühr für sämtliche Teilnehmer an der Tagung verzichtet. Nur die ausstellenden Firmen zahlen eine Platzmiete an die Stadt. Der Vorsitzende wird beauftragt, dem Oberbürgermeister der Stadt den Dank der Gesellschaft auszusprechen.

Die Firma Carl Zeiss (Jena) hat die Projektionsapparate unentgeltlich zur Verfügung gestellt. Der Vorsitzende ist beauftragt, der Firma Carl Zeiss den Dank zu übermitteln.

Auf Anregung von Herrn Dr. Enslin in Berlin, dass die Manessische Handschrift und andere Schätze der Universitätsbibliothek den Mitgliedern und ihren Damen zur Besichtigung zugängig gemacht werden, hat durch Vermittlung des Vorsitzenden, Herrn Wagenmann, der Direktor der Universitätsbibliothek zu Heidelberg, Herr Prof. Sillib, sich bereit erklärt, den Wunsch am Mittwoch, den 8. August, mittags von 12—13 Uhr, zu erfüllen. Er selbst wird zur Erklärung anwesend sein.

Die Gründung des Zweckverbandes der deutschen naturwissenschaftlichen und medizinischen Kongresse, über die 1932 in Leipzig berichtet war (vgl. Bericht über die 49. Versammlung, S. 558) ist bei der Naturforscherversammlung in Wiesbaden am 26. September 1932 zustande gekommen. Der Vorsitzende des Vorstandes war als Vertreter unserer Gesellschaft anwesend und hat den Beitritt unserer Gesellschaft erklärt. Die Satzungen wurden endgültig beschlossen. Die Gesellschaft Deutscher Naturforscher und Ärzte hält ihre 93. Versammlung vom 16. bis 20. September 1934 in Hannover ab und hat die Mitglieder der Deutschen Ophthalmologischen Gesellschaft dazu eingeladen.

Die Herren Bartels, Collin und Hessberg haben 1932 bei der Tagung in Leipzig folgenden Antrag eingereicht: Wenn während der Vorträge ein von drei Mitgliedern unterzeichneter Antrag beim Vorsitzenden eingeht, dass die Vortragszeit für bestimmte Vorträge, Diskussions- oder Schlussbemerkungen zu verlängern ist, so soll sofort nach Schluss des gerade sprechenden Redners die Versammlung darüber gefragt werden und ohne Diskussion abstimmen. Der Antrag wurde aus einer Reihe von Gründen vom Vorstand abgelehnt, und die Mitgliederversammlung stimmte ohne jeden Widerspruch der Ablehnung zu.

Herr Prof. Adam in Berlin hatte folgenden Antrag eingereicht: Leihweise Überlassung der 1920, 1921 und 1922 von Herrn Greeff der Deutschen Ophthalmologischen Gesellschaft geschenkten Sammlung von Apparaten usw., die 1922 dem oculistisch-optischen Museum der Firma Carl Zeiss, wie im Bericht 1922, S. 306—308 näher angegeben ist, übergeben wurde, an die staatliche Sammlung ärztlicher Lehrmittel, Sektion Ophthalmologie, in Berlin im Kaiserin-Friedrich-Haus. Da Herr Greeff, der die Schenkung vollzogen hatte, die Sektion einrichtet und selbst die Übergabe seiner damals geschenkten Sammlung wünscht, so stimmte der Vorstand der leihweisen Übergabe an die staatliche Sammlung ärztlicher Lehrmittel in Berlin zu, zumal die Firma Carl Zeiss sich bereit erklärt hat, die Sammlung sofort zur Verfügung zu stellen.

Der Internationale Rat für Ophthalmologie hat Sitzungen abgehalten: in Paris am 19. und 20. Juli 1932, in Madrid am 15. und 18. April 1933 und in Paris am 14. Mai 1934. Allen Sitzungen hat Herr Wagenmann als Mitglied des Internationalen Rates beigewohnt. Die nächste Sitzung wird gegen Mitte April 1935 in London stattfinden. Vorsitzender des Internationalen Rates ist jetzt Herr Prof. Nordenson in Stockholm. Herr van der Hoeve, der sich um den Internationalen Rat so grosse Verdienste erworben hat und auch nach dem Tode von dem Vorsitzenden, Herrn Lundsgaard, den Vorsitz weiter geführt und auch den XIV. Internationalen Ophthalmologen-Kongress in Madrid 1933 in so verdienstvoller Weise geleitet hat, wurde zum Ehrenpräsidenten, und der ebenfalls seit der Gründung des Internationalen Rates so verdiente Rechnungsführer, Herr Leslie Paton, nach seinem Ausscheiden zum Ehrenmitglied ernannt. Die Satzungen der Vereinigung der nationalen ophthalmologischen Gesellschaften wurden endgültig angenommen. Als Delegierter hatte bisher Herr Dr. Hessberg in Essen gewirkt. Jetzt nach Annahme der endgültigen Satzungen wurde beschlossen, Herrn Prof. Jess zu bitten, das Amt des Deligierten zu übernehmen. Der nächste Internationale Ophthalmologen-Kongress wird 1937 in Kairo stattfinden, und zwar voraussichtlich in der zweiten Dezemberwoche. Als Referaten-Themata sind in Anssicht genommen: 1. Endocrinologie und Auge, 2. Blutdruck und Auge. Der Jahresbeitrag

für den Internationalen Rat beträgt pro nationales Mitglied
$1/_4$ schweizer Franken. Der Schatzmeister ist Herr Pflüger (Bern).
Für 600 nationale Mitglieder wurden am 5. Dezember 1933
150 schweizer Franken überwiesen. Die Satzungen der Vereinigung
der nationalen ophthalmologischen Gesellschaften haben folgenden
Wortlaut:

Satzungen

der

Vereinigung der nationalen Ophthalmologischen Gesellschaften.

§ 1.

Der Zusammenschluss soll genannt werden: „Die Internationale
Vereinigung der Ophthalmologischen Gesellschaften".

§ 2.

Der Zweck der Internationalen Vereinigung der Ophthalmologischen Gesellschaften ist, eine dauernde Zusammenarbeit zwischen
den zuständigen Ophthalmologischen Gesellschaften der verschiedenen Nationen zur Förderung der ophthalmologischen Wissenschaft
herbeizuführen und durch ihre Deligierten den Internationalen Rat
zu wählen.

§ 3.

Die Gesellschaft, die als die nationale Vertretung der Augenärzte eines Landes anerkannt ist und die zuständige Ophthalmologische Gesellschaft eines angegliederten Landes (Dominion) oder
der Kolonie einer Nation sind berechtigt, der Vereinigung beizu-
treten, wenn dies von dem Internationalen Rat genehmigt wird.

§ 4.

Jede zuständige Ophthalmologische Gesellschaft, die der Vereinigung beitritt, ernennt eines ihrer Mitglieder als Delegierten.
Die Pflichten eines solchen Delegierten sind:

a) Zu wirken als eine Verbindungsperson zwischen dem Inter-
nationalen ophthalmologischen Rat und der nationalen Gesell-
schaft, die ihn ernannt hat, vor allem jeden Vorschlag, der von dem
Internationalen Rat vorgelegt wird, der nationalen Gesellschaft zur
Prüfung zu übermitteln und die Antwort mitzuteilen, ferner jeden
Vorschlag der nationalen Gesellschaft dem Internationalen Rat zur
Prüfung vorzulegen.

b) Dem Sekretär des Internationalen Rates genauestens die Namen und die Adressen der Augenärzte des Landes, das er vertritt, zu geben, sowie die Unterlagen für die anderen Angelegenheiten, wie das internationale Verzeichnis es erfordert, zu besorgen.

c) Verantwortlich zu sein für das Aufbringen von allen Geldern, die die nationale Gesellschaft der Internationalen Vereinigung schuldig ist, und für die Übermittlung der Beträge an den Schatzmeister des Internationalen Rates.

d) Beizuwohnen der während eines internationalen Kongresses stattfindenden Sitzung, die den Zweck hat, in Gemeinschaft mit den Mitgliedern des Internationalen Rates die neuen Mitglieder für den Internationalen Rat zu wählen und andere Geschäfte zu erledigen.

§ 5.

Der Beitrag, den jede der Vereinigung beitretende Gesellschaft zu leisten hat, entspricht der Zahl ihrer Mitglieder, und die Höhe wird bei der während eines jeden internationalen Kongresses abgehaltenen Sitzung der Delegierten festgesetzt. Dieser Beitrag bleibt unverändert in den Jahren zwischen zwei internationalen Kongressen, wenn nicht unvorhergesehene Umstände eine andere finanzielle Anordnung nötig machen.

§ 6.

Der Internationale Rat übernimmt die Geschäfte ein Jahr nach dem Schluss des Kongresses, in dem er gewählt ist, und besteht aus: 1. dem Präsidenten des zukünftigen Kongresses (ex officio), 2. dem Präsidenten des vergangenen Kongresses (ex officio), 3. dem Vorsitzenden des Rates, 4. dem vorherigen Vorsitzenden des Rates, 5. dem Sekretär, 6. dem Schatzmeister und zehn anderen Mitgliedern.

Fünf von den ordentlichen Mitgliedern des Rates scheiden nach jedem Kongress aus und zwar die fünf, die am längsten dem Rat angehört haben. Wenn mehr als fünf Mitglieder gleichlang dem Rat angehören, so entscheidet das Los über den Austritt.

§ 7.

Scheidet ein Mitglied des Rates in den zwischen zwei Kongressen liegenden Jahren aus, so wählt der Rat einen Ersatzmann.

Die internationalen Organisationen, 1. die Internationale Liga zur Bekämpfung des Trachoms und 2. die Internationale Liga zur Blindheitsverhütung hatten ihre letzten Sitzungen am 14. Mai in

Paris. Der Vorsitzende, Herr Wagenmann, hat an beiden Sitzungen teilgenommen und gibt einen kurzen Bericht. Der Antrag, die Internationale Liga zur Blindheitsverhütung durch einen Beitrag von 500 französischen Franken zu unterstützen, wird angenommen. Dagegen wird für die Liga zur Bekämpfung des Trachoms, der bereits mehrfach Beiträge zugewendet waren, kein Beitrag mehr gewährt, da es Sache der Regierungen ist, die Bekämpfung des Trachoms zu übernehmen und die Liga in ihrer Arbeit zu unterstützen.

Hinsichtlich eines Berichtes über den 14. Internationalen Kongress in Madrid 1933 und über den 45. Kongress der französischen ophthalmologischen Gesellschaft vom 18. bis 21. Juli 1932 und über die damit verbundene Feier des 50jährigen Bestehens der Gesellschaft wird hingewiesen auf die von Herrn Wagenmann verfassten Rückblicke, die in den Klin. Mb. Augenheilk. Bd. 89, S. 246—248 und Bd. 90, S. 676 abgedruckt sind.

Der wirtschaftliche Ausschuss für Augenärzte, der ganz unabhängig von unserer rein wissenschaftlichen Gesellschaft gegründet war, hat sich aufgelöst und lässt durch ein Mitglied des Vorstandes mitteilen, dass das Vermögen von ca. 300 $\mathcal{RM}$ der Deutschen Ophthalmologischen Gesellschaft geschenkt werden soll. Die Mitgliederversammlung beschliesst die Annahme der in Aussicht gestellten Schenkung und die Verwendung zur Herstellung von Abbildungen in unserem Bericht.

II. Satzungsänderung.

Die im Einvernehmen mit dem Reichsministerium des Inneren vorgeschlagene Satzungsänderung durch Zusatz zu § 3: „Die Wahl des Vorsitzenden und des stellvertretenden Vorsitzenden bedarf der Bestätigung des Reichsministers des Inneren" wird einstimmig angenommen. Der bisherige Vorsitzende des Vorstandes und sein Stellvertreter treten von ihrem Amt zurück und lehnen eine Wiederwahl ab. Sie bleiben im Amt, bis die Bestätigung der neugewählten Herren durch den Reichsminister des Inneren erfolgt ist.

III. Chronik und Mitgliederbestand der Gesellschaft.

Die Zahl der Mitglieder betrug am 7. August d. J. 747.

Die Gesellschaft hat folgende Mitglieder durch den Tod verloren:

1. Dr. med. Baron von Kruedener in Riga.
2. Dr. med. Herzum in Tetschen.
3. Dr. med. Richter in Zeitz.

4. Prof. Dr. Oeller in Erlangen.
5. Prof. Dr. Hoppe in Köln.
6. Dr. Weiß in Charlottenburg.
7. Dr. med. Paul Sala in Greiz.
8. Dr. med. E. Schall in Plauen.
9. Dr. med. W. Stieda in Ohligs i. Rhl.
10. Geh. San.-Rat Dr. Augstein in Labiau.
11. Dr. med. Vinko Lussich-Matkovich in Zagreb.
12. Prof. Dr. med. Paul Waetzold in Berlin.
13. Dr. med. Leopold in Hannover.
14. Prof. Dr. med. Georg Abelsdorff in Berlin.
15. Dr. med. Helmut Happe in Braunschweig.
16. Prof. Dr. med. G. Gutmann in Charlottenburg.
17. Frau Dr. med Käthe Schmidt-Melhose in Waren-
    Müritz.
18. Dr. med. Walter von Haselberg in Spandau.
19. Prof. Dr. Landolt in Lugano.
20. Dr. med. Clausnizer in Reutlingen.
21. Frl. Dr. Gstettner in Wien.
22. Dr. med. Leo Jacobsohn in Berlin.

Mit Wehmut gedenken wir der Dahingeschiedenen, unter denen viele fast regelmäßige Besucher unserer Versammlungen und liebe werte Kollegen waren, und wir versichern, dass wir ihnen ein treues Andenken bewahren werden. Zur Ehrung der Verstorbenen haben sich die Anwesenden von ihren Plätzen erhoben.

Freiwillig ausgetreten sind:

1. Sanitätsrat Dr. van den Bosch, Lütgendortmund.
2. Frl. Dr. Eva Fuchs, Mannheim.
3. Sanitätsrat Dr. Körbling, Speyer.
4. Dr. Schwabe, Leipzig.
5. Sanitätsrat Dr. Rath, Hannover.
6. Dr. Windrath, Weissenfels (Saale).
7. Prof. Dr. Georg Groethusen, München.
8. Sanitätsrat Dr. Asmus, Düsseldorf.
9. Sanitätsrat Dr. Mürau, Stettin.
10. Sanitätsrat Dr. Selz, München.
11. Dr. Mordze, Karlsruhe.
12. Dr. Fabian, Kolberg i. Pr.
13. Frau Dr. Fenstermann-Harms, Altona.
14. Frau Dr. Benita Wolff, München.

15. Dr. Fr. Haas, Viersen.
16. Dr. Weinhold, Plauen.
17. Dr. Germer, Bad Kreuznach.
18. Prof. Dr. Birkhäuser, Basel.
19. Dr. Feigenbaum, Jerusalem.
20. Dr. Waldstein, New-York.
21. Geh. Hofrat Dr. Distler, Stuttgart.
22. Dr. Fricke, Arnsberg.
23. Dr. Euler, Hannover.
24. Prof. Dr. Liebermann, Budapest.
25. Sanitätsrat Dr. Alkan, Coburg.
26. Prof. Hummelsheim, Bonn.
27. Prof. Peters, Rostock.
28. Dr. Segelken, Stendal.
29. Dr. Reimers, Guben.
30. Dr. Schulte, Fulda.
31. Dr. Pape, Detmold.
32. Dr. Wachtler, Bozen.
33. San.-Rat Dr. Veith, Göttingen.
34. Prof. Dr. Pröbsting, Köln.

Da manche unserer älteren Mitglieder als Grund ihres Austrittes angegeben haben, dass sie das 70. Lebensjahr erreicht und sich deshalb von ihrer Praxis zurückgezogen haben, so hat der Vorstand folgenden Beschluss gefasst:

Mitglieder, welche 70 Jahre alt sind und 25 Jahre der Gesellschaft angehört haben, bleiben gegen Verzicht auf den Jahresbericht beitragsfrei.

Neu aufgenommen sind folgende Damen und Herren:

1. Dr. med. Hugo Goldberg, Primarius und Augenarzt, Warnsdorf (C.S.R.).

2. Dr. med. Rud. Stanka, Primarius, Karlsbad(Tschechoslowakei), Haus „Glaspalast".

3. Dr. med. Meyer, Riemsloh, Castrop-Rauxel.

4. Prof. Dr. H. Herzog, Berlin W 9, Potsdamer Str. 134.

5. Dr. med. Franz Loose, Fürth (Bayern), Friedrichstrasse 21.

6. Dr. med. Jaeschke, Augenarzt, Danzig, Langgasse 37.

7. Med.-Rat Dr. med. Martin Killmann, Berlin-Wilmersdorf, Hindenburgstr. 20.

8. Prof. Dr. med. Archimede Busacca, Sao Paulo, (Brasilien), Aven. Brig. Luiz Antonio 87.
9. Dr. med. Albrecht Sonntag, Augenarzt, Bad Homburg v. d. H., Kaiser-Friedrich-Promenade 67.
10. Prof. Dr. med. Luigi Maggiore, Direktor der Univ.-Augenklinik in Pisa (Italien).
11. Dr. med. Sven Larsson, Dozent oftalmiatrik, Stockholm.
12. Prof. Dr. med. Robert Heße, Graz, Schlögelgasse 3 I.
13. Dr. med. C. Gaertner, Augenarzt, Coburg, Mohrenstrasse 3.
14. Dr. med. J. François, Augenarzt, Charleroi (Belgien), Boulevard Defontaine 5.
15. Dr. med. Gerhard Luntz, Augenarzt, Holzminden.
16. Dr. med. Schönfelder, Augenarzt, Bremerhaven.
17. Dr. med. A. Mertens, Augenarzt, Bruchsal.
18. Dr. med. Zdravko Nižetić, Belgrad (Serbien), Miloša Velikog 1 II.
19. Dr. med. Vormann, Generaloberarzt a. D., Augenarzt, Angermünde.
20. Dr. med. H. Jahns, Augenarzt, Insterburg, Kornstrasse 1.
21. Dr. med. Friedrich Merkel, leitender Arzt der Maximilian-Augenheilanstalt in Nürnberg, Rathenauplatz 4/0.
22. Dr. Plotino Duarte, Pelotas (Brasilien), Rua 15 de Novembre Nr. 419.
23. Dr. med. Zeiss, Assistenzarzt an der Univ.-Augenklinik Leipzig, Liebigstr. 14.
24. Dr. med. Hermann Grönvall, Lund (Schweden), Univ.-Augenklinik.

IV. Kassenbericht.

Vermögens-Bestand

der Deutschen Ophthalmologischen Gesellschaft

am 1. August 1934.

A. Bankguthaben bei der Deutschen Bank und Diskonto-Gesellschaft, Filiale Heidelberg:

1. laufende Rechnung . . . . $\mathcal{R\!M}$ 2453.67
2. Konto Sammel-Stiftung, inkl. aufgelaufene
   Zinsen (30. Juni 1934) . . . . „ 368.95
3. v. Welzscher Graefe-Preis $\mathcal{R\!M}$ 1600.—
   Zinsen per 30. Juni 1934 . . . „ 196.60 „ 1796.60

   Durch die im Jahre 1932 erfolgte Ausschüttung
   eines Betrages von $\mathcal{R\!M}$ 400.— verminderte sich
   dieses Konto gegenüber dem letzten Ver-
   mögensausweis.

4. Schweizerische Kreditanstalt, Basel:
   Depositen-Sparheft B. Nr. 8915
   Einlage-Bestand aus Übertrag
   Sparheft A. . . . . sfrcs. 1507.—
   aufgelaufene Zinsen etwa . . . „ 95.— sfrcs. 1602.—

   Buch bei der Deutschen Bank liegend

B. Wertpapiere:

   1. Depot bei der Deutschen Bank und Dis-
      konto-Gesellschaft, Filiale Heidelberg:
      Deutsche Reichsanleihe-
      ablösungsschuld . . . . $\mathcal{R\!M}$ 175.—
      dergl. Auslosungsscheine . . . „ 175.—
   2. Schuldbucheintrag bei der Reichs-
      schuldenverwaltung in Berlin:
      Deutsche Reichsanleihe-
      ablösungsschuld . . . . $\mathcal{R\!M}$ 750.—
      dergl. Auslosungsscheine . . . „ 750.—
   3. Depot bei der Deutschen Bank
      u. Disk.-Ges., Fil. Heidelberg:
      Dr. Jos. Schneider v. Welz-Stiftung:
      Deutsche Reichsanleihe-
      ablösungsschuld . . . . $\mathcal{R\!M}$ 150.—
      dergl. Auslosungsscheine . . . „ 150.—
      4½% Rheinische Hypotheken-
      bank Liq.-Pfandbriefe . . . . „ 50.—
      dergl. Certifikate . . . . „ 70.—
      dergl. Restquoten-Anteilscheine „ 70.—

C. Vorschuss-Zahlungen an Verlag Springer in Berlin für
   Bericht 1934:

Überweisung aus laufender
Rechnung . . . . $\mathcal{RM}$ 4500.—
Desgleichen . . . . „ 2000.—
3% Skonto-Gutschrift . . . . „ 135.—
3% Skonto-Gutschrift . . . . „ 60.— 6695.— $\mathcal{RM}$
                                  6695.— $\mathcal{RM}$

Vermögens-Bestand

der Deutschen Ophthalmologischen Gesellschaft

Theodor-Axenfeld-Gedächtnis-Stiftung

am 1. August 1934.

A. Deutsche Bank und Diskonto-Gesellschaft
   Filiale Heidelberg:
   Spar-Konto Nr. 46850, Zinseingänge . . . . . . $\mathcal{RM}$ 3955.25

B. Städtische Sparkasse, Heidelberg:
   Spar-Konto Nr. 8934:
      Einlage-Kapital . . . . $\mathcal{RM}$ 8600.—
      Zinsen . . . . „ 756.60 $\mathcal{RM}$ 9356.60

C. Deutsche Bank und Diskonto-Gesellschaft,
   Filiale Heidelberg:
   Wertpapier-Depot Nr. 46850:
      4½% Rheinische Hypotheken-
      bank, Gold-Pfandbriefe . . . . $\mathcal{RM}$ 9000.—
      1 Sparbuch der Städtischen Sparkasse in Heidel-
      berg, für unter B. ausgewiesenes Spar-Konto
      Nr. 8934.

D. Reichsschuldenverwaltung Berlin:
   Schuldbucheintrag über:
      1948er 6% Reichschuldbuchforderungen . . $\mathcal{RM}$ 17000.—

Aufstellung über die Einnahmen und Ausgaben der Deutschen

Ophthalmologischen Gesellschaft

für die Zeit vom 1. Mai 1932 bis 1. August 1934.

A. Einnahmen:

   1. Bestand der laufenden Rechnung am 1. Mai
      1932 . . . . $\mathcal{RM}$ 1805.15
   2. Mitgliedsbeiträge . . . . „ 16662.55
   3. Verschiedene Zinseingänge . . . . „ 34.52

4. Rückvergütung für zuviel berechnete Bank-
spesen . . . . *ℛℳ*   3.—

5. Übertrag des Restbestandes des Sparkontos . ,,   1595.27

ℛℳ 20100.49

B. Ausgaben:

1. Drucksachen (Hörning, Pfeffer usw.) . . . . *ℛℳ*   270.65

2. Amtsgericht für Vereinsregister-Einträge . . . . ,,   79.47

3. Vergütungen:
Prof. Hertel für Kongress in Leipzig . . . . ,,   163.85
Dr. Hessberg als Delegierter zum Intern. Rat . . . . ,,   72.90
Dr. Wibaut für Bekämpfung des Trachoms . . . . ,,   200.—
Internationaler Rat f. Ophthalm., Bern . . . . ,,   123.27

4. Portis für Einladungen, Einzug der Beiträge und sonstige . . ,,   431.34

5. Bankspesen, Depotgebühren usw. ,,   191.49

6. Rückvergütung an Frau Dr. Clausnizer Ww. . . . . . . ,,   10.—

7. Aufwandsentschädigung für Geh.-Rat Wagenmann . . . ,, 1000.—

8. Aufwandsentschädigung für H. Buhmann . . . . ,,   200.—

9. Zahlung an Verlag Springer, Berlin . . . . ,, 8403.85

10. Vorschuss-Zahlungen an Verlag Springer in Berlin für Bericht 1934 . . . . ,, 6500.— *ℛℳ* 17646.82

Somit ein Saldo der laufenden Rechnung von . . . *ℛℳ* 2453.67
zu unseren Gunsten bei der Deutschen Bank und
Diskonto-Gesellschaft in Heidelberg.

Zur Entzifferung des Gesamtaufwandes an
Verlag Springer, Berlin für den Bericht 1932:

Der Gesamtbetrag des Verlags in Höhe von . . ,, 13202.40
wurde gedeckt durch nachfolgende Zahlungen:

Zahlung aus Mitteln der laufenden
Rechnung . . . . $\mathcal{RM}$ 8212.40
Skontogutschrift des Verlags für im
voraus geleistete Zahlungen . . . „   140.—
Übertrag vom Spar-Konto . . . . „   4850.— „   13202.40

V. Wahl von Vorstandsmitgliedern.

Der satzungsgemäß auszuscheidende Herr Hertel wird durch Akklamation wiedergewählt. Für den durch Schreiben vom 28. Dezember 1933 freiwillig aus dem Vorstand ausgetretenen Herrn Krückmann, der satzungsgemäß sowieso in diesem Jahre hätte ausscheiden müssen, wird durch Zettelwahl Herr Löhlein-Freiburg i. Br. gewählt. Herr Löhlein erhielt 44 Stimmen, Herr Schieck 31 Stimmen, Herr Krückmann 4 Stimmen, Herr Clausen und Herr Best je eine Stimme und eine Stimmenthaltung.

VI. Wahl der Preisrichter für die Erteilung des von Welzschen Graefe-Preises.

Preisrichter sind zu wählen für die Jahrgänge des von Graefe-schen Archivs 1929, 1930 und 1931. Es wird darauf hingewiesen, dass nach den Satzungen, falls im von Graefes Archiv keine preiswürdige Arbeit in den Jahrgängen enthalten ist, der Ausschuss ein anderes deutsches ophthalmologisches Journal oder eine Monographie einsetzen kann. Vom Vorstand sind die Herren Stock und Hertel als Preisrichter bestimmt. Von den sechs vom Vorstand genannten Mitgliedern der Gesellschaft sind die Herren Engelking, Scheerer und Lindner durch Akklamation zu Preisrichtern gewählt.

VII. Beschlussfassung über die nächste Versammlung.

Der Vorstand schlägt der Mitgliederversammlung vor, die nächste Versammlung unserer Gesellschaft 1936 in der Pfingstwoche in Heidelberg abzuhalten und die nähere Festsetzung der Zeit dem Vorstand zu überlassen. Der Vorschlag des Vorstandes wird gegen 5 Stimmen angenommen.

Da nach Aufforderung des Vorsitzenden niemand sonst etwas vorzubringen hat, wird die Mitgliederversammlung geschlossen.

Schluss der Mitgliederversammlung $12^3/_4$ Uhr.

Satzungen
der Ophthalmologischen Gesellschaft[1]
beschlossen in der Sitzung vom 15. September 1903.

§ 1.

Der unter dem Namen: „Ophthalmologische Gesellschaft"[1] bestehende Verein bezweckt die Förderung der Ophthalmologie und hat seinen Sitz in Heidelberg. Der Verein soll in das vom Amtsgericht zu Heidelberg geführte Vereinsregister eingetragen werden.

§ 2.

Der Vorstand des Vereins besteht aus acht von der Mitgliederversammlung frei gewählten Vereinsmitgliedern und aus einem Schriftführer, welcher auf Vorschlag der übrigen acht Vorstandsmitglieder auf 8 Jahre von der Mitgliederversammlung gewählt wird. Von den acht ersten Vorstandsmitgliedern scheiden alle zwei Jahre je zwei Mitglieder aus, und zwar diejenigen, welche seit ihrer Wahl, beziehungsweise Wiederwahl, dem Vorstand am längsten angehört haben.

Wenn in einem Jahre, in dem der Austritt und die Neuwahl zweier Mitglieder zu erfolgen hätte, keine Mitgliederversammlung stattfindet, werden Austritt und Neuwahl der Vorstandsmitglieder auf das nächste Jahr verschoben.

Die austretenden Vorstandsmitglieder sind wieder wählbar.

Bei eintretenden Lücken in der Zahl der Mitglieder des Vorstandes werden in der nächsten Mitgliederversammlung Ersatzmänner gewählt.

§ 3.

Der Vorstand wählt aus seiner Mitte einen Vorsitzenden und einen Stellvertreter desselben, die bis zu ihrem satzungsmäßigen Ausscheiden aus dem Vorstand ihr Amt behalten. Die Wahl des Vorsitzenden und des stellvertretenden Vorsitzenden bedarf der Bestätigung des Reichsministers des Innern[2].

§ 4.

Der Vorstand fasst seine Beschlüsse durch mündliche Abstimmung in einer vom Vorsitzenden unter Angabe der Tages-

---

[1] Durch Beschluss der Mitgliederversammlung vom 6. August 1920 soll der Name jetzt lauten: „Deutsche Ophthalmologische Gesellschaft".

[2] Der letzte Absatz ist im Einvernehmen mit dem Reichsministerium des Innern durch Beschluss der Mitgliederversammlung vom 7. August 1934 aufgenommen worden.

ordnung einzuberufenden Vorstandssitzung oder durch schriftliche Abstimmung vermittels eines vom Vorsitzenden ausgehenden, bei allen Mitgliedern des Vorstandes umlaufenden und wieder zum Vorsitzenden zurückkehrenden Anschreibens. In beiden Fällen ist zur Beschlussfassung einfache Mehrheit der abgegebenen Stimmen notwendig und genügend.

Über die Beschlüsse in einer Vorstandssitzung wird ein vom Vorsitzenden zu unterzeichnendes Protokoll geführt.

§ 5.

Der Vorstand sorgt sowohl in der Zwischenzeit als auch während der Dauer der Versammlung für die Interessen des Vereins. Er ladet zu den wissenschaftlichen Sitzungen und zu der Mitgliederversammlung ein, trifft die Vorbereitungen dazu, bestimmt die Reihenfolge der Vorträge, besorgt die Herausgabe der Sitzungsberichte und die Kassenführung. Die Einladung zu den Versammlungen erfolgt durch ein vom Vorsitzenden und Schriftführer unterzeichnetes, gedrucktes Zirkular mit Angabe der Tagesordnung, das an alle Mitglieder zu versenden ist.

§ 6.

Der Vorsitzende oder in dessen Verhinderung sein Stellvertreter vertritt den Verein nach aussen, sowohl gerichtlich als auch aussergerichtlich. Ist eine Willenserklärung gegenüber dem Verein abzugeben, so genügt die Abgabe gegenüber einem Mitgliede des Vorstandes.

§ 7.

Der Schriftführer hat die Korrespondenz des Vereins, den Druck und die Versendung der Zirkulare zu besorgen, die Protokolle zu führen und die Sitzungsberichte zu redigieren.

§ 8.

Die wissenschaftlichen Sitzungen und die Mitgliederversammlung finden in der Regel einmal jährlich in Heidelberg statt.

Die wissenschaftlichen Sitzungen sind öffentlich. Ihre Eröffnung geschieht durch ein Mitglied des Vorstandes. Die Vorsitzenden der einzelnen Sitzungen werden auf Vorschlag des Vorstandes von den anwesenden Mitgliedern gewählt.

In der Mitgliederversammlung werden die Angelegenheiten des Vereins beraten, Beschlüsse darüber gefasst und die Wahlen vorgenommen. Bei den Abstimmungen entscheidet einfache

Majorität. Über die Beschlüsse der Mitgliederversammlung wird ein vom Vorsitzenden und Schriftführer zu unterzeichnendes Protokoll geführt.

§ 9.

Wer Mitglied der Ophthalmologischen Gesellschaft werden will, wendet sich durch Vermittelung des Schriftführers an den Vorstand, der über die Aufnahme durch einen nach § 4 zu fassenden Beschluss entscheidet.

Der Austritt erfolgt durch Anzeige an den Schriftführer. Auch gilt als ausgetreten, wer zwei Jahre seinen Mitgliedsbeitrag nicht entrichtet hat.

Ein Mitglied kann aus der Gesellschaft ausgeschlossen werden, wenn es sich durch die Art seiner Berufsausübung zu den Grundsätzen der Gesellschaft dauernd in erheblichen Widerspruch setzt oder wenn seine fernere Mitgliedschaft aus sonstigen, in seiner Person liegenden, wichtigen Gründen mit dem gedeihlichen Bestand der Gesellschaft unvereinbar erscheint. Die Ausschliessung erfolgt auf Antrag des Vorstandes durch einen mit $2/_3$ Mehrheit der Erschienenen gefassten Beschluss der Mitgliederversammlung, nachdem dem Auszuschliessenden vorher Gelegenheit zu schriftlicher Äusserung gegeben worden ist. Eine Anfechtung des formgerecht ergangenen Ausschliessungsbeschlusses findet nicht statt[1].

§ 10.

Jedes Mitglied zahlt für jedes Kalenderjahr einen Beitrag, dessen Höhe jährlich durch Beschlussfassung des Vorstandes mit $2/_3$ Majorität festgesetzt wird. Der Beitrag ist nach Aufforderung an die Deutsche Bank und Diskontogesellschaft, Filiale Heidelberg (Postscheckkonto Nr. 519, Karlsruhe i. B.) mit dem ausdrücklichen Vermerk: „Für die Deutsche Ophthalmologische Gesellschaft" zu überweisen. Die 3 Monate nach der Zahlungsaufforderung nicht eingegangenen Beiträge werden durch Nachnahme eingezogen[2].

§ 11.

Vorstehende Satzung ist am 15. September 1903 durch Beschluss der Mitgliederversammlung errichtet worden.

---

[1] Der letzte Absatz ist durch Beschluss der Mitgliederversammlung vom 6. August 1918 aufgenommen worden.

[2] Diese Fassung des § 10 wurde in der Mitgliederversammlung 1932 beschlossen.

Bestimmungen
für die Erteilung des von Prof. Dr. von Welz gestifteten „von Graefeschen Preises“.

Die Stiftungsurkunde lautet folgendermaßen:

Hochverehrte Ophthalmologische Gesellschaft!

Im treuen Andenken meines unvergesslichen Freundes und Lehrers, des am 19. Juli 1870 verstorbenen Professors der Ophthalmologie in Berlin, Dr. Albrecht von Graefe, und im dankbaren Gefühl für alles, was ich seiner Lehre und seinem Beispiel schulde, glaube ich ganz in dessen Sinn zu handeln, wenn ich eine Bestimmung ins Leben rufe, welche den Zweck hat, hervorragenden Leistungen in der Ophthalmologie eine besondere Anerkennung zu zollen, sowie es hinwiederum ein Bedürfnis meines Innern ist, hierfür den Namen „des von Graefe schen Preises“ zu wählen.

Zu diesem Behufe übergab ich der von mir gegründeten „Marienstiftung für Heilung von armen Augenkranken in Würzburg“, die als juristische Person von allerhöchster Stelle anerkannt ist, 10 Stück Prioritäts-Obligationen der Vereinigten südösterreichisch-lombardisch- und central-italienischen Eisenbahn-Gesellschaft à 500 Fr. im Nominalwert von 5000 Fr. mit den betreffenden Coupons vom 1. April 1874 bis 1. April 1886, deren jährliche Zinsen 150 Fr. = 120 Mark betragen, wobei eine allenfallsige Vermehrung des Kapitals vorbehalten ist[1].

Es soll nun der „von Graefesche Preis“ mit 450 Fr. = 360 Mark alle 3 Jahre von der Ophthalmologischen Gesellschaft, die in der Regel jährlich in Heidelberg tagt, der besten Arbeit zuerkannt werden, welche in den dreien, dem Verteilungsjahr um ein Jahr vorausgehenden Jahrgängen in deutscher Sprache im „Archiv für Ophthalmologie“ erschienen ist[2].

Nachdem sowohl das „Archiv für Ophthalmologie“ als die Ophthalmologische Gesellschaft in Heidelberg von

---

[1] Da das Kapital der Stiftung durch die Folgen des Weltkrieges entwertet ist, wurde durch Beschluss der Mitgliederversammlung am 4. August 1925 aus den Ersparnissen der Gesellschaft ein Kapital abgezweigt und ein Sparkonto errichtet, aus dessen Zinsertrag die weitere Zuerkennung des v. Graefe-Preises erfolgen kann.

[2] Wissenschaftliche Arbeiten der Preisrichter selbst können auch noch bei der nächsten Verteilung des Preises rückwirkend in Betracht kommen.

A. von Graefe ins Leben gerufen worden, so erschien es mir vor allem als ein Akt der Pietät, diesen Preis, dem sein Name erst die rechte Weihe geben soll, mit diesen seinen beiden Lieblingsschöpfungen in Verbindung zu bringen.

Preisrichter, deren im ganzen fünf sein sollen, sind deshalb in erster Reihe die Mitglieder des Ausschusses der Ophthalmologischen Gesellschaft in der Art, dass immer zwei aus demselben, durch den Ausschuss selbst hierzu bestimmt, die übrigen drei aber in der betreffenden Sitzung aus sechs von dem Ausschuss vorgeschlagenen Gesellschaftsmitgliedern durch einfache Majorität gewählt werden. Unter Umständen können hierzu auch Nichtmitglieder ernannt werden. Über die Vorschläge selbst entscheidet die Majorität der Preisrichter. Die Bekanntmachung des zuerkannten Preises geschieht dann stets in der ersten Sitzung der Ophthalmologischen Gesellschaft des betreffenden Jahres, zum ersten Male 1876, und hat der Sekretär des Ausschusses, durch das Sitzungsprotokoll gehörig legitimiert, von der „Marienstiftung" die betreffende Summe zu erheben, die Übergabe des Preises in geeigneter Form zu übermitteln, eventuell auch an die Erben, und die Bekanntmachung desselben im „Archiv für Ophthalmologie" zu veranlassen.

Unbenommen bleibt es den genannten Preisrichtern im Fall der Zweckdienlichkeit, den „von Graefeschen Preis" einmal für die glückliche Lösung einer Preisaufgabe zu bestimmen, welche Arbeit aber dann nach Erteilung des Preises im Archiv erscheinen muss.

Sollte das „Archiv für Ophthalmologie" als solches zu erscheinen aufhören oder seinen Charakter wesentlich verändern, oder in dem angegebenen Zeitraum gerade keine preiswürdige Arbeit enthalten, so würde, solange die Ophthalmologische Gesellschaft in ihrer jetzigen Verfassung besteht, der Ausschuss an der Stelle des Archivs ein anderes in deutscher Sprache erscheinendes Journal ophthalmologischen Inhalts zu setzen haben, in welchem Fall auch Monographien zuzulassen, grössere Werke aber auszuschliessen sind.

Sollte nun aber die zur Zeit bestehende Ophthalmologische Gesellschaft sich einmal auflösen, so wird die „Marienstiftung" das Ersuchen der Preiszuerkennung an die medizinische Fakultät in Würzburg stellen, und diese dann dieselbe ihrerseits unter Beobachtung obiger Modalitäten betätigen, nachdem sie vorher noch das Gutachten dreier ordentlicher Professoren der Ophthalmologie einer deutschen Universität eingeholt hat.

Solange der Unterzeichnete am Leben ist, kann eine Änderung dieser Bestimmungen nur mit seiner Einwilligung stattfinden;

nach dessen Tode müssen, bei den Wandlungen der Zeit, solange es möglich ist, immer nachstehende Gesichtspunkte festgehalten werden:

1. soll, um das Andenken von Graefes zu ehren, stets der Name „von Graefescher Preis" erhalten bleiben;
2. soll damit immer der wissenschaftliche Fortschritt in der Ophthalmologie gefördert und anerkannt werden.

Würzburg, den 6. August 1874.

Dr. Robert Ritter von Welz,

öffentl. ordentl. Professor der Ophthalmologie an
der Universität zu Würzburg.

Statut
betreffend die Zuerkennung und Verleihung der Graefe - Medaille.

1. Die Graefe-Medaille soll alle 10 Jahre demjenigen zuerkannt werden, der sich unter den Zeitgenossen — ohne Unterschied der Nationalität — die grössten Verdienste um die Förderung der Ophthalmologie erworben hat. Niemals soll die Medaille zweimal derselben Person verliehen werden.

2. Die Zuerkennung des Preises erfolgt durch direkte Wahl, mit absoluter Mehrheit der gültigen Stimmen der stimmfähigen anwesenden Mitglieder.

3. Stimmberechtigt sind alle diejenigen, welche bis einschliesslich der letzten Versammlung als Mitglieder aufgenommen und als solche in dem letzten offiziellen Mitgliederverzeichnis aufgeführt sind.

4. Am Ende der Sitzung des ersten Sitzungstages hat die erste freie Abstimmung mit geschlossenen Zetteln stattzufinden. Das Resultat wird sofort festgestellt und bekanntgemacht. Ist dabei eine absolute Majorität erreicht, so erfolgt unmittelbar die Proklamation. Andernfalls erfolgt sofort Stichwahl zwischen den zwei Personen, die bei der ersten Abstimmung die meisten Stimmen erhielten. Bei Stimmengleichheit werden beide proklamiert und es wird beiden die Medaille ausgehändigt werden.

Vom Ausfall der Abstimmung wird dem Gewählten sofort Mitteilung gemacht.

5. Am Schluss der Sitzung des nächsten Jahres wird die Ehrenmünze dem Erwählten durch den Präsidenten in feierlicher Weise mit einer Ansprache überreicht, in welcher die unsterblichen

Verdienste Albrecht von Graefes in Erinnerung gebracht und der Gewählte als würdiger Nachfolger geehrt wird. Im Falle der Abwesenheit des Gewählten wird demselben die Medaille zugeschickt und eine entsprechende Ansprache an die Versammlung gerichtet werden.

6. Die vorzunehmende Wahl soll jedesmal im Jahre vorher angekündigt und diese Ankündigung in das Protokoll aufgenommen und mit demselben veröffentlicht werden. Auch soll bei der Einladung zur Zusammenkunft die Wahl in Erinnerung gebracht werden.

7. Im Falle der Auflösung der Ophthalmologischen Gesellschaft soll das vorhandene Kapital der Heidelberger Medizinischen Fakultät zur ferneren Zuerkennung der Graefe-Medaille übergeben und derselben überlassen werden, bei der Zuerkennung den ihr zweckmäßigst scheinenden Modus zu befolgen.

Bestimmungen
der Dr. Joseph Schneider-von Welz-Stiftung
zur Förderung der Augenheilkunde.

Die Stiftungsurkunde lautet folgendermaßen:

Milwaukee, 15. April 1913.

In dankbarer Erinnerung an meinen väterlichen Freund und Lehrer, den 1878 verstorbenen Dr. Robert Ritter von Welz, ordentlicher Professor der Augenheilkunde an der Universität Würzburg, übergebe ich der Ophthalmologischen Gesellschaft zu Heidelberg, die als juristische Person von Allerhöchster Stelle anerkannt ist, die Summe von Dreißigtausend Mark zum Zwecke einer Stiftung unter dem Namen „Dr. Joseph Schneider-von Welz-Stiftung", zur Förderung der Augenheilkunde, mit folgenden Bestimmungen:

Erstens: Das Stiftungskapital soll in sicheren zinstragenden Werten angelegt und im Depositorium der Gesellschaft aufbewahrt werden.

Zweitens: Die Einkünfte der Stiftung sollen dazu verwandt werden, Augenärzte, welche sich darum bewerben, zur Förderung von wissenschaftlichen Arbeiten auf dem Gebiete der Augenheilkunde, zu Reisestipendien behufs Studien an fremden Anstalten und ähnlichen Zwecken durch nach dem jemaligen Verdienst und den Bedürfnissen zu bemessende Beiträge zu unterstützen. Arbeiten über sympathische Ophthalmie und Trachom sollen, solange die Kenntnis dieser Krankheiten noch dringend der Förderung bedarf, besonders berücksichtigt werden.

Drittens: Die Bewerbungen sind immer bis zu einem vom Vorstand der Gesellschaft zu bestimmenden Termin, welcher in den Versammlungsberichten bekanntgegeben werden soll, dem Schriftführer einzureichen.

Viertens: Über die Zuerkennung von Bewilligungen hat der Vorstand zu entscheiden.

Fünftens: Werden die Einkünfte eines Jahres nicht vollständig oder gar nicht verwandt, so können dieselben in einem der nächsten 3 Jahre zur Verwendung kommen; nach dieser Zeit sollen dieselben dann aber zum Kapital geschlagen werden.

Sechstens: Die Bestimmungen der Stiftung, sowie Berichte über gemachte Bewilligungen sollen im Jahresbericht der Ophthalmologischen Gesellschaft im Druck veröffentlicht werden.

Siebentens: Die unterstützten Arbeiten sollen in „v. Graefes Archiv für Ophthalmologie" veröffentlicht werden. Sollte dieses jedoch eingehen oder seinen Charakter als Organ für Augenheilkunde wesentlich verändern, so kann, solange die Ophthalmologische Gesellschaft in ihrer jetzigen Verfassung besteht, der Vorstand der Gesellschaft an Stelle des Archivs ein anderes, in deutscher Sprache erscheinendes Journal ophthalmologischen Charakters zur Veröffentlichung benutzen.

Achtens: Sollte die Ophthalmologische Gesellschaft in Heidelberg sich auflösen, so soll das Stiftungskapital und Ausführung des Stiftungszweckes der Medizinischen Fakultät der Universität Heidelberg übertragen werden.

Neuntens: Zu Lebzeiten des Stifters kann eine Änderung der Stiftungsbedingungen nicht ohne seine Einwilligung stattfinden; nach seinem Tode sollen, solange es bei den Wandlungen der Zeit möglich ist, folgende Bestimmungen gehalten werden:

    a) der Name „Dr. Joseph Schneider-von Welz-Stiftung",

    b) soll damit immer dem wissenschaftlichen Fortschritt der Augenheilkunde gedient werden.

gez. Dr. Joseph Schneider.

Bestimmungen

der Theodor Axenfeld-Gedächtnis-Stiftung des Deutschen Vereins für Sanitätshunde E. V., Schirmherr weiland Grossherzog Friedrich August von Oldenburg.

In dankbarer Erinnerung an den grossen Ophthalmologen und gütigen Förderer der Bestrebungen des Deutschen Vereins für Sanitätshunde, Theodor Axenfeld, übergibt der Deutsche Verein für Sanitätshunde der Deutschen Ophthalmologischen Gesellschaft zu Heidelberg die Summe von vierundzwanzigtausend Mark zum Zweck einer Stiftung unter dem Namen „Theodor Axenfeld-Gedächtnis-Stiftung" mit folgenden Bedingungen:

1. Das Stiftungskapital soll in sicheren zinstragenden Werten angelegt werden.

2. Die Einkünfte der Stiftung sollen dazu verwandt werden, Dozenten der Augenheilkunde, sowie Assistenten der Augenkliniken zur Förderung von wissenschaftlichen Arbeiten zu unterstützen, auch ihnen Reisestipendien zwecks Studien an in- und ausländischen Anstalten zu gewähren.

3. Bewerbungen sind jeweils zu den Tagungen der Ophthalmologischen Gesellschaft einzureichen.

4. Die Zuerkennung von Bewilligungen entscheidet der jeweilige Vorstand der Ophthalmologischen Gesellschaft im Benehmen mit den Herren des Vorstandes des Deutschen Vereins für Sanitätshunde, Geheimer Kommerzienrat Dr. h. c. Stalling, Oldenburg, Oberbürgermeister Dr. Jung, Göttingen, Dr. Paul Noether, Freiburg i. Br.

5. Bei Nichtvergeben von Stipendien wird die Summe zum Kapital geschlagen oder dem Vorstand zu anderen, die Augenheilkunde oder die Augenärzte oder das Blindenwesen fördernde Zwecke zur Verfügung gestellt.

6. Die Bestimmungen der Stiftung, sowie Berichte über gemachte Bewilligungen sollen im Bericht der Ophthalmologischen Gesellschaft im Druck veröffentlicht werden.

7. Die mit dem Stiftungskapital unterstützten Arbeiten sollen in einem der deutschen ophthalmologischen Archive veröffentlicht werden.

8. Bei Auflösung der Deutschen Ophthalmologischen Gesellschaft (Heidelberg) fällt das Stiftungskapital der Deutschen Gesell-

schaft für Naturforscher und Ärzte zu, die an die Stiftungsurkunde gebunden ist.

9. Solange der Deutsche Verein für Sanitätshunde durch seine Vorstandsmitglieder im Gremium der Deutschen Ophthalmologischen Gesellschaft vertreten ist, sollen ohne seine Einwilligung keine Änderungen der Stiftungsbedingungen erfolgen.

Auch für die Zukunft sollen folgende Bestimmungen gehalten werden:

a) der Name Theodor Axenfeld-Gedächtnis-Stiftung,

b) es soll damit immer den wissenschaftlichen Fortschritten der Augenheilkunde gedient werden.

Deutscher Verein für Sanitätshunde:

Der Vorsitzende.

gez. Dr. med. h. c. Stalling, Geh. Kommerzienrat.

gez. Dr. jur. Bruno Jung, Oberbürgermeister in Göttingen, Beauftragter Dozent an der Georgia-Augusta.

gez. Dr. Paul Noether.

Mitglieder der Deutschen ophthalmologischen Gesellschaft.

Name	Wohnort	Genauere Adresse
Prof. Adam	Berlin W 15	37 Joachimsthaler Str.
Dr. Agricola	Hannover	46 Heinrichstrasse
Dr. Albrich, Konrad, Privatdozent	Pécs (Ungarn)	Univ.-Augenklinik
*Dr. Altland	Duisburg	17 Königstrasse
Dr. Amsler, Marc, Privatdozent	Lausanne (Schweiz)	1 Avenue Marc Dufour
Dr. Andrews, Joseph A.	Santa Barbara, Kalifornien (Amerika)	2155 Mission Ridge
*Dr. Apetz, Wilhelm	Würzburg	5 Eichhornstrasse
Dr. Arens, Paul	Duisburg	58 Mühlheimer Str.
Dr. Arnold, Gottfried	Gronau i. W.	Bahnhofstrasse
Dr. Arnstein, Gottlieb, Generalstabsarzt	Prag II (Tschechoslowakei)	7 Vrchlického Sady
Dr. Aron, Rudolf	Breslau X	6 Gneisenauplatz
*Dr. Arruga	Barcelona (Spanien)	271 Aragon
Dr. Ascher, Karl, Privatdozent	Prag II (Tschechoslowakei)	32 A Heinrichsgasse Jindrisska
*Prof. Ask, Fritz	Lund (Schweden)	
Dr. Augstein, H.	Freiburg i. Br.	
Prof. Avižonis, Peter	Kowno (Litauen)	21 Maironio g. vé.
Prof. Awerbach, M.	Moskau (U.S.S.R.) W. 2	6 Sretenski Boulv.
Prof. Baas	Karlsruhe i. B.	49 Kriegsstrasse
*Dr. Bachmann, R.	Bad Mergentheim	
*Dr. Baege	Merseburg a. S.	Augenklinik
Dr. Bänziger, Theod.	Zürich (Schweiz)	35 Rigistrasse
Dr. Bär, Arthur	Essen a. d. R.	62 Huyssenallee
Dr. Bär, Karl	Meran (Italien)	38 Prinz Humbertstr.
Dr. Bahr	Bad Oeynhausen	25 Charlottenstrasse
Dr. Ballaban	Lemberg (Polen)	21 Halicka
Dr. Bamberger, S.	Frankfurt a. M.	57 Langestrasse
Dr. Barck, C.	St. Louis, M. (Amerika)	3438 Russel Aven.
Dr. Barczinski	Allenstein	9 Kaiserstrasse
Prof. Barkan, A., sen.	San Francisco (Amerika)	Union Trustey Ständige europäische Adresse: Schweizer Kreditanstalt Zürich
*Prof. Barkan, Hans, jun.	San Francisco (Amerika)	Medico-Dental Building 480 Post Street
*Prof. Bartels	Dortmund	Städt. Augenklinik
*Dr. Basten	Saarbrücken	10 Luisenstrasse
Dr. Batchwarowa, S., Frl.	Tirnowo (Bulgarien)	

Name	Wohnort	Genauere Adresse
Dr. Baumert, O. H.	Jülich	5 Römerstrasse
Dr. Baumgärtner	Schwäbisch Hall	
Prof. Baurmann	Göttingen	Univ.-Augenklinik
*Dr. Bayer, Heinrich	Baden-Baden	Sophienstrasse
Dr. Becker	Naumburg a. S.	
Dr. Bedell, Arthur	Albany (V. St. Amerika)	344 State Street
*Prof. Behr, C.	Hamburg	Univ.-Augenklinik, Eppendorf
Dr. Behrend, Walter	Berlin N 24	Univ.-Augenklinik, 5/6 Ziegelstrasse
*Prof. Berg, Fredrik	Upsala N. (Schweden)	6 Slottsgatan
Dr. Berger, Arthur	Bochum	20 Kortumstrasse
Dr. Bergmeister, Rudolf, Privatdozent	Wien I (Österreich)	12 Landgerichtsstr.
*Dr. Berneaud, George	Wuppertal-Elberfeld	30 Mäuerchen
*Dr. Bernouilli	Stuttgart	36 Neckarstrasse
*Prof. Best, Friedrich	Dresden A, 1.	20 Sidonienstrasse
Dr. Betsch, Alwin	Rottweil a. N.	22 Karlstrasse
Dr. Bickart, Paul	Nürnberg	16 II Königstrasse
Dr. Bieling, Peter	Gelsenkirchen	22 Florastrasse
*Prof. Bielschowsky, A.	Breslau XVI	Univ.-Augenklinik, 2 Maxstrasse
Dr. Bielski-Schartenberg, Frau	Essen	61 Lindenallee
Prof. Birch-Hirschfeld	Königsberg i. Pr.	4 I Lisztstrasse
Dr. Blaauw, Edmond E.	Buffalo (Amerika)	190 Ashland Ave.
*Dr. Blaickner, Josef	Salzburg (Österreich)	Landesaugenklinik
Prof. v. Blascovics, L.	Budapest IV (Ungarn)	22 Gróf Károlyi-utca
Dr. Blatt, Nicolaus, Privatdozent	Bucuresti I (Rumänien)	3 Alea Carmen Sylva
Dr. Bleisch, Joh.	Breslau I	18 Gravestrasse
Prof. Blessig, Ernst	Dorpat (Estland)	56 Teichstrasse
Dr. Bloch, Fritz	New York (Amerika)	345/347 Brodway i. v. Jakobslag
Dr. Blüthe, Ludwig	Frankfurt a. M.	7 pt Unterlindau
Dr. Blum, Paula, Frl.	Pirmasens (Pfalz)	11 Turnstrasse
Dr. Bodenheimer, Ernst	Frankfurt a. M.	Krankenhaus Rotes Kreuz
Dr. Boeckmann, Egil	St. Paul, Minnesota (Amerika)	444 Building Lowry
Dr. Bögel, Max	Recklinghausen	23 Martinistrasse
Dr. Böhm, Ferdinand	Leitmeritz (Tschecho- slowakei)	
Dr. Böhm, Hans	Heilbronn	82 Friedenstrasse
Dr. Boehm, Karl	Beuthen (Oberschlesien)	39 Tarnowitzer Strasse

Name	Wohnort	Genauere Adresse
Dr. Boehmig, Alfred	Leipzig	71 I Dresdener Strasse
Dr. Boernstein	Berlin-Friedenau	29 Rheinstrasse
Dr. Bogatsch, Günther	Breslau V	Gartenstrasse 36 hpt (dem Konzerthaus gegenüber)
Dr. van den Borg, J.	Rotterdam (Holland)	85 Witte de Withstraat
Dr. Bornemann, Alfred	Blasewitz/Dresden	16 Residenzstrasse
Dr. Boström, C. G., Marine-Oberstabsarzt	Stockholm (Schweden)	11 Götgatan
Prof. Botteri, Alb.	Zagreb (Jugoslawien)	3 Jelacicevtrg.
Prof. Bozzoli, Alessandro	Treviso (Italien)	Ospedale oftalmico
Dr. Brandenburg	Trier	Marienkrankenhaus
Dr. Brandt	Jena	14 Wilhelm Staade Str.
Dr. Brenske, Otto	Hannover	13 Königstrasse
Dr. Brinkhaus, Karl	Rendsburg	
Dr. Brons	Dortmund	8 Königswall
Dr. Brown, E. V. L.	Chicago (Amerika)	122 Michingan Boulevard
Prof. Brückner, Arthur	Basel	Univ.-Augenklinik
Dr. Brukker, G. J.	Groningen (Holland)	50 O. Boteringestr.
Dr. Bruns	Neumünster	Univ.-Augenklinik
Dr. Bryn, Arne	Drontheim (Norwegen)	38 Kjöbmandsgatan
Dr. Bublitz, Ernst	Stolp	
*Dr. Bücklers, Max, Privatdozent	Tübingen (Württemberg)	26 Waldhäuserstrasse
Dr. Burgener, L.	Rorschach (Schweiz)	17 Signalstrasse
Dr. Burk	Hamburg	6 Glockengiesserwall
Prof. Busacca, Archimede	Sao Paulo (Brasilien)	87 Aven. Big. Luig Antonio
*Dr. Busse, J.	Bremerhaven	
Dr. Butler, J. H.	Birmingham (England)	55 School Road, Moseley
Dr. Butt, Ataullah	Lahore (Indien)	
Dr. Calderon, J. L.	Lima (Peru)	273 Apartado
Dr. Causé, Fritz	Mainz	5 Dominikanerstrasse
Prof. Charlin, Carlos	Santiago (Chile)	300 Av. Salvador
*Prof. Clausen, W.	Halle a. S.	Univ.-Augenklinik
Dr. Cohn, Paul	Mannheim	C. 3. 16
Dr. Colden, Kurt	Breslau XIII	76 Kaiser-Wilhelm-Str.
*Prof. Collin	Berlin-Lichterfelde	19 Drakestrasse
*Prof. Comberg	Rostock	Univ.-Augenklinik
Dr. Cremer	Godesberg	2 Kronprinzenstrasse
*Dr. Cremer	Oldenburg	
Dr. de Crignis, Richard	Partenkirchen (Oberbayern)	

Name	Wohnort	Genauere Adresse
Dr. Freih. Cronstedt, Louis	Stockholm (Schweden)	41A. Birger Jarlsgatan
Dr. v. Csapody, Stefan, Privatdozent	Budapest I (Ungarn)	141 Krisztina-Körut
Dr. Cuny, F.	Basel (Schweiz)	20 Klybechstrasse
Dr. Custodis, Ernst	Düsseldorf	Akademie-Augenklin.
Dr. Dahmann, Franz	Coburg	5 Lossanstrasse
Dr. Dahmann, Kurt	Dinslaken (Rheinland)	
Dr. Dalmer, Max	Bernburg S.	
*Dr. Danco, Adolf	Neunkirchen (Saar)	
Dr. Davids, Hermann	Münster i. W.	
*Dr. Decking	Stadtlohn i. Westf.	
Dr. Della Casa	Burgdorf (Schweiz)	
Prof. Denig	New York (Amerika)	56 East 58te Street
Dr. Depène	Breslau VIII	5 p. Klosterstrasse
Dr. Derby, G. S.	Boston Mass. (Amerika)	5 Bay State Road
Prof. Deutschmann, R.	Hamburg	19 Alsterkamp
Dr. Dickmann, Paul	Bottrop i. W.	
Prof. Dieter, Walter	Breslau XVI	Univ.-Augenklinik
Dr. Dimissianos, Basilios	Athen (Griechenland)	73 Patissia
Dr. Döhler	Bremen	4 Hagenauer Strasse
Dr. Doerr, Frl., Lotte	Nürnberg	5 Bismarckstrasse
Dr. Dohlmann, G., Privatdozent	Lund (Schweden)	
Dr. Dohme, B.	Potsdam	21 Blücherplatz
Dr. Dolman, Percival	San Francisco (Kalifornien, Amerika)	Flood Building 490 Post Str.
Dr. Dorff, Harry	Rastatt	7 Bismarckstrasse
Dr. Driver, Robert	München	27 Elisabethstrasse
Dr. Duarte, Plotino	Pelotas (Brasilien)	419 Rua 15 de Novembre
Dr. Dufour, Auguste	Lausanne (Schweiz)	1 Rue du Midi
Dr. Ebeling	Leipzig	7 II Gellertstrasse
Dr. Elkes, G.	Kaunas (Litauen)	6 Kestučio g—vè
*Prof. Elschnig, Anton	Marienbad (Tschechoslowakei)	Richard-Wagnerhaus
Dr. Elschnig, Herm., jun.	Znaim (Tschechoslowakei)	12 Ausstellungsstrasse
Dr. Emanuel, Carl	Frankfurt a. M.	12 Gärtnerweg
Dr. Engelbrecht, W.	Darmstadt	
Dr. Engelbrecht, Kurt	Erfurt	1 Bahnhofstrasse
*Prof. Engelking	Köln	Univ.-Augenklinik
Dr. Engels, Oberstabsarzt	Marburg a. L.	
Dr. Enroth, Emil	Helsingfors (Finnland)	3 Boulevardsgatan
Dr. Enslin, Eduard	Fürth i. Bayern	
*Dr. Enslin	Berlin-Dahlem	38 Peter Lenné-Strasse
Dr. Eppenstein	Berlin NW 87	7 Altonaer Strasse

Name	Wohnort	Genauere Adresse
*Prof. Erdmann	Hannover	23 Tiergartenstrasse
Dr. Erdmann, Leonhard	Düren (Rhld.)	95 Oberstrasse
Dr. Erdös, Edmund	Budapest (Ungarn)	Ungar.Univ.-Augenkl.
Prof. Erggelet	Jena i. Th.	
Dr. Esser, Albert	Düsseldorf	12 Florastrasse
Dr. Etten	Düsseldorf	10 Tonhallenstrasse
Dr. Evers, G.	Reichenbach i. V.	
Dr. Eversheim, Max	Koblenz	10a Mainzer Strasse
Dr. Eyer, Alois	Bad Nauheim	
Dr. Faber	Luxemburg	22 Zittastrasse
Dr. Fecht, Wilhelm	Saarbrücken III	23/25 Bahnhofstrasse
Prof. Fehr, Oskar	Berlin W 62	10 Keithstrasse
Dr. Feilchenfeld, Wilhelm	Charlottenburg 2	153 Berliner Strasse.
Dr. Ferge	Weimar	2e Wielandstrasse
Dr. Fikentscher, Marine-Generaloberarzt	Kiel-Wick	Marinelazarett, Chefarzthaus
Dr. Filbry, Ewald	Altona a. E.	3 König-Ecke Mörkenstrasse
*Dr. Finke, Alois	Köln-Nippes	241 Neusser Strasse
Dr. Fischer, F. P., Privatdozent	Utrecht	Univ.-Augenklinik
Dr. Flamm	Bensheim a. d. B.	17 Hauptstrasse
*Prof. Fleischer, Bruno	Erlangen	Univ.-Augenklinik
Dr. Förster, Willy	Liegnitz i. Schl.	6I Dovestrasse
Dr. Förtner	Schwerin	
Dr. v. Forster	Nürnberg	35 Aegidienplatz
*Prof. Franceschetti, A.,	Gnef (Schweiz)	Hospital Cantonal Clinique ophtalmologique
Dr. François, J.	Charleroi (Belgien)	5 Boulev. Defontaine
Dr. Frank, E.	Landau i. Pf.	46 Kirchstrasse
Dr. Frese	Berlin NW 6	41 Luisenstrasse
Dr. Freytag, G. Th.	Leipzig	3II Königsplatz
*Dr. Frieberg, Torsten	Malmö (Schweden)	8 Regementsgasse
Dr. Friede, Reinhard	Jägerndorf (Tschechoslowakei)	45I Hauptstrasse
Prof. Friedenwald, Harry, sen.	Baltimore (Amerika)	1212 Eutaw Place
Dr. Friedenwald, Jonas S.	Baltimore (Amerika)	1212 Eutaw Place
Dr. Fröhlich, Frl., Carrie	Marburg (Lahn)	33 Moltkestrasse
Prof. Fuchs, Adalbert	Wien VIII (Österreich)	13 Skodagasse
*Dr. Fuchs, Robert	Mannheim	L 2, 13
Dr. Gaedertz, Frl., Alma, Privatdozent	Berlin-Charlottenburg	17 Königstrasse
*Dr. Gaertner, C.	Coburg	3 Mohrenstrasse

Name	Wohnort	Genauere Adresse
Dr. Galetzki-Olin, Frau, Hanna	Helsingfors (Finnland)	
Dr. Gallus	Bonn a. Rh.	
Dr. Gamper	Winterthur (Schweiz)	2 Bahnhofsplatz
*Dr. Gasteiger, Hugo	Innsbruck (Tirol)	Univ.-Augenklinik
Dr. Geis, Franz	Dresden	31 Gerokstrasse
Dr. Gelencsér, Maximilian	Budapest VIII (Ungarn)	14 Jozsef-Körut
*Dr. Geller, Karl	Siegen i. W.	29 I Adolf-Hitler-Str.
Dr. Genth	Wiesbaden	
Dr. George, Forney P., jun.	Middletown Penna (Amerika)	19 North Union Street
Dr. George, Harry W., sen.	Middletown P.A. (Amerika)	19 North Union Street
Dr. Gerok	Ludwigsburg	
Dr. Giesecke	Eschweiler (Aachen)	
Dr. Gil, Romulok	Buenos-Aires (Argentinien)	Hospital Nacional de clinicas
*Prof. Gilbert, W.	Hamburg 39	37 Agnesstrasse
Dr. Ginsberg, Siegmund	Berlin SW	148 Uhlandstrasse
Dr. Gjessing, Harald	Drammen (Norwegen)	
Dr. Gleue	Minden i. Westf.	
Dr. Gloor, Arthur	Solothurn (Schweiz)	151 Rathausgasse
Dr. Göring, H.	Wiesbaden	5 Rathausstrasse
Dr. Goerlitz, Martin	Hamburg	40 p. Esplanade
Dr. Goldberg, Hugo	Warnsdorf C.S.R.	
Dr. Goldmann, Hans	Bern (Schweiz)	Univ.-Augenklinik
Prof. Goldschmidt, M.	Leipzig	Univ.-Augenklinik
Prof. Golowin, S.	Moskau II (Russland)	10 Serpow P.
Prof. Gonin, Jules	Lausanne (Schweiz)	Richemont
Dr. Gradle, H. S.	Chicago (Amerika)	58 East Washington Street
Dr. Grafe, Eduard	Frankfurt a. M.	84 Schifferstrasse
*Dr. phil. Graff, Theobald	Rathenow	5 Berliner Strasse
Prof. Greeff, Richard	Berlin W	1 B Carlsbad
Dr. Grimm, Reinhold	Peking (China)	Arzt am deutschen Hospital. Adresse in Deutschland: San.-Rat Dr. Bartels, Hameln, Blütstr. 10
Prof. Groenouw, A.	Breslau XIII	95 Kaiser-Wilhelm-Str.
Prof. Groenholm, V.	Helsingfors (Finnland)	9 Skillnadsgatan
*Dr. Grönvall, Hermann	Lund (Schweden)	Univ.-Augenklinik
Dr. Gros, Franz	Giessen	11 Hindenburgwall
Dr. Grossmann	Halle a. S.	29 Gr. Steinstrasse
Prof. v. Grosz, Emil	Budapest VIII (Ungarn)	39 Maria-utcza
Dr. Grube	Köln a. Rh.	6 Gereonstrasse

Name	Wohnort	Genauere Adresse
*Prof. Grüter	Marburg a. d. Lahn	Univ.-Augenklinik
*Prof. Grunert, Carl	Bremen	64 Rembertistrasse
Dr. Günther	Schwerin	5 Augustenstrasse
Prof. Gutmann, Adolf	Berlin W	36 Augsburger Strasse
*Dr. Gutzeit, Richard	Neidenburg i. Ostpr.	Johanniter- krankenhaus
Dr. Guzmann, Ernst	Wien VIII (Österreich)	14 Wickenburggasse
Dr. Haab, O.	Zürich (Schweiz)	41 Pelikanstrasse
Dr. de Haan, L. Bierens	Almelo (Holland)	11 Haven Noordzijde
Dr. Haas, H. K. de	Rotterdam (Holland)	37 Witte deWithstraat
Dr. Hack, R.	Hamburg 36	14 I Dammtorstrasse
Dr. Haemmerli, Viktor	Chur (Schweiz)	20 Ottostr. Untere Quader.
Dr. Haessig-Beda	St. Gallen (Schweiz)	Kantonspital
Prof. Hagen, S.	Oslo (Norwegen)	15 Piletstraedet
*Dr. Haitz, Ernst	Mainz	23 Kaiserstrasse
Dr. Halbertsma, K.T.A.	Delft (Holland)	
Prof. Hallauer, O.	Basel (Schweiz)	147 Spalenring
Dr. Hamburger, C.	Berlin NW 87	21 Händelstrasse
Dr. Hamma, Alfred	Merzig (Saar)	
Dr. Hammer Kurt	Stettin	18 Moltkestrasse
Dr. Hanke, Victor	Wien IX (Österreich)	15 Schwarzpanierstr.
Dr. Hannemann, Erich	Stargard (Pommern)	2 Jägerstrasse
Prof. Hanssen, R.	Hamburg 36	39 p. Esplanade
Dr. Hartig, Fritz	Leipzig	15 Kronprinzenstrasse
*Dr. phil. Hartinger, H.	Jena	Carl Zeisswerk
*Dr. Hartmann, Karl	Emden (Ostfriesl.)	
*Dr. Haubach	Hörde	52 Hermannstrasse
Dr. Heerfordt, C. F., Privatdozent	Kopenhagen (Dänemark)	15 Wester Boulevard
*Prof. Hegner, Carl Aug.	Luzern (Schweiz)	5 Schlossweg
Dr. Heilbrun	Erfurt	5 a Bahnhofstrasse
Dr. Heimann, Ernst	Berlin W 15	42 Kurfürstendamm
Dr. von Heimburg, Wolfgang	Tübingen	Univ.-Augenklinik
Prof. Heine, L.	Kiel	Rennerstift z. Augen- klinik
Dr. Heinersdorff, H.	Elberfeld	33 Kaiserstrasse
Prof. Helbron	Berlin W 50	64 Nürnberger Strasse
*Dr. Helmbold	Danzig	Rennerstiftsgasse
Dr. Hentschel, Franz	Breslau I.	16 Ohlauer Stadtgraben
Dr. Herford, E.	Königsberg i. Pr.	5 a Tragh.Pulverstr.
Prof. v. Herrenschwand	Innsbruck (Tirol)	Univ.-Augenklinik
Dr. Herrmann, H.	Worms a. Rh.	18 Rathenaustrasse

Name	Wohnort	Genauere Adresse
*Prof. Hertel, E.	Leipzig	Univ.-Augenklinik
Dr. Herzau	Erfurt	9/10 Schloesserstrasse
*Prof. Herzog, H.	Berlin W. 9	134 Potsdamer Str.
Dr. Herzog, Hermann	Blankenburg a. Harz	
*Dr. Hessberg, Richard	Essen	24 Hindenburgstrasse
Prof. Heße, Robert	Graz (Österreich)	3 I Schlögelgasse.
Prof. Hethey	Berlin-Wilmersdorf	23 Kaiserallee
Dr. Heuser, Adolf	Gelsenkirchen i. W.	8 Theresienstrasse
*Dr. v. Heuss, General- oberarzt	München	11 Kaiserplatz o. R.
Dr. von der Heydt, Rob.	Chicago (Amerika)	25 East Washingtonstr. Suite 1721 Marshall- tield Annex Building
Dr. Heykes	Neumünster (Holstein)	24 Kuhberg
Dr. Heyl	Ulm	11 Olgastrasse
Dr. Hildesheimer, S.	Berlin NW	12 Levetzowstrasse
*Prof. v. Hippel, E.	Göttingen	23 Düsterer Eichenweg
Dr. Höhl, H.	Memel	Libauer Strasse
Dr. Höhmann	Augsburg	D. 27
*Prof. van der Hoeve	Leiden (Holland)	6 A. Rijnsburgerweg
*Prof. vom Hofe, Karl	Köln a. Rh.	Univ.-Augenklinik
Dr. Hoffmann, F. W.	Darmstadt	62 Hochstrasse
Dr. Hoffmann, R.	Braunschweig	Wolfenbüttelstrasse
Dr. Hoffmann, Victor	Berlin-Charlottenburg V.	29 I Schloßstrasse
*Prof. Hoffmann, Wolfgang	Königsberg i. Pr.	Univ.-Augenklinik
Dr. v. Homeyer	Halberstadt	27 Hohenzollernstr.
Dr. Holland, Rudolf	Gladbach-Rheydt	12 Vierhausstrasse
Dr. Hollos, Ladislaus	Budapest V	2 Balaton utca
Dr. Holth, S.	Oslo (Norwegen)	28 Pilestradet
*Dr. Horay, Gustav	Budapest VIII (Ungarn)	I. Univ.-Augenklinik, 39 Mariengasse
Dr. Horniker, Ed.	Triest (Italien)	20 Via Carducci
Dr. Horovitz, J.	Frankfurt a. M.	27 Leerbachstrasse
Dr. Hübener	Dresden N 6	7 Wilhelminenstrasse
Dr. Hübner, W.	Kassel	42 II Königsplatz
*Dr. Huwald, Georg	Pforzheim	1 Kaiser-Wilhelm-Str.
Dr. v. Hymmen, H.	Mainz	19 Lotharstrasse
Dr. Jablonski, Walter	Florenz (Italien)	Clinica oculistica della R. Univers. Via Lorenzo il Mag- nifico 3.
Dr. Jäger, E.	Bad Oeynhausen	
Dr. Jäger, Ernst	Traunstein (Oberbayern)	14 Oswaldstrasse
*Prof. Jaensch, P. A.,	Essen	Städt. Augenklinik 55 Hufelandstr.

Name	Wohnort	Genauere Adresse
Dr. Jaeschke	Danzig	37 Langgasse
*Dr. Jahns, H.	Insterburg	1 Kornstrasse
Dr. v. Jarmersted, Kurt	Elbing i. Pr.	44/45 Heilige Geiststr.
*Dr. Jendralski, Felix	Gleiwitz	8 Reichspräsidenten-platz
*Prof. Jess	Giessen	Univ.-Augenklinik
Prof. Igersheimer	Frankfurt a. M.	1 Brentanostrasse
Dr. Illig, H.	München	25 Luisenstrasse
Dr. Shintaro Imai	Sendai (Japan)	26 Higashi. Gobancho
*Prof. v. Imre, Jos.	Budapest (Ungarn)	VI. 33 Benczur-Uscza
Dr. Nobuo Inouye	Tokio (Japan)	Kojimachiku, Naga-tacho Nichome 66
Dr. Tatsuji Inouye	Tokio (Japan)	4 chowe 3 Surugadai Kandai
Dr. Israel, Ch.	Luxemburg	8 Rue Lessing
Dr. Israel, Norma, Frau	Houston (Texas U.S.A.)	
*Dr. Jung, J.	Köln a. Rh.	1 Hunnenrücken
Dr. Junghänel, Kurt	Leipzig C 1	3 Johannisplatz
*Prof. Junius, Paul	Bonn a. Rh.	24 Marienstrasse
Dr. Kalbe, Otto	Eisfeld i. Thüringen	
Dr. Kalbfleisch, W.	Worms a. Rh.	36 p. Renzstrasse
Dr. Kampherstein	Wanne	
Dr. Kanter	Altenburg (Sa.-Thüringen)	
Dr. Karpow, Curd	Cannstatt	17 Wilhelmstrasse
Dr. Katz, Augenarzt	Karlsruhe	46 Stefanienstrasse
Dr. Katz, Heinrich	Hamburg	5 Kolonnaden
Dr. Kawakami, Riiti	Tokio (Japan)	Keio-Universität
Dr. Kayser, B.	Stuttgart	17 Lessingstrasse
*Dr. Keiner, G. B. J.	Zwolle (Holland)	1. Burgemeester van Royensingel
Dr. Keller, Friedrich	Reval (Estland)	10 Naroschestrasse
Dr. Keller, Joseph M. K.	St. Louis (Amerika)	416 Metropolitan Bldg.
Dr. Kenel, Charles	La Chaux-de-Fonds (Schweiz)	52 Rue Jaquet Drog
Dr. Kenny, A. L.	Melbourne (Australien)	Collins Street
Dr. Kerf	M.-Gladbach (Rhld.)	46 Bismarckstrasse
Dr. Kertzsch	Quedlinburg	
Dr. Kestenbaum, Alfr.	Wien I	1 Schottenring (Schottengasse 10)
Dr. Kiefer, Helmuth	Saarlouis	
Dr. Kiel	Emden (Ostfriesland)	38 Am Delft
Dr. Killmann, Martin	Berlin-Wilmersdorf	29 Hindenburgstr.
Dr. Kirsch	Sagan	6 Pestalozziplatz
Dr. Klainguti, Richard	Lugano (Schweiz)	
Dr. Klar, J.	Katovice (Polen)	5 th Pisudskiego

Name	Wohnort	Genauere Adresse
Dr. Klein, Oberarzt	Hamborn	24 Forststrasse
Prof. Klein, S.	Wien IX 2 (Österreich)	15 Mariannengasse
*Dr. Klostermann	Mannheim	O. 7. 6
*Prof. Knapp, A.	New York (Amerika)	10 East, 54th Street
Dr. Knapp, P., Priv.-Doz.	Basel (Schweiz)	31 Klingenthalgraben
Dr. Knepper, Walter	Essen-Ruhr	102 Hindenburgstr.
Dr. Koch, Ernst	Bochum	12 Marienplatz
Dr. Köhne	Duisburg	275 Düsseldorfer Str.
Dr. Köhne, W.	Hannover 1 M	5I Andreaestrasse
Dr. Koenig, F.	Zürich (Schweiz)	1 Sonnenquai (Bellevue)
Dr. Koenig, Georg	Olpe i. W.	
Prof. Kolen, A.	Novosibirsk (U.S.S.R.)	Institut für Aerzte-Fortbildung
*Dr. Koll, Clemens	Elberfeld	
Dr. Koller, K.	New York (Amerika)	30 East 58th Street
*Dr. Kottenhahn	Nürnberg	12I Frommannstrasse
Dr. Kraemer, Richard, Privatdozent	Wien VIII (Österreich)	25 Kochgasse
Dr. Krailsheimer, Rob.	Stuttgart	24 Neckarstrasse
Dr. Kranz, H. W.	Giessen	
Dr. Kraupa	Brünn C.S.R.	4 Beethovenstrasse
Dr. Kraus, Jobst	Nürnberg	9 Kaiserstrasse
Dr. Krause	Lüdenscheid	17 Altenaer Strasse
Prof. Krauss, W.	Düsseldorf	13d Steinstrasse
Dr. Krausse, Waldemar	Giessen	Univ.-Augenklinik
Dr. Krebs, H.	Köln	41 Mauritiussteinweg
Prof. Kreiker, Aladar	Debrecen (Ungarn)	Univ.-Augenklinik
Dr. Kreuzfeld	Lübeck	39I Breitestrasse
Dr. Kronfeld, Peter C.	Wien (Österreich) I	Univ.-Augenklinik 4 Alserstrasse für längere Zeit: Pei-ping (China) Union Medical College
Dr. Kronheim, A.	Glatz i. Schlesien	17 Wilhelmstrasse
Dr. Kropp, Ludwig	Unna i. W.	17 Bahnhofstrasse
*Prof. Krückmann, E.	Berlin NW 87	35I Altonaer Strasse
Dr. Krukenberg	Halle a. d. S.	21 Kirchtor
Dr. Kruse, W.	Hagen i. W.	22 Bahnhofstrasse
Prof. Krusius	Helsingfors (Finnland)	24 Unionsgatan
Prof. Kubik, J.	Prag (Tschechoslowakei)	Deutsche Univ.-Augenklinik
*Prof. Dr. phil. Kühl, Aug.	Charlottenburg	13IV Sybelstrasse.
Prof. Kümmell, R.	Hamburg 21	10 Am langen Zug
Dr. Kuhlmann, Oskar	Valparaiso (Chile)	1963 Casilla

Name	Wohnort	Genauere Adresse
Dr. Kunz, Hermann	Altenessen bei Essen (Rheinland)	7 Pielstickerstrasse
Dr. Kurzezunge, Dagobert	Frankfurt a. M.	7 I Kaiserstrasse
*Dr. Kyrieleis, Werner, Privatdozent	Hamburg	Univ.-Augenklinik, Eppendorf
Dr. Laas, R.	Frankfurt a. d. O.	
Dr. Landau, Jakob	Czernowitz	
. Dr. Landenberger, Fritz	Esslingen (Württemberg)	71 Neckarstrasse.
*Dr. Larsson, Sven Dozent f. Ophthalmiologie	Stockholm (Schweden)	5 Kommendorsgat
Dr. Laspeyres, Kurt	Zweibrücken	
Prof. Lauber, Hans	Warschau (Polen)	8 Aleja Róz
Prof. Leber, Alfred	Java, Malang (Niederl.-Ind.)	5 Tjelaket
Dr. Lederer, Rudolf	Teplitz-Schönau (Böhmen)	37 Frauengasse
Dr. Leimbrock, Wilhelm	Herne i. W.	71 Kronprinzenstrasse
Dr. Leipprand, Ober-stabsarzt	Tübingen	3 I Karlstrasse
Dr. Lembeck, Günther	Magdeburg	6 Kaiser-Otto-Ring
Dr. Lénárd, Emmerich	Budapest VIII (Ungarn)	15 Romanelli ú
Prof. Lenz, Georg	Breslau XIII	1 Reichspräsidenten-platz
Dr. Leser, Oskar	Zeitz (Thüringen)	11 Lindenstrasse
Prof. Levinsohn, G.	Berlin-Charlottenburg	232 Kurfürstendamm
Dr. Levy, A.	London (England)	W.1.149HarleyStreet Welbeck 4444.
Dr. Levy, Emil	Frankfurt a. M.	83 Bockenh. Landstr.
Dr. Licsko, Andreas	Budapest VIII (Ungarn)	I. Univ.-Augenklinik 39 Mariengasse
Dr. Lichtwer, M.	Wittenberge	32—34 Schützenstr.
*Dr. Lieb, Albert	Freudenstadt	
Dr. Liebrecht	Heidelberg	72 Bergstrasse
Dr. Lier, Richard	Halle a. S.	Univ.-Augenklinik
Dr. Limbourg, Ph.	Köln a. Rh.	54 Hohenstaufenring
Dr. Lindberg, J. G.	Viborg (Finnland)	
Dr. Lindemann, F.	Meiningen	8 Marienstrasse
*Dr. Lindenmeyer	Frankfurt a. M.	18 Cronstettenstr.
*Prof. Lindner, Karl	Wien I. (Österreich)	12. Novemberring 12
Dr. Linksz, Arthur	Budapest V (Ungarn)	9—11 Személynök-u.
Dr. Lins, Marinestabsarzt	Kiel-Wik	
*Dr. Lobeck, Erich, Privatdozent	Jena i. Thür.	Univ.-Augenklinik
Prof. Lo Cascio, Girolamo	Padua (Italien)	
*Prof. Löhlein, W.	Berlin N. 24	Univ.-Augenklinik, 5/6 Ziegelstr.
Prof. Loewenstein	Prag II (Böhmen)	2 Trojická

Name	Wohnort	Genauere Adresse
Prof. Lohmann, W.	Schwelm i. Westf.	15 Untermauerstrasse
Dr. Loose, Franz	Fürth (Bayern)	4 Friedrichstr.
Dr. Ludwig, Curt	Leipzig C. 1	11 Nicolaistrasse
Dr. Ludwig, A.	Dresden A.	1 Mosczinskystrasse (EckePragerStrasse)
Prof. Luedde	St. Louis, Missouri (Amerika)	311—314Metropolitan Building
*Dr. Lünenborg	Ludwigshafen a. Rh.	1 Ludwigsplatz
Dr. Lundgren, Per Gordon	Umea (Schweden)	
Dr. Lunecke, Hermann	Herford	
Dr. Luntz, Gerhard	Holzminden	
Dr. Mac Callan, A.	London W 1 (England)	33 Welbeck Street
Dr. Märtens	Braunschweig	17 Wilhelmitorwall
Prof. Maggiore, Luizi	Genua (Italien)	Univ.-Augenklinik
Dr. Magnus, Hans	Bad Aachen	12 Kaiser-Friedrich-Allee
Dr. Maillard, Bruno	Soltau (Hannover)	28 Mühlenstrasse
Dr. v. Mandach, Fritz	Bern (Schweiz)	28 Spitalgasse
Prof. Manolescu	Bukarest (Rumänien)	10 Bulevard Domnitie
Dr. Manzutto, Giuseppe	Triest (Italien)	22 Via Roma
*Dr. Marchesani, Oswald, Privatdozent	München	Univ.-Augenklinik
Prof. Marquez, Manuel	Madrid (Spanien)	7 Moret (Mencloa)
Dr. Marx, Stabsarzt	Frankfurt a. O.	16 Bahnhofsstrasse
Prof. Marx, E.	Rotterdam (Holland)	188 Heemraadsingel
Dr. Masur, Martin	Gleiwitz	61 Wilhelmstrasse
Dr. Mayer, Eugen, Generaloberarzt a. D.	Lahr (Baden)	12 Lotzbeckstrasse
Dr. Mayweg	Hagen i. Westf.	8 u. 10 Friedrichstr.
Dr. Meerhoff, Arnold, Privatdozent	Montevideo (Uruguay)	1281 Paraguaystrasse
Dr. Meerhoff, Walter, Privatdozent	Montevideo (Uruguay)	1281 Paraguaystrasse
*Prof. Meesmann, Alois	Berlin NW 6	Charité, 21 Schumannstrasse
Prof. Meisner	Greifswald	10 Werderstrasse
Prof. Meller	Wien IX (Österreich)	I. Univ.-Augenklinik 4 Alserstrasse
Dr. Mellinghoff, R.	Düsseldorf	114 DuisburgerStrasse
Dr. Mende, Erwin	Bern (Schweiz)	50 Marktgasse
*Dr. Merkel, Friedrich	Nürnberg	40 Rathenauplatz
*Dr. Mengelberg, R.	Aachen	25 Wallstrasse
Dr. Mertens, A.	Bruchsal	
Dr. Mertens, W.	Wiesbaden	25 Bierstadter Strasse
Dr. Merz, Hans	Rosenheim (Oberbayern)	9 Königstrasse

Name	Wohnort	Genauere Adresse
*Dr. Messmer	Heidelberg	84 Hauptstrasse
Dr. Metzger, Ernst	Frankfurt a. M.	5 Mainzer Landstrasse
Dr. Meyer, Helmut	Freiburg i. Br.	Univ.-Augenklinik
Dr. Meyer	Riemsloh	Castrop-Rauxel
Dr. Meyer-Waldeck, Fritz	Pelotas Estado do Rio Grande do Sul (Brasil.)	Santa Casa
Dr. Meyer, Otto	Breslau XIII	37 I Kaiser-Wilhelm-Strasse
*Dr. Meyer, Waldemar Lothar	Dresden N 6	10 Weintraubenstrasse
Dr. Meyerbach, Friedrich	Shanghai (China)	170 Kiangse Road. Hamilton House
Dr. Meyerhof, M.	Kairo (Ägypten)	9 I Sharia Fuad el-Awwal
Dr. Michelsen	München	Schlössersche Augenklinik
Dr. Mischell	Opladen	45 Victoriastrasse
Dr. de Moraes, Eduardo Rodriguez	Bahia (Brasilien)	68 Rua Victoria
*Dr. Mügge, E.	Eisleben	
Dr. Mühsam, W.	Berlin W	79 Motzstrasse
Dr. Müller, Fr. Anna	Neugersdorf (Sachsen)	
Dr. Müller, Friedrich	S. Paulo (Brasilien)	Rua Barao de Itapetininga 10 Sala 717
*Dr. Müller, Hans Carl, Privatdozent	Basel (Schweiz)	Univ.-Augenklinik
Dr. Müller, Leopold	Wien VI (Österreich)	1 D Mariahilferstrasse
Dr. Müller, Max	Frankfurt a. M.	109 Bockenh. Landstr.
Dr. Müller, Otto	München	21 Maximilianstrasse
Dr. Müller, Paul	Magdeburg	1 Himmelreichstrasse
Dr. Mündler	Heidelberg	4 Wilhelm-Erb-Strasse
Dr. Mutschler	Posen	4 Wesola
*Dr. Mylius, Carl	Hamburg 33	Allgemeines Krankenhaus Barmbeck
Dr. Nagel, Robert	Erlangen	Univ.-Augenklinik
Prof. Nakashima	Kanazawa (Japan)	Univ.-Augenklinik Ikwa-Daigaku, Gankwa-Kyösitu
*Prof. Napp, Otto	Charlottenburg	41 Bleibtreustrasse
Prof. zur Nedden	Düsseldorf	112 Worringer Strasse
Dr. Nelson	Rostock	2 St. Georgstrasse
Dr. Neubner, Hans	Köln a. Rh.	10 Zeughausstrasse
Dr. Neuburger	Nürnberg	8 Carolinenstrasse
Dr. Neunhöffer, Ferd.	Stuttgart	4 Reinsburgstrasse
Dr. Nicati, A. F.	Neuchâtel (Schweiz)	2 Rue Louis Favre
Dr. Nicolai, C.	Nymwegen (Holland)	

Name	Wohnort	Genauere Adresse
Dr. Nienhold, Frl. Else	Crailsheim	
*Dr. Nižetić, Zdravko	Belgrad (Serbien)	1 II Milosa Velikog
Dr. Nolzen, Frl.	Neheim	St. Johannishospital
Dr. Nonnenmacher	Bautzen	6 Theatergasse
*Prof. Nordenson, J. W.	Stockholm (Schweden)	Univ.-Augenklinik
Dr. Nussbaum, Friedr. H.	Dessau	12 Antoinettenstrasse
Prof. Oguchi	Nagoya (Japan)	Univ.-Augenklinik
Prof. Ohm, Johannes	Bottrop i. W.	
*Prof. Oloff	Kiel	37 I Dänische Strasse
Dr. Onken	Wilhelmshaven	
Dr. Osborne, Alfred	Alexandrien (Ägypten)	21 Rue Nebi Daniel
Dr. Oswald, Adolf	Itzehoe	
Dr. Otto, Oberstabsarzt	Pirna i. S.	
Dr. Paderstein	Berlin NW 87	7 Claudiusstrasse
Dr. Pagenstecher, Adolf H.	Wiesbaden	63 Taunusstrasse
Dr. Pallesen	Heide i. Holst.	52 Neue Anlage
Dr. Park-Lewis	Buffalo (Amerika)	454 Franklinstreet
Prof. Pascheff, C.	Sofia (Bulgarien)	151 Rue Rakowska
*Prof. Passow, Arnold	München	13 Hubertusstrasse
Dr. Paton, Leslie	London W (England)	29 Harley Street
Dr. Patry, A.	Genf (Schweiz)	18 Rue de Candolle
Dr. Paul, Ludwig	Lüneburg	14 Wandrahmstrasse
*Dr. Paulmann, O.	Bremen	98 Am Dobben
Dr. Peerenboom, Frl. Helene	Duisburg	84 Wahnheimerstrasse
Dr. v. Pelláthy, Adalbert	Budapest VIII (Ungarn)	36 Szigony utca
Dr. Peltesohn	Hamburg	15 Kolonnaden
Dr. Penner	Danzig	11 Langgasse
*Dr. Peppmüller, F.	Zittau (Sachsen)	
Dr. Perlia	Krefeld	12 Karlsplatz
Dr. Perlmann	Iserlohn	14 Treppenstrasse
Prof. Peschel	Frankfurt a. M.	18 Kaiserplatz
Dr. Peters	Buër (Westfalen)	15 Urnenfeldstrasse
Dr. Petres, Josef	Budapest	36 Lonayai ú
Dr. Pflimlin, Raoul	Basel (Schweiz)	6 Eisengasse
Dr. Pflüger, Ernst	Bern (Schweiz)	12 Taubenstrasse
*Prof. v. Pflugk	Dresden N 6	9 Querallee
Prof. Pick, Louis	Königsberg i. Pr.	1a Haarbrückenstr.
Dr. Piesbergen	Stuttgart	53 Schloßstrasse
Dr. Pillat	Wien XIII (Österreich)	Spital der Stadt Wien 1 Wolkersbergenstr.
Dr. Pilzecker, Alfons	Hänner/Säckingen	
Dr. Pincus, F.	Köln a. Rh.	74 Hohenzollernring

Name	Wohnort	Genauere Adresse
Prof. Pinto, da Gama	Monte Estonil (Portugal)	
Dr. Pischel, Dohrmann Kaspar	San Franzisco (Amerika)	Medico-Dental Building Post and Mason Str.
*Dr. Plitt, Wilhelm	Nürnberg	76 Königstrasse
Dr. Ploman, K. G., Privatdozent	Stockholm (Schweden)	K. Karolinisches Institut
*Dr. Pöllot, Wilhelm	Darmstadt	5 Wilhelminenstrasse
*Dr. Podestà	Torgau a. d. Elbe	2 II Westring
*Prof. Poos, Fritz	Münster i. W.	Univ.-Augenklinik
Prof. v. Poppen, A.	Reval (Estland)	N. 3 Wismarstrasse
*Dr. Prumbs	Duisburg	19 Sonnenwall
Dr. Purtscher, A.	Klagenfurt (Österreich)	Augenabteilung Landeskrankenhaus
Dr. Quint, Karl	Solingen	17 Brüderstrasse
Dr. Qurin	Wiesbaden	30 Wilhelmstrasse
Dr. Raffin, Albert	Herne	5 Heinrichstrasse
*Dr. Rahlson	Frankenthal (Pfalz)	
Dr. Rall, Alfred	Tübingen	Univ.-Augenklinik
Dr. Ransohoff.	Frankfurt a. M.	37 Eschenheimer Landstrasse
Dr. Rath, Edmund	Nienburg a. W.	
*Dr. Rauh, Walter	Giessen	Univ.-Augenklinik
Dr. Rauh, Fritz	Mittweida	
Dr. Raupp	Friedberg (Hessen)	
Dr. Reich, H.	Simmern (Hunsrück)	
Dr. Reichert	Berlin-Charlottenburg 2	5 Kantstrasse
*Dr. Reichling	Berlin	Augenklinik d. Charité
Prof. Reis, Wictor	Lemberg (Polen)	4 ul Fredry
Prof. Reis, Wilhelm	Bonn	17 Marienstrasse
Dr. Reitsch, W.	Hirschberg (Schlesien)	33 Promenade
Dr. Remky, E.	Tilsit	20 Hohe Strasse
Dr. Renedo, Julian Martin, Stabsarzt	Madrid (Spanien)	Hospitalmilitar de Madrid-Carabanchel
Dr. Resak, Cyrill	Bautzen i. Sachsen	18 I Wallstrasse
Dr. Rehsteiner, Karl	St. Gallen (Schweiz)	15 Waisenhausstrasse
*Dr. Prof. Riehm	Würzburg	2 Wittelsbacherplatz
Dr. Rindfleisch	Weimar	3 Bismarckstrasse
Prof. v. Rohr, M.	Jena	
Dr. Rohrschneider, Wilh., Privatdozent	Greifswald	7 Roonstrasse
Prof. Römer, P.	Bonn a. Rh.	17b Venusbergweg
Dr. Römer, P. C.	Leeuwarden (Holland)	
Dr. Rönne, Henning, Privatdozent	Kopenhagen (Dänemark)	2 B. Vesterbrogade

Name	Wohnort	Genauere Adresse
Dr. Rössler, Fritz	Gries bei Bozen (Italien)	Sanatorium Grieserhof
Dr. v. Rötth, Andreas, Privatdozent	Budapest IV (Ungarn)	3. Muzeum-Körut
*Dr. Roggenkämper	Mülheim a. d. Ruhr	Hingberg
Dr. Romeick.	Magdeburg	29 Walter Rathenau-strasse
*Dr. Roscher, A.	Duisburg-Hamborn	24 Forststrasse
Dr. Rosenberg	Berlin-Schöneberg	10 Lindauer Strasse
Dr. Rosenhauch, Edmund	Krakow (Polen, Galizien)	Ul. Juljusza Lea 10
Dr. Rosenmeyer, L.	Frankfurt a. M.	35 Friedrichstrasse
Dr. Rosenthal	Aschersleben	
Dr. Rübel, Eugen	Kaiserslautern (Pfalz)	20 Theaterstrasse
*Dr. Ruf, Hch.	Pirmasens	
Dr. Ruge, S.	Dortmund	34 Olpe
Dr. Ruhwandl, Franz	München	31 Theresienstrasse
Dr. Rupprecht, J.	Dresden N.	34 II Hauptstrasse
Dr. Rusche, W.	Bremen	60 Fedelhören
Dr. Rust, Theodor	Gera	1 Burgstrasse
Prof. Sachs, Moritz	Wien I (Österreich)	7 Lichtenfelsgasse
Dr. Saeger, Friedrich	Bremen	64 Nordstrasse
Prof. Salus	Prag (Böhmen)	Univ.-Augenklinink
*Prof. Salzer, Fritz	München 23	6 Giselastrasse
Prof. Salzmann, M.	Graz (Österreich)	15 Lichtenfelsgasse
Prof. Samojloff, A. J.	Moskau 64 U.S.S.R.	47 Semeljanoi Wal.
Dr. Samuels, Bernard	New York (Amerika)	City 35, 52 th Street
Dr. Sander, Emil	Stuttgart	31 Schloßstrasse
Dr. Sasse, Carl	Köln-Klettenberg	33 Siebengebirgsallee
Prof. Sattler, C. H.	Königsberg i. Pr.	10 Münzstrasse
Dr. Saupe, Kurt	Gera (Reuss)	28 Schleizerstrasse
Dr. Schaefer	Chemnitz	10 Königstrasse
Dr. Schaly, G. A.	Arnheim (Holland)	19 Nieuwe Plein
Prof. Scheerer, Rich.	Bad Canstatt bei Stuttgart	6 Martin Lutherstr.
Dr. Scheffels, O.	Krefeld	19 Südwall
*Dr. Schertlin, Georg	Ravensburg (Württ.)	49 Eisenbahnstrasse
Dr. Scheuermann	Landau (Pfalz)	
*Dr. Scheuermann, W.	Offenbach a. M.	16 Frankfurter Strasse
*Prof. Schieck, Fr.	Würzburg	Univ.-Augenklinik
Dr. Schinck, Peter	Marienburg i. Westpreuss.	20 Gerberstrasse
Dr. Schiötz, Ingolf	Oslo (Norwegen)	7 Langesgade
Dr. Schlaefke, W.	Kassel	46 Kölnische Strasse
*Dr. Schlereth, Jens	Mannheim	L. 14. 11
Dr. Schlicker, Karl	Augsburg	Domplatz D. 94 Mayersche Augen-heilanstalt

Name	Wohnort	Genauere Adresse
Dr. Schlipp, Rudolf	Wiesbaden	15 Gr. Burgstrasse
*Dr. Schlippe, K.	Darmstadt	29 Bismarckstrasse
Dr. Schlodtmann	Lübeck	13 Pferdemarkt
Prof. Schmeichler	Brünn (Tschechoslowakei)	1a Franz-Josef-Strasse
*Prof. Schmelzer, Hans,	Erlangen	Univ.-Augenklinik
*Dr. Schmidt, Karl, Privatdozent	Bonn	Univ.-Augenklinik
Dr. Schmitz, Herm.	Hamburg 36	38 Alsterufer
Prof. Schnaudigel	Frankfurt a. M.	40 Savignystrasse
Dr. Schneider, L.	Regensburg	
Dr. Schneider, Paul	Magdeburg	158 I Breiteweg
Prof. Schneider, Rudolf	München	13 I Sonnenstrasse
Dr. Schneider, Rudolf	Graz (Österreich)	Univ.-Augenklinik
*Dr. Schnyder	Solothurn (Schweiz)	101 Dornacher Strasse
Dr. Schoeler, Fritz	Berlin NW 52	126 Alt Moabit
Dr. Schönfelder	Bremerhaven	
Dr. Schöninger, Leni, Frl.	Stuttgart	23 Charlottenstrasse
Dr. Schöpfer, Otto	Tübingen	Univ.-Augenklinik
*Dr. Schott, Adolf	Kiel	53 Esmarchstrasse
Dr. Schott, Kurt	Halle a. d. S.	43 Magdeburger Str.
*Prof. Schreiber, L.	Heidelberg	7 b Sophienstrasse
Dr. Schürhoff, Erich	Güstrow (Meckl.)	
Dr. Schüssele, W.	Baden-Baden	16 Langestrasse
Dr. Schultze, Hans	Nürnberg	1 Johannisstrasse
*Dr. Schulz, H.	Gütersloh (Westf.)	
*Dr. Schumacher, G.	Mannheim	B. 6, 3.
Dr. Schuster, Erna	Lötzen i. Pr.	
Dr. Schütte, Siegfried	Braunschweig	3 Casparistrasse
Dr. Schwenker, Georg	Harburg-Wilhelmsburg	24 Schloßstrasse
*Dr. Secker, Gustav	Hamburg 22	39 Am Markt
Prof. Seefelder	Innsbruck (Tirol)	Univ.-Augenklinik
Dr. v. Seggern	Bremen	31 An der Weide
Prof. Seidel, E.	Jena i. Thür.	1 Blochmannstrasse
*Dr. Seitz, Rudolf	Neustadt a. H. (Pfalz)	
Dr. Selle, Gerhard	Werdau (Sachsen)	66e Plauensche Strasse
*Prof. Serr, Hermann	Heidelberg	Univ.-Augenklinik
Dr. Sieber, Marinestabsarzt	Wilhelmshaven	
Dr. Siegfried, Constanza	Leipzig C 1	10 Dittrichsring
Prof. Siegrist, A.	Bern (Schweiz)	
Prof. Silva, Rafael	Mexiko (Amerika City Mexiko F. D.)	195 Avenida Insurgentes
*Dr. Simm, E.	Herford	9 Göbenstrasse
*Dr. Simon, Otto	Magdeburg	15 a Alte Ulrichstrasse

Name	Wohnort	Genauere Adresse
Dr. Sinner, Albert	Durlach i. Baden	4 Leopoldstrasse
*Dr. Solm, R.	Frankfurt a. M.	8 Feuerbachstrasse
Dr. Sommer, G.	Zittau i. Sachsen	42 Neustadt
*Dr. Sondermann, sen.	Berlin-Lankwitz	2 Charlottenstrasse
Dr. Sondermann, Günther, jun.	Gummersbach (Rhld.)	
Dr. Sonntag, Albrecht	Bad Homburg v. d. H.	67 Kaiser-Friedrich-Promenade
*Dr. Spital, Georg	Münster i. W.	10 Bahnhofstrasse
Dr. Stähli, J., Privatdozent	Zürich (Schweiz)	16 Börsenstrasse
Dr. Staffier	Naumburg a. S.	
Dr. Stange, B.	Görlitz	35 Jakobstrasse
Dr. Stanka, Rudolf	Karlsbad (Tschechoslowakei)	Haus „Glaspalast"
Dr. Starke	Prenzlau (Uckermark)	2 Stettiner Strasse
Dr. Steffens, Paul	Oberhausen (Rheinland)	37 Sedanstrasse
Dr. Stein	Brieg (Bez. Breslau)	14 Lindenstrasse
Dr. Stein, Edmund	Paderborn	15 Marienplatz
Dr. Stein, Heinz	Marburg (Lahn)	Univ.-Augenklinik
Dr. Stein, Ludwig	Bad Kreuznach	6 Schloßstrasse
Dr. Stein, Richard Privatdozent	Brünn (Tschechoslowakei)	18 Freiheitsplatz
Dr. Steindorff, Kurt	Berlin W 50	13 Budapester Strasse
Dr. Steinert, Frau, Else	Oberstein i. O.	
Dr. Stengele, Udo	Ulm a. D.	2 Olgastrasse
Dr. Stern, Ernst	Kassel	57 Königsplatz
Dr. Stern, J.	Potsdam	18 Wilhelmsplatz
Dr. Stern-Amstad, H.	Thun (Schweiz)	16 Scherzligweg
Dr. Stiller	Landsberg/Wa.	4 Winzerweg
*Prof. Stock, W.	Tübingen	
Dr. Stoewer	Breslau XVI	Univ.-Augenklinik, 2 Maxstrasse
Dr. Stocker, Friedrich	Luzern (Schweiz)	2 St. Leodegarstrasse
Dr. Stoll, K. L.	Cincinnati (Amerika)	19 West 7 th Street Vindonissa Building
Dr. Stood, W.	Barmen	Neuenweg
Dr. Stransky, Hugo	Brünn (Tschechoslowakei)	14 Nám Svobaody
*Dr. Straub, Robert	Mainz	Städtisch.Augenklinik
Dr. Streiff	Genua (Italien)	13 Corso Solferino
Dr. Streuli, Heinr., Dozent	Thun (Schweiz)	Bahnhofstrasse
Dr. Stroschein, P.	Dresden	14 Prager Strasse
Dr. Stross, Laura	Alexandrien (Ägypten) (In den Monaten Juli—August St. Gilgen-Salzburg.)	P. O. B. 886

Name	Wohnort	Genauere Adresse
Dr. Studte	Aachen	12 Macheimsallee
*Dr. Stuebel, Frau, Ada	Mainz	1 Karmeliterplatz
Dr. Stüdemann	Saalfeld (Saale)	1–3 Blankenburg. Str.
Dr. Süssi, Ulrich	Frauenfeld (Schweiz)	
Dr. Sulzer, M.	Neustadt a. d. H.	
Dr. Sundqvist, Magnus	Göteborg (Schweden)	22 Victoriagatan
*Prof. v. Szily, A.	Münster i. W.	Univ.-Augenklinik
Dr. Tengroth, S., Stabs-arzt	Stockholm (Schweden)	Sabbatsbergs sjuckhus
Dr. Theobald, Paul	Pforzheim	15 Leopoldstrasse
*Prof. Thiel, Rudolf	Berlin W 50	15 Spichernstrasse.
Dr. Thier, Adolf	Aachen	57 Wallstrasse
*Dr. Thies, Oskar	Dessau i. Anhalt	
Dr. Thomas, Fr.	Hohenstein-Ernstthal	24 Weinkellerstrasse
Dr. Thormählen, Max	Hamburg-Wandsbeck	3 Kolonnaden
Prof. Thorner	Berlin-Zehlendorf	61 Heimat
Dr. Tobias, Georg	Berlin-Biesdorf	128/129 Prinzenstrasse
Dr. Tödten	Hamburg	14 Esplanade
Dr. Traumann, Hans	Schweinfurt a. M.	
Dr. Tresling	Groningen (Holland)	
Dr. Treutler, B.	Freiberg (Sachsen)	
Dr. Triebenstein, Privat-dozent	Rostock	Univ.-Augenklinik
Prof. Tschirkowsky	Leningrad (U.R.S.S.)	Medizinisches Institut, Augenklinik
Dr. Überall, Georg	Hof	2 Klosterstrasse
Dr. Uchida, Kozo	Tokio (Japan)	Marunouchi-building
Dr. Uhthoff, Carl August	Limburg a. d. Lahn	
Dr. Utermann, Hans	Witten	Gartenstrasse
Dr. Uudelt, J.	Dorpat (Estland)	Univ.-Augenklinik
Dr. v. Vajda, Géza	Miskolcz (Ungarn)	35 Széchenyigasse
Dr. Veelken, Josef	Osterfeld i. W.	35 Hauptstrasse
Dr. Velhagen, sen.	Chemnitz	21 Brückenstrasse
*Dr. Velhagen, jun., Carl, Privatdozent	Halle a. S.	Univ.-Augenklinik Magdeburger Str. 22
Prof. Verderame, F.	Turin (Italien)	31 bis Corso oporto
Dr. Vetter, Martin	Freiberg i. Sachsen	13 Körnerstrasse
Dr. Vogelsang, Kurd, Privatdozent	Bonn	14 Buschstrasse
Prof. Vogt, Alfred	Zürich I (Schweiz)	73 Raemistrasse
Dr. Voigt, Walter	Grimma	65 Leipziger Strasse
Dr. Vollert	Leipzig	12 II Königsplatz
Dr. Volmer, Walter	Krefeld	20 Ostwall

Name	Wohnort	Genauere Adresse
*Dr. Vormann, General-Oberarzt a. D.	Angermünde	
Dr. Vossius, A.	Darmstadt	63 Ohlystrasse
Dr. Vüllers	Aachen	62 Heinrichsallee
*Prof. Wagenmann	Heidelberg	80 Bergstrasse
Dr. Wagner, E.	Leipzig	33 Burgstrasse
*Dr. Wagner, Paul	Frankfurt a. M.	52 I Mainzer Landstr.
Dr. Walther, Karl	Hof/Saale	43 Altstadt
Dr. Wanner, Ernst	Cannstatt	9 Karlstrasse
Dr. Warschawski, Jacob, Privatdozent	Baku (Russland)	4 Azisbekowstrasse
Dr. Waubke, Hans	Bielefeld	2 Victoriastrasse
Dr. Weckert	Goslar a. Harz	8 Vitithorwall
*Dr. Wegner, W., Prof.	Freiburg i. Br.	Univ.-Augenklinik
Dr. Weigelin, Siegfried	Stuttgart	11 B Langestrasse
Dr. Weiss, Edwart	Offenbach a. M.	51 Kaiserstrasse
Dr. Weiss, K. E.	Stuttgart	58 Büchsenstrasse
*Dr. Werdenberg, Eduard	Davos-Platz (Schweiz)	
Dr. Werncke, Theodor, Privatdozent	Neuruppin	4 Friedrich-Wilhelm-Str.
Dr. Wernicke, Georg	Hersfeld (Hessen-Nassau)	5 Reichsbankstrasse
Dr. Wessel, Albrecht	Lemgo	
*Prof. Wessely, Karl	München	Univ.-Augenklinik
Prof. Weve, H.	Utrecht (Holland)	Univ.-Augenklinik
Prof. Wick	Kassel	25 Kronprinzenstrasse
*Dr. Wiedersheim	Saarbrücken	16 Feldmannstrasse
Dr. Wiegmann, Ernst	Hildesheim	30 Zingel
Dr. Wilbrand, H.	Hamburg 21	3 Heinrich-Hertz-Str.
Dr. Will, Heinz	Hagen i. W.	11 Ruhrstrasse
Dr. Winterstein, Max	Pilsen (Tschechoslowakei)	43 Jungmannstrasse
Dr. Wirth, Max	Bochum i. W.	21 a Alleestrasse
*Prof. Wissmann, R.	Wiesbaden	23 I Moritzstrasse
Dr. Wittich, Walter	Aschaffenburg	12 I Würzburger Str.
Prof. Wölfflin, E.	Basel (Schweiz)	48 Steinenring
Dr. Wolf, Hans	Passau	3 Johannisgraben
Prof. Wolfrum	Leipzig	5 Kaiser-Wilhelm-Str.
Dr. Wollenberg, Albrecht	Cuxhaven	74 Schillerstrasse
Dr. Wunderlich	Altenburg S.-A.	3 Johannisgraben
Dr. Wygodski	Leningrad (Russland)	21 Newaquai
Dr. Wyss, Adolf	Biel (Schweiz)	
*Prof. Zade	Heidelberg	1 Gegenbaurstrasse
Dr. Zahn, Erwin	Stuttgart	14 Stafflenbergstrasse
Prof. Zeemann, W. P. C.	Amsterdam (Holland)	3 Jacob Obrechtstraat

Name	Wohnort	Genauere Adresse
Dr. Zeiss	Leipzig	Univ.-Augenklinik 14 Liebigstrasse
Dr. Zeller, Otto	Heilbronn	6 Hohestrasse
*Dr. Ziaja, Generalarzt	Breslau XVIII.	2. Kavall.-Division
Dr. Ziemssen, Stabsarzt	Fürstenwalde, Spree	7/8 Münchebergerstr.
Dr. Zinsser, Fritz	Landshut (Bayern)	18/20 Altstadt

Die mit einem Stern (*) bezeichneten Mitglieder haben an den diesjährigen Sitzungen teilgenommen.

Der Vorstand der Gesellschaft besteht aus folgenden Mitgliedern:

A. Elschnig in Marienbad (Tschechoslowakei), Richard-Wagner-Haus.

E. Hertel in Leipzig, Univ.-Augenklinik, Liebigstrasse 14.

E. v. Hippel in Göttingen, Düsterer Eichenweg 23.

van der Hoeve in Leiden (Holland), 6 A Rijnsburgerweg.

J. Jung in Köln a. Rh., Hunnenrücken 1.

Löhlein in Berlin, Univ.-Augenklinik, Vorsitzender des Vorstandes.

W. Stock in Tübingen, Univ.-Augenklinik.

A. Wagenmann in Heidelberg, Bergstrasse 80, Schriftführer.

Karl Wessely in München, Univ.-Augenklinik.

Namenverzeichnis

der Personen, die vorgetragen oder sich an der Aussprach
beteiligt haben.

(Die Seitenzahlen der Originalvorträge sind halbfett,
die der Aussprachen in gewöhnlichen Typen gesetzt.)

Sachverzeichnis.